普通高等院校计算机基础教育"十三五"规划教材

教育部大学计算机课程改革立项规划教材

医学计算机应用基础

（第二版）

杨长兴　李连捷　主编

章新友　喻　焰　茹小光　孙纳新　副主编

中国铁道出版社有限公司
CHINA RAILWAY PUBLISHING HOUSE CO., LTD.

内 容 简 介

本书以"大学计算机基础课程教学基本要求（医药类）"为蓝本，并结合编者多年的实际教学经验编写而成。本书以介绍基本知识为基础，以数据处理及医学应用为主线，以能力培养（计算思维思想和结合专业的计算机应用与创新能力）为目标，在第一版的基础上修改、更新了部分内容。

全书共分 10 章，第 1 章介绍计算机与信息技术的基础知识；第 2 章介绍 Windows 操作系统；第 3 章介绍中文 Office 软件应用；第 4 章介绍医学多媒体技术；第 5 章介绍网络应用技术；第 6 章介绍医学动画设计技术；第 7 章介绍 Photoshop 图像处理技术；第 8 章介绍网页制作；第 9 章介绍医学信息系统；第 10 章介绍程序设计。从全书组织结构来看，第 1 章～第 5 章为计算机文化基础，以计算机基础应用、数据处理为主要内容；第 6 章～第 8 章主要介绍常用的、与医学应用密切相关的应用软件；第 9 章介绍一个医学应用实例模型——医院信息系统；第 10 章介绍程序设计的基本思想。

为了帮助读者更好地学习本书内容，编者还编写了配套教材《医学计算机应用基础实践教程》（第二版），提供本课程的实践内容、上机指导、习题和参考答案以及典型案例。

本书表达严谨、流畅，内容通俗易懂，重点突出，医学实例丰富。适合作为高等医药院校各专业大学计算机基础的教材，也可作为广大计算机爱好者的自学和参考用书。

图书在版编目（CIP）数据

医学计算机应用基础 / 杨长兴，李连捷主编 . —2 版 . —北京：中国铁道
出版社，2017.8（2024.7重印）
普通高等院校计算机基础教育"十三五"规划教材　教育部大学计算机
课程改革立项规划教材
ISBN 978-7-113-23168-2

Ⅰ. ①医… Ⅱ. ①杨… ②李… Ⅲ. ①计算机应用 – 医学 – 医学院校 –
教材 Ⅳ. ① R319

中国版本图书馆 CIP 数据核字（2017）第 183101 号

书　　名：**医学计算机应用基础**
作　　者：杨长兴　李连捷

策　　划：周海燕　　　　　　　　　编辑部电话：（010）51873202
责任编辑：周海燕　冯彩茹
封面设计：乔　楚
责任校对：张玉华
责任印制：樊启鹏

出版发行：中国铁道出版社有限公司（100054，北京市西城区右安门西街 8 号）
网　　址：https://www.tdpress.com/51eds/
印　　刷：三河市兴达印务有限公司
版　　次：2014 年 8 月第 1 版　2017 年 8 月第 2 版　2024 年 7 月第 10 次印刷
开　　本：880 mm×1 230 mm　1/16　印张：19　字数：557 千
书　　号：ISBN 978-7-113-23168-2
定　　价：49.00 元

普通高等院校计算机基础教育"十三五"规划教材

教育部大学计算机课程改革立项规划教材

编写委员会

主　任：杨长兴

副主任：郭永青　黎小沛

委　员：（以姓氏音序排列）

白宝钢	温州医科大学	陈志国	牡丹江医学院
程　月	南京医科大学	董鸿晔	沈阳药科大学
郭永青	北京大学	韩绛青	复旦大学
华　东	南京医科大学	奎晓燕	中南大学
黎小沛	天津医科大学	李利明	中南大学
李连捷	河北医科大学	李小兰	中南大学
刘　燕	中山大学	刘尚辉	中国医科大学
罗　芳	中南大学	茹小光	长治医学院
孙纳新	天津武警后勤学院	田翔华	新疆医科大学
吴立春	宁夏医科大学	夏　翎	首都医科大学
肖　峰	大连医科大学	杨国平	浙江中医大学
杨长兴	中南大学	于　净	沈阳药科大学
余从津	天津医科大学	喻　焰	湖北医药学院
占　艳	湖南中医药大学	张筠莉	辽宁医学院
张兆臣	泰山医学院	章新友	江西中医药大学

序（第二版）

目前，以计算思维为切入点的计算机基础系列课程教学改革研究在我国不断深入，研究成果频出，如何通过课程教学诱导出学生计算机技术应用能力和创新能力是计算机类教育工作者需要长期研究的课题。这也是实现教育部高等学校大学计算机课程教学指导委员会（简称教指委）提出的"普及计算机文化，培养专业应用能力，训练计算思维能力"教学总体目标的要求。

2012年，教育部高等学校大学计算机课程教学指导委员会批准立项了多个计算机课程教学改革项目，其中，面向医药类院校的"医药类大学生计算机应用能力培养优化研究及医药类大学计算机基础系列课程建设与改革"课题通过多年研究与实践，在教指委的指导以及中国铁道出版社的资助下，出版了第一版医药类大学计算机基础课程系列教材。第一版教材通过多年使用，取得良好的教学效果，积累了许多教学经验。2017年，在第一版的基础上，修订和更新了教材内容，做到了与时俱进。第二版教材的编者也是课题研究的参与者，均来自全国近30所综合性大学，或医药类高等学校的具有丰富教学和教改经验的一线教师，其中主编和副主编多数是曾经多次出版著作的教育专家和资深教授。

第二版教材包括《医学计算机应用基础》《Visual Basic 程序设计》《数据库技术及应用》《医学信息分析与决策》和《药学计算导论》及其相应的实践教程，涵盖了全国高等医药院校本科、专科各专业的计算机基础系列课程的教学内容，以培养能够掌握医学计算机应用技能、结合专业具有创新能力的、满足社会需求的医学人才。

在组织编写第二版教材的过程中，我们始终贯彻"主张多元思维，融入计算思维思想，培养应用能力和创新能力"的理念。在内容上强调：不动声色地引入计算思维思想，突出思想方法的教学，选择面向医学的经典案例，注重诱导学生综合应用能力和创新能力。在风格上力求逻辑结构清晰、文字精练、图表丰富、版式明快；强调用教师自己的语言表达教材中的主要内容，教给学生的是教师对内容的理解和教师的心得。

第二版教材充分体现了科学性强、系统完整、思路方法明确、文字简练、图文并茂、易教易学、实用等特点。力求达到教材编写"三基"（基础理论、基本知识、基本技能）和"五性"（思想性、科学性、先进性、启发性、适用性）的要求。

第二版教材不仅适合作为医药类高等学校，包括8年制、7年制和5年制在内的各类本科专业的教学用书，也是其他类高等学校全日制本、专科学生或成人教育各类专业本、专科学生值得使用的教学用书或教学参考书，也可作为计算机等级考试培训教材和参考书。

第二版教材的出版得到了清华大学谭浩强教授和吴文虎教授、首都医科大学马斌荣教授和童隆正教授的指导和帮助，许多医药类高等学校的教师对第二版教材的编写提出了宝贵的意见和建议；中国铁道出版社对第二版教材策划、论证、组织和发行等做了大量认真而卓有成效的工作。编者在此对为第二版教材顺利出版做出贡献的所有人表示衷心的感谢！

普通高等院校计算机基础教育"十三五"规划教材　　　编写委员会
教育部大学计算机课程改革立项规划教材

2017 年 5 月于长沙

前言（第二版）

目前，在教育部高等学校大学计算机课程教学指导委员会的指导下，如何推进以计算思维为切入点的计算机基础课程教学改革工作在不断深入。"大学计算机"课程随着计算机技术的普及与提高，其教学内容也处在不断改革与发展中。过去很长一段时间，许多高等医药学校选用大学计算机基础课程内容时没有可参照的基本规范，各校教授的内容也不尽相同。编者认为：大学计算机基础课程应教授学生应用计算机的思想方法，而不是单纯地使用计算机，所以开设大学计算机基础课程是必要的，而且关键在于如何选用内容和教学方法。

教育部高等学校计算机基础课程教学指导委员会制定的"大学计算机基础课程教学基本要求（医药类）"为"2+X"的模式。"2"为两门必修课：大学计算机基础（医药类专业）和程序设计；"X"为4门选修课：数据库技术及其在医学中应用、多媒体技术及其在医学中应用、医学图像成像及处理、医学信息分析与决策。

本书以"大学计算机基础课程教学基本要求（医药类）"为蓝本，并结合编者多年的实际教学经验、在第一版的基础上编写而成。本书以介绍基本知识为基础，以数据处理及医学应用为主线，以能力培养（计算思维思想和结合专业的计算机应用与创新能力）为目标组织全书内容。

第二版教材在第一版教材的基础上做了如下更新和修改：①增加了新的计算机硬件设备、器件；②加强了计算机新技术、新进展介绍；③针对计算机水平考试，加强了 Office 系列软件综合应用内容，以提高学生的综合应用能力；④针对医学专业，加强了与医学相关知识联系的应用实例；⑤在医学信息系统章节，增加了与医疗大数据相关的应用内容与实例；⑥加强了计算思维思想与计算机基础课程联系的内容，为后续课程（如程序设计）奠定了理论基础；⑦将全书中部分内容（设计为读者自学的内容）以电子文档（扫二维码可获得）的形式表达，增强了教材的可读性。

本书的编者长期从事医学计算机基础课程的教学工作，并利用多种软件开发了许多软件项目，具有丰富的教学经验和较强的科学研究能力。编者本着加强基础、注重实践能力培养、突出医学应用、勇于创新的原则，力求使本书有较强的可读性、适用性和先进性。我们的教学理念是：教学是教思想、教方法，真正做到"予人鱼不如予人以渔"。为了提高读者对计算机医学应用的理解，本书在组织时引入了大量的医学应用实例。为了便于读者自学，在全书的内容组织、编排上注重由浅入深、循序渐进。因此，本书适合作为高等医药院校各专业大学计算机基础课程的教材，也可作为广大计算机爱好者的自学和参考用书。

使用本书作为大学计算机基础课程教材，建议学时为 64 ~ 80 学时（其中包括 24 学时左右的实验学时），可根据实际教学时数调整或取舍内容。

为了帮助读者更好地学习本书内容，编者还编写了配套教材《医学计算机应用基础实践教程》（第二版）。该配套教材提供了本课程的实践内容、上机指导、习题和参考答案以及典型案例。

本书由杨长兴、李连捷任主编，负责全书的总体策划、统稿、定稿工作。章新友、喻焰、茹小光、孙纳新任副主编，协助主编完成统稿、定稿工作。各章编写分工如下：第 1 章由杨长兴、韩绛青编写，第 2 章由李连捷、肖峰编写，第 3 章由喻焰、茹小光编写，第 4 章由黎小沛、白宝钢编写，第 5 章由孙纳新、华东、郭永青编写，第 6 章由章新友、刘尚辉编写，第 7 章由奎晓燕、张筠莉编写，第 8 章由田翔华、孙纳新编写，第 9 章由夏翙、刘燕编写，第 10 章由杨长兴、张兆臣、黎小沛编写。

本书的编写得到了清华大学谭浩强教授和吴文虎教授、首都医科大学马斌荣教授和童隆正教授的指导和帮助，编者在此表示衷心地感谢。在本书的编写过程中，编者参考了大量文献资料，在此也向这些文献资料的编者表示衷心的感谢。

由于编者水平有限，加之时间仓促，书中难免存在疏漏和不足之处，敬请读者不吝赐教。

编　者
2017 年 5 月

目 录

第 10 章　程序设计基础 ································ 274

参考文献 ································ 296

第 1 章　计算机与信息技术

　　计算机（Computer）是一种能够对各种信息进行高速、自动存储和处理的电子设备。它是 20 世纪科学技术发展进程中最卓越的成就之一。它的出现为人类社会进入信息时代奠定了坚实的基础，有力地推动了其他科学技术的发展，对人类社会的发展产生了极其深刻的影响。

　　随着计算机技术的迅速发展及其在医学领域中应用的不断深入，大学计算机基础课程已成为高等医药院校学生和医疗卫生领域在职人员继续教育的一门必修的公共基础课程。

　　为什么要在高等医药院校开设大学计算机基础课程呢？也许有人会说：中学就开设了计算机基础课程，大学还用开设这样的课程吗？编者的回答是：大学开设计算机基础课程一个重要目的是理顺大学计算机基础课程与学生专业课程、专业实践的关系，训练包括计算思维能力在内的多元思维方法，培养结合专业的、利用计算机的创新能力。我们使用计算机的目的不仅仅是会用计算机，而是将计算机技术引入专业活动中，将计算机技术与专业技术结合起来产生交叉应用成果。如果学生的专业是临床医学，今后的职业应该是医生，可以说：手术刀也许是学生一生赖以生存的工具。而当我们掌握了计算机技术的基本技能，就应该在自己的职业生涯中，时常运用计算机技术于专业中，让计算机技术这个"第二把手术刀"帮助我们结合专业产生新的成果。

　　本章作为医学类大学计算机基础教程的入门章共安排 6 节。分别是：如何将计算思维思想引入大学计算机课程；基础知识与计算机发展；计算机内信息的表示与编码；计算机硬件组成及其工作原理；计算机软件系统；信息安全与病毒防范。

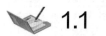 1.1　如何将计算思维思想引入大学计算机课程

　　本节内容通过扫描二维码进行学习。

1.2　基础知识与计算机发展

　　计算机的应用已渗透到社会的各行各业，正在改变人们传统的学习、工作和生活方式，推动着社会的飞速发展。本节讨论计算机文化、计算机的特点、计算机的发展历史和计算机内信息的数字化等问题。

1.2.1 计算机文化

目前，计算机应用基础内容已成为人类必需的文化内容，它与传统的语言、基础数学一样重要，一个国家的人民对计算机技术的了解、掌握程度是这个国家全民科学素养指标之一。

1. 计算机文化现象

计算机作为一种人类大脑思维的延伸与模拟的工具，它的逻辑推理能力、智能化可以帮助人类进一步展开思维空间；它的高速运算能力和大容量存储能力弥补了人类这一方面的不足。人们通过某种计算机语言向计算机下达某些指令，可以使计算机完成人类自身可想而不能做到的事情，而计算机的应用又将为人类社会的发展开辟全新的研究领域，创造更多的物质和精神财富。如电子邮件、远程访问等改变了人类交流的方式，拓宽了人类生活、研究的交流空间，丰富了人类的文化生活；计算机三维动画技术的应用可以制造出高度逼真的视觉效果，创造出更多更精彩的影视作品；图文照排系统的应用彻底革新了出版、印刷行业；生物芯片、基因重组技术是借助计算机技术对人类自身奥秘进行探索，以及对动植物进化奥秘的探索、优化，同时也促进了生物技术突飞猛进的向前发展等。

计算机的出现为人类创造文化提供了新的现代化工具，革新了创造文化的方式方法，形成了一种新的人类文化——计算机文化。

2. 计算机应用领域

计算机技术在人类社会生活中如此重要，已经形成了一种计算机文化。因此，人们有必要了解计算机在社会生活中的应用领域。计算机的主要应用领域归纳起来可以分为以下几个主要方面。

① 科学计算。科学计算（Scientific Computing）又称数值计算，主要解决科学研究和工程技术中提出的数值计算问题。这是计算机最初的、也是最重要的应用领域。世界上第一台计算机的研制就是为科学计算而设计的，当时这台计算机解决的科学计算问题都是人工计算望而却步的，有的更是人工计算无法解决的。随着科学技术的发展，各个应用领域的科学计算问题日趋复杂，使得人们不得不更加依赖计算机解决计算问题。例如计算天体运动轨迹、处理石油勘探数据和天气预报数据、求解大型方程组等都需要借助计算机完成。科学计算的特点是计算量大、数据变化范围广。

计算机应用领域和
计算机医学应用

② 数据处理。数据处理（Data Processing）是指对大量的数据进行加工处理，如收集、存储、传送、分类、检测、排序、统计和输出等，从中筛选出有用信息。与科学计算不同，数据处理的数据虽然量大但计算方法简单。数据处理也是应用广泛的重要领域，用于各种数据处理系统，如电子商务系统、图书情报检索系统、生产管理系统、酒店事务管理系统、医院信息系统等。

③ 过程控制。过程控制（Procedure Control）又称实时控制，是指用计算机实时采集控制对象的数据（有时是非数值量），对采集的数据进行分析处理后，按被控对象的系统要求对控制对象进行控制。

工业生产领域的过程控制是实现工业生产自动化的重要手段。利用计算机代替人对生产过程进行监视和控制，可以提高产品数量和质量，降低劳动者的劳动强度、保障劳动者的人身安全，节约能源、原材料，降低成本，从而提高劳动生产率。目前，我国的许多生产企业（如钢铁厂、化工厂、生物制品厂等）都已广泛应用生产过程的计算机控制系统。

交通运输、航空航天领域应用过程控制系统更为广泛，铁路车辆调度、民航飞机起降、火箭发射及其运行轨迹的实时调整都离不开过程控制。

④ 计算机辅助系统。计算机辅助系统（Computer Aided System）包括计算机辅助设计（CAD）、计算机辅助制造（CAM）和计算机辅助教学（CAI）等。

计算机辅助设计是指利用计算机帮助人们进行设计。由于计算机具有高速的运算能力以及图形处理能力，使 CAD 技术得到广泛应用。例如，建筑设计、机械设计、集成电路设计、服装设计等领域都有相应的 CAD 应用软件。采用计算机辅助设计后，大大降低了相应领域设计人员的劳动强度，提高了设计速度和设计质量。

计算机辅助制造是指利用计算机对生产设备进行管理、控制和操作。在产品的生产过程中，用计算机控制生产设备的运行、处理生产过程中所需的数据、控制和处理生产材料的流动以及对产品进行检验等都属于计算机辅助制造技术。采用计算机辅助制造技术可以提高产品质量、降低成本、缩短生产周期、降低劳动强度（如用数控机床加工工件）。

计算机辅助教学是指利用计算机帮助教师教学，指导学生学习。目前，国内外 CAI 教学软件比比皆是，尤其是计算机多媒体技术和网络技术的飞速发展，网上的 CAI 教学软件如雨后春笋，竞相争辉。

⑤ 人工智能。人工智能（Artificial Intelligence，AI）是指用计算机模拟人类的演绎推理和决策等智能活动。在计算机中存储一些定理和推理规则，设计程序让计算机自动探索解题方法和推导出结论是人工智能领域的基本方法。人工智能是计算机应用研究的前沿学科。人工智能领域的应用成果十分广泛，例如，模拟医学专家的经验对某一类疾病进行诊断；具有低等智力的机器人；计算机与人类进行对弈；数学中的符号积分和几何定理证明等。

⑥ 信息高速公路。信息高速公路（Information Super-Highway）的概念源于美国，早在 1991 年，因当时的参议员戈尔提出把美国所有信息库及信息网络连成一个全国性大网，让各种形态的信息在大网中高速交互传输。1993 年 9 月美国正式宣布实施"国家信息基础设施"（NII）计划，即"信息高速公路"计划。这项计划预计 20 年内耗资 4 000 亿美元，计划 1997—2000 年初步建成。这项计划震惊全球，各国纷纷提出自己的发展信息高速公路的计划，积极加入到这场世纪之交的大竞争中去。

我国的国家信息基础设施建设包括人才的培养、信息资源建设、高性能计算机的投入、高速宽带通信基础设施的建设和一系列的标准法规等政策的制定。我国政府当时及时抓住了发展契机，提出了我国发展国家信息基础设施的计划，目前已建设成满足各方面需要的信息高速公路。

3. 计算机医学应用

作为医学工作者，有必要了解计算机在医学领域的应用情况。20 世纪 50 年代末开始，计算机应用逐渐渗透到医药卫生领域，并形成了一门多学科交叉的边缘学科——医药信息学（Medical Information Science），它的研究对象是具有生命活动特征的医学信息。70 年代末"国际医药信息学会"宣告成立，80 年代初"中国医药信息学会"成立。这两个学会的成立以及开展工作为医药信息学的发展做出了巨大的贡献。

20 世纪 90 年代全球性的信息高速公路建设浪潮给计算机医学应用带来新的机遇和挑战。1995 年中国原卫生部宣布启动"金卫工程"建设项目，这是一项以医院信息系统为基础，包括建设城镇职工医疗保险信息网络和远程诊疗信息系统的大型信息系统，各省市区正在抓紧实施。下面讨论计算机医学应用的主要方面。

① 医院信息系统。医院信息系统（Hospital Information System，HIS）是采集、管理医院各类信息，实现信息共享的计算机网络系统。国外的医院信息系统研究始于 20 世纪 50 年代，大多系统建立在大型或小型主机上。目前正由集中式系统向分布式系统过渡；从单纯面向管理到面向医疗过渡；从医院局域网到逐步与院外的广域网相连接。我国的医院信息系统建设始于 20 世纪 80 年代，大体上经历了单机单任务、基于文件服务器的医院内部的信息系统、客户端 / 服务器体系结构的医院信息系统三个阶段。"金卫工程"的启动，促进了各地区的 HIS 系统建设，国内具有代表性的建设项目有卫计委医院管理研究所主持开发的"中国医院信息系统"和解放军原总后勤部卫生部主持开发的军队 HIS 系统。医学大数据的概念，首先数据量大，常规的方法难于处理这样的数据。数据源自医院信息系统或其他多维数据源，包括临床数据和基因组数据，也包括环境暴露、日常生活习惯、地理位置信息、社交媒体及其他多种多样的数据。我们可以对人体的疾病状态和

发展过程进行更相近的描绘和更为透彻的理解。医学大数据为生物学家、临床医生、流行病学家及医疗卫生政策制定专家提供了有效的工具，使得数据驱动的决策制定成为可能，并最终对患者及整个人群产生有益影响。

② 医学数据处理。人工处理医学数据是相当烦琐的。医学统计软件的诞生把广大医学科技工作者从烦琐的数据计算中解脱出来，同时提高了数据处理结果的准确性、可靠性和科研管理水平。目前常用的统计软件有 SAS、SPSS 等。

医学数据的科学计算已成为医学图像处理、医学计算机仿真（医学生理仿真、医学临床仿真）的重要手段。

"人类基因组计划"是人类探索自身奥秘的计划，所建立的人类基因组图将成为疾病的预测、预防、诊断、治疗的基础。由于基因数据的超级庞大，这一跨世纪的大型工程就只有利用计算技术和网络技术才可能实施；人类基因研究的背景和计算机技术的结合，诞生了目前科学领域最热门学科之一的"生物信息学"。

③ 医药信息检索系统。早期的医药信息检索一般使用主从结构的国际联机检索系统，用户获得的信息有限，要求用户有较强的检索技能，并且检索费用高，令人望而却步。另外一种变通办法是用户单位订购某类光盘（如 Medline），让用户在本地检索信息。

目前，随着 Internet 的飞速发展和信息高速公路计划的提出与实施，用户通过网络可以访问多台信息服务器，检索手段灵活。Internet 的发展是促使国际联机检索系统向客户端 / 服务器体系结构的网络系统过渡的重要原因。我国已经建成"中国 500 所大型医院信息库""中国医院信息网"等信息资源库。

④ 智能化医疗仪器的研制。微型计算机、微处理机以及单片机的诞生使计算机应用于智能化医疗仪器的研制成为可能。已有的各类智能化医疗仪器有电子温度计、电子血压计、心电功能监护仪、生化分析仪等，电子计算机断层扫描仪（CT）、核磁共振仪（NMR）、正电子发射成像（PET）、单光子发射成像（SPECT）和 γ 刀等。尤其是 CT、NMR 等大型医疗仪器的研制和应用使医学影像诊断手段前进了一大步，而计算机在三维超声诊断、各种射线治疗设备（γ 刀等）等计算机辅助治疗方面的应用，大大提高了医疗水平。

⑤ 医学专家系统。医学专家系统（Medical Expert System）是以医学专家知识为基础，以解决某一医学领域问题的人工智能系统。这是国内计算机医学应用最活跃的领域之一，尤以中医计算机辅助诊断系统独具特色，受到国内、国际的重视和关注。它的作用是协助医生做出更正确的诊断，制订更合理的医疗方案。

有理由相信生物芯片、纳米技术的引入将进一步促进计算机医学应用的深入和发展。

1.2.2 计算机的特点

计算机之所以应用广泛，是由它的特点决定的。

1. 运算速度快

计算机的运算速度是计算机性能最重要的评价指标。从第一台 5 000 次/秒的计算机发展到目前的高达 9.3 亿亿次 / 秒的超级计算机（神威太湖之光，2016 年 6 月）。这不仅大大加快了问题求解的速度，而且使某些过去靠人根本无法完成的计算工作有了完成的可能。例如天气预报，为了进行天气预报，数学上用一组微分方程描述天气的变化，求解微分方程组的数值解实质上是把复杂的数学公式转化为数以亿万次的四则运算。这些重复性的、大量的简单运算，理论上人是可以用简单计算工具完成的，但实际上因工作量太大，不仅容易出错，而且在限定时间内是完不成的。中长期天气预报对计算机运算速度要求更高，只有在百亿次以上的巨型机上才能按时完成。

计算机的特点
和发展历史

2. 运算精度高

运算精度是指数据在计算机内表示的有效位数。计算机上的单精度实数运算一般只有 7 ~ 8 位有效数字，双精度实数运算可提供 15 ～ 16 位有效数字。必要时可借助软件提高精度。现已有某些高级程序设计语言，对于整数的运算不再受计算机硬件位数的限制，只受计算机内存容量的限制，也就是说整数的运算可以精确到许多位，如计算 π 的值，可通过移动小数点的位数可精确计算到小数点后一万位，甚至更多位。

3．存储容量大

目前计算机主存储器（内存）容量大大提高，达到 GB 的数量级，而且辅助存储器（外存）容量已达 TB级。主存储器由半导体材料制成，其工作速度与中央处理器（外频）同步。辅助存储器包括磁带、磁盘、光盘，用来保存大量数据和资料，以实现海量存储。

4．自动化程度高、可靠性好

计算机的运行是在程序控制下自动进行的，无须人工参与，而且可靠性好。

5．严密的逻辑判断能力

计算机不仅可以完成数值计算，而且还可实行各种逻辑运算（如判断大小、异同、真假等）。例如，计算机可根据从人造地球卫星发送回来的大量数据和图片信息，判断地面农作物长势、病虫害，判断环境污染、森林火灾、江河水灾、军事设施等。

6．联网通信，共享资源

若干台计算机联成网络后，为人们提供了一种有效的、崭新的交流手段，便于世界各地的人们充分利用人类共有的知识财富。

1.2.3　计算机的发展历史

人类创造计算工具、发展计算技术的历史悠久。从 13 世纪诞生在中国的算盘到 17 世纪诞生于英国的计算尺，再到现代的电子计算机，都证明了：任何一项科学技术的发明都离不开当时的社会发展需要和当时的科学技术发展水平。电子数字计算机的发明和发展则是近半个世纪的事情，它对现代科学技术和社会发展的影响是前所未有的，如何评价都不为过。

1．计算机的诞生

19 世纪 50 年代，英国数学家乔治·布尔（George Boole，1815—1864）创立了逻辑代数，奠定了电子计算机的数学理论基础；1936 年，英国科学家图灵（Alan Turing，1912—1954）首次提出了逻辑机的模型——"图灵机"，并建立了算法理论，被誉为计算机之父。

两位科学巨匠的研究为计算机的诞生提供了重要的理论依据；20 世纪初科学技术的飞速发展要求一种高速、准确的计算工具解决当时的科学研究与工程技术上的计算问题。所以电子计算机在 20 世纪诞生是必然的。

1946 年 2 月，世界上第一台电子计算机——ENIAC（Electronic Numerical Integrator And Calculator，电子数字积分计算机）诞生于美国宾州大学。这台计算机使用约 18 000 个电子管，每秒钟能做 5 000 次加法运算（运算速度），体积为 $30 \times 3 \times 1 \ m^3$，功率 150 kW，占地 170 m^2，重约 30 t。原先需要 100 多名工程师工作一年的问题，ENIAC 只需要 2 h。

1946 年 6 月，美籍匈牙利数学家冯·诺依曼（John von Neumann，1903—1957）在他的"电子计算机装置逻辑结构初探"报告中首次提出了顺序存储程序通用电子计算机的方案，从而奠定了电子计算机结构的基本框架。时至今日，计算机技术日新月异，但其结构还是冯·诺依曼结构。

2．计算机的分代

自计算机诞生以来，计算机技术发展速度之快、影响之大是其他任何技术所不能相比的；从硬件上来看已经历了四代发展历程，现正在向新一代迈进。下面简单讨论一下各代计算机的发展概况。

第一代（1946 年至 20 世纪 50 年代中期）：电子管计算机。主要性能指标：器件使用电子管（真空管）、汞延迟线存储器和磁鼓等；1 万次 / 秒；2 KB 存储器；机器语言。典型计算机有：ENIAC、EDVAC、UNIVAC 和 IBM650 等。

第二代（20 世纪 50 年代中期—60 年代中后期）：晶体管计算机。主要性能指标：器件使用晶体管、磁心存储器等；300 万次 / 秒；32 KB 存储器；软件有汇编语言、ALGOL60、FORTRAN 和 COBOL。典型计算机有：IBM7090、IBM7094 和 CDC6600 等。

第三代（20 世纪 60 年代中后期—80 年代初）：中小规模集成电路计算机。主要性能指标：硬件有中小规模集成电路、半导体存储器、磁盘、微处理器等；1 ~ 10 亿次浮点运算 / 秒；8 ~ 256 MB 存储器；软件有操作系统、结构化程序设计语言、并行算法、数据库等。典型计算机有 IBM360、370、PDP–11 等。

第四代（20 世纪 80 年代初至今）：大规模、超大规模集成电路计算机。主要性能指标：硬件有大规模、超大规模集成电路、半导体存储器、磁盘、光盘、微处理器、微型计算机、多处理机系统、分布式计算机系统、并行计算机系统和工作站等；10 亿次以上浮点运算 / 秒；256 ~ 4 096 MB 存储器；软件有 ADA 语言、Java 语言、专家系统、软件工具和支撑环境等。典型计算机有 IBM308X、CRAY_2、CRAY_3 等。

当然，当前的计算机无论在运行速度还是存储容量都比 20 世纪 80 年代的计算机强大，软件系统更丰富。

目前计算机正在向面向人工智能、神经元网络计算机和生物芯片方向发展。面向人工智能应用计算机的硬件有超大规模集成电路、GAAS、HEMT、半导体存储器、大规模并行计算机系统；软件有逻辑型语言、函数型语言、面向对象语言和智能软件等。典型计算机有 LISP 机，PROLOG 机等。神经元网络计算机的硬件有超超大规模集成电路、GAAS、HEMT、JJ、光计算机和生物计算机。典型计算机有 MARK V、NX_16、NX_1/16 等。

3．我国计算机的发展历史

在谈到计算机发展历史时，有必要了解我国计算机的发展历史。中国计算机事业起步于 1956 年，电子计算机的研制被列入当年制定的《十二年科学技术发展规划》的重点项目。1957 年，我国研制成功第一台模拟电子计算机。1958 年，我国研制成功第一台电子数字计算机（"103"机）。1964 年开始，我国推出一系列晶体管计算机，如"109 乙""109 丙""108 乙""320"等。从 1971 年开始，我国生产出一系列集成电路计算机，如"150"、DJS–100 系列、DJS–200 系列等。这些产品成为我国当时应用的主流机种。

20 世纪 80 年代后，我国计算机事业蓬勃发展。1983 年，1 亿次巨型计算机"银河 – Ⅰ"诞生；1993 年，10 亿次巨型计算机"银河 – Ⅱ"诞生；1995 年，曙光 1000 大型机通过鉴定，其峰值达每秒 25 亿次；1997 年，130 亿次巨型计算机"银河 – Ⅲ"诞生；2000 年 7 月，3 840 亿次巨型计算机"神威 – Ⅰ"问世；2001 年，我国研制的曙光 3000 超级计算机峰值达每秒 4 032 亿次。2002 年 8 月联想集团研制的深腾 1800 超级计算机峰值达每秒 1.08 万亿次的运算速度，位居全球第 43 位；2003 年 12 月联想集团又推出了深腾 6800 超级计算机，其运算能力达每秒 4.183 万亿次；2004 年 6 月，曙光公司研制的曙光 4000A 超级服务器，每秒峰值运算速度达到 11 万亿次；2008 年 6 月，曙光公司研制的曙光 5000A 超级服务器，每秒峰值运算速度达到 230 万亿次；2009 年，国防科技大学研制的天河一号超级计算机，每秒运算速度达到 563（峰值 1206）万亿次；2010 年，曙光公司研制的曙光星云 TC3600 超级计算机，每秒运算速度达到 1 271 万亿次；2010 年，国防科技大学研制的天河一号 A 超级计算机，每秒运算速度达到 2 566（峰值 4 700）万亿次；2013 年，天河二号，每秒运算速度达到 3.39（峰值 5.49）亿亿次。天河一号 A 和天河二号超级计算机分别于 2010 年、2013 年两次居世界超级计算机排行榜首位。天河二号超级计算机从 2013 年开始六次蝉联世界超级计算机排行榜首位。

2016 年 6 月，神威太湖之光超级计算机以 9.3 亿亿次 / 秒的运算速度夺得第 47 届全球顶级超级计算机 TOP500 榜榜首。神威太湖之光超级计算机使用国产"申威 26010"高性能处理器。

世界超级计算机排行榜每年公布两次，我国的超级计算机成果充分表达了我国超级计算机制造业已经站到了世界前列，它是我国国家整体综合势力的体现。不过，超级计算机的拥有量也是一个国家整体综合势力的体现。目前，我国超级计算机的安装量、计算能力，在世界上的排名还不在最前列。

在微型计算机产品方面，我国先后推出了联想、长城、方正、同创、浪潮、实达等国产品牌。国产品牌市场占有率越来越高。软件产业更是兴旺发达，先后推出北大方正汉字激光照排系统、反病毒程序、字处理软件等。

1.2.4 计算机的分类

计算机按应用特点划分可分为专用计算机和通用计算机；按机器规模分类，计算机大体上可分为超级计算机、大型通用计算机 / 小型通用计算机和微型计算机。

1. 超级计算机

超级计算机又称超高性能计算机或巨型计算机。在各类计算机中，此类计算机运算速度快，多以机群形式制造，主存容量最大，不仅有标量运算，而且还有向量运算。它用来解决其他类计算机不能或难以解决的大型复杂问题。例如，中长期天气预报、石油勘探与开发的大型数值计算和数据处理等问题，多用于关系国计民生的领域。

计算机的分类
和发展趋势

2. 大型通用计算机 / 小型通用计算机

处理能力强大的通用计算机（Mainframe Computer），属于比较早期的机种。小型通用计算机（又称超级小型计算机，Mini Computer）除规模小一些外，与大型通用计算机的低档机型接近。性能价格比高，适应于广大中小企业使用。目前，大型通用计算机 / 小型通用计算机的生产在减少，代之以高性能的工作站。

3. 微型计算机

微型计算机又称个人计算机（Personal Computer，PC）。在各种类型计算机中，微机发展最快，性能价格比最高，应用最广泛，最具发展前途，因而获得各行各业的普遍应用。微机是以先进的微处理器作为 CPU，当今奔腾微处理器 i3、i5、i7 的主频已高达 3.8 GHz 以上，运行速度达 20 亿次 / 秒，内存容量主流是 8 GB，硬盘容量高达 500 GB ~ 4 TB。当今微型计算机已发展出单片机、便携式微型计算机（笔记本）、平板电脑、台式微型计算机和工作站。工作站是一种小巧紧凑的计算机系统，它配有高速整数和浮点运算处理部件，有很大的虚拟存储空间，强有力的人机交互图形显示接口和网络通信接口以及功能齐全的系统软件、支撑软件和应用软件。高档工作站的 CPU 可多达 20 多个。工作站具有比台式机更强的数据处理、图形图像处理和网络功能，因此广泛应用于科学计算、软件工程、CAD/CAM 和人工智能等领域。

随着微处理器技术和并行处理技术的发展，采用多处理器技术来研制巨型计算机，已成为计算机研制中的一个重要方向。目前计算机的研制正朝巨型计算机和微型计算机两个方向发展。巨型计算机的研制是国力的象征、其他尖端技术的需要；微型机的研制开发是民用市场的要求。

随着网络技术的发展，服务器的作用愈来愈重要。在 Internet 技术中，用作服务器的计算机可以是大型计算机、微型计算机，甚至是巨型计算机，专用服务器与普通计算机的区别是在服务器的设计中，充分发挥了多处理器、高速磁盘接口、磁盘阵列、磁盘镜像等先进技术，以确保服务器稳定性、运算高速和大存储容量等。

1.2.5 21 世纪计算机发展趋势

21 世纪的计算机将会向以下几个方面发展。

（1）超级计算机的研制仍然是热点。截至 2017 年 4 月，当今超级计算机最高速度为中国国家并行计算机工程和技术研究中心研发的神威太湖之光超级计算机，其运算速度为 9.3 亿亿次／秒。它拥有 10 649 600 个计算核心，包括 40 960 个结点（CPU 数量），速度比 "天河二号" 快 2 倍，效率更是其 3 倍。"天河二号" 的 LINPACK 性能是每秒 33.86 千万亿次浮点运算，负载状态下的峰值功耗（运行 HPL 基准测试）是 15.37 兆瓦，即每秒 60 亿次浮点运算（6 Gflops）。神威太湖之光超级计算机使用国产 "申威 26010" 高性能处理器。

（2）超级计算机制造业仍然由 IBM 公司占据主导地位。处理器的数量一般在 100 000 颗以上，多采用 Intel、AMD 的处理器。Linux 成为超级计算机的首选操作系统。在 2016 年 6 月公布的全球 TOP500 超级计算机排行榜上，中国入围 500 强的超级计算机数量为 167 套，首次超过美国（入围 500 强的超级计算机数量为 165 套）。

（3）由于微处理器的电子制造工艺到一定时期会达到一个物理极限，人们将寻求新的制造领域，光电子计算机和生物计算机将是 21 世纪的主力军。光电子计算机的优点是快速（比电子计算机快 1 000 倍以上）、不发热、电路之间没有干扰。能克服当今硅芯片的最大缺陷。生物计算机的最大特点是运算速度快，处理信息的时间仅为集成电路的万分之一。它本身具有并行处理能力，而不必依赖数千台微处理器的联合。

（4）计算机将进一步微型化，纳米技术将产生更加微型化的机器人。现在 Mitre 公司已制造出 5 mm 小的机器人，将使它具有自我复制能力；与医学结合，在人类的血液中植入微型机器人以对付癌症、艾滋病、先天性免疫功能丧失综合征等疾病，帮助人类战胜病魔。

（5）计算机人工智能化、人性化。在建立人工智能化、自然化、人性化系统方面，最基本的技术可能就是自然语言处理技术。语音识别技术在近年获得了令人惊讶的进展，如 IBM 公司的 Via Voice 就可以对连续的语音进行比较可靠的识别。现在这些产品有一个较大的限制在于用户必须读出标点符号，比如 "逗号" 或者 "句号"，但这类限制很快就会突破。在今后的系统中，用户可以像对人说话一样对计算机提问或者提要求，计算机将给出满意的回答。计算机甚至可以理解人类的情绪。

计算机网络将继续向高速宽带网发展，真正做到在网上共享硬件资源、信息资源。人类将完全实现无纸办公和移动办公。利用计算机精确地实现 GPS（Global Positioning System，全球定位系统）导航等。

1.3 计算机内信息的表示与编码

二进制数是计算机表示信息的基础。本节首先引入二进制数的概念，然后介绍数值型数据在计算机内的表示方法和字符（包括英文字符和汉字）在计算机内的表示方法。

1.3.1 二进制

二进制、八进制
和十六进制

人类习惯使用十进制表示数。十进制有 10 个不同的数字（表记符号），它们是：0、1、2、3、4、5、6、7、8、9。十进制数进行运算时遵循 "逢十进一" 的规则。在进位计数制中所用的不同数字的个数称为该进位计数制的基数，因此十进制的基数是 10。

在人类社会发展过程中，人类还创造了各种不同的进位计数制。例如，一天 24 小时，即 24 进制，逢 24 进 1；一小时 60 分，即 60 进制，逢 60 进 1；一周 7 天，即 7 进制，逢 7 进 1。在上述进位计数制中，有的有自己的标记符号，有的借用其他进位计数制的标记符号。用什么标记符号并不重要，只要使用方便即可。不同进位计数制之间的区别在于它们的基数和标记符号不同，进位规则不同。

1. 二进制数

二进制数只有 0 和 1 两个记数符，其进位的基数是 2，遵循"逢二进一"的进位规则。在计算机中采用二进制数表示数据。原因在于：

（1）计算机科学理论已经证明：计算机中使用 e 进制（e ≈ 2.718）最合理，取整数，可以使用三进制或二进制。

（2）由于二进制容易实现，在计算机内可用电压的高和低来表达 1 和 0 两个数字，如果使用三进制则需要 3 个电压量来表达其 3 个标记符号，显然，其可靠性比使用二进制更容易受电压波动的影响。

（3）运算简单：0+0=0，0+1=1，1+0=1，1+1=10；数值量与逻辑量共存，便于用逻辑运算器件实现算术运算。

二进制的基数为 2，标记符号只有两个：0 和 1，运算遵循"逢二进一"的规则。如：

$$\begin{array}{r} 1100110100 \\ +1111100000 \\ \hline 11100010100 \end{array}$$

2. 八进制与十六进制数

人类使用二进制表达一个比较大的数值时，书写较长，看起来不直观，很容易出错。由于八进制和十六进与二进制有运算上的完全对应关系，所以常常采用八进制和十六进制记数法（便于人们阅读）。

八进制的基数为 8，共有 8 个标记符号：0、1、2、3、4、5、6、7，运算遵循"逢八进一"的规则。1 位八进制数正好用 3 位二进制数表达，它们的对应关系是：

八进制	0	1	2	3	4	5	6	7
二进制	000	001	010	011	100	101	110	111

八进制数与二进制数的转换很容易，按照上表，每 1 位八进制数写成对应的 3 位二进制数即完成八进制数到二进制数的转换；从低位到高位每 3 位二进制数写成对应的 1 位八进制数即完成二进制数到八进制数的转换。如 $(157)_8 = (001\ 101\ 111)_2$。

十六进制的基数为 16，共有 16 个标记符号：0、1、2、3、4、5、6、7、8、9、A、B、C、D、E、F，运算遵循"逢十六进一"的规则。1 位十六进制数正好用 4 位二进制数表达，它们的对应关系是：

十六进制	0	1	2	3	4	5	6	7
二进制	0000	0001	0010	0011	0100	0101	0110	0111
十六进制	8	9	A	B	C	D	E	F
二进制	1000	1001	1010	1011	1100	1101	1110	1111

十六进制数与二进制数的转换同样很容易，按照上表，每 1 位十六进制数写成对应的 4 位二进制数即完成十六进制数到二进制数的转换；从低位到高位每 4 位二进制数写成对应的 1 位十六进制数即完成二进制数到十六进制数的转换。如 $(FD57)_{16} = (1111\ 1101\ 0101\ 0111)_2$。

3. 二进制数与十进制数的转换

十进制毕竟是人们最熟悉的数制。在计算机的输入 / 输出中通常采用十进制，即人们使用十进制数输入数据、计算机使用十进制数输出数据，机内数据存储使用二进制。数据的输入 / 输出过程中的十进制数到二进制数、二进制数到十进制数的转换由机器自动完成。

（1）二进制数→十进制数。一个二进制数按其权位（权位用十进制表示）展开求和，即可得相应的十进制数。如：

$$(110.101)_2 = (1 \times 2^2 + 1 \times 2^1 + 0 \times 2^0 + 1 \times 2^{-1} + 0 \times 2^{-2} + 1 \times 2^{-3})_{10}$$
$$= (4 + 2 + 0.5 + 0.125)_{10} = (6.625)_{10}$$

（2）十进制数→二进制数。整数部分的转换采用"除2取余"法。十进制数整数部分除以2，余数作为相应二进制数整数部分的最低位；用所得的商再除以2，余数作为二进制数的次低位……一直除到商为0，最后一步的余数作为二进制数的最高位。

例如：将十进制数 11 转换为二进制数的过程如下：

除法	商	余数
11÷2	5	1
5÷2	2	1
2÷2	1	0
1÷2	0	1

故 $(11)_{10} = (1011)_2$。

小数部分的转换采用"乘2取整"法：十进制小数部分乘2，积的整数部分为相应二进制数小数部分的最高位；用所得积的小数部分再乘2，同样取积的整数部分作为相应二进制数小数部分的次高位……一直乘到积的小数部分为 0 或达到所要求的精度为止。

例如：将十进制数 0.625 转换为二进制数的过程如下：

乘法	积的整数部分	积的小数部分
0.625×2	1	0.25
0.25×2	0	0.5
0.5×2	1	0

故 $(0.625)_{10} = (0.101)_2$。

1.3.2 数在计算机内的表示方法

1. 信息度量单位

无论是数值型数据，还是字符（包括英文字符、汉字或其他符号）都是存储在一个称为字节的单元中。

一个二进制位称为位（bit），8 个二进制位组成一个字节（Byte），更大的度量单位是 KB、MB、GB、TB。1 KB=1 024 B，1 MB=1 024 KB，1 GB=1 024 MB，1 TB=1 024 GB。计算机信息处理的最小单位是位，而计算机寻址的单位是字节。

数的表示

2. 原码

我们知道：数据在计算机内使用二进制形式表示。二进制数在计算机内究竟如何存储呢？可以使用原码（True form）、反码（One's complement）和补码（Two's complement）。

以下讨论假设使用 8 位二进制表示。用其中一位表示数的符号，用 0 表示正数，用 1 表示负数。数值部分用其余 7 位以二进制形式表示。我们看看下面两个数的 8 位原码表示。

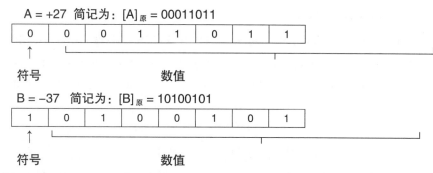

A = +27 简记为：[A]原 = 00011011

0	0	0	1	1	0	1	1

符号　　　　　　　　　　　数值

B = −37 简记为：[B]原 = 10100101

1	0	1	0	0	1	0	1

符号　　　　　　　　　　　数值

在原码表示法中，数值 0 有两种表示方法，即正 0 和负 0。简记为 [+0] = 00000000，[−0] = 10000000。

3. 反码

反码又译作"对 1 的补码"。符号位与原码约定相同；正数的反码与原码相同，负数的反码是在原码的基础上按位取反。如 [+27]反 = [+27]原 = 00011011，而 [−37]反 = 11011010。

在反码表示法中，数值 0 也有两种表示方法，即正 0 和负 0。简记为 [+0] = 00000000，[−0] = 11111111。

反码表示法的优点是统一了加减法运算，只需要计算加法。反码表示法的缺点是运算时会引起循环进位，这既占用机器计算时间，又给机器设计带来麻烦。因此，人们又寻求另一种表示方法：补码。

4. 补码

补码又译作"对 2 的补码"。符号位与原码约定相同；正数的补码与原码相同，负数的补码是在原码的基础上按位取反后，最后位加 1。如 [+27]补 = [+27]原 = 00011011，而 [−37]补 = 11011011。

在补码表示法中，0 有唯一的表示方法：[+0]补 = [−0]补 = 00000000。

引入补码概念后，加法、减法都可用加法实现。因此，现代计算机多采用补码运算。

在讨论原码时我们已经假设使用 8 位二进制表示数，即假设计算机的字长是 8 位。因为要用一位表示符号，所以只有 7 位用来表示数据，那么在这台计算机上数据的表示范围是：−128 ~ +127。当实际数据不在这个范围内就会出错，这就是溢出。当然现代的计算机的字长大于 8 位（16、32 或 64 位），但终究有一个范围。对于溢出问题，计算机要作相应处理。

前面讨论的 3 种表示方法只能表示单纯整数或小数，我们认为是数的定点表示法。在计算机中，参与运算的数一般是实数，既有整数部分又有小数部分，为了表示实数，使用数的浮点表示方法。任何一个实数可以表示成 $A = 2^i \times S$，其中 S 是实数 A 的尾数，S 的符号可用 C_S 表示，0 表示正数，1 表示负数；i 是用二进制表示的阶码，i 的符号可用 C_i 表示，0 表示正数，1 表示负数。例如，实数 110.101 可表示成：$2^{11} \times 0.110101$。浮点的表示方法格式如下：

C_i	i	C_S	S

C_i、C_S 各只用一位，i 的位数决定实数的表示范围，S 的位数决定实数的精度。

计算机内的数值运算以加法为基础，其他运算都可以变成加法实现。然而现代的微处理器内已集成了浮点运算部件，其中包括了乘法器等，以提高运算速度。

1.3.3 编码（字符在计算机内的表示方法）

字符在计算机内是用二进制形式表示的，其中包括字符与汉字。

1. ASCII 编码

当今的计算机普遍采用 ASCII 编码，即美国标准信息交换码（American Standard Code for Information Interchange）。ASCII 码中的字符用 8 位二进制数表示，但只用低 7 位，共表示 128 个字符，编码从 0 至 127（称为 ASCII 码基本集），128 至 255 的编码（称为 ASCII 码扩展集）作它用。如字符"A"的编码表示如下：

字符和汉字的编码

b7	b6	b5	b4	b3	b2	b1	b0
0	1	0	0	0	0	0	1

ASCII 字符编码如表 1-1 所示。编码从 0 至 31 表示控制字符，控制字符对照表如表 1-2 所示。

表 1-1　ASCII 字符编码表

$b_3b_2b_1b_0$ \ $b_6b_5b_4$	000	001	010	011	100	101	110	111
0000	NUL	DLE	SP	0	@	P	`	p
0001	SOH	DC1	!	1	A	Q	a	q
0010	STX	DC2	"	2	B	R	b	r
0011	ETX	DC3	#	3	C	S	c	s
0100	EOT	DC4	¥	4	D	T	d	t
0101	ENQ	NAK	%	5	E	U	e	u
0110	ACK	SYN	&	6	F	V	f	v
0111	BEL	ETB	'	7	G	W	g	w
1000	BS	CAN	(	8	H	X	h	x
1001	HT	EM	)	9	I	Y	i	y
1010	LF	SUB	*	:	J	Z	j	z
1011	VT	ESC	+	;	K	[	k	{
1100	FF	FS	,	<	L	\	l	l
1101	CR	GS	–	=	M	]	m	}
1110	SO	RS	.	>	N	^	n	~
1111	SI	US	/	?	O	_	o	DEL

表 1-2　控制字符及其作用对照表

ASCII 码	控制字符	主要作用	输入字符	ASCII 码	控制字符	主要作用	输入字符
00000	NUL	空白	Ctrl+@	10000	DLE	数据链路换码	Ctrl+P
00001	SOH	序始	Ctrl+A	10001	DC1	设备控制 1	Ctrl+Q
00010	STX	文始	Ctrl+B	10010	DC2	设备控制 2	Ctrl+R
00011	ETX	文终	Ctrl+C	10011	DC3	设备控制 3	Ctrl+S
00100	EOT	送毕	Ctrl+D	10100	DC4	设备控制 4	Ctrl+T
00101	ENQ	询问	Ctrl+E	10101	NAK	否认	Ctrl+U
00110	ACK	承认	Ctrl+F	10110	SYN	同步空转	Ctrl+V
00111	BEL	警铃	Ctrl+G	10111	ETB	发送块终	Ctrl+W
01000	BS	退格	Ctrl+H	11000	CAN	取消	Ctrl+X
01001	HT	横表	Ctrl+I	11001	EM	载体终	Ctrl+Y
01010	LF	换行	Ctrl+J	11010	SUB	取代	Ctrl+Z
01011	VT	纵表	Ctrl+K	11011	ESC	扩展	ESC
01100	FF	换页	Ctrl+L	11100	FS	文件间隔	Ctrl+\
01101	CR	回车	Ctrl+M	11101	GS	组间隔	Ctrl+]
01110	SO	移出	Ctrl+N	11110	RS	记录间隔	Ctrl+6
01111	SI	移入	Ctrl+O	11111	US	单元间隔	Ctrl+_

2. 汉字编码

汉字编码包括汉字内码、汉字输入编码（外码）和汉字输出编码（字模）3 个主要内容。

（1）汉字内码。汉字内码是汉字在计算机内的存储表示。汉字数量庞大，只能选取部分汉字用于计算机汉字信息处理。国家标准 GB 2312—1980 定义了国标码（区位码），它包括 7 445 个汉字和符号，分为 94 个区，区号为 1 至 94，每区容纳 94 个汉字或符号（汉字在区内的排列位置称为位），位号为 1 至 94，可对应 94 个汉字或 94 个符号。其中 682 个符号在第 1 区至第 9 区；第 10 区至第 15 区未用；6 763 个汉字分为两级，一级字库从第 16 区至第 55 区，包括 3 755 个常用汉字，按音序排列；二级字库从第 56 区至第 87 区，包括 3 008 个次常用汉字，按笔画数排列。请读者注意，国标码是 4 位十六进制数，按上面的定义，"啊"字在第 16 区第 01 位上，十进制数 "1601" 并不是 "啊" 字的国标码（实际上是其区位码，区位码是一种汉字输入方法，讨论输入编码时将介绍），国标码是将某字的区位码之区、位分别转换成十六进制数，分别加上十六进制数 "20"。故 "啊" 字的国标码为 "3021"。每一个汉字或符号在区位码代码集或国标码代码集中都有唯一的代码。

汉字内码可使用 ASCII 码扩展集的代码（128 ~ 255），但因汉字数量众多，用一字节无法表示，所以用两个连续的字节来存放一个汉字的内码。汉字字符（用汉字内码表示）必须与英文字符（用 ASCII 码表示）能相互区别，以免造成混淆，这也就是所谓的中西文兼容问题。英文字符的机内代码是 7 位 ASCII 码，最高位为 "0"（即 b7=0），汉字内码中两个字节的最高位均为 "1"。将某汉字的国标码分别加上 80H，作为汉字内码。以汉字 "啊" 为例，国标码为 3021H，汉字内码为 B0A1H。

由于国家标准 GB 2312—1980 汉字集收录的汉字有限，不能完全满足现在的应用需要，现在又推出了国家标准 GB 18030—2005。GB 18030—2005 标准收录了总计 23 940 码位，共收入 21 886 个汉字和图形符号，其中汉字（包括部首和构件）21 003 个，图形符号 883 个。包括 GB 2312—1980 集中的 6 763 个汉字，GB 2312—1980 集中的汉字编码不变。增加的汉字一部分采用 2 字节编码，一部分采用 4 字节编码。

（2）汉字输入编码（外码）。汉字的输入不能像英文字符那样，一键对应一个字符，只能多键输入一个汉字，这里的多键就是一个汉字的输入编码。可见，汉字输入编码是将汉字输入到计算机内（变成汉字内码）的编码，所以有人称之为外码。目前有几百种汉字输入编码。我们列举具有代表性的几种输入编码。

① 区位码：一个汉字的区位码是一个 4 位十进制数。如汉字 "啊" 的区位码为 1601。用区位码输入汉字实际上是将区位码转换成汉字内码。这是一种无重码（重码是一个输入编码对应多个汉字）输入方法，即一个输入编码对应一个汉字（内码）。

② 拼音输入编码：用汉字的拼音符号作为输入编码。如汉字 "湖" 的拼音是 "hu"，这就是其拼音输入编码。用拼音输入方法输入汉字就是把像 "hu" 这样的输入编码变成所表达的汉字的内码。显然，拼音输入方法是一种有重码的输入方法。

③ 字形输入编码：是一种以汉字的偏旁部首作基本键位的输入编码，即把键盘上的某一键位当作偏旁部首（当然，某一键位可能代表多个偏旁部首），多个键位（对应多个偏旁部首）的组合就是汉字的字形输入编码。五笔字型输入编码属于这一类输入编码，它是目前用得相当广泛的输入编码。例如，在五笔字型输入方案中，"湖" 字的 3 个偏旁部首 "氵"、"古"、"月" 分别安排在键盘的 "i" "d" "e" 3 个键位上，那么 "ide" 字串就是 "湖" 字的五笔字型输入编码。

一般来说，字形输入编码输入方法的重码少于拼音输入方法，输入速度快；而拼音输入方法易学，输入速度慢。

（3）汉字输出编码。把某一个汉字当作一幅平面图画。分别从纵、横两个方向等距离在画上画（N–1）条直线，这样就把该幅画分成 $N \times N$ 小方块，我们会发现有的小方块内有汉字的笔画，有的则没有。把有笔画的小方块记上"1"，没有笔画的小方块记上"0"，就得到了一幅由"1"组成的该汉字的轮廓画，这就是一幅数值化了的图形。图 1-1 给出了一个 16×16 点阵"大"字的数值化图形。当然此图中的汉字比较粗糙。按照此构思可以为每个汉字构造这样的图形。对于任何一个汉字，可以把其数值化了的平面的"0""1"图形按先行后列（也可先列后行）的顺序编成二进制代码串存入计算机中（每一个"0"或"1"用一个二进制位存储）。我们把这样数值化的图形叫做某汉字的 $N×N$ 点阵字模。对于一个 16×16 点阵的汉字字模，需要 16×16 个二进制位来存储其字模，即需要 32 字节。图 1-1 中的"大"的 32 字节数据（按先行后列顺序，16 进制）是：00、00、03、80、03、04、7F、FE、7F、FE、27、00、06、80、0C、40、0C、60、18、30、18、30、30、18、30、18、20、0C、40、0E、00、00。

0	0	0	0	0	0	0	0	0	0	0	0	0	0	0	0
0	0	0	0	0	0	1	1	1	0	0	0	0	0	0	0
0	0	0	0	0	0	1	1	0	0	0	0	0	1	0	0
0	1	1	1	1	1	1	1	1	1	1	1	1	1	1	0
0	1	1	1	1	1	1	1	1	1	1	1	1	1	1	0
0	0	1	0	0	1	1	1	0	0	0	0	0	0	0	0
0	0	0	0	0	1	1	0	1	0	0	0	0	0	0	0
0	0	0	0	1	1	0	0	0	1	0	0	0	0	0	0
0	0	0	0	1	1	0	0	0	1	1	0	0	0	0	0
0	0	0	1	1	0	0	0	0	0	1	1	0	0	0	0
0	0	0	1	1	0	0	0	0	0	1	1	0	0	0	0
0	0	1	1	0	0	0	0	0	0	0	1	1	0	0	0
0	0	1	1	0	0	0	0	0	0	0	1	1	0	0	0
0	0	1	0	0	0	0	0	0	0	0	0	1	1	0	0
0	1	0	0	0	0	0	0	0	0	0	0	1	1	1	0
0	0	0	0	0	0	0	0	0	0	0	0	0	0	0	0

图 1-1　16×16 点阵模型

所有汉字的字模集合称为字库。对于用 16×16 点阵字模组成的字库需要大约 220 KB 存储容量。汉字字模在字库中的位置按汉字内码升序存入字库中。

1.4　计算机硬件组成及其工作原理

一套完整的计算机系统包括计算机硬件系统和软件系统两部分。计算机硬件系统包括组成计算机的所有电子、机械部件。软件系统包括所有在计算机上运行或使用的程序及数据。而程序是计算机完成指定任务的多条指令的有序集合。计算机运行程序时还需要相应的数据，这些数据通常称为文档。所以软件系统包括程序和文档。没有软件的计算机称为裸机，只有配备完善而丰富软件的计算机才能充分发挥其硬件的作用。

1.4.1　计算机硬件组成及其工作原理

计算机硬件是计算机中的物理装置，是看得见、摸得着的实体。计算机的组成都遵循冯·诺依曼结构，由控制器、运算器、存储器、输入设备和输出设备 5 个基本部分组成，如图 1-2 所示。

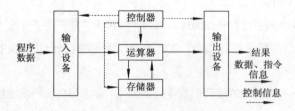

图 1-2　电子计算机硬件组成结构图

计算机工作原理

控制器是计算机的控制中心，向其他部件发出控制信号，指挥所有部件协同工作。运算器是进行算术运算、逻辑运算的部件，运算器中的一个运算单元能进行一位二进制数运算，运算单元的个数表示运算器的位数（即计算机的字长），现代的计算机一般使用 16 位、32 位或 64 位运算器。如今的大规模集成电路技术已将控制器和运算器集成在一块芯片中，这块芯片称为中央处理器（Central Processing Unit，CPU）。存储器是用来存放程序和数据的，有时称主存或内存。输入设备和输出设备是相对于 CPU 来讲的，输入设备用于输入程序或数据，输出设备用于输出结果，有的设备可能兼有输入和输出的功能，这样的设备叫输入 / 输出设备（Input/

Output Devices，I/O 设备）。

计算机的工作原理是：它可以根据用户的要求编制计算机运行的程序，将程序和原始数据通过输入设备将它们转换成计算机能识别的二进制代码送入存储器中保存。然后，按照用户程序指令顺序由控制器发出相应的控制命令（即发出电脉冲信号序列），将已存入存储器中的数据取出送到运算器中进行运算。计算得出的中间结果或最后结果又由运算器送回存储器保存。如果需要显示或打印出结果，由控制器发出控制命令，从存储器中取出结果，经输出设备将计算机内部的二进制数转换成人们习惯的十进制数输出。

1.4.2 微型计算机硬件组成

微型计算机组成仍然遵循冯·诺依曼结构。它由微处理器、存储器、系统总线、输入 / 输出接口及其连接的输入 / 输出设备（外设）组成。由于把大规模集成电路技术引入微型计算机的设计中，使得微型计算机中的器件高度集成（控制器和运算器集成在微处理器中），器件功能相对独立，器件之间的信息交互利用总线实现。总线包括数据总线(Data Bus，DB)、地址总线（Address Bus，AB）和控制总线（Control Bus，CB）。这些设计特点使微型计算机产品实现了标准化、系列化，并具有通用性。微型计算机的硬件组成结构如图 1–3 所示。

微型计算机硬件
组成之主机

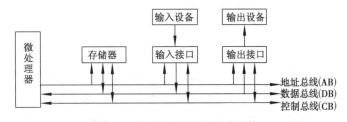

图 1–3 微型计算机硬件组成结构

下面分别对微型计算机的各个组成部分加以讨论。

1. CPU

CPU 是由控制器、运算器和内部总线组成的微处理器。CPU 的主要功能是控制指令的执行顺序和操作，对数据进行算术运算或逻辑运算并控制数据在各部件之间传递。

微型计算机使用的 CPU 主导产品有 Intel 公司的酷睿系列（i3、i5、i7）、奔腾系列、赛扬系列，还有 AMD 公司的同档产品。CPU 的管脚封装形式是 LGA（Land Grid Array，栅格阵列封装），与早期的 Pentium Ⅳ 系列 CPU 的管脚封装形式 Socket 478 等对应，如 LGA 1155、LGA 1156、LGA 1150、LGA 1151、LGA 2011 等，后面的数字表示 CPU 与主板接口的触点数。

CPU 有单核、双核、四核、八核等。所谓多核是在一块 CPU 芯片上集成两个处理器核心，并通过并行总线将各处理器核心连接起来，当有多个并发任务时，由多个核心同时并行工作，以提高工作效率。此处，以酷睿系列产品为主介绍 CPU。目前 i3、i5、i7 已发展到了第七代，使用 Kaby Lake 的微架构，典型产品有 i7 7700 K，支持 LGA 1151，功耗 91 W。

"酷睿"是一款领先的节能型新型微架构，设计的出发点是提供卓然出众的性能和能效，提高每瓦特性能，也就是所谓的能效比。早期的酷睿是针对笔记本处理器开发的。

2006 年 7 月 27 日发布的酷睿 Core 2 是 Intel 推出的新一代基于 Core 微架构的产品体系统称，是一个跨平台的构架体系，包括服务器版、桌面版、移动版三大领域。这是第二代酷睿产品。第一代产品代号为 Yonah，第一代酷睿 Core 的寿命极短，还未被人了解它就被 Core 2 取代。采用 32 纳米工艺制造的 Sandy

Bridge 处理器也属于第二代产品，CPU 型号开始数字以 2 开始，如 i3 2130。第三代是 Ivy Bridge，首款 22 纳米工艺处理器。CPU 型号开始数字以 3 开始，如 i5 3470。第四代为 Haswell，22 纳米工艺处理器，CPU 型号开始数字以 4 开始，如 i5 4590、i7 4790。第五代为 Broadwell，如 Intel Core i5-5200U。第六代为 Skylake，14 纳米工艺处理器，如 i7 6700。第七代为 Kaby Lake，14 纳米工艺处理器，如 i5 7500、i7 7700K。

　　Intel 公司的奔腾系列、赛扬系列产品同样有支持第一代至第七代架构的产品。表 1-3 列出了 Intel 公司典型的桌面用 CPU。

表 1-3　典型的桌面用 CPU

代　　号	架　　构	i7	i5	i3	Pentium	Celeron
第七代	Kaby Lake	7700 7700K	7600 7500	7100 7300	G4560 G4600	G3930 G3950
第六代	Skylake	6700 6700K	6500 6600	6100 6300	G4400 G4500	G3900
第五代	broadwell	5500U	5200U	5005U 5010U		
第四代	Haswell	4790 4770K	4570 4590	4130 4170	G3260 G3250	G1840 G1820
第三代	Ivy Bridge	3770K	3470 3570	3220	G2030 G2010	G1620 G1630
第二代	Sandy Bridge		2500	2100 2130	G645/ G850/G860	G530/ G540/G550
第一代	Yonah			550/530		

　　CPU 的内部总线包括数据总线、地址总线和控制总线。数据总线的多少与 CPU 中数据位数相对应，CPU 的数据位数已从 8 位、16 位、32 位推进到了 64 位。地址总线表达了 CPU 支持的存储器单元的数量，具有 32 位地址总线的 CPU 能支持 2^{32} 字节（4 GB）存储器单元。i3、i5、i7 系列 CPU 还支持高速缓存、浮点处理、MMX（多媒体扩展技术）、超线程等先进技术。

　　CPU 内部还有多级缓存（Cache），缓存容量达 256~8 192 KB，甚至更多。由于其存取速度远快于内存，故用于存储经常需要驻入 CPU 中的数据，以提高存取速度。

2. 存储器

　　存储器是用来存放程序和数据的，其分类如图 1-4 所示。

　　此处仅讨论内存。随机存储器（Random Access Memory，RAM）中的数据是可以存可取的。向 RAM 写入数据就会改变 RAM 中原来的数据，RAM 是半导体存储器，一旦断电，其中数据将会丢失。计算机中的存储器大多数是 RAM。只读存储器（Read Only Memory，ROM）通常存放微机中不变的数据，如引导程序，诊断程序等；只能读出其

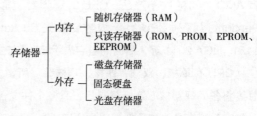

图 1-4　存储器分类

中数据，不能写入数据；断电时其中的数据不会丢失。ROM 中的数据是在生产时直接写入；可编程的只读存储器（PROM）由用户一次性写入数据，以后不能修改。可改写的只读存储器（EPROM）由用户写入数据，可以用紫外线灯照射擦除其中数据，可再次写入数据。EEPROM 是一种电可擦写的只读存储器。要说明的是，目前 U 盘的存储介质是 Flash，Flash 是一种改进的 EEPROM，它在擦除存储介质内信息时与 EEPROM 不同，EEPROM 擦除信息时是按单元进行，而 Flash 是按块擦除信息。

在 Pentium Ⅲ 系列微机中，RAM 以使用 168 Pin SDRAM 为主，而在 Pentium Ⅳ 系列微机中，多采用 DDR2（200 Pin）或 DDR（184 Pin）。现在的 i3、i5、i7 CPU 多采用 DDR3 或 DDR4。DDR3 较之 DDR2 有更高的外频，高达 2 200 MHz；更低的工作电压（1.5 V）。DDR4 较之 DDR3 有更高的外频，高达 3 866 Mhz；更低的工作电压（1.2V）。

计算机中还有一个称为 CMOS 的 RAM（容量很小），用来记录系统时钟和系统配置信息，用电池维持其工作，其中数据不会因计算机断电而丢失。它不参与内存的统一编址，以外部端口形式表现。

3. 主板与主板芯片组

前面讨论的 CPU、存储器都是独立的器件，而系统总线则是集成在名为主板的电路板上的多组信号线。主板是一块连接组装其他器（部）件的母板，它的选定将决定整台计算机性能、档次。

主板的核心是主板芯片组，它决定了主板的规格、性能和大致功能。主板的性能主要取决于主板芯片组和主板上支持的总线类型。

主板芯片组通常包含南桥芯片和北桥芯片。北桥芯片主要决定主板的规格、对硬件的支持以及系统的性能，它连接着 CPU、内存、PCI-E 总线。主板支持什么 CPU，支持 PCI-E 多少倍速的显卡，支持何种频率的内存，都是北桥芯片决定的。北桥芯片往往有较高的工作频率，所以发热量颇高。南桥芯片主要决定主板的功能，主板上的各种接口（如串口、USB）、PCI 总线（接驳电视卡、声卡等）、SATA（接硬盘、光驱）、以及主板上的其他芯片，都由南桥芯片控制。南桥芯片通常裸露在 PCI 插槽旁边，个头比较大。南北桥之间随时进行数据传递，需要一条通道，这条通道就是南北桥总线。南北桥总线越宽，数据传输越快。

主板上支持的总线类型从以下几个方面考虑：CPU 与内存交换信息看主板支持什么结构的内存，支持 i3、i5、i7 的主板支持 DDR3/DDR4。CPU 与硬盘交换信息看主板支持什么结构的硬盘，目前的主板多数支持 SATA（总线）的串口硬盘，同时支持 IDE 接口硬盘，SATA 比 IDE 接口速度要快得多。CPU 与显卡交换数据速度由显卡接口类型决定，目前的主板多数支持 PCI-E 接口显卡，PCI-E 总线比 AGP 速度快。可见，主板上某一局部总结构的改变，会提高主板整体性能。

目前生产主板芯片组的厂商有 Intel（美国）、nVIDIA（美国）、技嘉、微星（中国台湾）、AMD（美国）、ATI（加拿大）等。

目前市场上主板种类繁多，生产厂家亦多，在选择时应考虑其可靠性、稳定性、可扩展性、价格性能比以及所使用的主板芯片组。下面以国内主板应用较多的 Intel 芯片组主板、AMD 芯片组主板为例进行介绍。表 1-4 为常用芯片组主板的有关技术参数。

表 1-4　常用芯片组主板的有关技术参数

芯片组	支持 CPU 类型	外频（MHz）	内存条	专用图形卡	硬盘接口
845	Socket 478	400	sdram/ddr	APG×4	ATA
865P/G	Socket 478	533/800	ddr400	APG×8	SATA
945	LGA 775	533/677/1 066	DDR2	PCIE 16X	ATA/ SATAII
P45	LGA 775	1 333	DDR2	PCIE 16X	ATA/ SATAII
H57	LGA 1156	1 333	DDR3	PCIE 16X	SATAII / SATA Ⅲ SATAII
H61	LGA 1155	1 333	DDR3	PCIE 16X	/ SATA Ⅲ
B75	LGA 1155	1 600	DDR3	PCIE 16X	SATAII / SATA Ⅲ
Z77	LGA 1155	1 600	DDR3	PCIE 16X	SATAII / SATA Ⅲ SATAII
X58	LGA 1366	2 000	DDR3	PCIE 16X	/ SATA Ⅲ
X79	LGA 2011	2 400	DDR3	PCIE 16X	SATAII / SATA Ⅲ SATAII
B85	LGA 1150	1 600	DDR3	PCIE 16X	/ SATA Ⅲ
AMD890GX	Socket AM3	HT3.0	DDR3	PCIE 16X	SATAII / SATA Ⅲ

续表

芯片组	支持 CPU 类型	外频（MHz）	内存条	专用图形卡	硬盘接口
H170	LGA 1151	2 133	DDR4	PCIE3.0 16X	SATA Ⅲ
Z270	LGA 1151	2 400/3 866	DDR4	PCIE3.0 16X	SATA Ⅲ

上表列出的主板不全。从 2012 年开始，采用的主板主要有 H61、P67、B75、H77、Z77 等，支持 LGA 1155（第二、三代 CPU）、DDR3；8 系列主板支持 LGA 1150（第四代 CPU）、DDR3，包括 H81、B85、Z87 等；100 系列主板支持 LGA 1151、DDR4，支持第六代 CPU，包括 H110、H170、B150、Z170 等；200 系列主板支持 LGA 1151，DDR4，支持第六、七代 CPU，包括 H270、B250、Z270 等。

用户可根据自己的要求选择主板，从而确定所选用计算机的档次。目前市场上主板以支持 i3、i5、i7 的 LGA 1150、LGA 1155 主板为主。这类主板支持 PCI-E 3.0×16 专用图形显示卡，支持较高速的硬盘传输速度，支持 USB 接口和内置声卡或软 MODEM 等。

读者有了芯片组的概念后，可以根据生产厂商、自身要求选择主板。表 1-5 给出了目前较为流行的主板及有关技术参数。

表 1-5　目前较为流行的主板及有关技术参数

主板型号	CPU 接口	芯片组	内存	声卡	显卡	网卡	其他
Intel DH67CL	LGA 1155	Intel H67	DDR3 1333	6 声道声卡	无	有	1PCI/5SATA/12USB3.0/千兆网卡 /PCIE
华硕 PH67S-C43	LGA 1155	Intel H67	DDR3 1333	ALC892	无	有	3PCI/6SATA/12USB2.0/千兆网卡 /PCIE
技嘉 GA-H77-D3H	LGA 1155	Intel H77	DDR3 1600/1333	VT2021	无	有	1PCI/6SATA/USB3.0/千兆网卡 /PCIE
微星 Z77A-G41	LGA 1155	Intel Z77	DDR3 2800(超频)	ALC887 8 声道	有	有	2PCI/USB/千兆网卡 /2PCIE/2SATA Ⅲ /4 SATA Ⅱ
Intel DX580G	LGA 1366	Intel X58	DDR3	6 声道声卡	有	有	3PCI/USB/千兆网卡 /3PCIE
精英 X79R-A	LGA 2011	Intel X79	DDR3 2600(超频)		无	有	
微星 B85-G43	LGA 1150	Intel B85	DDR3 1600/1333	ALC892	无	有	2PCI/6SATA/USB3.0/千兆网卡 /PCIE
华硕 B85-PLUS	LGA 1150	Intel B85	DDR3 1600/1333	ALC887	无	有	3PCI/6SATA/8USB3.0/千兆网卡 /PCIE
技嘉 GA-B85M-HD3	LGA 1150	Intel B85	DDR3 1600/1333	8 声道声卡	无	有	1PCI/6SATA/8USB3.0/千兆网卡 /PCIE
华硕 H170-PRO	LGA 1151	Intel H170	DDR4 2133	ALC887 8 声道	无	有	USB3.0/千兆网卡 /M.2/2PCIE/6SATA Ⅲ
技嘉 Z270-HD3	LGA 1151	Intel Z270	DDR4 2400/3866	ALC887 8 声道	有	有	USB3.0/千兆网卡 /3PCIE/M.2/6SATA Ⅲ

4. 系统总线

所谓总线，就是微型计算机内部件之间、设备之间传输信息的公用信号线。总线的特点就在于其公用性。我们可以形象地将总线比作从 CPU 出发的"高速公路"。

系统总线包括集成在 CPU 内的内部总线和外部总线。外部总线同样包括数据总线、地址总线和控制总线。数据总线是 CPU 与输入 / 输出设备交换数据的双向总线，64 位计算机的数据总线有 64 根数据线。地址总线是 CPU 发出指定存储器地址的单向总线。控制总线是 CPU 向存储器或外设发出的控制信息的信号线，也可能是存储器或某外设向 CPU 发出的响应信号线，系双向总线。

从总线标准的发展过程来看，个人计算机先后采用了 XT 总线、ISA 总线、EISA 总线、VL 总线和 PCI 总线等。XT 总线是 8 位微型计算机采用的总线，如早期的 IBM–PC/XT 机器。

ISA（Industry Standard Architecture）总线又称 AT 总线，用于 16 位体系结构的微机，相比 XT 总线的 62 根信号线扩充了 36 根，当然也支持 8 位或 16 位数据读 / 写，ISA 总线的数据传输率可达 8 Mbit/s（注意与 MB 区别，MB 表示兆字节，Mbit 表示兆位，下同）。

EISA 是扩充的 ISA 总线。

VL（VESA Local）总线是一种局部总线，不是一种单独的总线体系结构，它是对 ISA、EISA 等总线的补充，形成 ISA/VL 或 EISA/VL 共存的总线体系结构。VL 总线的数据传输率可达 132 Mbit/s。

PCI（Peripheral Component Interconnect）是一种 32 位局部总线，PCI 总线支持 32 位数据传输，可扩展到 64 位。其数据传输率可达 132ˉ264 Mbit/s。PCI 总线支持所带外围设备与 CPU 同时工作。

PCI–E 总线。绝大多数主板支持 PCI–E 总线结构。

5. 输入 / 输出接口

输入 / 输出接口又称 I/O 接口。目前的主板集成了 COM 串行口、PS/2 鼠标键盘接口、LPT 并行口、USB 接口等，少数主板上集成了 IEEE 1394 接口。输入 / 输出接口包括声卡、显卡、MODEM 等接口卡，这一类输入 / 输出接口卡将在相关设备处介绍。此处仅介绍 USB 接口和 IEEE 1394 接口。

1）USB 接口

USB（Universal Serial Bus）接口是一种新型的连接外围设备的通用接口。它是在 1994 年由康柏、IBM、Microsoft 等多家公司联合制定的，但是直到 1999 年，USB 才真正被广泛应用。自从 1994 年 11 月 11 日发表了 USB V0.7 以后，USB 接口经历了六年的发展，现在 USB 已经发展到了 2.0 版本、3.0 版本和 3.1 版本。

计算机上的每个外围设备都有一个接口，用来与主机连接。但是由于主板上所能提供的外部接口比较少，一般只有一个并口和两个串口，所能连接的设备十分有限，而且拔插设备时需要关机，传输速度也很慢，在要求高传输率的场合根本无法满足要求。而 USB 接口则解决了这些问题，采用 USB 接口的设备无一例外地支持热拔插（带电拔插），USB 接口所能连接的设备多达 127 个，而且可以同时使用。USB 1.1 提供了 12 Mbit/s 的带宽，足以满足大多数诸如键盘、鼠标、MODEM、游戏手柄以及摄像头等设备的要求。同时也可以提供 500 mA 的电流，一些耗电量比较小的设备可不必外接电源。在 USB 1.1 规范中，有高速和低速两种传输速率，高速方式的传输速率为 12 Mbit/s，低速方式的传输速率为 1.5 Mbit/s。而在 USB 2.0 规范中，数据传输速率可达 480 Mbit/s。而且 USB 2.0 可以向下兼容，所有支持 USB 1.1 的设备都可以直接在 USB 2.0 的接口上使用而不必担心兼容性问题。USB 3.0 最大传输带宽高达 5.0 Gbit/s，并且兼容 USB 2.0 接口。

2）IEEE 1394 接口

IEEE 1394 是一种串行接口标准。通过它可以把各种外部设备连接起来，可以认为它是一种外部总线标准。IEEE 1394 初始是运行在 Apple Mac 计算机上的 Fire Wire（火线），后由 IEEE 重新规范用于 PC。这种接口有比 USB 更强的性能，传输速度更高，主要用于主机与硬盘、打印机、扫描仪、数码摄像机、视频电话等。目前只有极少数主板上集成了这种接口。

6. 输入 / 输出设备

微型计算机的输入 / 输出设备将在下一小节中专门讨论。

1.4.3 微型计算机的输入 / 输出设备

计算机的输入 / 输出设备是人（或外部环境）与计算机进行信息交流的部件。微型计算机上的常用输入输出设备有键盘（Keyboard）、鼠标（Mouse）、显示器（Monitor）、软磁盘驱动器（Floppy Disk Driver）、硬盘（Hard Disk）、光盘驱动器（CD-ROM Driver）、打印机（Printer）、扫描仪（Scanner）、调制解调器（MODEM）、网卡（Network Adapter）等。

计算机硬件组成
之外设

1. 键盘

键盘是通过按键将程序、数据送入计算机的常规输入设备。键盘上键位布局如图1-5所示。

图1-5 键盘布局图

键盘可分为四个功能区。

（1）基本键盘区（主键盘）：包括26个英文字母、数字、标点符号、特殊符号、空格、制表定位键【Tab】、大写字母锁定键【Caps Lock】、换挡键【Shift】、控制键【Ctrl】、转换键【Alt】、退格键【←】、回车键【Enter】等。

（2）特殊功能键区：包括强行退出键【Esc】、12个功能键【F1】～【F12】、屏幕内容打印键【Print Screen】、屏幕滚动锁定键【Scroll Lock】、暂停/中止键【Pause Break】。

（3）编辑键区：位于键盘中右部，包括光标移动键、插入键【Insert】、删除键【Delete】、页首键【Home】、页尾键【End】、上页键【Page Up】、下页键【Page Down】。

（4）数字小键盘：位于键盘右部，包括数字锁定键【Num Lock】、光标移动/数字键、算术运算符号键、回车键等。

常用功能键：

【Caps Lock】：交替开关键，一般开机后，键入字母键输入的是小写字母，按【Caps Lock】键后，键盘上的大写字母指示灯亮，键入字母键输入的是大写字母，再按【Caps Lock】键后，输入的又是小写字母。

【Shift】：键盘上有的键位有两个符号，直接按此键输入下面的符号，同时按下【Shift】键和该键，输入上面的符号；与字母键组合可输入大（小）写字母，如直接按键入字母键输入小写字母时，如果同时按下【Shift】键和字母键，则输入的是大写字母。

【Ctrl】：与其他键组合产生各种控制命令。

【Alt】：与其他键组合成特殊功能键或复合控制键。如同时按下【Alt】【Ctrl】和【Delete】键将重新启动计算机（称为热启动）。

【Esc】：退出当前操作，或当前行的错误命令作废。

【Tab】：键入该键光标跳过8个字符的位置。

【Space】：是位于键盘正下方的长条键，按一下，产生一个空格，光标右移一位。

【←】：删除光标前一个字符。

【Enter】：一般用于结束一行命令的输入。不论光标在当前行的什么位置，按此键后光标移至下行行首。

【Num Lock】：交替开关键，一般开机后，Num Lock指示灯亮，处于数字键锁定状态，按小键盘上某个数字键，输入相应数字。若按【Num Lock】键，则小键盘上的数字键变成光标移动键。再按【Num Lock】键，又是数字输入状态。

【Print Screen】：打印屏幕当前显示的内容；若与【Alt】合用，只选取当前窗口内容。

2. 鼠标

鼠标的作用是定位、选择、输入和操作信息对象的输入设备。目前台式计算机使用机械式、光电式鼠标两类，笔记本计算机使用触摸式鼠标。机械鼠标在桌面上移动时，其中的滚球带动纵、横转动盘产生电脉冲，使屏幕上的光标随之移动。光电鼠标只能在特定的反射板上操作。鼠标还分两键和三键鼠标，通常使用左键作为主操作键，当然可以用软件定义。鼠标有串口、PS/2 接口或 USB 接口。

目前，无线鼠标应用广泛。

3. 显示器与显示适配器

显示器是用来显示字符和图形的输出设备。它包括 CRT 显示器、LCD、LED 显示器。现在台式计算机和笔记本计算机也使用 LCD、LED 显示器。显示器的主要技术指标之一是分辨率，即屏幕上纵横两个方向的扫描点（像素）的多少，点数愈多，点距愈小，分辨率愈高，图像愈清晰。目前典型的 LCD、LED 显示器分辨率是 1 280 像素 ×1 024 像素，高端产品的分辨率达 2 048 像素 ×1 600 像素，甚至更高。与 CRT 显示器相比 LCD、LED 显示器具有明显的优势：零辐射、低耗能、散热小；纤薄轻巧；精确还原图像，不会出现任何的几何失真、线性失真；显示字符锐利；画面稳定不闪烁。其中 LED 耗能更低。

显示器与 CPU 的接口是显示适配器（显卡）。显卡性能的好坏直接影响计算机系统的整体性能。显卡性能主要体现在：GPU（Graphics Processing Unit，图形处理器，就是显卡的 CPU，）、带宽（带宽用来衡量传输数据的能力）、显存容量等技术指标上。在显示图形 / 图像时，大量的压缩数据需要显卡解压后送到显示器显示，这就需要带宽很宽的图形 / 图像加速卡完成数据解压传输工作。同时显卡内所带的显示内存的多少也是至关重要的，目前市售显卡内所带的显示内存是 512 MB ～ 4 GB，甚至更大。

早期的显卡有 ISA 和 PCI 接口，如 2D 显卡 8900、9000 等使用 ISA 接口与主板相连；早期的 3D 显卡使用 PCI 接口；由于 PCI 与主板交换数据的速度低于 133 Mbit/s，并与其他 PCI 设备争夺系统总线资源，AGP（Accelerated Graphic Port）接口显卡，它以 AGP 总线形式与主板交换数据，AGP 接口是 Intel 公司 1996 年推出的一种总线接口，从最早期的 AGP1×、AGP2×、AGP4× 到 AGP8×，工作频率也由 66 MHz 提升至 533 MHz，而工作时的峰值带宽则由 533 Mbit/s 跃升至 2.1 Gbit/s。但相比其他计算机配件而言这种发展无疑是缓慢的，尤其是专业显卡方面更是受到制约。因此在 2001 年 Intel 又推出上、下行传输速率均能高达 4 Gbit/s 的 PCI-E 总线规格，至此兴盛达 10 年左右的 AGP 接口逐渐退出历史舞台。从 2004 年开始，大量 PCI-E 接口的显卡问世。PCI-E 相比 AGP 而言最大的优势就是数据传输速率高，这也是造就 PCI-E 显卡迅猛发展的原因。PCI-E 接口已发展到 PCI-E3.0。

目前市场上的显卡以 PCI-E 为主。显卡芯片是显卡的关键。nVIDIA 公司与 ATI 公司生产的独立显卡芯片组在业内独领风骚，Intel 和 VIA 主要生产集成显卡芯片。广泛使用的显卡芯片组是 GTX780、GTX770、GTX760、GTX680、GTX660Ti、GTX670、GTX650、GTX630、GTX590、R9 290X、R9 280X。显存容量在 512 MB 到 6 GB 之间，输出有 VGA、DVI、HDMI 等，读者应根据需要选择合适的显卡。具体显卡品牌有影驰、七彩虹、铭鑫、盈通、微星等。

显卡被集成在主板中是近年来的一大特点，多数出现在 Intel845、VIAP4X266、SIS645、H61、微星 Z77、微星 B75、技嘉 Z270 等主板上。

4. 硬盘与接口类型

硬盘由硬盘驱动器和多张不可更换的硬盘盘片（存储介质）密封而成。由于硬盘是一个密封部件，故其存储密度相对软磁盘来说要高得多；也因为采用多盘片，故其存储容量特别大，目前使用的硬盘容量高达500 GB ～ 4 TB。它们主要来源于 IBM、Maxtor（迈拓）、Seagate（希捷）、WD（西部数据公司）等公司。一般来说，硬盘较过去用的软磁盘具有存储容量大、记录密度高、记录速度快、性能与可靠性好等特点。

硬盘的有关性能指标有容量（与盘径、磁头数、柱面数、扇区数、每扇区内记录数据字节数有关）、磁盘转速、平均寻道时间、缓存、内部数据传输率、外部数据传输率、接口类型等。

硬盘总容量为磁头数 × 柱面数 × 扇区数 × 每扇区内记录数据量。

硬盘的接口类型反映了计算机系统内硬盘数据传输速度。目前的硬盘主要采用串口（SATA）接口和SCSI 接口。IDE、EIDE 接口已淘汰，ATA 接口现已少用。EIDE、ATA 较 SCSI 接口便宜，适用于台式个人计算机，SCSI 接口适用于服务器，可提高数据传输速度和双硬盘热备份。目前大量台式计算机使用串口SATA 硬盘。EIDE 又分为 Ultra DMA/33、Ultra DMA/66、Ultra ATA/100、Ultra ATA/133 等传输模式。Ultra DMA 传输模式工作原理是由 EIDE 控制器发出读写请求，数据读／写期间不需要 CPU 干预，这种工作方式大大减轻了对 CPU 资源的占用时间，提高了计算机系统的整体性能。Ultra DMA/33 模式硬盘的数据传输率已达 33 MB/s。Ultra DMA/66 和 Ultra ATA/100 模式的数据传输率理论上可分别达 66 MB/s 和 100 MB/s，但实际上由于受到硬盘内部数据传输率的影响而达不到 66 MB/s、100 MB/s 或 133 MB/s。而 SATA 接口已发展到了 SATA Ⅲ，速度达 6 Gbps(750MB/s)。

磁盘转速是硬盘整体性能的重要因素之一。理论上讲转速愈高，平均等待时间愈短，平均寻道时间愈短。从而提高读／写速度。市售硬盘（SATA3）的转速主要是 7 200 r/min，大容量硬盘有的采用 10 000 r/min。SCSI 接口硬盘的转速高达 15 000 r/min。

平均寻道时间是指磁头从接受指令到找到数据所在磁道的时间。SATA 接口硬盘一般为 8.5 ms。SCSI 接口硬盘一般为 6.3 ms。

缓存是硬盘与外部总线（硬盘电缆）交换数据的暂存存储器。需要读写的数据在磁盘内是以磁信号形式表现，读写磁盘的速度与硬盘电缆传输速度是不同的，缓存正好起到缓冲的作用。大容量硬盘的缓存通常在8 ～ 128 MB 左右。

内部数据传输率是磁头与缓存间的数据传输速度。它是影响硬盘整体速度的关键，可以说是硬盘数据传输的瓶颈。

外部数据传输率是磁盘缓存与计算机主机间的数据传输速度，它受到磁盘转速、接口类型等技术参数的影响。

硬盘容量在 500 ～ 4 000 GB 之间，可能有更大容量出厂。

使用 Flash 材料的固态硬盘已经装备到台式计算机和笔记本上，大有取代硬磁盘的趋势。

目前固态硬盘有两种不同的接口：一是 SATA3.0 接口，理论传输速度为 6 Gbps；另一接口是 M.2。M.2的出现就是对 SATA SSD 的革命。

M.2 又细分为 Socket2 和 Socket3 两种通道，前者支持 SATA Ⅲ、PCI-E×2 通道，理论读写速度分别达到 700 MB/s、500 MB/s；而后者专为高性能存储设计，支持 PCI-E×4（NVME），理论接口速度高达32 GB/s，超五倍于 SATA Ⅲ通道。两种通道差别太大。

要注意的是，主板（支持 M.2 接口）是否支持 SATA Ⅲ、PCI-E×4 通道。有的主板仅支持 SATA Ⅲ，有的仅支持 PCI-E×4，还有的主板支持两种通道。这可以从主板官网查得。100 系列和 200 系列的主板都支持 M.2 接口。图 1-6 所示为 M.2 接口的 SSD 硬盘。

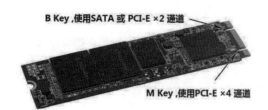

图 1-6　M.2 接口的 SSD 硬盘

5. 移动硬盘与 U 盘

移动硬盘是在普通硬盘的基础上加装 USB 接口使之成为所谓的移动存储工具。

目前大量使用的 U 盘使用 Flash 半导体材料作为存储介质，以 USB 接口接入系统，已经取代软磁盘，多数机器就因此不再配备软驱。U 盘容量从 4 GB 到 256 GB 不等，但大容量 U 盘价格居高不下，这是阻碍用户使用大容量 U 盘根本原因。

6. 光盘驱动器及光盘

光盘驱动器是读写设备，可分只读的光盘驱动器和可读写的光盘驱动器（刻录机）。按支持格式还可分为 CD 型光驱和 DVD 型光驱。所以有 CD-ROM、CD-RW、DVD-ROM、DVD-RW 类型的光驱。读或写的速度是光驱的重要技术指标，目前光驱的读出速度是 32 ～ 52 倍速（即每秒 4.8 ～ 7.5 MB）。CD 型光驱支持读写 CD，而 DVD 型光驱支持读写 DVD 和 CD。

光盘是一种记录密度高、存储容量大的新型存储介质，光盘的基片是一种对激光具有耐热性的有机玻璃，在基片上涂上金属合金或稀土金属化合物形成存储介质。光盘的记录原理是将聚焦的激光射在记录介质上，对其微小的区域进行加热，打出微米级的小孔（凹坑），或引起几何变形，或产生结晶状态变化。用这种小孔的有无、或用记录介质上状态的变化与不变化来代表二进制的"1"和"0"，这样就可以在光盘上记录数据。5.25 in 光盘容量可达 750 MB 之多，3.25 in 光盘容量可达 200 MB 左右。数据可保存 60 ～ 100 年。

CD 光盘可分三类：只读光盘、追记型只读光盘和改写型光盘。只读光盘的物理规格、记录格式和盘的制造技术与 CD 相似，其上数据与光盘生产同时完成。追记型只读光盘可通过可读写光驱一次性写入数据，并可追加数据，直到写满，不可重写。改写型光盘可通过可读写光驱多次写入数据。

DVD 是较 CD-ROM 具有更高记录密度的产品，容量可达 4.7 GB。可分只读、追记和改写三类，意义与CD 的三类相似。

7. 打印机

打印机是在纸上形成硬拷贝的输出设备。可分为击打式打印机和非击打式打印机两大类。击打式打印机打印速度慢、有噪声、打印质量低，但耗材便宜；非击打式打印机包括喷墨打印机和激光打印机。激光打印机打印质量高、打印速度快、无噪声，但打印机及耗材昂贵；喷墨打印机及耗材的价格低于激光打印机，打印质量稍低于激光打印机，打印速度快且无噪声。打印机还可分为宽行打印机、窄行打印机和微型打印机；也还可分为彩色打印机和单色打印机。

8. 扫描仪

任何文字、图形、图像都可以用扫描仪输入到计算机中并以图形文件存储。若配备识别软件，则可把图形文件中的文字识别出来，变为文本形式表示，可代替键盘输入文字。

9. 调制解调器

调制解调器是计算机之间利用通信线路（电话线路）进行通信的设备。计算机利用调制解调器把二进制代码转换成通信线路能识别的模拟信号，再由对方计算机配置的调制解调器把模拟信号转换成二进制代码，供对方计算机使用。早期的调制解调器的应用限于计算机之间的简单通信或作传真机用，调制解调器多用于计算机拨号联网，使用户的计算机成为局域网或 Internet 的客户端计算机。调制解调器分外置和内置两种，传输速度一般为 56 Kbit/s（即每秒 56 K 二进制位）。

10．网卡

网卡又称网络适配器。计算机用它通过专用传输线路（同轴电缆、双绞线等）连接局域网，通过局域网再连接 Internet。就传输速度来说，网卡有 10 Mbit/s、100 Mbit/s 和 1 000 Mbit/s 三类，目前多数网卡是100M/1000M 自适应网卡。

1.5　计算机软件系统

软件包括计算机运行或使用的程序和文档。而程序是计算机完成指定任务的多条指令的有序集合，文档则是程序运行时需要的数据和帮助信息等辅助性文件。软件可分为系统软件、支撑软件和应用软件三大类。

1.5.1　系统软件

计算机软件系统

系统软件是管理、监控和维护计算机硬件资源和软件资源的软件，主要包括操作系统、各种语言的处理程序、数据库管理系统等。

1．操作系统

操作系统是控制、管理计算机硬件资源和软件资源的大型系统软件，是计算机所有软、硬件系统的组织者和管理者，它能合理地组织计算机的工作流程，控制用户程序的运行，为用户提供各种服务。操作系统由许多具有控制和管理功能的子程序组成。典型的操作系统有 DOS、UNIX、Windows、OS/2、Linux、Android 等。

2．语言处理程序

计算机语言按其发展特征可分为机器语言（Machine Language）、汇编语言（Assembler Language）、高级语言（High Level Language）和人工智能高级语言。

（1）机器语言。它是计算机唯一能直接接受和执行的语言，各台计算机的机器语言都不同。机器语言的优点是其程序执行效率高，但机器语言程序难写、难读、易出错、难移植（一台计算机上使用的机器语言程序不能移植到另一种计算机上运行），这大大影响了计算机的推广使用。

（2）汇编语言。汇编语言又称符号语言，是机器语言的符号化结果。每条汇编语言编写的指令都对应了一条机器语言的代码，不同型号的计算机有不同的汇编语言。用汇编语言编写的程序称汇编语言源程序，必须用汇编程序将汇编语言源程序翻译成机器语言程序（又称目标程序），计算机才能执行。这个翻译过程称为汇编过程。用汇编语言编写的程序执行速度快，占用内存少，但同样难写，维护也比较困难。机器语言和汇编语言都是面向机器的语言。

（3）高级语言。高级语言是至今发展最为成熟、使用最为广泛的计算机语言。由于它能清晰地用接近人类语言的形式描述问题的算法和计算过程，因此常被称为算法语言或面向过程语言。高级语言编写的程序几乎不必修改可从一台计算机移植到另一台计算机上，从这个意义上讲高级语言又可称为独立于机器的语言。用高级语言编写的程序称高级语言程序（又称源程序），必须把源程序翻译成目标程序才能被计算机执行。

高级语言的翻译程序有两种方式：编译方式和解释方式。编译方式是先由编译程序把高级语言源程序翻译成目标程序，再由连接程序将目标程序连接成机器语言程序，计算机执行时运行的是机器语言程序。解释方式是在运行高级语言源程序时，由解释程序对源程序边翻译边执行。

（4）人工智能高级语言。人工智能高级语言不要求用户给出问题求解的算法，只需要指出求解问题、输入数据和指出输出格式，就可以得到求解结果。因此人工智能高级语言又称为面向问题的语言、非过程语言或描述性语言。人工智能高级语言具有知识处理能力（包括知识表达、符号处理和推理能力）和高度并行处理能力（语言本身具有并行处理能力而不依赖硬件设施）。

常用的高级语言有：

① FORTRAN 语言：1954 年提出，1956 年实现。适用于科学和工程计算，目前应用广泛。以后版本有FORTRAN Ⅱ、Ⅳ、77 和 90。FORTRAN 语言的创始人 Backus 因此获得 1977 年计算机最高奖——图灵奖。

② BASIC 语言：1964 年提出，1965 年实现，是初学者语言，简单易学，人机对话功能强，可用于中小型事务处理。自出世至今已有多个版本，如基本 BASIC、扩展 BASIC、Turbo BASIC、Quick BASIC、Visual Basic For Windows 等。

③ Pascal 语言：1968 年由 N. Wirth 提出，1973 年正式发表，N. Wirth 因此获得 1977 年图灵奖，其名称来源于为纪念 17 世纪法国数学家 Pascal。Pascal 语言是结构化程序设计语言，适用于科学计算、数据处理，尤其是系统软件开发等。

④ C/C++ 语言：1972 年贝尔实验室 D. M. Ritchie 和 K. Thompson 创立 UNIX 和 C 语言，并获得 1983 年图灵奖。C 语言兼收高级语言和汇编语言之特点，简练、灵活、高效、功能强，运算符和数据结构丰富，表达式更接近人类语言，控制流先进。适用于系统软件、数值计算、数据处理等应用。著名的操作系统 UNIX 就是由 C 语言写成的。目前成为高级语言中使用得最多的语言之一。现在较常用的 C 语言 Visual C++ 是面向对象的程序设计语言。

⑤ Java 语言：1995 年由美国 SUN 公司提出并发表，是一种新型的面向对象的分布式程序设计语言。Java 具有简单、安全、可移植、面向对象、分布式、多线程处理等特征。主要应用于面向对象的事件描述、计算机过程可视化、动态画面和 Internet 系统管理等。

⑥ Python 语言：近 30 年发展起来的开源编程语言，它是面向过程与对象的程序语言，它的特点是开源代码、免费、程序可移植、运行速度快、丰富的数据结构、功能强大、程序开发效率高、容易使用等。

目前进行软件开发多使用 Windows 环境下的 Visual Basic、Visual C++ 等面向对象的集成开发平台。更有使用在 Pascal 基础上发展起来的 Delphi 系统或 PowerBuilder 系统，它们除了具备面向对象功能，还支持数据库编程和网络编程。目前，这些编程语言平台有转向 Python 语言的倾向。

3. 数据库管理系统

数据库管理系统是管理数据库的软件，主要解决数据处理中的非数值计算问题，常用于各种管理信息系统。常用的数据库管理系统有 XBASE、SQL Server、Oracle 等。

1.5.2 系统支撑软件

支持其他软件设计实施、开发和维护的软件称为支撑软件。随着计算机技术的飞速发展，软件开发与维护的代价越来越大，因此研究开发支撑软件具有很重要的意义。虽然汇编程序、编译程序等都有支撑软件的作用，但通常还是将 20 世纪 70 年代中后期发展起来的软件支撑环境称为支撑软件，它主要包括环境数据库、各种软件接口等。

1.5.3　应用软件

应用软件是针对某一专门目的而开发的软件。文字处理软件、图形处理软件、财务管理系统、辅助教学软件、数据统计软件包和某专用设备上的控制程序等都是应用软件。如办公软件 Office、图形处理软件 Photoshop、多媒体创作软件 Authorware、网页制作软件 Dreamweaver 和 Fireworks、统计分析软件包 SAS 和 SPSS 等。

1.6　信息安全与病毒防范

计算机系统的信息安全问题主要来源于 3 个方面：计算机病毒（Virus）的攻击、计算机犯罪或黑客入侵。计算机病毒是人为制造的能够侵入计算机系统并破坏计算机系统的软件与数据的程序，无论是有企图还是没有企图的计算机病毒都应该通过病毒清除程序的处理，以防止病毒进一步侵入。计算机犯罪是指为某种目的盗窃计算机上的政治、军事、经济信息和他人钱财，毁损计算机系统上的信息，制作散播不良信息，制作散播计算机病毒等的行为。黑客入侵是指某些程序员以非法手段通过网络系统侵入他人计算机系统，破坏他人计算机系统上的信息或掌控他人计算机等的行为。

信息安全与病毒防范

有时候黑客入侵行为有可能转变为计算机犯罪，这时黑客入侵行为只是计算机犯罪的一种手段，黑客入侵行为的目的就是为了犯罪。另一方面，越来越多的计算机犯罪都是利用计算机病毒进行，首先向目标计算机传播病毒，再利用病毒盗窃信息、他人钱财，破坏计算机系统。

● 1.6.1　计算机病毒

计算机病毒是人为制造的能够侵入计算机系统并破坏计算机的软件与数据的程序，它能通过"潜伏"或"寄生"在存储介质上，且有自我传播能力，使计算机系统内的信息受到不同程度的破坏，甚至摧毁计算机系统或整个计算机网络。由于它的工作方式与生物学中的病毒相似，所以得"病毒"一名。

1. 计算机病毒的分类

从已发现的病毒分析，病毒可分为文件型病毒、引导区型病毒、宏病毒、混合型病毒、电子邮件病毒。

（1）文件型病毒，这是寄生在扩展名为 COM、EXE、SYS、OVL 等文件中的病毒。病毒程序会修改原文件的长度或某些控制信息。一旦执行这些文件，病毒程序就被激活。操作系统的 COMMAND.COM 程序是极易被传染的文件，如果发现其长度有变化，则说明极有可能传染了病毒。常见文件型病毒有 CIH、Blaster 等病毒。

（2）引导区型病毒。引导区型病毒传染磁盘的引导扇区。当计算机引导操作系统时将病毒程序读入内存。当系统有磁盘读写请求时，病毒被触发。如小球病毒、大麻病毒等。

（3）宏病毒，宏病毒打破了计算机的非执行文件不会被感染的记录，寄生于 Microsoft Office 文档等文件的宏代码中，影响有关文档的各种操作，如打开、存储、关闭或清除等。据统计，宏病毒目前占全部病毒的不少份额，也是计算机历史上传播最快的病毒之一。

（4）混合型病毒。混合型病毒有文件型病毒和引导区型病毒之特征。

（5）电子邮件病毒，以电子邮件作为传播途径传播病毒。

2. 计算机病毒的特点

（1）破坏性。病毒程序对计算机系统的破坏表现不一：轻微的仅占用系统资源，干扰系统工作；严重的破坏系统数据，甚至造成系统瘫痪。如 CIH 病毒发作时会清除计算机内的 BIOS 信息，导致计算机系统无法启动工作，同时破坏硬盘中的数据。

（2）传染性。病毒程序能够通过磁盘、光盘、网络在计算机工作时把自身复制进入计算机系统，在计算机运行过程中不断自我复制，不断感染别的程序、硬盘分区表或 CMOS 等。被传染病毒的计算机又通过磁盘、光盘、网络传染别的计算机，尤其是 Internet 的普及，计算机传染病毒的机会成指数增长。

（3）隐蔽性。病毒程序设计技巧性较高，代码精简，其长度一般不超过 4 KB，隐藏在计算机内的某个程序中或操作系统的引导扇区或硬盘分区表或 CMOS 内。

（4）潜伏性。病毒程序传染计算机后一般不会立即发作，都有一定的潜伏期。病毒程序一般都设置有触发条件（如：日期 + 月份 =13，病毒程序自启动发作）。在条件满足前，计算机系统没有任何表征，计算机系统工作正常运行。一旦条件成熟，病毒就发作，造成破坏后果。

1.6.2 计算机病毒的预防、检测、清除技术

1. 计算机病毒的预防

任何病毒在尚未分析出病毒机理之前，人们就无法对抗这种病毒。这一时期的计算机处于最危险状态，一旦计算机感染了病毒，受到的危害是很大的。因此，防止病毒的入侵要比感染病毒后再去清除更为重要。计算机用户预防病毒应该从以下几个方面入手：

（1）使用正版软件。不使用来历不明或非正当途径获取的磁盘和光盘。

（2）对硬盘上的重要文件和数据定期进行备份。对有重要数据的 U 盘或无须写操作的 U 盘进行写保护处理。

（3）使用多个逻辑磁盘。系统盘（C 盘）最好不装入用户程序和数据，一旦病毒发生，也可使损失降至最低。

（4）对引进的软件要进行病毒检测，尤其是压缩软件，解压后还要进行检测。

（5）安装正版的带有防火墙或有病毒实时监控功能的反病毒软件，并及时升级。及时升级反病毒软件是十分重要的，反病毒软件的实时监控功能一般只能对已知病毒进行监控并阻挡侵入，对日后产生的未知病毒有可能无法实施监控，所以要定期升级反病毒软件。

2. 计算机病毒的检测和清除

计算机病毒的检测和清除技术是站在假设计算机已经传染了病毒的立场上说的。目前有许多检测和清除病毒（反病毒）软件，如 360 杀毒、RISING、VRV、Symantec Norton、Kaspersky_Anti_Virus 等。还有软、硬件相结合的反病毒卡。一旦发现有病毒，应立即用反病毒软件或其他手段清除病毒。

反病毒软件并非万能。因为病毒每天都在产生，所以某一版本反病毒软件不能清除某一病毒是可能的。这时可对硬盘进行格式化，或升级反病毒软件再作清除。

1.6.3 预防计算机犯罪的措施

从保护计算机系统的信息安全角度出发，预防计算机犯罪除了要加强计算机管理，提高计算机使用的安全意识和职业道德水平；加强软件知识产权保护，我国已经制定的《计算机软件保护条例》《著作权法》《专利法》等法律法规使保护软件知识产权有了法律依据。还要从技术手段上加强对计算机系统信息保护的措施，

广泛应用的技术措施有：

（1）密码验证技术，通过对用户密码进行验证，对合法用户准入，阻止非法用户。多数计算机系统都有这一功能，同时也要求用户定期修改自己的密码，防止他人盗用。

（2）访问控制技术，对一个应用系统，按不同用户级别设置使用权限，让不同权限的用户按不同权限使用系统。

（3）加密技术，对网上传输的信息进行加密，防止传输过程中被窃听和破译。现有大量的安全中间层软件。

（4）防火墙技术，在一定的网络范围设置防火墙软件，保护内部网络，以防止非法入侵。

（5）指纹、语言比对技术，对合法用户进行指纹、语音等比对，以鉴别出合法用户。

1.6.4 信息时代的信息安全

信息时代的信息安全与每个公民的利益息息相关，作为个人主要应从以下几个方面促进信息安全。

（1）做好自身计算机病毒防治工作，不制造和传播病毒。

（2）不发表和传播未经核实的消息。

（3）在网络上发表言论、微信、微博等消息时不要进行人身攻击，尽可能传播正能量。

（4）不发表针对民族问题、宗教信仰、种族歧视等方面过激的言论。

（5）不发表不利于人类和平、祖国统一和安定团结等方面的言论。

（6）不能利用网络进行传播邪教、黄色淫秽、极端势力等方面的内容。

（7）不能利用网络进行赌博、贩卖毒品、传销等违法犯罪活动。

（8）注意自身信息的安全。除非必要不随便在网上发布自己的私人信息，如电话号码、通信地址、家庭住址、QQ号、车牌号、银行账号、MSN号、身份证号、工号、学号、各种卡号等。自己在网上和银行等处要注意尽可能使用不同的密码，且经常更换，最好不要使用自己的出生年月、电话号码等信息作为密码。

（9）作为大学生，不要利用网络进行贷款、借款、高息存款等活动，提高对网络金融风险认识。

第 2 章　Windows 操作系统

操作系统是控制和协调计算机各个部分进行有效、协调工作的一个系统软件，是计算机硬件和软件的管理者，也是用户与计算机进行信息交互的平台，所以用户通过操作系统才能方便地使用计算机。本章主要介绍操作系统的基本知识及 Windows 操作系统的使用方法。要求学生理解操作系统的基本概念并熟练掌握 Windows 操作系统的常用操作，如 Windows 基本操作、文件管理、环境设置、设备管理、任务管理、多媒体工具及常用附件的使用等，初步掌握个人计算机上网络设置和应用。同时，通过 Windows 操作系统的学习，理解和运用其他操作系统。其实，各种操作系统完成的功能基本相同，只是实现手段不同而已。

 ## 2.1　操作系统基础知识

2.1.1　操作系统概述

1. 什么是操作系统

操作系统（Operating System，OS）是计算机软件系统的核心部分，用户通过它使用计算机。它是保障计算机系统中所有软件和硬件资源能够协调一致，有条不紊地工作的一种软件，它统一管理和调度计算机系统资源，是最基本的系统软件。

操作系统直接运行在计算机硬件之上，是计算机硬件的第一级扩充。从系统角度看，它控制和管理计算机的所有软、硬件资源，合理组织计算机工作流程、协调计算机各部件关系。从用户角度看，它为用户提供一个有效、方便、友好的人机对话环境，用户通过操作系统提供的各种命令（直接命令、鼠标操作、触屏操作等）便可轻松地使用计算机系统。因此可以这样理解，操作系统是计算机硬件与其他软件的接口，也是用户与计算机的人机对话接口。计算机系统结构如图 2-1 所示。

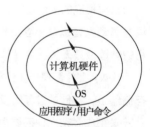

图 2-1　计算机系统结构

2. 操作系统的功能

操作系统的主要功能包括：处理器管理、存储器管理、设备管理和文件管理。

（1）处理器管理。允许多个程序同时运行的操作系统称为多道程序系统，在多道程序系统中，表面上看是多个程序同时在执行，实际上对某一处理器而言，任一时刻仅能执行一道程序，系统中各程序是交替执行的。多道程序同时在系统中运行，它们共享系统资源，提高了系统资源的利用率，但操作系统也必须承担系统资源的管理任务，也包括对处理器的分配管理。处理器的分配和运行都是以进程为基本单位，因此，处理器管理也可称为进程管理。

操作系统

进程（Process）：进程是指在系统中一个正在运行的应用程序，即一个程序被加载到内存，就建立了该程序的进程。程序是计算机的指令集合，是一个静态的概念；进程是一个动态的概念，是程序的一次执行过程，一个程序可以多次执行，每次执行就会创建一个进程。进程是可以查看的，在 Windows 操作系统中，同时按

【Ctrl+Alt+Del】组合键启动任务管理器，可观察进程的运行状态，如图2-2所示。

（2）存储器管理。存储器资源包括内存储器和外存储器，一般而言，内存中存放着正在运行的程序，外存中存放着程序文件和数据，当外存上的程序文件和数据被加载到内存时，需要得到内存空间，多个程序同时加载时，如何合理分配内存，如何将程序中的逻辑地址转换为内存中的物理地址，如何保证内存够用且不冲突等问题，都是存储器管理要解决的问题。下面列举其常见工作。

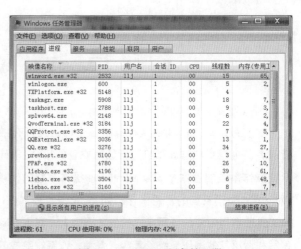

图2-2　Windows任务管理器

① 存储器分配与回收：任何时候，存储器都是被多个进程所共享。当一个进程创建时分配存储器，撤销时释放包括存储器在内的所有资源。

② 转换地址：当多进程同时运行时，将程序中的逻辑地址转换为内存中的物理地址。

③ 内存扩充: 借助于虚拟存储技术，用硬盘空间模拟内存，为用户提供一个比实际内存大得多的内存空间。部分进程保留在内存中，一些暂时没有分配CPU资源的进程存放在外存虚拟内存中，并根据需求进行内外存的交换。

④ 存储保护: 在存储过程中，使用软件和硬件相结合的保护措施，保证进入内存的各个进程之间互不干扰、只能在自己的存储空间内运行。

（3）设备管理。设备管理是指计算机系统中的输入／输出设备的分配、回收、调度、控制、驱动和输入／输出操作。设备管理包括：缓冲区管理、设备分配、设备驱动和设备无关性。缓冲区管理的目的是解决CPU和外设速度不匹配的矛盾，从而使它们能充分并行工作，提高各自的利用率。设备分配是根据用户的I/O请求和相应的分配策略，为该用户分配外围设备以及通道，控制器等，实现CPU与通道和外设之间的通信。设备驱动是指驱动相应设备进行I/O操作的程序。设备无关性又称设备独立性，即用户编写的程序与实际使用的物理设备无关，由操作系统把用户程序中使用的逻辑设备映射到物理设备。

（4）文件管理。在计算机系统中，为了使程序和数据能长久地保存，需要将它们以文件的形式存储到外存储器上，存储的过程需要遵循一定的原则，涉及存储、访问、共享、备份、删除等操作，这些问题由文件系统来完成。在文件系统中，用户方便地按名称和路径存取文件，不必知道文件在外存储器上的具体物理位置和存放形式。在后续章节中将详细讨论文件系统。

3. 操作系统的分类

历经多年的发展，操作系统的种类越来越多，功能上的差异很大，以适应不同的应用领域和不同的硬件配置。按系统的功能为标准分类，可分为批处理系统、分时系统、实时操作系统、网络操作系统、分布式操作系统、并行操作系统、嵌入式操作系统、个人计算机操作系统、移动终端操作系统。

2.1.2　个人计算机操作系统和网络操作系统

个人计算机操作系统（Personal Computer Operating System）是操作系统技术的选择性组合，它的进程调度、多任务切换，多线程技术、网络功能等都是沿用了操作系统技术的发展而成的。其主要特点是支撑单个用户使用，采用图形界面的人机交互工作方式，易学易用，支持网络、多媒体和娱乐功能。随着科技的进步，个人计算机的硬件能力也越来越强，与之相配的个人计算机操作系统的功能也随之变得越来越强大，以前很少被列为一类的个人计算机操作系统，越来越得到认可。

网络操作系统（Network Operating System）是基于计算机网络的操作系统。主要功能包括：

（1）网络通信：在源计算机和目标计算机之间，完成建立/拆除通信链路、传输控制、差错控制、流量控制、路由选择等功能，从而实现无差错的数据传输。

（2）资源管理：对网络中的所有硬、软件资源实施有效管理，协调各个用户对共享资源的使用，保证数据的一致性、完整性。典型的网络资源有硬盘、打印机、文件和数据等。

（3）网络管理：包括安全控制、性能监视、维护功能等。

（4）网络服务：如电子邮件、文件传输、共享设备服务、远程作业录入服务等。

网络操作系统具有两种工作模式，一种工作模式是客户机/服务器（Client/Server）模式，网络中分成两类站点，一类是作为网络控制中心或数据中心的服务器，提供文件打印、通信传输、数据库等各种服务；另一类是本地处理和访问服务器的客户机。另一种工作模式是对等（Peer-to-Peer）模式，网络中的站点都是对等的，每一个站点既可作为服务器，而又可作为客户机。目前常用的网络操作系统有 UNIX、NetWare、Windows NT 等。

2.1.3 微机操作系统操作环境的演变与发展

1. 微机操作系统操作环境的演变与发展

在 20 世纪 80 年代前，世界上有很多不同架构的计算机，几乎每家计算机公司都有一种架构的计算机，使得软件不能兼容在各个平台上，需要针对不同的计算机设计不同的操作系统，那时的用户界面主要是基于字符的界面，学会操作不仅要懂得操作系统的知识，而且要熟练掌握大量的命令和相关参数的含义，很是费时费力，是典型的人去适应计算机的时代。

MS-DOS 就是典型的基于字符的界面，英文式的命令方式对于非英语国家的人们掌握起来实为不易，对不熟悉 MS-DOS 的人增加了计算机的神秘感，不利于计算机的普及。

20 世纪 70 年代末 Apple 公司开始了新款个人计算机 Apple-lisa 和 Macintosh 设计，使用了许多先进的技术，图形用户界面 GUI（Graphic User Interface）、鼠标、面向对象程序设计和网络功能。Apple-lisa 和 Macintosh 分别于 1983 年和 1984 年面世。图形用户界面的引入，一改字符界面的单一、枯燥、神秘，给人以亲切友好直观的感觉，面对图形用户界面中的种种对象：磁盘、目录、文件等，使用一些办公室里常用的十分形象的小图形（图标）来代表，如文件柜、文件夹、公文包、废纸篓等来表示，使用简单的鼠标操作，就能完成大部分工作。

微软参照苹果公司图形用户界面，在 1985 年，发布 Microsoft Windows，它让 IBM PC 拥有了 GUI。

2. 操作系统介绍

（1）DOS 操作系统。从 1981 年问世至今，DOS（Disk Operating System）经历了 7 次大的版本升级，从 1.0 版到 7.0 版，不断地改进和完善，曾广泛地应用于微机中。但是，DOS 系统的单用户、单任务、字符界面和 16 位的大格局没有改变，因此它对于内存的管理也局限在 640 KB 的范围内。到 20 世纪 90 年代中期，DOS 被 Windows 所取代。

（2）Windows 系统。Windows 是 Microsoft 公司在 1985 年发布的第一代窗口式单用户多任务系统，它使 PC 开始进入了图形用户界面 GUI 时代。在图形用户界面中，每一种应用软件（即由 Windows 支持的软件）都用一个图标（Icon）表示，只需鼠标的单、双击就可实现对计算机的控制，这种界面方式为用户提供了很大的方便，把计算机的使用提高到了一个新的阶段。

在 2000 年以前，尽管 Microsoft Windows 家族的产品繁多，但是两个主要的发展线路还是十分清晰的。产品线一为"Windows 3.1 → Windows 95 → Windows 98 → Windows Me "；产品线二为"Windows NT → Windows 2000 → Windows XP → Windows 2003 → Windows Vista → Windows 7 → Windows 8 → Windows 10"。

（3）OS/2 系统。1987 年 IBM 公司在激烈的市场竞争中推出了 PS/2（Personal System/2）个人计算机。PS/2 系列计算机大幅度突破了现行 PC 的体系，采用了与其他总线互不兼容的微通道总线 MCA，并自行设计了该系统约 80% 的零部件，以防止其他公司仿制。OS/2 系统正是为 PS/2 系列机开发的新型多任务操作系统。OS/2 克服了 DOS 系统 640 KB 内存的限制，具有图形界面、支持多任务的 32 位操作系统。OS/2 的整体水平超过当时的 Windows 3.X，但因"开放性"差，导致缺乏大量的应用软件的支持而失败。

（4）Mac OS 系统。Mac OS 是在 Apple 公司的 Macintosh 一族计算机上使用的操作系统。它是最早成功的基于图形界面的操作系统，Mac OS 至今已经推出了 10 代。它具有强大的图形处理能力，广泛地应用于广告、多媒体应用和出版领域。Mac OS 的缺点是与 Windows 缺乏较好的兼容性，基本上只能使用在 Apple 公司生产的 Macintosh 一族计算机上，所以影响了它的普及。

（5）UNIX 系统。UNIX 系统是 1969 年问世的，由美国电报电话公司（AT&T）的贝尔实验室研制。并于 1973 年用 C 语言重写了 UNIX。用 C 语言编写的 UNIX 代码简洁紧凑，易移植，易读，易修改，为此后 UNIX 的发展奠定了坚实基础。UNIX 最初在小型计算机上开发，后来不断向微型机、大中型机和多处理机系统和网络领域渗透，并获得巨大成功。UNIX 在技术上的成熟度以及稳定性、可靠性和安全性等方面性能非常好，目前仍是唯一能在从巨型计算机到微型计算机的各种硬件平台上运行的多用户、多任务网络操作系统。

（6）Linux 系统。Linux 是当今计算机界一个耀眼的名字，它是目前全球最大的一个自由免费软件，其本身是一个功能可与 UNIX 和 Windows 相媲美的操作系统，具有完备的网络功能。Linux 最初由芬兰人 Linus Torvalds 于 1991 年编写完成，其源程序在 Internet 网上公开发布，由此，引发了全球计算机爱好者的开发热情，许多人下载该源代码并按自己的意愿完善某一方面的功能，再发回网上，当初 Linus Torvalds 发布的 Linux 只有 1 万行代码，而今，已超过 150 万行代码。Linux 也因此被雕琢成为一个全球最稳定的、最有发展前景的操作系统。中文版本的 Linux 有 Redhat（红帽子）、红旗 Linux 等。在国内得到了用户充分的肯定，主要体现在它的安全性和稳定性方面，它与 UNIX 有许多类似之处。

2.1.4　移动终端操作系统

2002 年以前没有严格意义上的移动终端操作系统，那时的手机只需要保证通话功能，不需要复杂的计算能力，手机平台都是封闭的，各手机厂商都做自己的芯片，配上自己专有的软件，并没有一个通用的操作系统。

伴随着发展，手机所承载的功能也越来越多，一个封闭的系统显然已经无法满足这种需求，于是智能手机和手机操作系统应运而生。迄今为止，使用最多的操作系统有 Android、iOS、Symbian、Windows Phone 和 BlackBerry OS。他们之间的应用软件互不兼容，经过几年的市场运营，目前市场上基本使用 3 种操作系统：iOS、Android、Windows Phone。

iOS 是由苹果公司开发的移动操作系统。苹果公司最早于 2007 年发布该系统，最初是设计给 iPhone 使用的，后来陆续套用到 iPod touch、iPad 以及 Apple TV 等产品上。iOS 与苹果的 Mac OS X 操作系统一样，它也是以 Darwin 为基础的，因此同样属于类 UNIX 的商业操作系统。原本这个系统名为 iPhone OS，因为 iPad、iPhone、iPod Touch 都使用 iPhone OS，2010 年改名为 iOS。目前 iOS 的全球市场份额 17% 左右。

Android 是由 Google 公司和开放手机联盟领导及开发的移动操作系统，是一种基于 Linux 的自由及开放源代码的操作系统，主要使用于移动设备，如智能手机和平板电脑。Android 系统最初由 Andy Rubin 开发，主要支持手机。2005 年 Google 收购注资。2007 年 Google 与 84 家硬件制造商、软件开发商及电信营运商组建开放手机联盟共同研发改良 Android 系统。随后 Google 以免费开源许可证的授权方式，发布了 Android 的源代码，并许可其他的智能手机生产商使用。第一部 Android 智能手机发布于 2008 年，Android 逐渐扩展到平板电脑及其他领域上，如电视、数码照相机、游戏机等。

Windows Phone（WP）是微软发布的一款手机操作系统，它将微软旗下的 Xbox Live 游戏、Xbox Music 音乐与独特的视频体验集成至手机中。2010 年发布了智能手机操作系统 Windows Phone。微软在用户操作体验上做出了很大的努力，全新的 Windows 手机把网络、个人计算机和手机的优势集于一身，让人们可以随时随地享受到想要的体验。

2.1.5　操作系统的基本使用方法

任何用户都是通过操作系统使用计算机，人们学习使用操作系统主要是学习使用这个操作系统的人机对话接口。任何用户向计算机发出的任何操作命令，都是由操作系统的人机对话接口程序接收、解释给计算机硬件，命令动作的实施由计算机硬件完成，操作的反馈信息是计算机硬件报告给操作系统的人机对话接口程序，再由人机对话接口程序反馈给用户或应用程序。也只是在有了操作系统之后，普通用户才可以非常方便地使用计算机。学会使用几种不同的操作系统的使用，是很有现实意义的。

任何一个操作系统的操作都是面向对象的，这些操作不外乎都是对"对象"进行新建、复制、移动、重命名、删除等操作，只是操作手段不同而已。有的操作系统是字符界面，命令的表达形式是用户输入字符命令；有的操作系统是图形界面，命令的表达形式是鼠标点击相应的图标来完成用户命令的输入。虽然形式不同，但完成的功能是一样的，也就是说不同的操作系统可能以不同的人机交互方式完成相同的或类似的功能。用户使用最多的是文件的相关操作，所以对普通用户而言，"对象"多指文件、文件夹、图标等。明白了这些道理，无论是 Windows 的学习，还是对 Linux 的学习以及对其他各种操作系统的学习都将不再是难事。在本章中主要是介绍 Windows 操作系统，涉及具体的操作时将详细介绍。

2.1.6　Windows 操作系统

1. Windows 垄断地位的形成因素

从 Windows 95 诞生到现在已经 20 多年了（之前的 Windows 1.0~3.2 因为都是基于 16 位 DOS 内核，所以不考虑），最新的 Windows 10 也于 2015 年 7 月 29 日推出，自 Windows 3.X 获得了成功之后，微软把大部分精力都放在了 Windows 操作系统的开发上。

1995 年 8 月 24 日，Windows 95 诞生，这是一个当时全新的 16 位 /32 位混合图形操作系统，是微软第一款基于 Windows 内核的操作系统，之后基于 Windows 内核的桌面操作系统有 Windows 98、Windows Me。现在看来，该内核稳定性不好，很容易蓝屏死机。Windows 98 发布后微软的 Windows 就垄断了全世界的桌面操作系统。

为什么 Windows 能成为世界占有率最高的桌面操作系统呢？

在 20 世纪 80 年代前，世界上有很多不同架构的计算机，几乎每家计算机公司就有一种架构的计算机，使得软件不能兼容在各个平台上，需要针对不同的计算机设计不同的操作系统，微软当时看中了蓝色巨人——IBM 公司，微软为 IBM-PC 开发的操作系统，一举中标，最终成就了 MS-DOS，用于 IBM 计算机上。之后计算机硬件竞争越来越激烈，Bill Gates 建议 IBM 开放其架构，允许其他的计算机制造商仿制和改进，使得IBM 的 PC 成为世界标准，这就是 IBM 兼容机的由来，目前各大计算机制造商生产的 PC 和一般 DIY 的 PC

都是采用 IBM 兼容机的架构。

微软开发出来的 Windows 完全兼容 IBM 的兼容机结构，PC 制造业的统一化造成了成本下降，廉价的 PC 加上便宜的 Windows 操作系统，销量巨大，造就了 Windows 的垄断地位。Windows 的市场占有率很高，新、旧版本的 Windows 操作系统兼容性又很强，所以开发 Win32 程序的程序员选择 Windows 来作为开发平台的就越来越多，同时，微软也为 Win32 程序员们提供了自产的开发环境 Visual Studio，微软不断扩充自己的产品线来支持 Windows 平台、Office 办公套装、微软百科全书、IE 等，这就造成了一个良性循环，雪球越滚越大，以至现在有无数的软件制造商依据 Windows 操作系统的标准编写软件，他们的共同努力使得 Windows 成为世界最强大的桌面操作系统，用户也就越来越多，然后因为习惯因素，用户就一直延续使用 Windows 系列的新产品。

日渐强大的 Windows 操作系统也暴露了其不稳定、不安全的缺点，微软公司就放弃了原有的 Windows 内核，改用原来给服务器操作系统设计的 Windows NT 内核来开发新的桌面系统产品，Windows 2000 系列诞生了，Windows 2000（内核版本 Windows NT 5.0）采用 NT 技术的内核，使得 Windows 更加稳定和高效，至今 Windows 2000 仍然被很多使用者认为是最稳定的 Windows 系统，2009 年发布了 Windows 7（内核版本 Windows NT 6.1）是目前世界占有率最高的桌面操作系统，与原来的 Windows 相比，操作界面更加漂亮，操作也变得简单，容易上手。

2. Windows 10 简介

2015 年 7 月 29 日，微软发布新一代操作系统 Windows 10，这次正版 Windows 7、Windows 8、Windows 8.1 用户可免费升级 Windows 10 正式版。

Windows 10 覆盖手机、平板（包括 ARM 和 X86 架构）、笔记本及混合本、桌面 PC 以及服务器全产品线，针对不同设备进行专门的界面优先级设计，可以实现更好的使用体验。Windows 10 中微软对于用户需求妥协倾向非常明显，希望借此重新赢得传统及企业用户。"开始"菜单终于在 Windows 10 中回归，旁边还增加了一个 Modern 风格的区域，改进的传统风格与新的现代风格被结合在一起。

Windows 10 共有家庭版、专业版、企业版、教育版、移动版、移动企业版和物联网核心版 7 个版本。

支持 Windows 10 的 PC、平板端最低配置为：

处理器：1.0 Ghz 或更快。

屏幕：800x600 以上分辨率（消费者版本大于等于 8 in；专业版大于等于 7 in）。

固件：UEFI2.3.1，支持安全启动。

启动内存：2 GB 以上（64 位版 x64）；大于 1 GB（32 位版 x86）。

硬盘空间：大于等于 16 GB（32 位版）；大于等于 20 GB（64 位版）。

图形卡：支持 DirectX 9。

2.2 Windows 的基本操作

2.2.1 Windows 的启动和退出

1. Windows 的启动

如果计算机中安装了 Windows 操作系统，接通计算机电源，Windows 可自启动，此处启动的是 Windows 7 桌面，如图 2-3 所示。如果计算机中安装了两个或多个操作系统，将出现"请选择要启动的操作

系统"界面，这时按方向键或用鼠标选择，选择 Windows 选项，按【Enter】键，系统
进入 Windows 桌面。

如果用户安装 Windows 时设置了不同的用户账户，并设置了相应的密码，则单击要
进入的用户账户图标，在弹出的"输入密码"对话框中输入密码后，单击"进入"按钮
进入 Windows 系统。

Windows 操作系统
的基本操作

2. Windows 的退出

Windows 是一个多任务、多线程的操作系统，在退出 Windows 前，应首先把用户所有启动的程序关闭，
再退出，如图 2-4 所示。

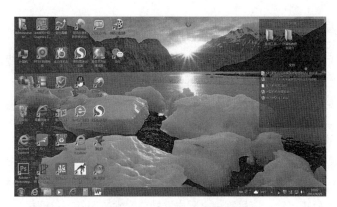

图 2-3　Windows 7 的桌面

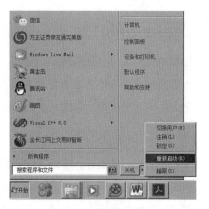

图 2-4　"关机"界面

具体操作步骤为：

（1）单击"开始"按钮，在弹出的菜单中选择"关机"命令，退出 Windows 操作系统并关闭计算机。

（2）也可单击"关机"右侧的箭头按钮，在弹出的菜单中选择"重新启动"命令，系统将重新启动计算机。

（3）选择"休眠"命令，计算机就进入"休眠"状态。休眠是一种状态，在此状态下计算机将关机以节省
电能，但首先会将内存中的所有内容全部存储在硬盘上。重新启动计算机时，桌面将精确恢复到用户离开时
的状态。工作过程中较长时间离开计算机时，应当使用休眠状态来节省电能。

（4）选择"睡眠"命令，计算机就进入"睡眠"状态。"睡眠"是一种节能状态，当再次开始工作时，
可使计算机快速恢复全功率工作（通常在几秒钟之内）。

（5）也可以选择"切换用户""注销"或"锁定"命令，Windows 允许设置多个不同的用户账户，在
某个用户完成工作后，另一个用户想使用该计算机中自己的用户账户，此时不必关闭计算机然后再次启动，
可以通过"注销"或"切换用户"命令回到自己的账户，实现自己的操作环境，如果锁定计算机，则只有当
前用户或管理员才能将其解除锁定。

2.2.2　Windows 环境下鼠标及其操作

鼠标的标准称呼应该是鼠标器，英文名为 Mouse。最早的鼠标诞生于 1968 年的美国。鼠标能够在画面上
方便定位和选择对象。鼠标上有两到三个按键，微软确定了 Windows 操作系统使用两键鼠标的规范。两键鼠标
被广泛应用，但其功能显得过于单一。于是有人设计出了一个"智能鼠标"，也就是目前很流行的"滚轮鼠标"。
"滚轮"可以上下自由滚动并且也可以单击。滚轮最早应用于快速控制 Windows 的滚动条，而在一些特殊的程
序中也能起到很多灵活多变的辅助作用。总之鼠标是一种输入设备，是 Windows 中一种必不可少的设备。

Windows 中的许多操作都可以通过鼠标的操作完成。两键鼠标有左、右两键，左键又称主按键，大多数

的鼠标操作是通过主按键的单击或双击完成的。右键又称辅按键，主要用于一些专用的快捷操作。

鼠标的基本操作包括指向、单击、双击、拖动和右击。

（1）指向：指移动鼠标，将鼠标指针移到操作对象上。

（2）单击：指快速按下并释放鼠标左键。一般用于选定一个操作对象。

（3）双击：指连续两次快速按下并释放鼠标左键。一般用于打开窗口、启动应用程序。

（4）拖动：指按下鼠标左键，移动鼠标到指定位置，再释放按键的操作。一般用于选择多个操作对象，复制或移动对象等。

（5）右击：指快速按下并释放鼠标右键。一般用于打开一个与操作相关的快捷菜单。

2.2.3 Windows 桌面及桌面操作

启动 Windows 之后，首先出现的是桌面，即屏幕工作区，如图 2-3 所示。桌面很像一个个性化的工作台，常用的应用程序、操作对象都可以在桌面上创建它们的快捷方式，桌面上的图标数量与用户的设置有关。桌面本质上是一个文件夹，它是一个特殊的文件夹。

1. 图标（Icon）

桌面左边是一些图标，即带有文字标志的小图片。每个图标代表一个对象，如应用程序、文档、文件夹、快捷方式和设备对象等，它是 Windows 屏幕上出现最多的一种基本对象。图标为用户提供了日常工作中打开应用程序和文档的简便方法。双击应用程序图标将启动该应用程序；双击文档或文件夹图标将打开相应的处理程序，再由相应的处理程序打开双击的文档或文件夹。每打开一个程序，桌面上都会出现一个窗口，任务栏出现一个与桌面窗口相应的按钮。

2. 任务栏（Taskbar）

任务栏是 Windows 桌面的一个重要的组成部分，它是一个蓝色的长方条，默认情况下，它位于桌面的最下端，由四部分构成；自左向右分别是"开始"按钮、快速启动区、程序按钮区（已经打开的应用程序按钮）、指示区。任务栏中的程序按钮有按下和弹起之分；按下的为当前窗口（转到前台），其余则处于后台，用户可通过单击按钮在多任务之间进行前后台的切换。

（1）"开始"按钮和"开始"菜单。"开始"按钮是运行 Windows 应用程序的入口，是执行程序最常用的方式，单击"开始"按钮，弹出图 2-5 所示的"开始"菜单，使用"开始"菜单几乎可以完成所有任务，如启动程序、打开文档、文件夹、搜索项目、取得帮助、自定义桌面等。

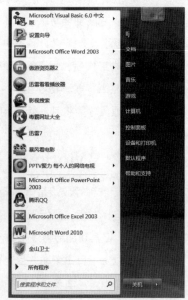

（2）程序按钮。任务栏显示已打开的相应的应用程序窗口，包括那些被最小化的或隐藏在其他窗口下的窗口，如果切换窗口，只需单击代表该窗口的按钮，在关闭一个窗口之后，其按钮也将在任务栏上消失。

（3）快速启动区。"开始"按钮的右边是快速启动区，该区内图标的作用和桌面上的图标类似，区别是：桌面上的图标是双击打开，而快速启动区内的图标是单击打开。因任务栏一般不会被程序窗口遮盖，用户可随时单击相应图标打开新程序，操作十分方便。用户也可以自行添加内容，方法十分简单，用鼠标拖放的方法即可增加新的图标。

（4）指示区（通知区域）。任务栏的最右边是指示区，也称作通知区域，其中显示系统时钟、输入方法和其他后台运行的程序。双击时钟，弹出图 2-6

图 2-5 "开始"菜单

所示的系统时钟，可更改系统的日期、时间和时区。单击任务栏上的输入法按钮，弹出图 2-7 所示的输入方法菜单，用户可以从中选择一种输入法，这也是切换输入法的方法之一。

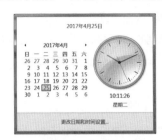

图 2-6　系统时钟

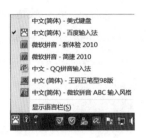

图 2-7　输入法菜单

3．Windows 的桌面操作

Windows 的操作均从桌面开始，桌面上放置了各种对象，使用中还要打开多个程序窗口，为了使桌面清晰整洁，Windows 提供了多种相关操作。

1）任务栏调整

（1）调整大小。将鼠标指针指向任务栏的边沿，待鼠标指针变为垂直双箭头状，左键拖动可改变任务栏的大小，最大可占桌面的一半。

（2）移动位置。任务栏可以置于底部、顶部、左侧和右侧。用鼠标拖动任务栏的空白处即可实现。

（3）隐藏。右击任务栏空白处，打开任务栏快捷菜单，选择"属性"命令，在弹出的对话框（见图 2-8）中进行设置：选中"自动隐藏任务栏"复选框，任务栏不再出现在桌面上，只在屏幕边沿留下一道白线。当将鼠标指针指向白线时，任务栏显示出来，提供用户操作；鼠标指针离开后，又自动隐藏起来。

（4）指示器内容的变更。可修正日期、时间和时区；可选择输入方法；调节喇叭的音量控制。

2）添加、删除桌面上的对象

添加对象有多种方法，现将简便的方法介绍如下，可根据具体情况选用。桌面本质上是一个文件夹，因此这些方法也同样适用于文件夹。

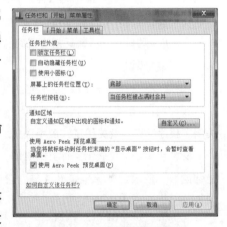

图 2-8　任务栏属性对话框

（1）使用快捷菜单。右击桌面空白处，弹出快捷菜单，选择"新建"命令，在弹出的级联菜单中进一步选择需要新建的对象。此方法多用于建立新的对象。

（2）使用鼠标拖动。打开该对象所在的窗口（不要最大化），单击选定该对象的图标，右键拖动该对象图标到桌面，此时弹出快捷菜单，选择相应的选项。此方法适用于已存在的对象。

（3）删除对象。右击待删除的对象，弹出快捷菜单，选择其中的"删除"命令。

3）在桌面上创建快捷方式

（1）快捷方式的概念。快捷方式是指在桌面或文件夹窗口中的一种特殊图标，它指向一个对象，通过快捷方式可打开此对象。快捷方式是快速启动程序或打开文件或文件夹的方法。实际上，快捷方式图标并不是对象本身，而是指向对象的一个指针，此指针通过快捷方式文件（.ink 文件）与该对象相关联。该文件很小，存放的是一个实际对象的地址。

（2）创建快捷方式。

浏览方式：在桌面或文件夹中空白处右击，在弹出的快捷菜单中选择"新建"→"快捷方式"命令，弹出对话框，在对话框中输入对象的绝对路径和名称，也可利用"浏览"按钮查找，输入完成后，单击"下一步"按钮，系统将在目标位置上创建选定应用程序的快捷方式图标。注意：该方式不能用于为文件夹创建快捷方式。

直接方式：在对象上右击，显示快捷菜单，从中选择"创建快捷方式"命令，将会在该对象所在的文件夹中创建该对象的快捷方式的图标，再将该快捷方式的图标"剪切"并"粘贴"到桌面或目标文件夹中。

右键拖动：选中对象，右键拖动对象至桌面或目标文件夹中，松开鼠标后，显示快捷菜单，选择"在当前位置创建快捷方式"命令。

4）排列图标

（1）自动排列。右击桌面空白处，弹出快捷菜单，选择"排序方式"命令，在级联菜单中选择其一，可按名称、大小、项目类型、修改日期排序。

（2）手动排列。用鼠标将图标拖动到任意位置。

5）排列窗口

（1）自动排列。右击任务栏空白处，弹出任务栏快捷菜单，可在层叠窗口、堆叠显示窗口、并排显示窗口3种方式中任择其一。

（2）层叠。从桌面左上角开始依次罗列窗口，后边的窗口仅露出标题栏和左边的部分边框，以便每个窗口都能操作。

（3）堆叠显示窗口、并排显示窗口。打开的窗口全部可见，平铺排列在桌面上，堆叠显示窗口是横向分割桌面，每个窗口占用窗口的数行；并排显示窗口是纵向分割桌面，每个窗口占用数列。

（4）撤销排列。打开任务栏快捷菜单，选择"撤销"相应的排列方式。

（5）手动排列。用鼠标拖动窗口的标题栏，可将窗口移动桌面的任意位置（对非最大化窗口而言）。

6）相关知识

（1）窗口类型。一般分为4类，即程序窗口、文件夹窗口、文档窗口、对话框。

程序窗口：是最常见的窗口，运行任何一个需要人机交互的程序都会打开一个该程序的特有的"程序窗口"，关闭了程序窗口也就关闭了该应用程序。

文件夹窗口：仅显示文件夹的结构，包括下层文件夹及所属文件。实际上，"我的文档""计算机""网上邻居""回收站"等也是文件夹，它们是系统文件夹。和普通文件夹一样，他们都是由同一个应用程序Internet Explore 浏览器打开。

文档窗口：是出现在程序窗口内的一种子窗口。隶属于应用程序，是它的子窗口。有的程序窗口可同时打开多个文档窗口，如 Excel、Word。打开的多个文档窗口有活动和非活动窗口之分。

对话框：可看成是一种特殊的窗口。它提供用户输入较多的信息或进行某些参数设置。

（2）窗口元素。

标题栏：位于窗口第一行，显示该窗口名称。对于应用程序窗口，则是正在操作的程序名称。拖动标题栏可以使窗口移动。标题栏借助其颜色的变化表明哪个窗口处于激活（Active）状态。

边框：是窗口的边界，拖动任一边或角均可以调整窗口的大小。

控制菜单图标：位于窗口的左上角，不同的窗口该图标不同。

菜单栏：在标题栏的下一行，其中所列的项目分类集中了该系统的全部操作功能。每个项目都有一个下拉菜单，给出了该项目下的各种操作命令。

滚动条：滚动条为长方形框。滚动条的两端各有方向箭头，中间有一滚动块，滚动块的位置反映信息所在区段，它的长短反映窗口信息占所有信息的比例。无论是横向还是纵向，只要显示信息的长度能被窗口所容纳，则该方向的滚动条将自动消失。

最大化、最小化及关闭按钮。位于窗口的右上角。

工具栏：一般在菜单栏的下边，它以按钮和下拉列表框形式将菜单栏中的主要操作功能单列出来，以便使用鼠标更快捷的操作。按钮有虚实之分、按下和弹起之分。用户可在菜单的空白处右击，弹出快捷菜单，从中选择所要使用的工具栏。

状态栏：一般在窗口的下方，显示与操作有关的解释性和结果信息。

地址栏：在工具栏的下面，一般出现在文件夹窗口。由下拉列表框组成。

（3）菜单的概念。菜单实质是一组命令的集合，可通过菜单来实现各种操作。

（4）菜单的种类。

开始菜单：包含了 Windows 的几乎全部功能，可运行各种应用程序等。

控制菜单：每个窗口都包含一个控制菜单，通过单击窗口左上角的控制菜单图标打开。可实现对窗口的各种操作，如大小调整、关闭等。

快捷菜单：通过在对象上右击打开，其中列出与该对象的有关操作命令。

下拉菜单：指菜单栏上对应的各个菜单。

级联菜单：指菜单命令的下一级菜单。

（5）菜单的约定。

菜单命令的分组线：通常把相关的命令安排在一起，成为一组，组之间用横线分隔。

菜单命令的虚实：实字体表示有效，虚字体表示无效。

菜单命令后跟省略号"…"：此项可弹出一个对话框。

菜单命令后跟右三角"▶"：表示下面有级联菜单。

菜单命令后跟组合键：表示该选项有快捷键，用户可通过此组合键来实现此项操作。

菜单命令前有对号"☑"：表示此功能生效。（可多选）

菜单命令前有实心圆点"⊙"：表示此功能生效。（单选）

菜单命令后跟有字母：打开菜单后可直接输入该字母执行对应操作。

2.2.4　Windows 的帮助系统

Windows 帮助系统即"帮助和支持"，其功能丰富而强大。在使用计算机的过程中遇到了疑难问题无法解决时，可以在帮助系统中寻找解决问题的方法。帮助系统中不但有关于 Windows 操作与应用的详尽说明，而且可以在其中直接完成对系统的操作。

1. Windows 帮助系统的特点

Windows 的"帮助和支持"是基于 Web 的，用户可十分方便地选择帮助主题、指南、疑难解答和其他支持服务，以链接的形式打开相关的主题，结构层次少，索引全面，每个选项都有相关主题的链接，用户可以方便地找到自己所需要的内容，用户通过帮助系统，可以快速了解 Windows 的各种功能及常规操作。

2. 获取 Windows 帮助

当用户在"开始"菜单中选择"帮助和支持"命令后，即可打开"帮助和支持"窗口，在这个窗口中会为用户提供帮助主题，既可以在窗口的浏览栏中填写需要提供帮助的关键词进行搜索快速找到答案，也可以从下面提供的两个大项中选择"是否不确定从哪里开始？"和"Windows 网站的详细介绍"，还可以选择窗口上方的"浏览帮助"图标进行一个全面的目录式的学习。

在"帮助和支持"窗口中，可以快速地选择自己所需要的内容。当用户想返回到上一级目录时，单击"←"按钮；如果向前移动一页，单击"→"按钮，可以返回到原来的位置。

Windows 的"帮助和支持"本身就是一部书，不仅精确性高（是微软自己写的），界面漂亮，还图文并茂。要养成一种习惯，遇到问题，首先要找的就是"帮助和支持"。

2.2.5 Windows 中文输入法

Windows 中文输入法采用了全新的用户界面，新增了许多中文输入功能，并且允许每个应用程序拥有不同的输入环境，为用户快捷准确地输入中文提供了便利条件。Windows 还提供了输入法生成器，只要提供任一输入法码表，即可生成完全具有 Windows 特性和功能的中文输入法，从而大大丰富了输入手段。

1. 汉字输入功能概述

Windows 中内置了多种中文输入法：微软拼音 ABC 输入法、王码五笔字型 86 和 98 版、全拼输入法、双拼输入法、郑码输入法等。其中微软拼音 ABC 输入法又细分为全拼输入、简拼输入、双打输入、笔画输入、结构拼音输入、混拼输入、音形输入。使用上述输入法，既可以输入单个汉字，也可以输入由两个或两个以上汉字组成的词组。

每种中文输入法均按一定的规则，给每一个汉字赋予一组英文字符或数字，当输入汉字时，只要输入相应的英文字符或数字即可输入对应的汉字。把输入汉字时键入的英文字符或数字称为汉字的输入编码（外码）。学习汉字输入方法的关键是掌握汉字输入法的汉字输入编码规则及输入汉字的操作步骤。

1）汉字输入法的选择与切换

中文 Windows 中安装了多种中文输入方法，用户在操作过程中可利用键盘或鼠标随时选择任意一种中文输入法进行中文输入，并可以在不同的输入法之间切换。

单击任务栏中的语言栏，屏幕上会弹出图 2-7 所示的选择输入法快捷菜单，在该快捷菜单列出当前系统已安装的所有中文输入法。选择要使用的一种输入法，即可切换到该中文输入法状态下。任务栏中的语言栏的图标将随输入法的不同而发生相应变化。

使用【Ctrl+Space】组合键，可以启动或关闭中文输入法；使用【Ctrl+Shift】组合键，可以在英文及各种输入法之间进行灵活切换。

2）中文输入法界面

以"微软拼音 ABC 输入法"为例，选择"微软拼音 ABC 输入法"后，屏幕上出现输入法状态条，如图 2-9 所示。

中英文切换按钮：单击中英文切换按钮，可以实现中英文输入方法的切换。当按钮标识为"英"时，为英文输入状态。当然，也可以使用所定义的热键来实现中英文切换功能，或者用鼠标在任务栏上的"选择输入法"菜单中直接选择欲切换到的输入法。

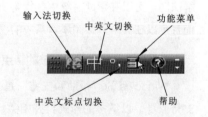

图 2-9　微软拼音 ABC 输入法状态条

输入法切换按钮可以在当前系统安装的多种中文输入方法间切换。

中英文标点切换按钮：单击该按钮，可在中文标点与英文标点之间切换。

功能菜单按钮：单击该按钮，可以选择打开或关闭系统中相应的软键盘，如图 2-10 所示。Windows 向用户提供了 13 种软键盘布局，利用这些软键盘，用户可输入各种符号。在软键盘菜单中选择一种软键盘格式后，相应的软键盘也会跟着变化为选择的格式，系统默认的格式为"PC 键盘"格式，如图 2-11 所示。

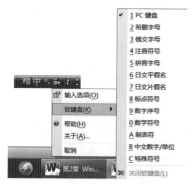

图 2-10 "软键盘"快捷菜单

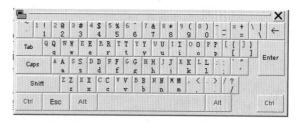

图 2-11 软键盘

3）中文输入

继续以"微软拼音 ABC 输入法"为例，介绍中文输入的方法。

在"微软拼音 ABC 输入法"输入方式中，可按全拼拼音、简拼输入、双打输入、笔画输入、结构拼音输入、混拼输入、音形输入方式输入汉字，该输入法是一种基于词的输入模式，输入时输入法不进行自动转换，必须用【Space】键或【Enter】键进行拼音汉字转换。在这一输入风格下，当所有的拼音都转换为汉字时，【Space】键和【Enter】键用于完成输入。

（1）全拼音输入汉字。"微软拼音 ABC 输入法"输入的外码取自汉字读音的拼音字母，用英文小写字母代替汉字拼音中除 ü 以外的所有字母，用英文字母 v 代替汉语拼音的韵母 ü。例如，需要输入"长"字，可依次输入 chang；输入"女"字，依次输入 nv。

由于汉语中同音不同字的现象十分普遍，所以一个汉字的全拼音外码对应若干个汉字。

这些汉字称作重码汉字。例如上述全拼音外码 chang 对应的汉字有"长""唱""常""场"等，这些汉字均为外码 chang 的重码汉字。

为了输入汉字"长"，用户需输入全拼音外码 chang，当用户输完外码 chang 后按【Space】键，屏幕弹出文字选择窗口，如图 2-12 所示。从图中可以看出，文字选择窗口中列出全拼音外码对应的重码汉字。

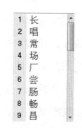

图 2-12 文字选择框

通过选择窗口中每个重码汉字前的数字，选择自己所需的汉字。如果所需汉字没有在当前窗口出现，可按【+】号键向后翻页查找所需汉字（按【-】号键向前翻页）；也可用按滚动条选择窗口下面的字，以实现在不同显示页之间的切换。

利用全拼音输入，也可以输入两个或多个汉字组成的词组。由两个或两个以上汉字组成的词组的外码是词组中每个汉字外码英文小写字母的顺序组合。

例如：输入词组　　　应键入的拼音字符

　　　　中国　　　　zhongguo

　　　　北京　　　　beijing

为防止词组两音节间的拼音字符的混淆，在两音节字符之间可加入间隔号"'"或"-"。

例如：输入词组　　　应键入的拼音字符

　　　　金额　　　　jin'e 或 jin-e

　　　　西安　　　　xi'an 或 xi-an

双字或多字词输入，可大大降低重码率，建议用户输入汉字时尽量使用词组输入。

（2）简拼输入汉字。用"微软拼音 ABC 输入法"输入汉字或词组时，可只输入每个音节的声母，不必输入韵母；对于省略了韵母的复合声母，可以输入复合声母的全部字符，也可以只输入复合声母的第一个字母。采用简拼音方法输入汉字，可以减少键入次数。

例如：输入词组　　　应键入的拼音字符

中国　　　　　　zhg 或 zg

北京　　　　　　bj

在简拼音方法中分隔两个易混淆汉字音节的方法仍然是在两个音节之间插入符号"'"或"–"。

例如：输入词组　　　全拼字符　　　简拼字符

窗户　　　　　　chuanghu　　　c–h

西南　　　　　　xinan　　　　　x'n

西安　　　　　　xian　　　　　x'a

（3）混拼输入汉字。使用"微软拼音 ABC 输入法"也可以采用所谓混拼输入规则，即允许在同一个词组内有的音节的汉字使用全拼音方法，有的音节的汉字使用简化拼音方法。

例如：输入词组　　　键入的混合拼音字符

长虹　　　　　　changh 或 chhong

西南　　　　　　x'n 或 xi–n

西安　　　　　　xi'a 或 xi–a

2. 中文输入法的管理与设置

1）安装或删除 Windows 中文输入法

在安装 Windows 中文版操作系统时，系统已经为用户预置了多种中文输入法：微软拼音 ABC 输入法、王码五笔字型 86 和 98 版、全拼输入法、双拼输入法、郑码输入法等。根据需要，用户可以在系统中任意安装或删除某种输入法。

具体操作：选择"开始"→"控制面板"命令，在弹出的窗口中单击"时钟、语言和区域设置"图标下的"更改键盘或其他输入法"超链接，在弹出的对话框中单击"更改键盘"按钮，弹出"文本服务和输入语言"对话框，如图 2–13 所示。在"常规"选项卡下的"已安装的服务"选项框中单击"添加"按钮，弹出"添加输入语言"对话框，在列表框中，列出的是系统中未安装的其他输入法列表，如图 2–14 所示。在列表中选中某种中文输入法之后，单击"确定"按钮，Windows 就会在系统中安装用户选定的中文输入法。

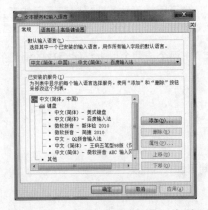

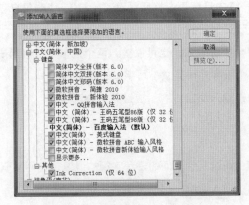

图 2–13　"文本服务和输入语言"对话框　　　　　图 2–14　"添加输入语言"对话框

如果用户希望将系统中的某种中文输入法删除，在图 2–13 中的"已安装的服务"列表框中选中要删除的中文输入法后，单击"删除"按钮，即可将选中的中文输入法从系统中删除。

2）设置输入法特性

通过对输入法特性的设置，可以改善输入效果，提高输入效率。下面，以"微软拼音 ABC 输入法"为例介绍如何设置输入法的特性。

如图 2-13 所示，在"已安装的服务"列表框中选中"微软拼音 ABC 输入风格"输入法，然后单击"属性"按钮，将弹出"微软拼音 ABC 输入风格设置选项"对话框（也可切换到微软拼音 ABC 输入法，如前图 2-9 从其输入法的状态条上的功能菜单中的输入选项调出），此时，可以对输入法的风格和功能进行设置。

可选择拼音方式，中英文切换键，输入设置和用户自定义词。

在输入设置中有以下两个选项：

（1）"词频调整"复选框：选择该项后，系统将根据汉字（词组）的输入频率自动调整预选汉字（词组）。系统总是将输入次数最多的重码汉字（词组）定为预选汉字（词组），并显示在外码输入框内。

（2）"笔形输入"复选框：选择该项后，系统将提供对笔形编码输入汉字的支持，这样，用户就可以利用笔形码输入汉字。

2.3　Windows 的资源管理

Windows 的资源管理是针对磁盘上的文件和文件夹的，就是要学习如何对文件、文件夹这些对象的新建、复制、移动、重命名、删除、搜索等操作。学会了 Windows 的这些操作，对其他操作系统的学习将不再是难事。学会使用几种不同的操作系统的使用，是很有现实意义的。

2.3.1　Windows 的文件系统

1. 文件与文件名

存储在外部存储介质（如硬盘、光盘等）上的具有名字的一组相关信息的有序集合称为文件。它可以是用户创建的文档、可执行的应用程序、一段声音、一段视频等。文件在磁盘中以文件名为唯一的标识符，所以在同一文件夹中的文件用不同的文件名标识，以示区别。

资源管理器

2. 文件夹

文件夹是系统组织和管理文件的一种形式，是为方便用户查找、维护和存储而设置的，用户可以将文件分门别类地存放在不同的文件夹中。在文件夹中可存放文件和下一级文件夹等内容，可以将一个文件夹理解为磁盘上的一块存储区域。

3. 文件和文件夹的命名

（1）格式：< 主文件名 >[. 扩展名]。

（2）可以使用长文件名，一般不超过 255 个字符（包括空格）。

（3）不能包含字符：\ / : * ? " ＜ ＞ |。

（4）在同一文件夹内的文件（文件夹）不可同名。

（5）不区分大小写，如 MYFAX 与 myfax 相同。

（6）查找和显示时可以使用通配符"？"和"*"，"？"代表任意一个字符，而"*"则代表任意一个字符串。

（7）不能使用系统保留的设备名。

（8）可以使用汉字。

4. 文件夹的层次结构（树状结构）

1）层次型文件系统的特点

（1）所有的文件都是按磁盘存放的，磁盘既可以是物理盘又可以是逻辑盘。

（2）每个磁盘都有唯一一个固有的根结点，称为根文件夹或根目录，用反斜杠"\"表示；根文件夹是在磁盘格式化时自动建立的。

（3）根文件夹下可存放文件，也可包含若干文件夹，这些文件夹可以是系统自动生成的，也可以是用户自己创建的。文件夹下也可存放文件和再建文件夹。

（4）文件是层次结构文件系统的末端（叶子）。

2）层次型文件系统的优点

（1）用户可在磁盘上存放任意多个文件，容量仅受磁盘容量限制。

（2）用户可以合理地安排和管理磁盘中的文件。

（3）不同文件夹下的文件可以重名。

5. 文件的类型

在实际的使用过程中，会有多种不同类型的文件产生，如何标识这些文件？在 Windows 中，一般用扩展名（后缀名）来标识这些不同。

6. 文件属性

在 Windows 系统中文件属性有 4 种，存档（ Archive ）、只读（ Read Only ）、隐藏（ Hidden ）、系统（ System ），它们的含义如下：

（1）存档属性（A）：是用来标记文件改动的，即在上一次备份后文件有所改动，一些备份软件在作备份时，只备份带有存档属性的文件，备份后会把存档属性取消。文件或文件夹设置为"存档"属性，则表示该文件或文件夹应该被存档。

（2）只读属性（R）：该文档只能打开浏览，不能修改。有些重要的档案会设只读状态，避免不小心修改了这些文档的内容，除非解除只读的状态，不然这些文档是不能修改的。

（3）隐藏属性（H）：用来阻止文件在列表显示的属性，具有隐藏属性的文件，打开该文件所在的文件夹时，该文件的名称不显示出来。

（4）系统属性（S）：具有系统属性的文件是系统专用文件，也是区别非系统文件的标志。系统属性的特点：文件本身是隐藏的，也不能被删除、复制、重命名。

很多操作系统的文件系统还将文件的创建、修改日期和时间、文件的类型、文件的长度、文件所在位置等也作为文件属性的部分来描述。

7. 文件标识和路径

具体定位一个文件需要了解：文件存放的磁盘、存放的文件夹、文件名。

（1）文件标识。一般地，在计算机文件的表示为 [盘符][路径] 文件名。

（2）路径。当从某一文件夹出发（可能是根文件夹，也可能是子文件夹），去定位另一个文件夹或文件夹中的另一个文件时，中间可能要经过若干层次的文件夹才能到达，所经过的这些文件夹名的顺序排列。

2.3.2 "计算机"窗口与资源管理器

"计算机"窗口是 Windows 中用户管理文件及文件夹的主要工具，如图 2-15 所示。从"计算机"窗口用户能够一层一层地打开文件夹，找到目的文件或文件夹，完成对文件或文件夹进行创建、打开、复制、移动、删除和创建快捷方式等操作。

Windows 资源管理器也是 Windows 中用户管理文件及文件夹的主要工具，如图 2-16 所示。Windows 资源管理器不像"计算机"窗口，图标直接在桌面上，它位于"开始"菜单中的"附件"中，调用时稍显不便。用户可右击"开始"菜单，在弹出的快捷菜单中选择"资源管理器"命令，打开 Windows 资源管理器。

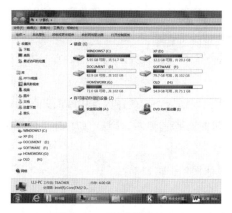

图 2-15 "计算机"窗口

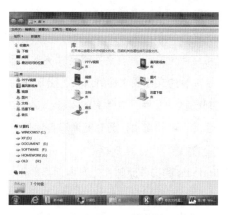

图 2-16 Windows 资源管理器

在 Windows 操作系统中，在 Windows 7 版前的各个版本中 Windows 资源管理器界面和"我的电脑"窗口（在 Windows 7 版中称"计算机"）不同，Windows 7 版的 Windows 资源管理器窗口和"计算机"窗口相同。

（1）从 Windows 资源管理器的窗口看，显示的是库中的分类内容。在以前版本的 Windows 中，管理文件意味着在不同的文件夹和子文件夹中组织这些文件。Windows 7 中，还可以使用库组织和访问文件，而不管其存储位置如何。库可以收集不同位置的文件，并将其显示为一个集合，而无须从其存储位置移动这些文件。

（2）从"计算机"的窗口看，显示的是计算机中各个磁盘的情况。Windows 7 版中两者几乎没有区别，可以分层的方式显示计算机内所有文件的详细图表。可以更方便地实现浏览、查看、移动和复制文件或文件夹等操作，用户可以不必打开多个窗口，而只在一个窗口中即可浏览所有的磁盘和文件夹。

左侧窗格中显示的是目录结构，右侧窗格中显示的是该类（下载、视频、图片等）或磁盘、文件夹下的具体文件。

若驱动器或文件夹前面有"▷"号，表明该驱动器或文件夹有下一级子文件夹，单击该"▷"号可展开其所包含的子文件夹，当展开驱动器或文件夹后，"▷"号会变成"▶"号，表明该驱动器或文件夹已展开，单击"▶"号，可折叠已展开的内容。例如，单击左边窗格中"计算机"前面的"▷"号，将显示"计算机"中所有的磁盘信息，选择需要的磁盘前面的"▷"号，将显示该磁盘中所有的内容。

若要移动或复制文件或文件夹，可选中要移动或复制的文件或文件夹右击，在弹出的快捷菜单中选择"剪切"或"复制"命令。单击要移动或复制到的磁盘前的加号，打开该磁盘，选择要移动或复制到的文件夹右击，在弹出的快捷菜单中选择"粘贴"命令即可。

2.3.3 文件夹和文件管理

对文件或文件夹的操作是操作系统人机对话接口的功能，主要是对文件或文件夹进行新建、复制、移动、重命名、删除、查看文件内容等操作。本节将详细介绍关于文件和文件夹的操作。

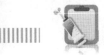

1. 创建新文件或新文件夹

用户可以创建新的文件夹来存放具有相同类型或相近形式的文件。创建新文件夹可按下列步骤操作：

（1）从"计算机"或 Windows 资源管理器窗口中，选择要创建新文件（夹）的磁盘或目的文件夹，并打开。

（2）在空白处右击，在弹出的快捷菜单中选择"新建"→"文件（夹）"命令，即可新建一个文件（夹）。或选择"文件"→"新建"→"文件（夹）"命令。

（3）在新建的文件（夹）名称文本框中输入文件（夹）的名称，然后按【Enter】键或单击其他地方。

2. 复制和移动文件或文件夹

在实际应用中，有时用户需要将某个文件或文件夹复制或移动到其他地方，以方便使用，这时就需要用到复制或移动命令。复制文件或文件夹就是将文件或文件夹复制一份，放到其他地方，执行"复制"命令后，原位置和目标位置均有该文件或文件夹。移动文件或文件夹就是将文件或文件夹放到其他地方，执行移动命令后，原位置的文件或文件夹消失，出现在目标位置。

复制或移动文件、文件夹的操作都是通过剪贴板完成的，何为剪贴板？它是在内存中临时开辟的一个特殊存储区域，可放文本，图形图像等各种信息，是 Windows 为解决应用程序交换信息（如移动、复制对象）专门设置的机制。

Windows 的操作原则：先选中，再操作，顺序不可颠倒。具体操作步骤如下：

（1）选中要进行复制或移动的文件或文件夹。

（2）选择"编辑"→"复制"或"剪切"命令，或右击文件或文件夹，在弹出的快捷菜单中选择"复制"或"剪切"命令。

（3）选中目标位置（磁盘和文件夹）。

（4）在目标位置（磁盘和文件夹）空白处右击，在弹出的快捷菜单中选择"粘贴"命令，或选择"编辑"→"粘贴"命令。注意：选定对象非常重要，具体方法详见表 2-1。

表 2-1 选定对象操作

选 定 对 象	操 作
所有对象	可选择"编辑"→"全部选定"命令或按【Ctrl+A】组合键
单个对象	单击所要选定的对象
多个连续对象	鼠标操作：单击第一个对象，按住【Shift】键，单击最后一个对象
	键盘操作：移动光标到第一个对象，按住【Shift】键，移动光标到最后一个对象
多个不连续对象	单击第一个对象，按住【Ctrl】键不放，单击剩余的每一个对象
反选（非选对象较少）	可先选择非选对象，然后选择"编辑"→"反向选择"命令

3. 重命名文件或文件夹

重命名文件或文件夹就是给文件或文件夹重新命名一个新的名称，使其可以更符合用户的要求。重命名文件或文件夹的具体操作步骤如下：

（1）选中要重命名的文件或文件夹。

（2）选择"文件"→"重命名"命令，或对着要重命名的文件或文件夹右击，在弹出的快捷菜单中选择"重命名"命令。

（3）这时文件或文件夹的名称将处于编辑状态（蓝色反白显示），用户可直接输入新的名称进行重命名操作。

注 意

也可在文件或文件夹名称处直接单击两次（两次单击间隔时间应稍长一些，以免使其变为双击），使其处于编辑状态，输入新的名称进行重命名操作。

---

4. 删除文件或文件夹

当有的文件或文件夹不再需要时，用户可将其删除掉，节省下宝贵的磁盘空间。删除后的文件或文件夹将被放到"回收站"中，用户可以选择将其彻底删除或还原到原来的位置。删除文件或文件夹的操作如下：

（1）选定要删除的文件或文件夹。若要选定多个相邻的文件或文件夹，可按住【Shift】键进行选择；若要选定多个不相邻的文件或文件夹，可按住【Ctrl】键进行选择。

（2）选择"文件"→"删除"命令，或对选中的对象右击，在弹出的快捷菜单中选择"删除"命令。

（3）弹出"确认文件（文件夹删除）"对话框，若要删除该文件或文件夹，可单击"是"按钮；若不删除该文件或文件夹，可单击"否"按钮。

（4）若想直接删除文件或文件夹，而不将其放入"回收站"中，可在第②步骤中选择"删除"命令时按住【Shift】键，或选中该文件或文件夹，按【Shift+Delete】组合键。

5. 删除或还原"回收站"中的文件或文件夹

"回收站"为用户提供了一个安全的删除文件或文件夹的解决方案，用户从硬盘中删除文件或文件夹时，Windows 会将其自动放入"回收站"中，用户可以将"回收站"中的内容还原到原位置。

> ——注 意——
> ① 删除"回收站"中的文件或文件夹，意味着将该文件或文件夹彻底删除，无法再还原。
> ② 若还原已删除文件夹中的文件，则该文件夹将在原来的位置重建，然后在此文件夹中还原文件。

6. 设置文件夹的某些选项

打开"文件夹选项"对话框，在"计算机"或 Windows 资源管理器窗口中，选择"工具"→"文件夹选项"命令，弹出图 2-17 所示的"文件夹选项"对话框。

在该对话框中有"常规""查看""搜索"3 个选项卡。这里主要介绍"常规"和"查看"（见图 2-18）选项卡。

在这两个选项卡中主要关心的是如下几个设置项：

（1）在同一个窗口中打开每个文件夹，还是在不同的窗口中打开不同的文件夹。

（2）通过单击打开项目，还是通过双击打开项目。

（3）是否显示所有文件夹。

（4）是否显示隐藏文件。

（5）是否隐藏已知文件类型的扩展名。

（6）是否隐藏受保护的操作系统文件。

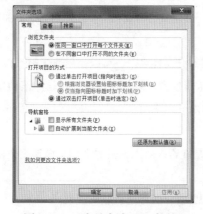

图 2-17　"文件夹选项"对话框

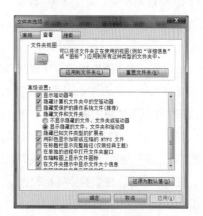

图 2-18　"查看"选项卡

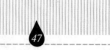

7. 更改文件或文件夹属性

在 Windows 系统中文件属性有 4 种，存档（A）、只读（R）、隐藏（H）、系统（S）。若将文件或文件夹设置为"只读"属性，则该文件或文件夹不允许更改和删除；若将文件或文件夹设置为"隐藏"属性，则该文件或文件夹在常规显示中将不被看到；若将文件或文件夹设置为"存档"属性，则表示该文件或文件夹需存档，有些程序用此选项来确定哪些文件需做备份。系统属性一般用户无须涉及。更改文件或文件夹属性的操作步骤如下：

（1）选中要更改属性的文件或文件夹。

（2）选择"文件"→"属性"命令，或右击文件或文件夹，在弹出的快捷菜单中选择"属性"命令，弹出属性对话框。选择"常规"选项卡，如图 2-19 所示。

（3）在属性框中设置或取消设置"只读""隐藏"，设置或取消设置文档属性时，单击"高级"按钮，弹出图 2-20 所示的对话框，可以进行设置或取消。

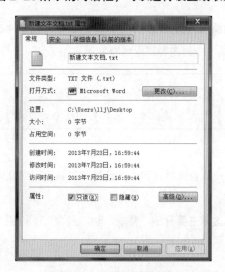

图 2-19　"常规"选项卡

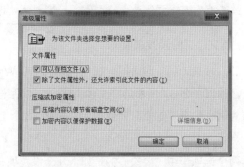

图 2-20　"高级属性"对话框

2.3.4　搜索功能

有时用户需要查看某个文件的内容，却忘记了该文件存放的具体的位置（路径）和准确名称，此时 Windows 提供的搜索文件的功能可以帮用户查找该文件，以便快速找到所需文件。

Windows 提供的搜索功能，既可以从"开始"菜单的"搜索"栏进行，也可以从"计算机"窗口的"搜索"栏输入搜索内容。Windows 提供了多种搜索方式：计算机、库、自定义、Internet 和文件内容等，如图 2-21 所示。

在"搜索"栏中可以输入要查找的文件或文件夹的"全部或部分文件名"，可以使用通配符 * 和? 。

如果在特定库或文件夹中无法找到要查找的内容，则可以扩展搜索，以便包括其他位置。滚动到搜索结果列表的底部，在"在以下内容中再次搜索"下，执行下列操作之一：

（1）单击"库"图标，在每个库中进行搜索。

（2）单击"计算机"图标，在整个计算机中进行搜索。这是搜索未建立索引的文件（如系统文件或程序文件）的方式。但是请注意，搜索会变得比较慢。

（3）单击 Internet 图标，以使用默认 Web 浏览器及默认搜索提供程序进行联机搜索。

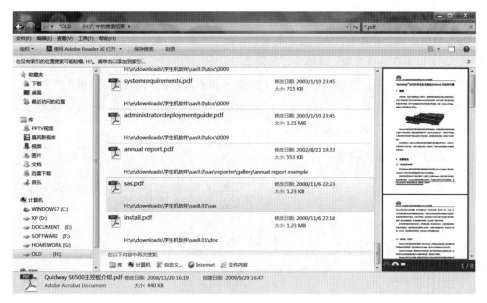

图 2-21　搜索结果窗口

（4）单击"自定义"图标，搜索特定位置。

例如，在 C:\Windows 文件夹下搜索扩展名为 .txt 的所有文件。

第一种方法：

在"搜索"栏中输入"*.txt"，待搜索完成，滚动到搜索结果列
表的底部，单击"自定义"图标，弹出图 2-22 所示的对话框。选择"计
算机"→"C:"→"Windows"复选框，单击"确定"按钮。

第二种方法：

打开"计算机"窗口，选择"计算机"→"C:"→"Windows"
复选框，再在"搜索"栏中输入"*.txt"，如图 2-23 所示。

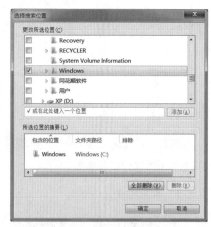

图 2-22　自定义中选择搜索位置

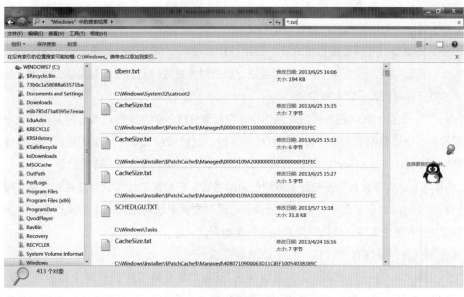

图 2-23　先定位文件夹再搜索

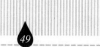

搜索功能的更多选项：

（1）文件搜索的范围，包含下属子文件夹的范围，在"计算机"窗口中，选择"工具"→"文件夹选项"命令，在弹出的对话框中选择"搜索"选项卡，如图 2-24 所示，进行设置。

（2）文件大小及修改日期的选择，在"搜索"栏中输入搜索内容，待搜索完成，单击搜索栏，弹出图 2-25所示的设置"大小"及"修改日期"的选择，选择".txt 大小"选项，弹出图 2-26 所示的选项供选择；选择"修改日期"选项，弹出图 2-27 所示的选项供选择。

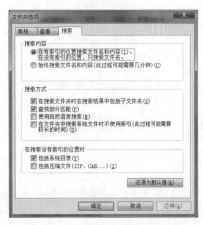

图 2-25　大小及修改日期选择

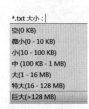

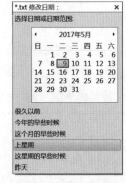

图 2-24　文件夹选项的搜索选项　　　　图 2-26　大小列表　　　　图 2-27　日期列表

2.3.5　磁盘操作

磁盘（尤其是硬盘）是计算机的重要组成部分，计算机中所有文件包括所安装的操作系统、各种应用程序、文档等都要保存在磁盘上。

1. 基本概念

（1）磁盘格式化。磁盘格式化就是按照规定的格式在磁盘上建立可以存放文件或数据信息的磁道和扇区。由前面第 1 章的介绍，我们知道软盘是由一个单塑料磁片构成，硬盘由多个合金磁片构成，它们围绕着同一个轴旋转，磁盘格式化后，每个磁片都被格式化程序标记为标准的多个同心圆，称之为磁道；磁道又进一步地标记，分成多个扇区。扇区是磁盘存储的最小单位。

对第一次使用的磁盘，必须要进行格式化。否则操作系统和应用程序将无法识别，也就无法向其中写入文件或数据信息。新买的硬盘则需要先格式化再使用。若要对使用过的磁盘进行重新格式化时，一定要当心，因为格式化操作将清除磁盘上一切原有信息。

（2）硬盘分区。硬盘分区就是将硬盘的整体存储空间划分成多个独立的区域，分别用来安装操作系统、安装各种应用程序、存储数据文件等，当我们创建分区时，就已经设置好了硬盘的各项物理参数，指定了硬盘主引导记录（即 Master Boot Record，一般简称为 MBR）和引导记录备份的存放位置。

（3）文件系统。文件系统是指在硬盘上存储信息的格式。它规定了计算机对文件和文件夹进行操作处理的各种标准和机制，用户对所有文件和文件夹的操作都通过文件系统完成。不同的操作系统一般使用不同的文件系统，不同的操作系统能够支持的文件系统不一定相同。

Windows 支持的文件系统有 FAT16、FAT32 和 NTFS。

① FAT16（File Allocation Table）文件系统是从 MS-DOS 发展过程的一种文件系统，最大只能管理 2 GB 的硬盘空间。其优点是一种标准文件系统，只要用户将分区划分为 FAT16 文件系统，几乎所有的操作

系统都可读写用这种格式存储的文件，包括 Linux 和 UNIX 等。

② FAT32 文件系统可管理的硬盘空间高达 2 TB，与 FAT16 比较而言，提高了存储空间的使用效率，缺点是兼容性没有 FAT16 格式好，它只能通过 Windows 95、OSR2、Windows 98、Windows 2000 和 Windows XP 进行访问。

③ NTFS（New Technology File System）文件系统是一种 Windows NT 开始引入的文件系统，增加了对文件访问权限的控制等保密措施，能够识别 NTFS 文件系统的操作系统有 Windows NT、Windows 2000\Windows XP 和 Windows 7 等。NTFS 5.0 是微软目前最新的文件系统，是专门为 Windows 2000 设计的，其新特性主要表现为硬盘配额的管理和文件加密功能等，在 Windows 2000、Windows XP、Windows 7 中都使用 NTFS 5.0 文件系统。

2. 磁盘的基本操作

1）格式化磁盘

格式化磁盘可分为格式化硬盘和格式化软盘两种。对使用过的硬盘进行重新格式化时，要格外慎重，由于硬盘容量大，长期使用存储的文件多而杂，格式化操作将清除硬盘上一切原有信息；快速格式化不扫描磁盘的坏扇区，直接从磁盘上删除文件。磁盘必须是曾经格式化过且确定该磁盘没有损坏的情况下，才使用该选项。

2）查看磁盘属性

磁盘的属性通常包括磁盘的类型、文件系统、空间大小、卷标信息等常规信息，以及磁盘的查错、碎片整理等处理程序和磁盘的硬件信息等。

（1）查看磁盘的常规属性。磁盘的常规属性包括磁盘的类型、文件系统、空间大小、卷标信息等，查看磁盘的常规属性可执行以下操作：

① 双击"计算机"图标，打开"计算机"窗口。

② 右击要查看属性的磁盘图标，在弹出的快捷菜单中选择"属性"命令。

③ 在"磁盘属性"对话框中选择"常规"选项卡，如图 2-28 所示。

④ 在该选项卡中，用户可以在最上面的文本框中输入或更改该磁盘的卷标；在该选项卡的中部显示了该磁盘的类型、文件系统、已用空间及可用空间等信息；该磁盘的容量，并用饼图的形式显示已用空间和可用空间的比例信息。

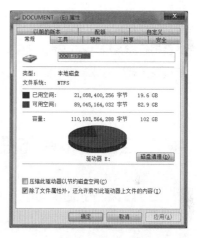

图 2-28 "常规"选项卡

⑤ 单击"磁盘清理"按钮，可启动磁盘清理程序，进行磁盘清理。此时将删除临时文件、Internet 缓存文件和可以安全删除不需要的文件，腾出它们占用的硬盘空间，以提高系统性能。

⑥ 单击"应用"按钮，即可应用在该选项卡中更改的设置。

（2）查看磁盘的工具属性。在"磁盘属性"对话框中选择"工具"选项卡，如图 2-29 所示。在该选项卡中有"查错""碎片整理"和"备份"3 种磁盘维护操作。

① 单击"查错"中的"开始检查"按钮，相当于启动了"磁盘扫描程序"。

② 单击"碎片整理"中的"立即进行碎片整理"按钮相当于启动了"磁盘碎片整理程序"。

③ 单击"备份"中的"开始备份"按钮相当于启动了"磁盘备份程序"，

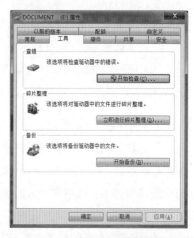

图 2-29 "工具"选项卡

可以对硬盘中的部分数据进行备份。

3）整理磁盘碎片

硬盘经过长时间的使用后，由于文件大小的不同，随着增删文件的操作，难免会出现很多零散的空间和磁盘碎片，使很多的文件不能存储在一个连续的磁盘空间中，在访问该文件时系统就要到不同的磁盘空间中去寻找该文件的不同部分，从而影响了运行的速度。同时由于磁盘中的可用空间也是零散的，创建新文件或文件夹的速度也会降低。使用磁盘碎片整理程序可以重新安排文件在磁盘中的存储位置，将文件的存储位置整理到一起，同时合并可用空间，实现提高运行速度的目的。

运行磁盘碎片整理程序的具体操作：

（1）选择"开始"→"所有程序"→"附件"→"系统工具"→"磁盘碎片整理程序"命令，弹出"磁盘碎片整理程序"对话框，如图2-30所示。

（2）在该对话框中显示了磁盘的一些状态和系统信息。选择一个磁盘，单击"分析磁盘"按钮，系统即可分析该磁盘是否需要进行磁盘整理；单击"磁盘碎片整理"按钮，即可开始磁盘碎片整理程序，系统会以不同的颜色条来显示文件的零碎程度及碎片整理的进度，整理完毕后，在弹出对话框中，单击"确定"按钮即可结束"磁盘碎片整理程序"。

由于磁盘碎片整理非常耗费时间，当分析结果为不需要进行磁盘碎片整理时，就没有必要进行该操作。一般选在"闲"时或晚间不使用计算机时完成该操作。

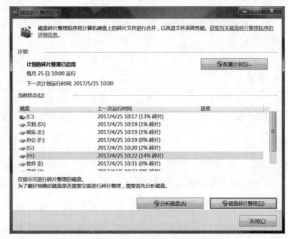

图2-30　"磁盘碎片整理程序"对话框

2.4　设备与任务管理

2.4.1　控制面板

控制面板是用来对系统进行设置的一个工具集，通过它，用户可以根据自己的需要对鼠标、键盘、桌面、显示器、打印机、网络等进行设置和管理，还可以进行添加和删除应用程序等操作。

"控制面板"窗口如图2-31所示，常用的打开方法有：

（1）在"计算机"窗口中，单击"打开控制面板"按钮。

（2）在"开始"菜单中，选择"控制面板"命令。

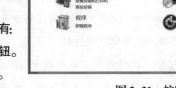

图2-31　控制面板

1. 定制鼠标和键盘

鼠标和键盘是操作计算机过程中使用最频繁的设备之一，几乎所有的操作都要用到鼠标和键盘。在安装 Windows 时系统已自动对鼠标和键盘进行过设置，但这种默认的设置可能并不符合用户个人的使用习惯，这时用户可以按个人的喜好对鼠标和键盘进行一些调整。

（1）调整鼠标的具体操作。在"控制面板"中选择"硬件和声音"下的"查看设

控制面板（显示、网络设置、打印机设置）

备和打印机",右击"鼠标"图标,在弹出的快捷菜单中选择"鼠标设置"命令,可以进行调整鼠标的具体操作。

（2）调整键盘的具体操作。在"控制面板"中依次单击"时钟、语言和区域"下的"更改键盘和其他输入法"超链接,弹出"区域和语言"对话框,在"键盘和语言"选项卡中单击"更改键盘"按钮,弹出"文本服务和输入语言"对话框,选择"高级键盘设置"选项卡,可对输入法的出现先后次序和热键进行调整设置。

2. 时钟设置

系统时间和日期是重要的系统属性,很多的程序运行时需要日期和时间信息。如世界上最大的统计软件 SAS,以及大、中型数据库应用等。

为计算机提供日期和时间的系统时钟由一个有后备电池的设备支持着,计算机断电时,它仍能正常工作。用户可随时调整系统时钟的时间和日期以及世界上的不同时区。可以双击"任务栏"最右侧的"通知区"中的时间栏（或在"控制面板"中单击"时钟、语言和区域"→"设置日期和时间"链接）进行"日期和时间"的设置。

3. 删除应用程序

在"控制面板"中单击"卸载程序"超链接,打开图 2-32 所示的窗口。

删除应用程序时,最好不要直接从文件夹中删除,因为应用程序的动态连接库文件（.dll）安装在 Windows 目录中,注册表中也有该应用程序的某些登记项,直接删除应用程序文件夹时这部分内容是不能删除的。应使用"卸载程序"来完成删除应用程序工作。

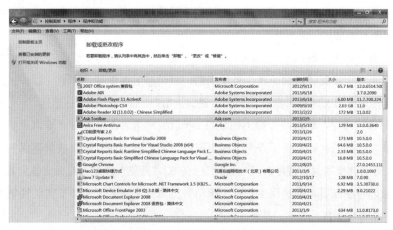

图 2-32　"程序和功能"窗口

2.4.2　显示属性设置

在"控制面板"中单击"外观和个性化"超链接,打开图 2-33 所示的窗口,可以根据喜好改变屏幕的外观,如分辨率、背景、屏幕保护程序等。

1. 屏幕背景的设置

背景是用户打开计算机进入 Windows 操作系统后,所出现的桌面背景颜色或图片。用户可以选择单一的颜色作为桌面的背景,也可以选择类型为 BMP、JPG、GIF、PNG、HTML 等的文件作为桌面的背景图片。

如图 2-33 所示,在"个性化"下单击 "更改桌面背景"超链接,打开图 2-34 所示的窗口,既可以从系统提供的表框中选择一幅或多幅喜欢的背景图片（可以设定每隔一定时间切换图片）,也可以指定图片,单击"浏览"按钮,在本地磁盘或网络中选择可以作为桌面背景的图片文件夹,此时该文件夹中的图片显示在表框中,和选定系统提供的图片一样选定即可。

若想用纯色作为桌面背景颜色，可在"图片位置"下拉列表中选择"纯色"选项，在提供的各种颜色中选择喜欢的颜色，单击"保存修改"按钮即可。

图片位置（P）还可设为"居中""平铺""拉伸""适应"和"填充"5种选项，可调整背景图片在桌面上的位置。

更改背景颜色是指当选择的图片不足以占满屏幕时，露出的部分显示背景颜色。

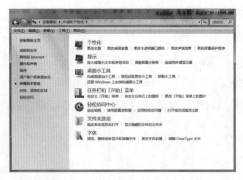

图2-33　"外观和个性化"窗口

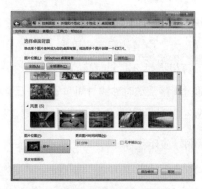

图2-34　"桌面背景"窗口

2. 屏幕保护的设置

屏幕保护就是若在一段时间内不使用计算机，设置了屏幕保护后，系统会自动启动屏幕保护程序，以掩盖屏幕上的真实信息不被泄露和保护屏幕不受损伤。

在实际使用中，若彩色屏幕的内容一直固定不变，间隔时间较长后可能会造成屏幕的损伤，因此若在一段时间内不使用计算机，可设置屏幕保护程序自动启动，以动态的画面显示屏幕，以保护屏幕不受损伤，同时屏幕保护的画面也掩盖屏幕上的真实信息，从而达到保护用户的重要信息不被泄露。

单击"更改屏幕保护程序"超链接，弹出图2-35所示的对话框。设置桌面屏幕保护的操作：在"屏幕保护程序"下拉列表中选择一种屏幕保护程序，在上面的小显示器中即可看到该屏幕保护程序的显示效果；单击"设置"按钮，可对该屏幕保护程序进行一些设置；单击"预览"按钮，可预览该屏幕保护程序的效果，移动鼠标或操作键盘即可结束屏幕保护程序；在"等待"文本框中可输入或调节微调按钮确定多长时间不使用机器，则启动该屏幕保护程序。

3. 设置屏幕分辨率

单击"显示"下的"调整屏幕分辨率"超链接，打开图2-36所示的窗口。调整"分辨率"即可完成屏幕分辨率的设置。也可以右击桌面空白处，在快捷菜单中选择"屏幕分辨率"命令，打开图2-36所示的窗口。

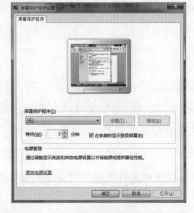

图2-35　"屏幕保护程序设置"对话框

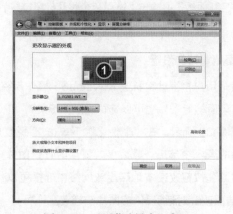

图2-36　"屏幕分辨率"窗口

2.4.3　网络设置及应用

1. 网络设置

1）设置 IP 地址

客户机接入 Internet，并进行如下的设置：

（1）在"控制面板"窗口中单击"网络和 Internet"下的"查看网络状态和任务"超链接，打开"网络和共享中心"窗口，如图 2-37 所示，再单击"本地连接"超链接，在弹出的对话框中单击"属性"按钮，弹出"本地连接 属性"对话框，如图 2-38 所示。

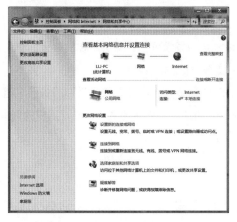

图 2-37　"网络和共享中心"窗口

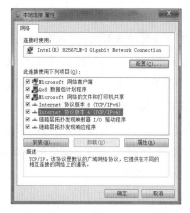

图 2-38　"本地连接 属性"对话框

（2）在"此连接使用下列项目"列表框中选择"Internet 协议版本 4(TCP/IPv4)"复选框，再单击"属性"按钮，弹出"Internet 协议版本 4(TCP/IPv4) 属性"对话框，如图 2-39 所示。

（3）根据从网络服务商获得的 IP 地址和 DNS 服务器地址，在"Internet 协议版本 4(TCP/IPv4) 属性"对话框中正确填入 IP 地址和 DNS 之后，单击"确定"按钮，完成设置。

2）网络标识

为了能在网络中找到或确认自己的计算机，Windows 7 可将每一台计算机加入到一个工作组或一个域中，并为计算机指定一个唯一的名称，便于网络管理和用户识别。操作步骤如下：

（1）在"控制面板"窗口中单击"系统"超链接，打开"系统"窗口，如图 2-40 所示。

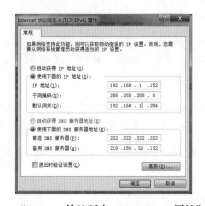

图 2-39　"Internet 协议版本 4(TCP/IPv4) 属性"对话框

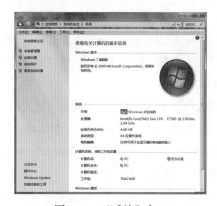

图 2-40　"系统"窗口

（2）单击"更改设置"超链接，弹出"系统属性"对话框，如图 2-41 所示。单击"更改"按钮，弹出"计算机名 / 域更改"对话框，如图 2-42 所示。

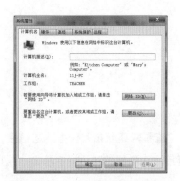

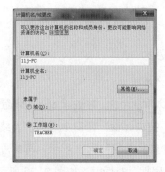

图 2–41　"系统属性"对话框　　　　图 2–42　"计算机名 / 域更改"对话框

计算机名：用于在"网络"中显示和识别用户的计算机。

工作组：工作组是对网络中的计算机进行管理的一种方式，通常可按计算机所在的位置、部门、项目或资源类型进行分组，相同类型的计算机划到一个组中，并赋予一个工作组名称。

域：一般是由几个运行网络操作系统（如 Windows 2003 Server）的计算机（又称服务器）组成，每台计算机在域中扮演特定的角色，其中一台设置为主域控制器，用来为域中其他计算机维护用户的账号和组。

（3）在相应的文本框中输入计算机名、工作组名或域名。

（4）单击"确定"按钮，完成对计算机的标识。

3）防火墙的启用

由于 Windows 内置了"Internet 连接防火墙"，所以当系统安装好后，防火墙组件就安装到用户的计算机中。防火墙就是一个位于计算机和它所连接的网络之间的软件，主要作用是防止不安全数据进入本地计算机，即流入流出该计算机的所有网络信息均要经过此防火墙，防火墙对这些信息进行扫描，过滤掉一些非法或未授权的信息或网页、网站等，保护用户的计算机免受攻击和破坏。用户可以对网络中的计算机启用"Internet 连接防火墙"，操作步骤如下：

在"控制面板"窗口中单击"网络和 Internet"下的"查看网络状态和任务"超链接，打开"网络和共享中心"窗口，单击"Windows 防火墙"超链接，打开"Windows 防火墙"窗口，单击该窗口中的"打开或关闭 Windows 防火墙"超链接，打开"自定义设置"窗口，如图 2–43 所示，根据需要选择开启或关闭 Windows 防火墙，完成 Windows 防火墙的设置。

2. 网上计算机

Windows 系统安装好后，在计算机桌面上就会显示"网络"图标，如果已经安装了网络组件，而桌面上又看不到"网络"图标，可以在桌面上右击，在弹出的快捷菜单中选择"个性化"命令，在打开的窗口中单击"更改桌面图标"超链接，在弹出的对话框中选择"网络"复选框，单击"确定"按钮，即可将"网络"图标添加显示到桌面上。

一个局域网是由许多台计算机连接组成的，在这个局域网中每台计算机与其他任何一台连网的计算机都可以称为"网络"。当网络连接和设置完成后，用户即可使用"网络"访问共享资源。其步骤如下：

（1）双击桌面上的"网络"图标，打开"网络"窗口，可以看到与本机相连的网络中的所有当前在线计算机，如图 2–44 所示。

（2）在"网络"窗口中，双击包含所需资源的计算机及其盘符、文件夹等。

（3）找到所需文件或文件夹后，即可进行复制、移动、删除、执行等操作。

3. 设置共享文件夹

前面已经介绍过在"网络"中访问资源。这些资源可以是文件夹，也可以是磁盘驱动器，还可以是打印机或扫描仪等。要实现这些资源的共享访问，就必须对它们进行共享设置。要说明的是，这里仅对共享资源的设置与使用进行介绍。

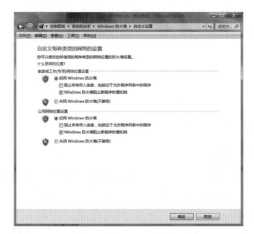
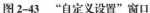

图 2-43　"自定义设置"窗口

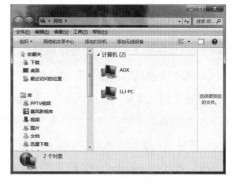

图 2-44　"网络"窗口

在"计算机"或资源管理器窗口中选定某一磁盘或文件夹，右击该对象，在弹出的快捷菜单中选择"属性"命令，打开对象的属性对话框中的"共享"选项卡，如图 2-45 所示。单击"共享"按钮，在弹出的"文件共享"对话框中选择或添加要与之共享的用户名称，单击"共享"按钮完成对该对象的共享设置。此时那些被选择或添加与之共享的用户名称的用户就可以通过网络访问本地计算机上的共享资源，可以进行复制、移动、运行、甚至删除等操作。

——注　意——

要想网络中的计算机能访问本地计算机资源，除了上面的设置共享，还要求本地计算机必须启用 Windows 的来宾账户 Guest（"控制面板"→"用户账户和家庭安全"→"用户账户"→"管理其他账户"→"Guest"账户→单击"启用"按钮）。

4．通过网络映射访问共享资源

在访问共享资源时，如果需要频繁地访问网上邻居中其他计算机上的某一共享文件夹，可以为它分配一个盘号，这就是"映射网络驱动器"。以后只需在"计算机"或资源管理器窗口中双击该盘符，即可直接访问该共享文件夹。例如，将网络中的一台名为 Ycx2 的计算机上的 D 盘映射为网络驱动器，方法如下：

（1）右击"计算机"，在快捷菜单中选择"映射网络驱动器"命令，弹出"映射网络驱动器"对话框，如图 2-46 所示。

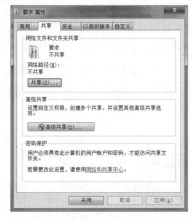

图 2-45　"共享"选项卡

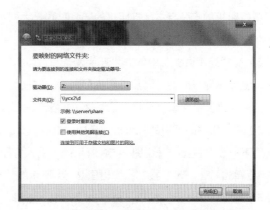

图 2-46　"映射网络驱动器"对话框

（2）选定映射驱动器号（如选 Z），如果希望以后系统启动后都可以使用这个资源，则选中"登录时重新连接"复选框。

（3）单击"浏览"按钮，在网络中选择共享的"Ycx2"的计算机上的 D 盘，单击"完成"按钮。

2.4.4 打印机设置

1. Windows 系统下的文件和打印机共享的含义

Windows 有强大的网络功能，可以直接连接进入网络，连接入网的目的是"共享资源"。本节所讨论的"Windows 系统下的文件和打印机共享"，就是"共享资源"问题。

"Microsoft 网络的文件和打印机共享"组件允许网络上的其他计算机通过网络访问用户的计算机资源。默认情况下 Windows 在安装时就安装并启用了该组件，在图 2-47 所示的"本地连接 属性"对话框中可以查看。每个使用 TCP/IP 的连接都会启用该组件，这样才能共享本地文件夹，实现网上文件和打印机的共享。

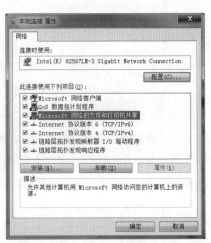

图 2-47　"本地连接 属性"对话框

2. Windows 系统下的文件和打印机共享设置

在 Windows 中，用户可以在本地计算机上安装打印机，如果用户是连入网络中的，打印机设为共享打印机，其他用户即可通过网络将其计算机上的文档由这台打印机打印。

由此看来，完成"共享打印机"需要两步：一是安装本地打印机；二是在客户计算机上安装网络打印机。

1）安装本地打印机

在安装本地打印机之前首先要进行打印机的连接，用户可在关机的情况下，把打印机的信号线与计算机的 LPT1 端口相连，连接好之后，就可以开机启动系统，准备安装其驱动程序。

由于 Windows 自带了一些硬件的驱动程序，在启动计算机的过程中，系统会自动搜索新硬件并加载其驱动程序，在任务栏上会提示其安装的过程，如"查找新硬件""发现新硬件""已经安装好并可以使用了"等提示框，此时打印机安装成功。

如果用户所连接的打印机的驱动程序没有在系统的硬件列表中显示，就需要使用打印机厂商所附带的光盘进行手动安装。

2）安装网络打印机

网络打印机的安装与本地打印机的安装过程是大同小异的，具体操作步骤如下：

（1）用户在安装前首先要确认是处于网络中的，并且该网络中有共享的打印机。

（2）在"控制面板"中单击"查看设备和打印机"超链接，打开"设备和打印机"窗口。单击"添加打印机"超链接，即可启动"添加打印机"向导，如图 2-48 所示。选择"添加网络、无线 Bluetooth 打印机"选项，搜索网络上的共享打印机，如图 2-49 所示。

（3）在搜索到的可用的打印机列表中，选择一个，单击"下一步"按钮，系统为该打印机安装驱动程序，再单击"下一步"按钮，弹出图 2-50 所示的"输入打印机名称"对话框。

（4）单击"下一步"按钮，弹出图 2-51 所示的"打印机共享"对话框。

（5）单击"下一步"按钮，再单击"完成"按钮。

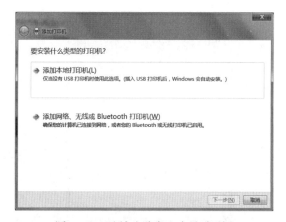

图 2-48　"添加打印机"向导对话框

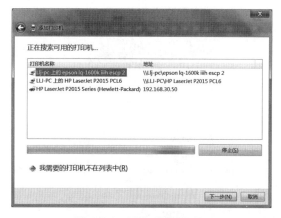

图 2-49　选择打印机对话框

此时，已经完成了添加网络打印机的全过程，网络共享打印机即可启动工作，用户以后就可以使用网络共享打印机进行打印作业。

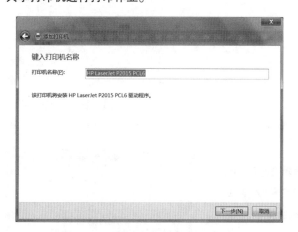

图 2-50　"输入打印机名称"对话框

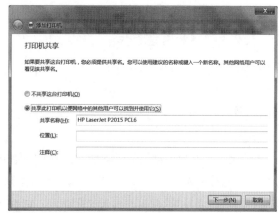

图 2-51　"打印机共享"对话框

2.4.5　设备管理器

设备管理器提供有关计算机上的硬件安装和配置的信息，以及硬件如何与计算机程序交互的信息。使用设备管理器，可以更新计算机硬件的设备驱动程序、修改硬件设置并对问题进行疑难解答。

要打开"设备管理器"，可单击"开始"按钮，然后单击"控制面板"中的"系统和安全"超链接，打开"系统和安全"窗口，单击"系统"下的"设备管理器"超链接；或右击"计算机"图标，在弹出的快捷菜单中选择"属性"命令，在打开的窗口中单击"设备管理器"超链接，打开图 2-52 所示的"设备管理器"窗口。

设备管理器（任务管理和用户管理）

通常，使用设备管理器检查硬件的状态，也可以更新设备的驱动程序。设备驱动程序是操作系统管理和驱动设备的程序。用户给计算机添加新设备时，也必须为该设备安装相应的驱动程序，否则操作系统无法管理和驱动该设备，该设备也就无法使用。设备驱动程序与设备密切相关，不同类型设备的驱动程序是不同的，不同厂家的产品驱动程序也不一定相同。

使用设备管理器检查硬件的状态时，如在"设备管理器"窗口中相应的设备上有"？"或"×"，则该设备的驱动程序安装不正确或未安装，该设备使用不正常或不能使用。此时需要安装驱动程序，使用更新设备的驱动程序功能，如图 2-53 所示。例如，要更新网卡的驱动程序，可右击"设备管理器"窗口中的网卡的标识，在弹出的快捷菜单中选择"更新驱动程序软件"命令，根据提示信息完成驱动程序的重新安装。

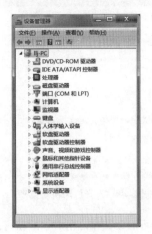

图 2-52 "设备管理器"窗口

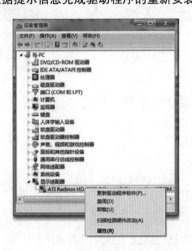

图 2-53 选择"更新驱动程序软件"命令

2.4.6 任务管理器

任务管理器是监视计算机性能的窗口。可以查看正在运行程序的状态，并终止已停止响应的程序。也可以使用多个参数评估正在运行的进程的活动，查看反映 CPU 和内存使用情况的图形和数据。查看网络状态，了解网络的运行情况。如果有多个用户连接到自己的计算机，可以看到谁在连接、他们在做什么，还可以给他们发送消息。

同时按【Ctrl+Alt+Delete】组合键，在出现的界面中单击"启动任务管理器"按钮即可打开图 2-54 所示的"Windows 任务管理器"对话框。

（1）"应用程序"选项卡显示计算机上正在运行的程序的状态。在此选项卡中，能够结束、切换或者启动程序。

（2）"进程"选项卡显示关于计算机上正在运行的进程的信息。例如，可以显示关于 CPU 和内存使用情况、线程数、句柄计数以及许多其他参数的信息。在此选项卡中，能够结束选定的进程。

（3）"服务"选项卡显示 Windows 操作系统的各种服务程序的状态，哪种服务已开启，哪种服务已停止，在此都可以了解，还可以单击"服务"按钮进行各种服务的开启和关闭。

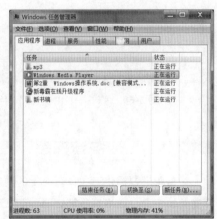

图 2-54 "Windows 任务管理器"窗口

（4）"性能"选项卡显示计算机性能的动态概述，其中包括：CPU 和内存使用情况的图表；计算机上正在运行的句柄、线程和进程的总数；物理、核心和认可的内存总数（KB）。

（5）"联网"选项卡显示网络性能的图形表示。它提供了简单、定性的指示器，以显示正在计算机上运行的网络状态。只有当网卡存在时，才会显示"联网"选项卡。在该选项卡上，可以查看网络连接的质量和可用性，无论是连接到一个还是多个网络上。

（6）"用户"选项卡显示可以访问该计算机的用户，以及会话的状态与名称。

2.4.7 用户管理

Windows 允许多个用户使用一台计算机，每个用户的个人设置和配置文件等，都会因个体的不同而有所不同。这时，用户可进行多用户环境的设置。使用多用户环境设置后，用户使用不同身份登录时，系统就会

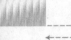

应用该用户身份的设置。

　　设置多用户环境的具体操作：在"控制面板"中单击"用户账户和家庭安全"超链接，打开图 2-55"用户账户和家庭安全"窗口。若要进行用户账户的更改，可单击"更改账户图片""添加或删除用户账户""更改 Windows 密码"等超链接进行相应操作。

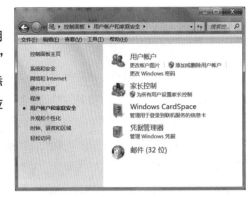

2.5　附件及应用程序

图 2-55　"用户账户和家庭安全"窗口

Windows 提供了许多附件及应用程序，本节简单介绍一些常用的附件及应用程序。

2.5.1　画图

　　"画图"程序是一个位图编辑器，如图 2-56 所示，可以对各种位图格式的图画进行编辑，用户可以自己绘制图画，也可以对扫描的图片进行编辑修改，在编辑完成后，可用 BMP、JPG、GIF 等格式存档，还可以将其发送到桌面和其他文本文档中。还可以通过"打开"并"另存为"命令完成对图像格式的转换。

2.5.2　记事本

　　"记事本"程序用于纯文本文档的编辑，功能没有"写字板"程序强大，适于编写一些篇幅短小的文件，由于它使用方便、快捷，应用也是比较多的，通常一些应用程序的README 文件是以记事本的形式打开的，如图 2-57 所示。

附件应用程序

　　在 Windows 系统中，为了适应不同用户的阅读习惯，在记事本中可以改变文字的阅读顺序，在工作区域右击，弹出快捷菜单，选择"从右到左的阅读顺序"命令，则全文的内容都移到了工作区的右侧。在记事本中用户可以使用不同的语言格式创建文档，而且可以用不同的格式打开或保存文件，当用户使用不同的字符集工作时，程序将默认保存为标准的 ANSI（美国国家标准化组织）文档。用户可以用不同的编码进行保存或打开，如 ANSI、Unicode、big-endian Unicode 或 UTF-8 等类型。

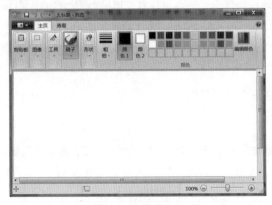

图 2-56　"画图"程序

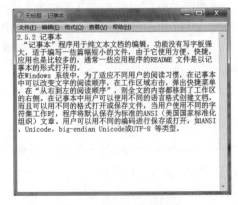

图 2-57　"记事本"程序

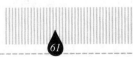

2.5.3 应用程序的使用

1. 计算器

计算器可以帮助用户完成数据的运算，它可分为"标准型""科学型""程序员""统计信息"4种，"标准型"可以完成日常工作中简单的算术运算；"科学型"可以完成较为复杂的计算，包含一些函数运算；"程序员"能完成和计算机相关的二进制、八进制、十进制、十六进制数的运算和相互转换，还有一些逻辑运算等，"统计信息"可以进行一些简单的统计运算等。它的使用方法与日常生活中所使用的计算器的方法一样，可以通过单击计算器上的按钮来取值，也可以通过从键盘上输入来操作。

标准型：单击"开始"按钮，选择"所有程序"→"附件"→"计算器"命令，打开"计算器"窗口，系统默认为"标准型"，如图2-58所示。

科学型：在"标准型"窗口，选择"查看"→"科学型"命令，打开"科学型计算器"窗口，如图2-59所示。

"程序员"和"统计信息"的调出同"科学型"一样，图2-60所示是"程序员计算器"窗口。

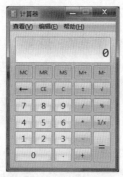
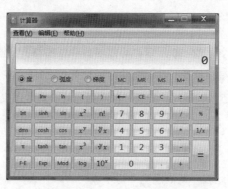
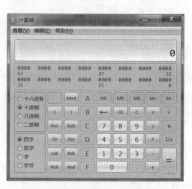

图2-58　标准型计算器　　　图2-59　科学型计算器　　　图2-60　程序员计算器

2. 录音机

使用录音机程序，必须在计算机上安装声卡和扬声器。录制声音，还需要有麦克风（话筒）。录下的声音被保存为波形（.wav）文件。

打开"录音机"，单击"开始"按钮，选择"所有程序"→"附件"→"录音机"命令，打开"录音机"界面，如图2-61所示。

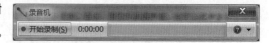

图2-61　"录音机"界面

（1）单击"开始录制"按钮。

（2）若要停止录制音频，可单击"停止录制"按钮，如果要继续录制音频，请单击"另存为"对话框中的"取消"按钮，然后单击"继续录制"按钮。继续录制声音，然后单击"停止录制"按钮。

（3）单击"文件名"文本框，为录制的声音输入文件名，然后单击"保存"按钮将录制的声音另存为音频文件。

（4）使用媒体播放器程序，可以播放计算机上已保存的音频文件。

3. Windows Media Player

Windows Media Player是一个全能播放器，可以播放大多数媒体格式，如视频、音频、图片、流媒体等。

打开Windows Media Player，单击"开始"按钮，选择"所有程序"→Windows Media Player命令，打开Windows Media Player窗口，如图2-62所示。

有两种模式："播放机库"模式和"正在播放"模式供选择，允许在两种模式之间切换，"播放机库"模式可以全面控制播放器的众多功能；"正在播放"模式可以简化媒体视图以适用于播放。

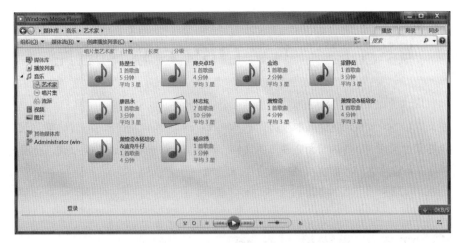

图 2-62　Windows Media Player 窗口

（1）媒体库管理。第一次启动播放器时，它会在计算机的音乐库、图片库、视频库和录制的电视库中自动搜索特定的默认文件夹。如果对这些媒体库中添加或删除文件，播放器都会自动更新其中可用的媒体文件。当播放计算机上或来自可移动存储设备的媒体文件时，该文件会自动包含在播放机库中，播放器不会自动添加来自可移动媒体（如 CD 或 DVD）的文件。

也可以手动将一些包含可播放媒体的文件夹添加到 Windows Media Player 媒体库中，具体操作如下：

① 单击"开始"按钮，选择"所有程序"→"Windows Media Player"命令。如果播放器当前已打开且处于"正在播放"模式，可单击播放机右上角的"切换到媒体库"按钮。

② 在播放机库中，单击"组织"按钮。

③ 选择"管理媒体库"命令，然后选择下列选项之一：

• "音乐"：选择该选项打开"音乐库位置"对话框。

• "视频"：选择该选项打开"视频库位置"对话框。

• "图片"：选择该选项打开"图片库位置"对话框。

• "录制的电视"：选择该选项打开"TV 录像库位置"对话框。

④ 单击"添加"按钮（或选中对话框中项目，单击"删除"按钮，完成从媒体库中删除）。

⑤ 在列表中找到文件夹，单击"包括文件夹"按钮，然后单击"确定"按钮。

（2）播放媒体文件。在"播放机库"模式中，浏览或搜索希望播放的项，若要播放播放机库中的文件，可在"详细信息"窗格中，双击该项以开始播放。或选择右侧顶端的"播放"选项卡，然后将项目从"详细信息"窗格拖动到列表窗格。

可将单个项目（如一首或多首歌曲）或项目集合（如一个或多个唱片集、艺术家、流派、年代或者分级）拖动到列表窗格。将项目集合拖动到列表窗格后，将开始播放列表中的第一个项目。

如果列表窗格已包含其他项目，可通过单击"清除列表"按钮来清除这些内容。

第 3 章　中文 Office 软件应用

本章介绍中文版 Office 软件的 3 个基本应用程序：Word、Excel 和 PowerPoint。通过学习这 3 个基本软件，要求读者能够熟练掌握运用 Word 编写图文并茂的文档；运用 Excel 分析处理实验数据；运用 PowerPoint 编写演示文稿，掌握应用程序之间数据交换的基本方法。

3.1　文字处理软件 Word

文字处理软件是为了使人们能够方便地使用计算机进行文字处理工作而编制的软件。从最早的西文字处理软件到中 / 西文兼容处理；从单一的文字处理到图、文、表混排技术；从单一文档的处理到多文档之间的协同处理等。文字处理软件在不断地发展，功能越来越强大、完善，操作越来越简单方便。一个文字处理软件应具有如下功能：

（1）文档管理功能：文档的建立、保存、加密和意外情况恢复等。

（2）编辑功能：包括文档内容的多种途径输入、文本的选定、复制、粘贴、自动更正错误、拼写检查、简体繁体转换、大小写转换、查找与替换等。

（3）排版功能：包括字符、段落、页面排版格式的设置等。

（4）表格处理：表格的建立、编辑、格式化、统计、排序以及生成统计图等。

（5）图形处理：多种类型图形 / 图像的建立、插入，图形 / 图像的编辑，图文混排等。

（6）高级功能：文档的自动处理，如建立目录、邮件合并、宏的建立和使用等。

文字处理软件从内部看虽然比较复杂，是一组组程序，但对用户来说，它提供的是一组使用简单、方便的功能命令，由于文档是电子格式的，所以可以方便地重用、共享，甚至是进行协作。从处理方式来看有批处理和所见即所得两种方式，批处理方式是指通过对文档加上排版符号后再排版的过程，实现对文档格式的相关处理，如北大方正排版软件采用的就是批处理方式；而"所见即所得"方式是在屏幕上经过设置，直接看到编排结果，如 Word、WPS 等。目前流行的文字处理软件主要有 Microsoft Office 办公自动化软件中的 Word、WPS Office 办公软件中的金山文字编辑系统、方正排版系统等。它们功能基本相同或相近，但是运行环境、处理方式、功能表达与操作界面等方面各有不同。

● 3.1.1　Word 工作界面

中文 Word 是 Microsoft 公司推出的办公自动化套装软件 Office 的重要组件之一，它集文字编辑和排版、表格和图表制作、图形 / 图像处理等功能为一体。它具有友好的用户界面，强大的协同工作功能，使用它可以轻松、高效地完成工作。

1. 启动和退出

启动和退出 Word 有多种方法，可以根据需要灵活选择。

1）启动

方法一：单击"开始"按钮，选择"所有程序"→"Microsoft Office"→"Microsoft Office Word 2010"命令。

方法二：双击桌面上的"Microsoft Office Word 2010"图标。

方法三：在任何窗口中，双击 Word 文档，都可启动 Word 并同时打开所选文档。

2）退出

方法一：单击 Word 窗口标题栏右侧的"关闭"按钮。

方法二：按【Alt+F4】组合键可以方便地退出 Word。

退出时如果存在经过修改和编辑而尚未保存的文档，应根据屏幕提示对信息加以保存。

2．Word 窗口与视图

1）Word 窗口组成

Word 工作界面主要由标题栏、功能区、滚动条、标尺、状态栏和编辑区等几个部分组成，如图 3-1 所示。

（1）标题栏。标题栏位于窗口最上方一行，它除了包含控制菜单按钮、正在编辑的文档名、应用程序名等信息外，还包括"最小化""最大化 / 还原"和"关闭"控制按钮，可以控制窗口的状态。还可以在其上加入其他功能按钮。

（2）功能区。功能区中提供了多个选项卡，包括了对文档操作的大部分功能。图 3-1 所示的是"开始"选项卡下的所有功能，用户可以根据需要选择某一功能对文档进行操作。Word 2010 功能选项卡是动态的，这是相对于早期版本最大的变化。如你选中了"图片"会出现"格式"选项卡，选中了"表格"会出现"设计"和"布局"选项卡。这也是 Office 2010 增加的功能，除 Word 外，Excel、PowerPoint 也有类似的功能。

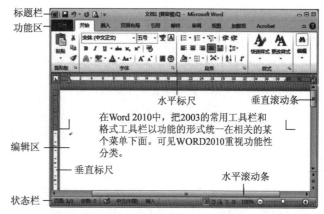

图 3-1　Word 2010 的工作界面

在 Office 2010 中，某一选项卡下包含什么功能是可以调整的，单击标题栏上的 ▼ 按钮，选择"其他命令"命令，在弹出的"Word 选项"对话框中，选择左边的"自定义功能区"，其中可以调整某项功能属于哪个选项卡，还可以新建选项卡、新建功能组。

（3）标尺。选择"视图"选项卡，选择"标尺"复选框，可在页面视图中显示标尺。

标尺由两部分组成：水平标尺和垂直标尺。在 Word 默认的情况下，水平标尺位于"格式"工具栏的下方，垂直标尺出现在编辑区的左侧。标尺可用于缩进段落、调整页边距以及设置制表位等；标尺的度量单位是可以改变的，用户可以根据编辑文档的需要选择不同的度量单位。

（4）文本编辑区。文本编辑区位于 Word 窗口的中心，是建立、编辑、查看和修改文本的区域，在编辑区内任意位置单击，均可定位当前文本插入点。

（5）状态栏。状态栏位于文档的最下方，其中包括页数、目前所在的页数 / 总页数、视图等信息。

（6）滚动条。滚动条是位于文档编辑区的右侧和下侧的可移动的条形工具，用来查看文档的显示位置，它包括垂直滚动条和水平滚动条。水平滚动条可以调节文档的左右位置，垂直滚动条可以调节文档的上下位置。用鼠标拖拉滚动条的滚动块或者单击滚动箭头，就可以显示文档的不同位置。

2）视图

为了满足不同需求，Word 提供了多种显示文档的方式。选择"视图"选项卡，可以选择"页面视图""阅读版式视图""Web 版式视图""大纲视图"和"草稿"等多种视图方式，如表 3-1 所示。单击"视图"选项卡"显示比例"组中的"显示比例"按钮，在弹出的"显示比例"对话框中可以设置文档的缩放比例。

表 3-1　视图方式

视图名称	特　　点
页面视图	以实际打印的形式显示文档的视图，可以观察到较全面的信息，如查看和编辑页眉、页脚，调整页边距，处理分栏、图形和边框等
阅读版式视图	可以对文档进行阅读。该视图中把整篇文档分屏显示，文档中的文本为了适应屏幕自动换行，该视图中没有页的概念，不显示页眉和页脚。屏幕顶部显示了文档当前屏数和总屏数
Web 版式视图	满足用户利用 Internet 发布信息和创建 Web 文档的需要。文档不进行分页，就像是在浏览器中浏览 Web 页一样
大纲视图	主要用于显示文档的结构。适用于长文档的结构调整和快速浏览
草稿	显示文本信息，但不能显示图形和页边距等信息，文本编辑区空间较大

3.1.2　文档的建立与管理

1. 新建文档

在输入内容之前首先要创建一个新的文档。

（1）启动 Word 后，自动生成一个默认名为"文档 1"的新文档，保存时需重新命名。

（2）选择"文件"→"新建"命令后，再单击右边可用模板中的"空白文档"按钮来创建新的文档。

2. 保存文档

在功能区上选择"文件"→"另存为"命令，在弹出的"另存为"对话框中设置"保存位置""文件名"，选择"保存类型"为"Word 文档"，然后单击"保存"按钮，即可以新文件名保存文件。如果该文档已经保存过了，则可直接单击工具栏上的"保存"按钮。

第一次保存文档时，如果直接选择"文件"→"保存"命令，也会弹出"另存为"的对话框。

3. 打开文档

保存完文档后，可以发现在所选择的保存的位置上会生成一个扩展名为 .docx 的文件。当要对这个文件进行修改时，首先要打开它。选择"文件"→"打开"命令，弹出"打开"对话框；选择"查找范围"和"文件类型"，显示文件列表，双击文件名即可。

在"文件"菜单下方列出若干最近使用过的文档列表，单击文件名也可打开该文档。

4. 关闭文档

选择"文件"→"关闭"命令，即可以关闭当前活动文档；先按住【Shift】键，然后选择"文件"→"全部关闭"命令，将关闭所有打开的文档；也可以使用快捷键【Alt+F4】来关闭文档。

还可以打开或保存旧版本的 DOC 格式的文档。

3.1.3　文档编辑

1. 文本的输入

新建 Word 文档后，便可以在文档中输入内容。在输入文本内容时，可直接从键盘输入，也可通过"插入"选项卡输入。在 Word 窗口的编辑区中会出现一个闪动的光标，这个光标代表的是当前文本输入的位置。

2. 文本的选取

在 Word 中，常常要对文档的某一部分进行操作，如某个段落、某些句子等，须先选取要进行操作的部分，被选取的文本以黑底白字的高亮形式（或者着色）显示在屏幕上，这样就很容易与未被选取的部分区分出来。选取文本之后，用户所做的任何操作都只作用于选定的文本。选定文本对象的方法很多，表 3-2 列出了几种最常用的方法。

表 3-2　选定文本

应　　用	操　　作
较小的文本块	在文本块的起始处定位插入点，拖动鼠标直至全部文本块着色
较大的文本块	定位插入点，按住【Shift】键，滚动文本，单击文本块结尾处
整行或多行文本	在左侧文本选定区从文本块起始处向下拖动至全部文本块着色
全部文本	三击左侧文本选定区，或按【Ctrl+A】组合键
矩形文本	按住【Alt】键，在要选取的开始位置按下鼠标左键，拖动鼠标

3. 文本的复制、移动和删除

Word 主要利用剪贴板进行文本的复制、移动和删除。剪贴板可以看成是 Word 的临时信息记录区域，复制和剪切时先将选定内容存放到剪贴板，粘贴时将剪贴板的内容复制到文档中插入点的位置。Word 剪贴板可以记录多项内容，同时可以进行有选择地粘贴操作。

文本复制、移动和删除时，先要选取要操作的文本。

（1）复制。在"开始"选项卡下单击"剪贴板"功能组中的"复制"按钮，或在选取的文本上右击，在弹出的快捷菜单中选择"复制"命令，光标定位至新的位置后，单击"粘贴"按钮即可完成复制操作。

（2）剪切。在"开始"选项卡下单击"剪贴板"功能组中的"剪切"按钮，光标定位至新的位置后，单击"粘贴"按钮即可完成文本的移动。复制、剪切和粘贴操作当然还可以使用组合键的方式（分别为【Ctrl+C】【Ctrl+X】【Ctrl+V】）。

（3）删除。按【Delete】键即可删除选中的文本。

4. 撤销与恢复

在编辑文档时，经常会发生一些错误操作，如写错了某个字符，误删了不该删除的内容等，为此 Word 提供撤销与恢复功能。撤销是为了纠正错误，即取消上一步的操作结果，将编辑状态恢复到所做误操作之前的状态；恢复则对应于撤销，是将撤销的操作再恢复回来，所以恢复操作实际上是撤销操作的逆操作。

撤销的方法可单击标题栏上的"撤销"按钮 。恢复的方法可单击标题栏上的"恢复"按钮 。

5. 查找与替换

在对一篇较长的文档进行编辑时，经常需要对某些地方进行修改，如把"病菌"改成"细菌"，这时如果单靠眼睛逐字逐行地查找"病菌"一词，再改成"细菌"。不仅费时费力，而且很容易遗漏。为此，Word 提供了强大的查找和替换功能，可轻松地完成上述工作。可单击"开始"选项卡下"编辑"功能组中的"替换"按钮，在弹出的"查找和替换"对话框中进行设置，如图 3-2 所示。

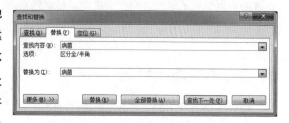

图 3-2　"查找和替换"对话框

如果对查找的范围有具体的限定，可以对查找进行"更多"选项的设置。方法是单击"查找和替换"对话框中的"更多"按钮，展开其更多选项。其中"搜索"下拉列表框中有"向上""向下"和"全部"3 个选项："全部"选项代表在整个文档中进行查找；"向下"指从当前位置向下查找；"向上"指从当前位置向上查找，当前位置即光标所在位置。另外，在"搜索选项"选项区中还有 10 个复选框用来限制查找的形式，如"区分大小写"等，当对应复选框处于选中状态时，即开启了该项功能。

还有，"查找和替换"对话框中的"特殊格式"按钮可以展开，也就是说替换的对象可以是文字以外的特殊符号，例如，可以将下载文档中多余的回车符去掉，在"查找内容"中输入"段落标记"，"替换为"中什么也不输入，即可以去掉文档中多余的回车符。

"全部替换"功能要慎用！意指一次性替换所指定范围内的全部内容。例如，将全文中所有"ABC"替换成"DEF"，如果单击"全部替换"按钮，将会替换全文中的"ABC"为"DEF"，过程中间没有提示。如有"ABCD"这样不需要替换的字符串，将会造成错误的替换。

3.1.4　多文档、多窗口编辑

在编辑文档时，有时经常需要打开多个文档，并且在它们之间进行互操作。下面介绍多文档、多窗口的操作技巧。

1. 打开多个文档

打开多个文档的方法很简单，主要有两种：一种是逐个按照打开单个文档的方法打开，这种方法比较慢且烦琐；另一种方法能一次打开多个文档，选择"文件"→"打开"命令，弹出"打开"对话框；按住【Ctrl】键，依次单击所有要打开的文档；单击"打开"按钮即可打开所有选中的文档。

打开多个文档后，通常在屏幕上只看到一个文档，而 Word 可以同时显示多个文档，方法是：在"视图"选项卡中，单击"窗口"功能组的"全部重排"按钮，这样打开的且未被最小化的文档就会在屏幕上同时显示出来，每一个文档在屏幕上都显示为一个小窗口。这样在多个文档之间互操作时就可以避免窗口之间的重复切换。

2. 单文档的多窗口显示

如果要在一个长文档的不同部分之间进行操作，用滚动条来滚动文档是一个方法，Word 提供了两种更简单的方法。

（1）用不同的窗口显示同一文档的不同部分，具体方法：打开需要显示的长文档，然后在"视图"选项卡中，单击"窗口"功能组的"新建窗口"按钮，这样屏幕上就会产生一个新的窗口。新旧窗口显示的是同一个文档（但它们显示在标题栏上的文件名是不一样的），这时可以用滚动条的方法来让它们显示同一文档的不同部分。

（2）用同一个窗口不同的子窗口显示同一文档的不同部分，具体方法：在"视图"选项卡中，单击"窗口"功能组的"拆分"按钮，这时鼠标指针变成一条横线，移动鼠标指针到确定拆分窗口的位置，单击鼠标左键，当前的窗口就会被拆分为两个子窗口，可以拖动滚动条让它们显示同一文档的不同部分。如果要还原到原来一个窗口的状态，则在"视图"选项卡中，单击"窗口"功能组的"取消拆分"按钮即可。

3.1.5　页面排版

因为分类理念不同，不同版本的 Word 某一项功能可能属于不同的选项卡或不同的菜单。按我们的理解，同属页面排版的子功能，在 2010 中可能属于不同的选项卡。从本小节开始，我们会特别强调某项功能从哪个选项卡进入。例如，我们会告诉读者，设置字体字号，要从"开始"选项卡进入；而分栏功能要从"页面布局"选项卡进入。其实，右击选定的文字或其他对象，可以从弹出的快捷菜单中选择相应功能。

文档页面排版

1. 字符的格式

字符格式包括字体种类、字符大小、字形、颜色以及各种修饰效果等，字符格式的编排决定字符在屏幕上和打印时的显示形式。对一个文档的不同内容使用不同的字体和字形，可以使文档的层次分明、结构清晰，让阅读者一目了然，从而便于抓住重点。

字符的常用格式都在"开始"选项卡下的功能区表达出来，包括在"字体"功能组内。可以直接使用，但也可以像 2003 版一样，通过单击"字体"功能组右下方的 按钮，打开"字体"对话框，如图 3-3 所示。

（1）字体。常用的汉字字体有宋体、黑体、楷体和仿宋体等。此外，Windows 操作系统还提供了其他字体，如隶书、幼圆等。在文档中适当地改变字体，可以使文章显得结构分明、重点突出。

选定文本后单击 按钮，在弹出的"字体"对话框中选择"字体"选项卡可设置中文字体和英文字体。在"中文字体"下拉列表框中选择要设置的中文字体；在"西文字体"下拉列表框中选择要设置的英文字体，单击"确定"按钮，即可为中英文设置相应字体。

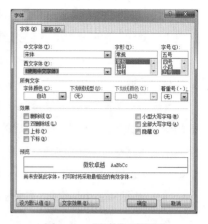

图 3-3　"字体"对话框

（2）字号和字形。所谓字号，就是指字的大小，在印刷出版业，一般用"号"作为字体大小的衡量单位。Word 默认设置字号为五号。此外，为了强调一些文字，还经常需要改变文字的字形。

改变字号的目的通常是为了将不同层次的文字从大小上区分开来。例如，文章中标题的字号通常要比正文的略大一些，而表格中的字号要小一些。

改变字形可将文字设置为粗体或斜体。

可以通过图 3-3 所示"字体"对话框中的"字体"选项卡来设置字形和字号。

（3）间距和缩放。Word 提供了间距缩放功能，可以通过此项功能调整文档的外观、提高可读性。可以通过图 3-3 所示的"字体"对话框中的"高级"选项卡来设置间距和缩放。

（4）颜色和效果。可以在"字体"功能区中直接设置，也可以在"字体"对话框中提供的"字体颜色"下拉列表框来设置颜色，效果栏中设置效果。

（5）动态效果。Word 还可以为文本设置动态效果，以获得文字在屏幕上的动态显示效果。在"字体"功能区单击 按钮设置文本的动态效果。

（6）中文版式效果。单击"字体"功能区的 按钮，可以设置如下字体效果：

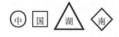

2. 段落格式化

段落是文本、图形、对象或其他项目等的集合。

（1）段落对齐。在设置段落格式时，先将光标定位到要设置的段落，或选定要设置的多个段落，单击"开始"选项卡"段落"功能组中的 按钮，弹出如图 3-4 所示的"段落"对话框。

在"对齐方式"栏中列出了 Word 文本水平方向的对齐方式。一般文档标题采用居中对齐，正文采用两端对齐，数字则多采用右对齐。

（2）段落缩进。段落的缩进决定了段落到页边距的距离。在"缩进和间距"选项卡中可以设置段落的"左""右"、"首行缩进"和"悬挂缩进"等。"悬挂缩进"指段落中除首行外其余各行缩进的空间，一般的文档首行缩进两个字符。通过水平标尺上的缩进滑块和"格式"选项卡中提供的"增

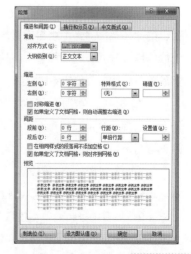

图 3-4　"段落"对话框

加缩进量"和"减少缩进量"可以方便、快速地为段落设置缩进格式。如果文档中未显示标尺，可选择"视图"选项卡"显示"选项组中的"标尺"复选框使其显示。

（3）间距设置。间距分段落间距和行间距两类，分别用于控制段落与段落之间和行与行之间的距离。在"缩进和间距"选项卡中可以设置段落的"段前""段后"和"行距"属性。

（4）换行和分页。Word 中可以通过控制换行和分页精确地控制段落格式，在控制换行符和分页符时主要使用"段落"对话框中的"换行和分页"选项卡。

（5）段落格式复制。段落后跟有回车符作为段落标记，段落标记除了标记一个段落的结束，还存储了段落的全部格式信息。选取原段落后的回车符，单击"开始"选项卡下最左边的"格式刷" 按钮，然后刷过目标段落的回车符，被刷段落立即采用原段落格式。双击"格式刷"，原格式可以多次复制，直至再次单击"格式刷"结束。

（6）边框和底纹。当需要对文档中的部分文本或段落添加边框时，可先选定要添加边框的文本。单击"页面布局"选项卡下"页面背景"功能组的"页面边框"按钮，弹出"边框和底纹"对话框，选择"边框"选项卡，如图 3–5 所示。

在"设置"选项区选择边框外观，在"线型"列表框中选择边框的线型，在"颜色"下拉列表框中选择边框的颜色，在"宽度"下拉列表框中选择边框的粗细，在"应用于"下拉列表框中选择"段落"选项。单击"确定"按钮，即可完成边框设置。

与添加边框一样，如果需要，还可以对段落添加底纹，先选中要添加底纹的段落，选择"边框和底纹"对话框中的"底纹"选项卡，如图 3–6 所示。

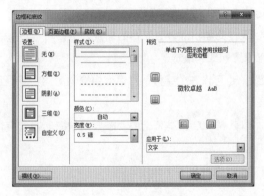
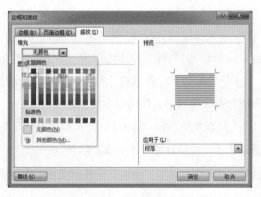

图 3–5　"边框"选项卡　　　　　　　　　　　图 3–6　"底纹"选项卡

在"填充"选项区的调色板中选择一种填充颜色，如果没有合适的颜色，则单击"其他颜色"按钮，在弹出的"颜色"对话框中自定义颜色；在"图案"选项区的"样式"下拉列表框中选择一种应用于填充颜色上层的底纹样式；在"颜色"下拉列表框中选择图案颜色；在"应用于"下拉列表框中选择"段落"选项，然后单击"确定"按钮完成操作。

（7）分栏。分栏排版可以提高文档的阅读速度，也可以使文档版式生动活泼。分栏时正文的排列从一栏的底部到另一栏的顶部直至页面填满。选定文本，单击"页面布局"选项卡下的"分栏"下拉按钮，在弹出的下拉列表中可设置栏数、各栏宽度及栏与栏之间的间距等。

（8）首字下沉。设置段落"首字下沉"可使得段落内容更加醒目。定位光标，单击"插入"选项卡"文本"功能组中的"首字下沉"下拉按钮，在弹出的下拉菜单中选择不同属性即可。

（9）项目符号和编号。项目符号指的是提纲式文档的前导符，如黑点、方块等；项目编号指的是系列性文本前面的序号。使用项目符号和编号可以使文档结构清晰，层次分明，使读者易于阅读，便于比较。选定段落，单击"开始"选项卡"段落"功能组中的"项目符号" ≡ ▼或"编号" ≡ ▼按钮，完成项目符号设置或进行编号。

3. 页面格式化

（1）页面设置。页面设置主要包括页边距设置、纸张设置、版式设置等，其中页边距和纸张设置是最重要的，合适的纸张、合理的页边距将使文档显得更为美观。

在"页面布局"选项卡下，有少量常用的页面设置内容，如页边距、纸张方向、纸张大小等。更多的内容还是在"页面设置"对话框中。

单击"页面布局"选项卡下的"页面设置"功能组右下方的 ⌐ 按钮，弹出"页面设置"对话框，如图 3-7 所示。默认显示的是"页边距"选项卡，将光标置于"页边距"选项区中要改变数值的数值框中，删除原来的数字，输入新的数字即可设置页边距。在"页面设置"对话框中选择"纸张"选项卡。单击"纸张大小"选项区中下拉列表框右侧的下拉按钮，在弹出的下拉列表中选择需要的纸张类型即可完成对相应纸张的设置。

（2）背景。背景显示在页面最底层，合理地运用背景会使文档活泼明快，使阅读者有一种美的享受。

单击"页面布局"选项卡"页面背景"功能组的"页面颜色"下拉按钮，在下拉菜单中选择颜色，即可为文档设置该颜色作为背景。

（3）页面边框。单击"页面布局"选项卡"页面背景"功能组中的"页面边框"按钮，弹出"边框和底纹"对话框，选择"页面边框"选项卡，选择边框的"样式""颜色"和"宽度"，也可以选择"艺术型"，在"预览"栏中预览结果，利用栏中上下左右按钮，设置或撤销各边框。

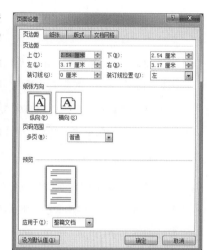

图 3-7　"页面设置"对话框

（4）改变文字方向。为适应中文文档的排版需求，Word 提供了竖排文字功能，包含文本、表格和标注等多种对象的文档可迅速在横向显示和纵向显示之间进行转换。单击"页面布局"选项卡"页面设置"功能组中的"文字方向"下拉按钮，在下拉菜单中选择所需要的选项，达到改变方向的目的。改变文字方向功能是按"节"进行操作的。

（5）插入页眉和页脚。页眉和页脚是文档的辅助信息，它们通常包含文档的说明、章节名、标题、页数、页码和日期等。在文档中，可以用同一个页眉和页脚，也可以在文档的不同部分使用不同的页眉和页脚。比如在文档的开头或某一章节的开头用特殊徽标作页眉；奇数页使用章节名作页眉；偶数页使用文档名或说明作页眉等。单击"插入"选项卡中的"页眉"或"页脚"按钮，可分别对文档设置页眉和页脚。

3.1.6　插入操作

1. 插入日期、时间和特殊字符

在输入文本时，有时需要输入一些特殊的字符，如日期、时间和特殊符号等，特殊符号是指键盘上没有的符号，如⑩、长破折号（——）、省略号（……）或不间断空格等，以及国际通用字符，如 ě 和℃。

向文档中插入日期和时间有 3 种方式：键盘直接输入方式、静态方式和自动更新方式。

（1）键盘输入方式：用键盘直接输入即可。时间和日期可以是任意的，不受系统时间的限制，所以也不会自动更新。

（2）静态方式：将光标移动到要插入时间或日期的位置，单击"插入"选项卡"文本"功能组中的"日期和时间"按钮，弹出"日期和时间"对话框。在"可用格式"列表框中选择需要的日期或时间格式，单击"确定"按钮，当前系统的日期或时间就会按选定的格式插入到文档中。

（3）自动更新插入方式：是指把日期和时间插入文档后，日期和时间还会随着系统时间的改变而自动更新，在打印文档时，打印出的总是当前的日期和时间，这适用于通知、信函等文档类型。具体的操作步骤和静态方式类似，不同的是要在"日期和时间"对话框中选择"自动更新"复选框。

2. 插入分隔符（分页符和分节符）

分隔符主要包括分页符和分节符。插入分隔符可以更灵活地设置页面版式，使页面设置与文档内容有机结合。

文档未充满一页面需要分页时，可以人工插入分页符。定位插入点，单击标题栏上的"插入分页符和分节符" 按钮，选择所需要的分页符功能。

默认情况下 Word 将整篇文档视为一节，采用相同的页面格式。如果一篇文档中需要采用不同的页边距、页面边框或页眉页脚等格式，就必须插入分节符。单击标题栏上的"插入分页符和分节符" 按钮，选择某种类型的分节符，确定下一节的起始位置。

3. 插入文本框

文本框是一种可以在其中独立地进行文字输入和编辑的图形框，在文档中适当地使用文本框，可以实现一些特殊的编辑功能，它就像一个盛放文字的容器，可以在页面上定位并调整，利用文本框还可以重排文字和向图形添加文字。

将光标置于需要插入文本框的文档中，单击"插入"选项卡"文本"功能组中的"文本框"下拉按钮，将弹出一个快捷菜单，在快捷菜单中选择一种类型（如简单文本框），会在文档中弹出画布。在画布中单击，即可在其中输入文字。

右击文本框边框，在快捷菜单中选择"设置文本框格式"命令也可以修饰文本框，如设置阴影、边框、填充颜色或背景等。

创建文本框时需要画布，但创建完文本框后不再需要画布，因此应该将画布删除。将鼠标指针置于文本框的边线处，鼠标指针将变为双向箭头形状。按下鼠标左键不放，将文本框拖到画布之外。在画布内右击，在弹出的快捷菜单中选择"剪切"命令，即可删除画布。

4. 插入文件

定位插入点，单击"插入"选项卡"对象"功能组的下拉按钮，选择"文件中的文字"命令，在文件列表中双击要插入的文件名，即可在文档中插入保存好的文件，实现多文档的合并。

5. 插入公式

在需要输入数学公式时，可以使用 Word 为此提供的公式编辑器。

定位要插入数学公式的位置。单击"插入"选项卡"文本"功能组中的"对象"按钮，在弹出的"对象"对话框中选择"新建"选项卡，如图 3-8 所示。

选择"对象类型"列表框中的 Microsoft 公式 3.0 选项，如果列表框中没有 Microsoft 的公式编辑器，则需进行安装。

单击"确定"按钮，弹出"公式"编辑器。在"公式"编辑器中选择符号，输入变量和数字，以创建公式。在"公式"

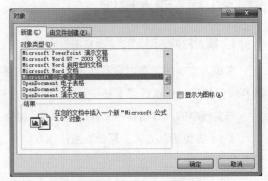

图 3-8 "对象"对话框

编辑器的第一行，用户可以在 150 多个数学符号中进行选择。可以在众多的样板或框架（包含分式、积分和求和符号等）中进行选择。

6. 插入超链接

在 Word 文档中插入超链接可以实现资源共享。

例如，在文档中插入超链接，连接至"中华医学会"网站。

操作步骤：

（1）选中文档中的"中华医学会"文本，单击"插入"选项卡"链接"功能组中的"超链接"按钮，弹出"插入超链接"对话框，在"要显示的文字"栏中显示"中华医学会"字样。

（2）在"地址"栏中输入中华医学会网址 http://www.cma.org.cn；确定后"中华医学会"字样变成另一种颜色并加上了下画线，鼠标指针移到文字上时会变成手的形状，单击，即可跳转到"中华医学会"主页。

超链接目标可以选择 Internet 网址或 E-mail 地址、本机上的文档，还可以通过"书签"选择本文档由书签或各级标题标识的位置。

7. 插入脚注、尾注和批注

脚注和尾注是对正文内容的补充说明，批注用于联机审阅。

通常脚注是与本页内容有关的说明，如注释，位于每一页的底端；尾注是与整篇文档有关的说明，位于文档的末尾，如引用的参考文献。

定位光标插入点，然后单击"引用"选项卡"脚注"功能组中的"插入脚注"或"插入尾注"按钮，光标插入点出现"插入脚注"或"插入尾注"的标志，在页末或文末输入"脚注"或"尾注"内容即可。

查阅脚注和尾注时单击"引用"选项卡"脚注"功能组中的"显示备注"按钮，光标将出现在该注释所在位置，并显示其内容。

插入批注与插入脚注尾注的方法类似。定位光标，单击"审阅"选项卡"批注"功能组中的"新建批注"按钮，在出现的"批注"区输入批注文本即可。批注插入后，双击批注标记进入批注窗格，可以修改批注；用鼠标指向批注标记，可联机阅读批注内容。

3.1.7 图形与表格操作

1. 图片的插入与编辑

（1）插入图片。向文档中插入图片不仅可以美化版面，而且可以更好地说明文档中要表示的内容。图片可以是常规的图片文件、剪贴画、形状、图表等。

插入方法：定位文档中要插入的位置，单击"插入"选项卡"插图"功能组中的"图片"/"剪贴画"/"形状"/"SmartArt"/"图表"等按钮，可以将相应对象插入到光标所在的位置。

（2）编辑与设置图片。在插入图片后，右击该图片，弹出针对该"图片"的快捷菜单，从快捷菜单中选择"大小和位置"命令，弹出"布局"对话框，如图 3-9 所示，可对其位置、文字环绕、大小进行设置，另外，插入图片后，选中该图片，系统也会自动增加一个"格式"选项卡，在此选项卡下也可对该图片格式进行各种设置。

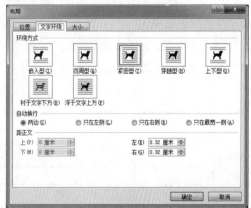

图 3-9　"布局"对话框

示例：插入 DNA 图片，将其与目前的书稿并排（排在文字右边，如图 3-10 所示）。

操作步骤：

（1）定位插入点，单击"插入"选项卡"插图"功能组中的"图片"按钮，双击 DNA.jpg。

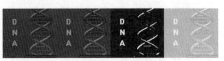

图 3-10　示例效果

（2）右击图片，在快捷菜单中选择"大小和位置"命令，在弹出的对话框中选择"版式"选项卡，设置为"四周型"。

（3）拖动图片到合适的位置。

2．绘制图形

在 Word 文档中，可以通过对各种对象的组合生成图形，这些对象包括自选图形、任意形状、图表、曲线、直线、箭头、艺术字等。

绘制新图形可以单击"插入"选项卡"插图"功能组中的"形状"下拉按钮，在下拉列表中选择所需要绘制的图形。例如，首先绘制一个圆角的矩形，如图 3-11（a）所示。单击该图形后，标题栏中会多一个"格式"选项卡，它的下面都是针对该图形编辑功能，如选择"三维效果"，图形将变成图 3-11（b）的形式。

3．艺术字的插入与编辑

在 Word 文档中可以插入类似于如图 3-12 所示的文字，以使文档内容更丰富多彩。

艺术字与前面介绍的绘制图形，插入的图像，生成的数学公式，或后面将要介绍的表格等，都称为对象，只要是对象，就可以右击后对对象进行编辑。也就是说，可以改变对象的大小，设置相对于文字的位置（版式）、颜色等。

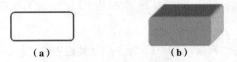

（a）　　　　　　（b）

图 3-11　绘制图形示例

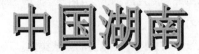

图 3-12　艺术字效果

4．表格的插入与编辑

表格层次清晰、逻辑关系明确，如何有效且快速地制作和处理表格是文档处理事务中经常要面对的一个重要问题。Word 提供了强有力的表格处理功能，它的表格制作命令全部集中在"插入"选项卡"表格"功能组中。"表格"功能组主要包括插入完整表格和手动绘制非标准的表格。

（1）完整表格。单击"插入"选项卡"表格"下拉按钮，弹出下拉列表，可以直接选择小方块生成一个"几行"×"几列"的表格，或选择"插入表格"命令，在对话框中输入表格的行列数，生成表格，无论怎样，都是生成完整表格。

空表生成后，可以使用【Tab】【←】【↑】【→】【↓】【Enter】键等键定位表格中的表格项，进而输入表格数据。例如，表 3-3 所示为某大学近三年各学院的招生人数。

表 3-3　某大学近三年各学院的招生人数

学　　院	2015	2016	2017	合计
基础医学院	60	61	70	191
信息学院	101	110	90	301
护理学院	30	29	31	90

表格建立操作步骤：

① 将光标定位于要插入表格的位置。

② 单击"插入"选项卡"表格"功能组中的"表格"下拉按钮,选择 4×5 方块(表示要生成 4×5 的表格)。

③ 输入数据。

(2)手动绘制非标准表格。单击"插入"选项卡"表格"功能组中的"表格"下拉按钮,弹出下拉列表,选择"绘制表格"命令,此时光标变成一支笔,可以通过这支笔绘制表格,首先画出表格的外框,再绘制表格中的分隔线,其中表格中的分隔线通常是随用户要求画出的,所以最后的表格不一定是标准完整的。

一旦画出表格的外框,标题栏上就多了一个"设计"选项卡,在其下有"绘制表格"和"擦除"功能按钮,当然可以分别使用它们继续绘制表格或擦除表格中的某些线段,但不能擦除外框线。

5. 图表的生成与编辑

有时,Word 文档中需要根据一些数据来创建相应的图表,或根据文档中已有的表格来创建数据图,使得说明内容直观、生动。

在 Word 文档中,可以同时插入数据表和相应的数据图,然后再通过编辑数据图和更改数据图类型来获得所需的图表内容,也可以根据已有表格来创建数据图并进行相应设置。当需要同时创建数据表和相应数据图时,在文档中单击要插入图表的位置,单击"插入"→"对象"按钮,弹出"对象"对话框,选择"新建"选项卡,在"对象类型"列表框中选择"Microsoft Graph 图表"选项,然后单击"确定"按钮,即在文档中插入了一个带示例数据的"数据表"和相应的图表。

在数据表中按照需要添加或删除行或列,并在单元格中输入所需的文字或数字,则图表也将随之变动。

示例:根据表 3-3 绘制图表。

操作步骤:

(1)选中表格,单击"插入"→"对象"按钮,在弹出的对话框中选择"Microsoft Graph 图表",即可建立简单图表,如图 3-13 所示;或单击"插入"→"图表"按钮。

(2)右击图表,在快捷菜单中选择"设置图表对象格式"命令,为图表添加"'花束'纹理"的填充效果。

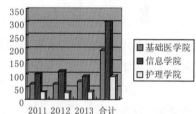

图 3-13　表 3-3 数据的图表效果

3.1.8　长文档处理

1. 样式与模板

1)样式

样式一般是文字段落的"格式"。为了帮助用户提高文档编辑的效率,Word 提供了"样式"功能组来创建、查看、选择、应用甚至清除文本的样式。当插入光标位于某一段落时,位于"开始"选项卡"样式"功能组中总有一个样式被选中,如图 3-14 所示。单击图中的上、下三角形箭头可以查看到。

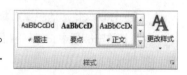

图 3-14　样式功能组示意图

在图中单击带横线的下拉按钮,弹出图 3-15 所示的下拉列表,可以修改、清除、应用样式。

例如,从图 3-15 看到,此时已经使用了一个样式(图中选中的),如果要修改它,可选择"将所选内容保存为新快速样式"命令,弹出图 3-16 的"根据格式设置创建新样式"对话框,可在其中输入新样式的名称,单击"修改"按钮,可在弹出的对话框中设置样式内容,并定义快捷键。

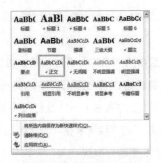

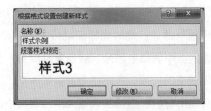

图 3-15　样式下拉列表　　　　图 3-16　"根据格式设置创建新样式"对话框

当完成设置后，可以在图 3-15 中选择"应用样式"命令使用所创建的样式。

2）模板

任何 Microsoft Word 文档都是以模板为基础的，模板决定文档的基本结构和文档设置，如自动图文集、词条、字体、快捷键指定方案、宏、菜单、页面设置、特殊格式和样式等。模板是高效处理文档的重要工具。

模板分为共用模板和文档模板两种，共用模板包括 Normal 模板，其所含设置适用于所有文档。例如，启动 Word 时所打开的空白文档就是基于 Normal 模板的；文档模板所含设置仅适用于以该模板为基础的文档。

2. 大纲与目录

1）大纲

在 Word 中，提供了"大纲视图"来帮助显示文档的组织方式，并使得重新组织文档变得方便快捷。在大纲视图中，用缩进文档标题的形式显示了它在文档中的位置，可以在大纲视图中上下移动标题和文本，还可以通过使用"大纲"工具栏上的按钮来提升或降低标题和文本的级别，另外还可以通过拖动分级显示符号来重新组织文档。

（1）创建大纲：可以在新建文档时即建立一个大纲，在新文档中单击文档右下角的"大纲视图"按钮或"视图"选项卡下的"大纲视图"功能按钮，切换到大纲视图；输入每一个标题，按【Enter】键后，Word 将自动对每个标题应用"标题 1"的样式。此时每个标题的左侧有一个分级显示符号，当某标题下有子标题时，其左侧将出现一个"+"形状的分级显示符号。

（2）调整标题级别：切换到大纲视图后，主菜单组会多出一个"大纲"选项卡，在其下有"提升"和"降低"功能按钮（用左右箭头表示），选定标题后单击"大纲"选项卡下的"提升"或"降低"按钮即可将标题升高或降低一个级别。当对布局满意后，即可切换到页面视图或普通视图，为每级标题添加相关正文。在大纲视图中，正文文字的左侧也会出现一个分级显示符号。

（3）移动文档：选中要重新排列的文档，上下拖动标题符号，可以将选中的文本直接定位。

（4）浏览标题中正文：双击标题前的"+"，将展开本级标题中全部正文。再次双击标题前的"+"，返回折叠状态。

（5）浏览文档：在"大纲"选项卡下的"显示级别"列表中选择显示的级别，文档将展开到该级标题。

（6）组织文档：在大纲视图中，可以通过向上或向下移动标题和文字，或对其进行提升或降低级别来重新组织标题。

如果在大纲视图中觉得文字格式混乱（如大号字符或斜体），可以用纯文本显示大纲，此时只需在"大纲"选项卡下选中"显示文本格式"复选框。

2）目录

目录可以帮助使用者更快的了解文档的主要内容。

（1）编制目录：最简单的方法是使用内置的大纲级别格式或标题样式，操作步骤如下：单击要插入目录的位置，如文档开头，单击"引用"选项卡"目录"功能组中的"目录"下拉按钮，在下拉列表中选择"插入目录"命令，会弹出"目录"对话框，在"目录"对话框的"目录"选项卡中通过"选项"按钮可以设置目录级数等信息。

（2）更新目录：如果文档的内容有所改变，需要对目录进行更新，操作步骤如下：单击"引用"选项卡"目录"功能组中的"更新目录"按钮就可以更新目录。

3.1.9 常用工具

1. 自动图文集和自动更正

如果需要经常插入某些相同的文本或图形，可以使用 Word 为用户提供的自动完成功能，这样就可以不必每次都用烦琐的步骤来输入它们。

1）自动图文集

自动图文集是 Word 提供的自动功能的一种，为重复输入一段文本或图形提供了一种快捷方式。使用这个功能可以为要输入的文本（也称为词条）定义一个缩写（也称为词条名），以后再输入这段文本时，只需输入词条名即可将词条输入。

要使用这一功能，首先必须创建自动图文集词条，操作步骤如下：

（1）在文档中选定要作为自动图文集词条的文本或图形。例如，选定"医学类计算机基础系列课程"。

（2）单击"插入"选项卡"文本"功能组中的"文档部件"下拉按钮，在下拉列表中选择"自动图文集"→"将所选内容保存到自动图文集库"命令，弹出"新建构建基块"对话框，如图 3-17 所示。

（3）在"名称"文本框中输入词条名"X"，其中默认的名称一般不用。

（4）单击"确定"按钮，即创建了这个词条。

以后，我们就可以用"X"代表"医学类计算机基础系列课程"文本。使用自动图文集词条的方法：在文档中要插入自动图文集词条的位置输入词条名，例如，输入"X"，然后按【F3】键，该词条名就会自动地被词条"医学类计算机基础系列课程"代替。

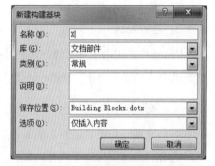

图 3-17　"新建构建基块"对话框

如果不需要某个词条，可以删除它。单击"插入"选项卡"文本"功能组中的"文档部件"下拉按钮，选择"构建基块管理器"命令，在弹出的对话框中选择要删除的名称，删除即可。

2）自动更正

自动更正也是 Word 提供的一种自动功能，它主要用于更正错误，使得对文档的编辑更高效、更智能化。

Word 已经提供了大量的自动更正词条。但如果经常输错某个单词或词语，Word 提供的更正词条又没有预先定义这样的更正词条，可以自己创建自动更正词条，操作步骤如下：

（1）单击标题栏上的▾按钮，选择"其他命令"命令，在弹出的"Word 选项"对话框中，选择左边的"校对"选项，再单击右边的"自动更正选项"按钮，弹出图 3-18 所示的"自动更正"对话框。

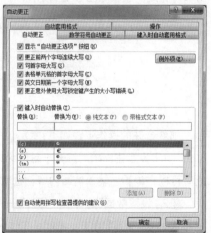

图 3-18　"自动更正"对话框

（2）在其"自动更正"选项卡上的"替换"文本框中输入要替换的文本，如"CS"，在"替换为"文本框中输入更正后的文本"Chang Sha"。

（3）单击"添加"按钮，该更正词条就被加入到自动更正词条库中。

（4）选择"键入时自动替换"复选框，再单击"确定"按钮，即可实现在输入错误时自动替换。

2．拼写和语法错误

在 Word 中，可以对文档进行拼写和语法检查。但要注意的是，这种检查对中文文档来说，不一定准确，这是中文浩大词汇集和语法太丰富所致，换句话说，Word 还没有收集完整中文词汇和语法结构。不过对英文文档进行拼写和语法检查还是比较实用的。

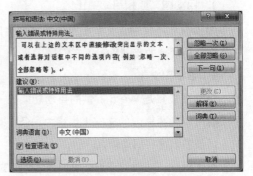

在"审阅"选项卡下单击"校对"功能组中的"拼写和语法"按钮，弹出图 3-19 所示的"拼写和语法"对话框，图中显示的是当前光标位置后查找到的第一个可能的错误。每个可能错误的单词或短语问题都被用带颜色的下画线标识出来（红色代表拼写错误，绿色代表语法错误）。使用"拼写和语法"对话框时，系统默认从光标的当前位置开始检查整篇文档，也可以选择性地对文档进行检查。可以在上边的文本区中直接修改突出显示的文本，或者选择对话框中不同的选项内容（如忽略一次、全部忽略等）。

图 3-19　"拼写和语法"对话框

3．字数统计

Word 中还提供了字数统计功能。在 Word 中统计文档中的字数极其简单，单击"审阅"选项卡"校对"功能组中的"字数统计"按钮，弹出"字数统计"对话框，字数统计信息自动显示出来。

4．邮件合并

有些文档（如会议通知、信函等）有共同的特点：除收件人的姓名、地址、职称等少量信息不同外，信函的内容完全相同。对于这样的文档，可以利用 Word 提供的邮件合并功能将相同的内容创建为主文档，将不同的信息利用"域"的概念创建为数据源文档，主文档的内容和数据源文档中的信息逐条分别合并，自动形成一系列合并文档，大大提高办公效率。

"邮件"选项卡下有 4 组与邮件有关的功能组："开始邮件合并"组、"编写和插入域"组、"预览结果"组和"完成"组，如图 3-20 所示。

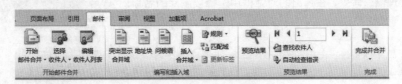

图 3-20　"邮件"选项卡

邮件合并的操作步骤如下：

（1）设置主文档。打开一封信函文档，单击"邮件"→"开始邮件合并"下拉按钮，选择"信函"命令，此时可以在编辑区输入信函内容，也就是主文档。

（2）设置数据源。单击"邮件"→"选择收件人"下拉按钮，在弹出的下拉列表中可选择已有的数据源（一般是 Access 关系数据库、Excel 工作表等），或输入列表（保存为 Access 关系数据库、Excel 工作表等），或引用 Outlook 联系人表。

（3）在主文档中插入合并域。定位插入点，单击"邮件"→"插入合并域"下拉按钮，在弹出的下拉列表中选择要插入的域。可以重复操作，选择要插入的多个域。还可以插入"问候语"等。

（4）合并数据和文档。单击"邮件"→"完成并合并"下拉按钮，在弹出的下拉列表中，选择下一步工作。可以编辑、打印、发送邮件。

Excel 工作表作为邮件合并的数据源较为常用，这一点在 Excel 中补充说明。

5. 文档的批注和修订

批注功能允许协作处理文档的用户提出问题、提供建议、插入备注以及给文档内容做出一般性解释。批注在审阅者添加注释或对文本提出疑问时十分有用，而当审阅者逐行查看文档时，就要使用修订功能。这些功能位于"审阅"选项卡。

（1）文档批注。将光标定位于需要插入批注的位置；单击"审阅"→"新建批注"按钮，在文档右侧弹出"批注"输入框，在其输入"批注"内容即可。

删除批注的操作方法如下：选定要删除的批注，单击"审阅"→"删除"按钮（修订或批注）。

（2）文档修订。文档经多人批注后，需要有人来进行修订处理，进行修订处理的操作方法如下：

① 单击"审阅"→"下一条"按钮，即可将光标定位于下一处的修订或批注。

② 单击"审阅"→"上一条"按钮，即可将光标定位在上一处的修订或批注。

③ 单击"审阅"→"拒绝"按钮，即可拒绝修订／拒绝删除光标处的批注／全部修订。

④ 单击"审阅"→"接受"按钮，即可接受光标处的修订／全部修订。

（3）如何留下文档修订痕迹。在"审阅"选项卡下的"修订"功能组中，单击"最终状态"下拉按钮，弹出有 4 个选项的下拉列表，选择其他三项之一（分别表示修订过程中不同时期的状态），可以看到修订过程中不同时期的状态，这有时是必要的。"最终状态"标志是修订的最后结果。

这种设置有利于文档在多人之间进行修改交流。

6. 文档比较

文档比较是两个文档中的内容进行比较，进而合并比较后的文档内容。这是一件有意义的事情，通过比较，可以了解两个文档的差别。

文档比较功能位于"审阅"选项卡下，单击"比较"按钮，在弹出的"文档比较"对话框中输入被比较的两个文档，单击"确认"按钮，产生比较结果。

3.1.10 文档打印

在完成文档编辑修改之后，有时还需要将该文档打印到纸上。下面将从打印设置、打印预览以及打印文档等几个方面详细地介绍如何完成文档的打印操作。

1. 打印设置

为了准确地打印出文档，打印前通常需要设置打印的页面范围、份数和打印顺序等。选择"文件"→"打印"命令，打开"打印"窗格，可以设置需要打印的"页面范围"和"份数"；如果打印多份，可以选择是否"逐份打印"。同时也有打印预览效果显示。

2. 打印预览

在打印输出之前，可以用 Word 提供的打印预览功能来模拟显示打印效果，从而判定是否满足设计要求。单击标题栏上的"打印预览"按钮，就会将当前文档的打印预览效果显示出来。

3.2 电子表格处理软件 Excel

电子表格处理软件是一种专门用于数据计算、统计分析和报表处理的软件，以表格的形式存储数据，具有直观简明的特点。它能够很方便地对数据进行各种数学、逻辑、统计方面的计算和管理，内嵌多种函数，能够将数据处理的结果用图表的形式表达，便于更直观地对数据进行观察。它不仅在功能上能够完成通常人工制表中所包括的工作，而且在表现形式上也充分考虑了人们手工制表的习惯，将表格形式直接显示在屏幕上，使用户操作起来就像在纸质表格上一样方便。从而使人们解脱乏味、烦琐的重复计算，专注于对计算结果的分析评价，提高工作效率。通常电子表格处理软件具有以下功能：

（1）输入数据：用多种方式向电子表格中输入数据，通过公式自动生成数据，从其他表格中提取数据，从其他存储格式中导入数据等，并且可以对数据进行有效性检查。

（2）编辑工作簿：把若干张电子表格装订在一起形成工作簿，可以同时提取并处理不同工作簿中的不同电子表格，并向电子表格中增加、删除、修改数据。

（3）格式设置：对电子表格中的数据（包括表头、栏目名称、表中数据等）进行各种美化和修饰。

（4）数据分析管理：对电子表格中的全部或部分数据进行求和、求平均值、计数、汇总、排序等处理，甚至可以进行复杂的数据统计分析处理。

（5）图表处理：可以将数据用各种统计图的形式形象地表示出来，并进行数据分析。

（6）高级功能：提高对表格自动处理的功能，如 Web 查询功能可以创建并运行查询来检索 Internet 上的数据等。

同文字处理软件一样，电子表格处理软件是办公自动化系统中最常用的软件之一，目前流行的电子表格软件有很多种。例如，Microsoft Excel、金山 WPS Office 工作表和 Lotus l-2-3 等，它们功能基本相同或相近，但在处理方式、功能表达与操作界面等方面各有不同。

3.2.1 Excel 的基本操作

Excel 是基于 Microsoft Windows 环境的应用程序，其启动、退出方法与其他应用程序（如 Word）基本相同。

1. Excel 的工作界面

启动 Excel 后，显示屏幕上就会出现 Excel 的工作界面，Excel 的工作界面如图 3-21 所示。

Excel 2010 的窗口界面包括标题栏、菜单区（选项卡）、地址栏、编辑栏、工作表区等，其中标题栏、菜单区（选项卡）作用与 Word 2010 相同，地址栏中显示当前单元格的位置或单元格区域名称，编辑栏用于显示当前单元格的数字、字符或公式，工作表区显示具体的数据内容。

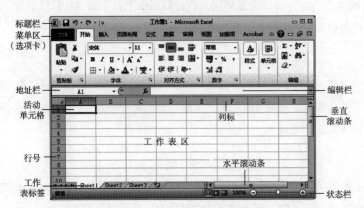

图 3-21 Excel 2010 的工作界面

2. Excel 的基本概念

Excel 中的基本概念包括工作簿、工作表、单元格以及单元格区域。

（1）工作簿。工作簿是 Excel 应用程序的文档，由多张（最多 255 张）工作表组成，文档的扩展名为 .xlsx。默认的工作簿名形如工作簿 1.xlsx、工作簿 2.xlsx、工作簿 3.xlsx……Excel 2010 也可以读写 2003 版的 xls 文件。

对工作簿文档的操作，包括新建、打开、保存、关闭、重命名、删除等，其操作方法与 Word 文档的操作方法基本相同。

（2）工作表。工作表也就是常说的电子表格，由一些横向和纵向交叉的网格组成，横向的称为行（用阿拉伯数字 1、2、3……标识，最多 1 048 576 行），纵向的称为列（用字母 A、B、C……Z、A A、A B……、ZZ、AAA、A A B……XFD 标识，最多 16 384 列），每个工作表都有一个名字，称为工作表标签名，默认的工作表标签名是 Sheet1、Sheet2、Sheet3……当前正在处理的工作表称为当前工作表。

在当前工作表标签上右击，弹出有关工作表操作的快捷菜单。通过该菜单即可完成工作表的插入、删除、移动、复制、选定、重命名等操作，也可通过菜单完成相应操作。

（3）单元格。单元格是工作表中横向和纵向交叉的一个网格，也是 Excel 独立操作的最小单位。单元格有一个地址概念，其地址就是单元格的列标与行号，例如地址 A1 表示处于第 A 列和第 1 行交叉处的单元格，在单元格中可以输入文字、数字等，也可以对单元格数据进行各种格式设置。

单元格区域是一组被选中的单元格，对其操作就是对该区域内的所有单元格的操作。

3. 配置 Excel 工作环境

Excel 默认的工作界面能够满足绝大多数用户的需要，其选项卡的工具按钮提供了较全面的操作功能。但为了满足不同用户的不同需要，Excel 还是允许用户修改、定制 Excel 的菜单和工具，及其他一些相关工作环境的修改。

在默认情况下，Excel 总是将文件保存在"我的文档"文件夹中，在"文件"菜单的最后保存多个最近使用过的文件名，新工作簿中只包括 3 个工作表。但这些都可以通过 Excel 的"选项"对话框进行修改，也可单击标题栏上的▼按钮，选择"其他命令"命令，在弹出的"Excel 选项"对话框中，选择"常规"选项，可以修改其中的"包含的工作表数""字号"等选项。

在默认情况下，Excel 每隔 10 分钟就会自动把当前的表格保存一次，如果出了系统故障，Excel 就能根据这些保存的信息将文件恢复。这个时间间隔的修改方法是：单击标题栏上的▼按钮，选择"其他命令"命令，在弹出的"Excel 选项"对话框中，选择左边的"保存"选项，可以修改时间间隔。

当然，在"Excel 选项"对话框中，还可以修改文件保存格式、保存地址等。

3.2.2 工作表的操作

工作表的编辑是指对工作表实施的各种操作，包括单元格选定、数据输入与格式设置、工作表格式应用等。

1. 工作表的编辑

Excel 默认生成的工作表需要进行一系列编辑操作，才能成为实际应用的表格。

1）选定单元格

在 Excel 中，对单元格的操作都是针对选定的单元格的。因此，在对单元格进行操作之前，必须选定单元格。各种选定方法见表 3-4。在工作表内的任一单元格上单击，即可取消所有选定的单元格。

表 3-4　单元格及单元格区域的选中方法

选 定 范 围	方 法
单元格	单击该单元格
整行或列	单击工作表相应的行号或列标
整张工作表	单击工作表左上角行号和列标的交叉处
矩形单元格区域	单击区域左上角单元格，并拖动鼠标至区域右下角；或按住【Shift】键单击右下角单元格
不连续单元格区域	选定第一个区域后，按住【Ctrl】键，再选择其他区域

2）在单元格内输入数据

Excel 能够接受多种不同类型的数据，大致可将其分为数值型、日期时间型、文本型和逻辑型数据四大类，根据在单元格内输入的内容的不同，可以有多种输入方法。

（1）在一个单元格内输入数据。双击当前单元格，或单击编辑栏，即可在插入点后输入或修改数据。输入结束后按【Enter】键、【Tab】键或单击编辑栏旁的"输入"按钮✓均可确认输入；按【Esc】键或单击编辑栏旁的"取消"按钮✗可取消输入。各类内容的输入规则如表 3-5 所示。

表 3-5　各类内容的输入规则

内 容	内容举例	输 入 方 法	输入举例
一般数字	12300	普通格式或科学计数法	12300 或 1.23e4
负数	-100	直接输入或者将数字用括号括起来	-100 或 (100)
分数	2/5	在分数前加"0"（0后必须有一个空格）	0 2/5
一般文本	Hello	直接输入	Hello
数字字符串	030001	在数字前面加一个单引号	'030001
日期	2017 年 10 月 8 日	按"年 - 月 - 日"或"日 - 月（英文）- 年"格式输入	2017-10-8 或 8-Oct-17
时间	晚上 9 点	按"时：分：秒"格式输入，并键入字母"a"（表示上午）或"p"（表示下午）	9:00 p

（2）在单元格区域内输入相同的数据。选定单元格区域后输入数据，并按【Ctrl+Enter】组合键确认。

（3）数据填充。数据填充就是在连续单元格内输入一组有规律的数据，这些有规律的数据可以是有规律的数值和日期、Excel 本身提供的预定义序列，也可以是用户自己定义的序列。

第一种形式：输入一组有规律的数值。例如要输入序列 1、2、3、4……100，则要在两个相邻单元格内输入 1 和 2，然后选中这两个单元格并拖动右下角的填充柄进行填充。或者输入"星期日"到"星期六"，或者输入"甲""乙""丙""丁"……等序列，只要在某单元格中输入第一项，然后选中单元格并拖动右下角的填充柄进行填充。

第二种形式：利用"序列"对话框产生序列。例如，找出 2017 年 7 月 1 日（星期六）到 2017 年 8 月 31 日间的所有星期六的日期。首先在某单元格中输入日期 2017-7-1，并选定这个单元格，再单击"开始"选项卡"编辑"功能组中的"填充"按钮，选择【系列】命令，弹出图 3-22 所示的"序列"对话框，在此对话框中设置参数（见图 3-22），单击"确定"按钮，在之前选定的单元格之下产生序列的后续部分（见图 3-23）。

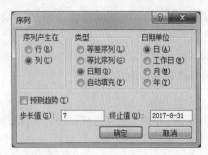

图 3-22　"序列"对话框

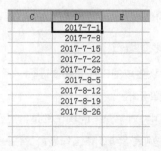

图 3-23　"序列"对话框产生的结果

2. Excel 的基本概念

Excel 中的基本概念包括工作簿、工作表、单元格以及单元格区域。

（1）工作簿。工作簿是 Excel 应用程序的文档，由多张（最多 255 张）工作表组成，文档的扩展名为 .xlsx。默认的工作簿名形如工作簿 1.xlsx、工作簿 2.xlsx、工作簿 3.xlsx……Excel 2010 也可以读写 2003 版的 xls 文件。

对工作簿文档的操作，包括新建、打开、保存、关闭、重命名、删除等，其操作方法与 Word 文档的操作方法基本相同。

（2）工作表。工作表也就是常说的电子表格，由一些横向和纵向交叉的网格组成，横向的称为行（用阿拉伯数字 1、2、3……标识，最多 1 048 576 行），纵向的称为列（用字母 A、B、C……Z、A A、A B……、ZZ、AAA、A A B……XFD 标识，最多 16 384 列），每个工作表都有一个名字，称为工作表标签名，默认的工作表标签名是 Sheet1、Sheet2、Sheet3……当前正在处理的工作表称为当前工作表。

在当前工作表标签上右击，弹出有关工作表操作的快捷菜单。通过该菜单即可完成工作表的插入、删除、移动、复制、选定、重命名等操作，也可通过菜单完成相应操作。

（3）单元格。单元格是工作表中横向和纵向交叉的一个网格，也是 Excel 独立操作的最小单位。单元格有一个地址概念，其地址就是单元格的列标与行号，例如地址 A1 表示处于第 A 列和第 1 行交叉处的单元格，在单元格中可以输入文字、数字等，也可以对单元格数据进行各种格式设置。

单元格区域是一组被选中的单元格，对其操作就是对该区域内的所有单元格的操作。

3. 配置 Excel 工作环境

Excel 默认的工作界面能够满足绝大多数用户的需要，其选项卡的工具按钮提供了较全面的操作功能。但为了满足不同用户的不同需要，Excel 还是允许用户修改、定制 Excel 的菜单和工具，及其他一些相关工作环境的修改。

在默认情况下，Excel 总是将文件保存在"我的文档"文件夹中，在"文件"菜单的最后保存多个最近使用过的文件名，新工作簿中只包括 3 个工作表。但这些都可以通过 Excel 的"选项"对话框进行修改，也可单击标题栏上的 ▾ 按钮，选择"其他命令"命令，在弹出的"Excel 选项"对话框中，选择"常规"选项，可以修改其中的"包含的工作表数""字号"等选项。

在默认情况下，Excel 每隔 10 分钟就会自动把当前的表格保存一次，如果出了系统故障，Excel 就能根据这些保存的信息将文件恢复。这个时间间隔的修改方法是：单击标题栏上的 ▾ 按钮，选择"其他命令"命令，在弹出的"Excel 选项"对话框中，选择左边的"保存"选项，可以修改时间间隔。

当然，在"Excel 选项"对话框中，还可以修改文件保存格式、保存地址等。

▶ 3.2.2　工作表的操作

工作表的编辑是指对工作表实施的各种操作，包括单元格选定、数据输入与格式设置、工作表格式应用等。

1. 工作表的编辑

Excel 默认生成的工作表需要进行一系列编辑操作，才能成为实际应用的表格。

1）选定单元格

在 Excel 中，对单元格的操作都是针对选定的单元格的。因此，在对单元格进行操作之前，必须选定单元格。各种选定方法见表 3-4。在工作表内的任一单元格上单击，即可取消所有选定的单元格。

表 3-4　单元格及单元格区域的选中方法

选定范围	方法
单元格	单击该单元格
整行或列	单击工作表相应的行号或列标
整张工作表	单击工作表左上角行号和列标的交叉处
矩形单元格区域	单击区域左上角单元格，并拖动鼠标至区域右下角；或按住【Shift】键单击右下角单元格
不连续单元格区域	选定第一个区域后，按住【Ctrl】键，再选择其他区域

2）在单元格内输入数据

Excel 能够接受多种不同类型的数据，大致可将其分为数值型、日期时间型、文本型和逻辑型数据四大类，根据在单元格内输入的内容的不同，可以有多种输入方法。

（1）在一个单元格内输入数据。双击当前单元格，或单击编辑栏，即可在插入点后输入或修改数据。输入结束后按【Enter】键、【Tab】键或单击编辑栏旁的"输入"按钮✔均可确认输入；按【Esc】键或单击编辑栏旁的"取消"按钮✖可取消输入。各类内容的输入规则如表 3-5 所示。

表 3-5　各类内容的输入规则

内　容	内容举例	输入方法	输入举例
一般数字	12300	普通格式或科学计数法	12300 或 1.23e4
负数	–100	直接输入或者将数字用括号括起来	–100 或 (100)
分数	2/5	在分数前加"0"（0后必须有一个空格）	0 2/5
一般文本	Hello	直接输入	Hello
数字字符串	030001	在数字前面加一个单引号	'030001
日期	2017 年 10 月 8 日	按"年 – 月 – 日"或"日 – 月（英文）– 年"格式输入	2017–10–8 或 8–Oct–17
时间	晚上 9 点	按"时：分：秒"格式输入，并键入字母"a"（表示上午）或"p"（表示下午）	9:00 p

（2）在单元格区域内输入相同的数据。选定单元格区域后输入数据，并按【Ctrl+Enter】组合键确认。

（3）数据填充。数据填充就是在连续单元格内输入一组有规律的数据，这些有规律的数据可以是有规律的数值和日期、Excel 本身提供的预定义序列，也可以是用户自己定义的序列。

第一种形式：输入一组有规律的数值。例如要输入序列 1、2、3、4……100，则要在两个相邻单元格内输入 1 和 2，然后选中这两个单元格并拖动右下角的填充柄进行填充。或者输入"星期日"到"星期六"，或者输入"甲""乙""丙""丁"……等序列，只要在某单元格中输入第一项，然后选中单元格并拖动右下角的填充柄进行填充。

第二种形式：利用"序列"对话框产生序列。例如，找出 2017 年 7 月 1 日（星期六）到 2017 年 8 月 31 日间的所有星期六的日期。首先在某单元格中输入日期 2017–7–1，并选定这个单元格，再单击"开始"选项卡"编辑"功能组中的"填充"按钮，选择"系列"命令，弹出图 3–22 所示的"序列"对话框，在此对话框中设置参数（见图 3–22），单击"确定"按钮，在之前选定的单元格之下产生序列的后续部分（见图 3–23）。

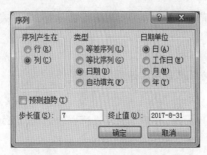

图 3–22　"序列"对话框

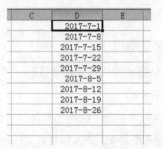

图 3–23　"序列"对话框产生的结果

第三种形式：自定义序列。先定义一个序列，再在某单元格输入序列的第一个字符串，并选定，拖动右下角的填充柄进行填充，产生后续部分。关键是如何定义序列。单击"开始"选项卡"编辑"功能组中的"排序和筛选"下拉按钮，弹出下拉列表，选择"自定义排序"命令，弹出"排序"对话框，单击"次序"项下拉按钮，打开列表，选择"自定义序列"命令，弹出图 3–24 所示的"自定义序列"对话框（准确地讲，是单击了"添加"按钮后的截图），在"输入序列"栏下输入所要定义的序列，序列中的每一个字符串后按【Enter】键换行，输入完后，单击"添加"按钮（此时在"自定义序列"栏下产生所定义的序列），再单击"确定"按钮完成。

　　（4）设置数据的有效性。数据的有效性是指在单元格中输入的数据的类型和有效范围。在 Excel 中可以对数据的有效性进行审核。

　　例如，在表中 B 列输入"入学成绩"，如图 3–25（a）所示，单击"数据"选项卡"数据工具"功能组中的"数据有效性"按钮，弹出图 3–25（b）所示的"数据有效性"对话框，按图中方式设置参数，选定 B 列中的数据，单击"数据"选项卡"数据工具"功能组中的"数据有效性"下拉按钮，选择下拉列表中的"圈释无效数据"命令，得到图 3–25（c）的结果。

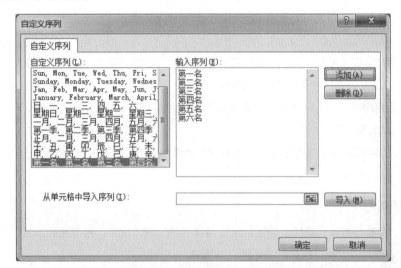

图 3-24　"自定义序列"对话框

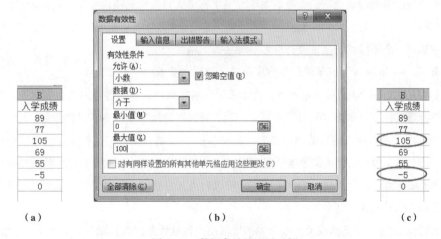

（a）　　　　　　　　　　（b）　　　　　　　　　　（c）

图 3-25　数据有效性运用示例

3）插入行、列或单元格

Excel 默认在选定行的上方插入新行，原有行下移；在选定列的左侧插入新列，原有列右移；插入的行号或列标与选定的行号或列标相同。单击"开始"→"插入"下拉按钮（或直接单击"插入"按钮），在下拉列表中选择"插入工作表行"或"插入工作表列"命令即可插入新行或新列，或者选定整行或整列后，右击，在快捷菜单中选择"插入"命令也可插入新行或新列。

需要插入单元格时，选定新单元格的位置，单击"开始"→"插入"下拉按钮，或者右击，在快捷菜单中选择"插入"命令，在弹出的对话框中选择对原选定单元格的处理，完成插入。

4）删除行、列或单元格

选定需要删除的整行、整列或单元格，单击"开始"→"删除"按钮，或右击，在快捷菜单中选择"删除"命令。

5）清除单元格内容

在 Excel 中，清除和删除是两个不同的操作。删除是指将单元格的内容及单元格本身一起从工作表中删除，空出的位置由周围其他单元格补充，清除是指去除单元格中的内容，单元格仍保留在工作表中，其他单元格的位置不变。

选定单元格或单元格区域后按【Delete】键则删除其中的内容，单元格的其他属性（如格式、注释等）仍然保留。如果还要删除格式等属性，则需要右击，在快捷菜单中选择"删除"命令。

6）移动和复制单元格

在 Excel 中，通过剪切 + 粘贴、复制 + 粘贴实现单元格（或区域）的移动、复制，方法与在 Word 中类似。由于单元格内容可以包含公式、数值、格式、批注等内容，所以如果要复制其中的特定内容（如要复制由公式计算出结果的单元格的值）而不是全部，则要选择"选择性粘贴"命令（单击"粘贴"下拉按钮打开菜单）。

7）查找或替换单元格内容

Excel 的查找 / 替换操作默认在整张工作表中进行。功能按钮在"开始"选项卡"编辑"功能组中，使用方法与注意事项与 Word 中类似。

2. 工作表的格式化

Excel 提供了丰富的格式设置功能，包括单元格内容的字符格式设置、数字格式设置、表格的边框和底纹设置、行高和列宽设置、自动套用格式、条件格式设置等。

（1）设置单元格字符格式。字符格式包括字符的字体、字号、颜色等，其设置方法与 Word 中类似，单击"开始"选项卡下所需要的功能按钮。设置的单元格字符格式只在单元格内显示，在编辑栏内不显示。

（2）设置单元格数字格式。Excel 直接使用"开始"选项卡"数字"功能组的功能设置。在这个功能组中，"常规"项目右边有一个下拉按钮，可展开许多各种各样的格式。

单元格中显示"#######"表示单元格宽度不够，只要加宽该列就可以显示完整。

（3）设置对齐方式。默认情况下输入时，文本沿单元格左边界对齐，数值沿右边界对齐。如果需要对数据的对齐方式进行修改，可以单击"开始"选项卡"对齐方式"功能组中的各种功能按钮。

在这个功能组中，还有两个特别的功能按钮：▤和▦▾，▤是自动换行，例如，在组织一个通讯录时，其中有一个人有两个电话号码，要把两个电话号码写在一个单元格内，这时就要对这个单元格设置自动换行。而▦▾是将选定的单元格区域合并成一个大单元格，可以利用其右侧下拉按钮展开，选择"取消单元格合并"功能，恢复合并的大单元格为原状。

（4）添加边框和底纹。单元格或单元格区域的边框设置包括线条样式和颜色。选定单元格或单元格区域，单击"开始"选项卡"字体"功能组中的田▾下拉按钮，在下拉列表中选择所需要的边框形式即可；还可以单击"开始"选项卡"字体"功能组的�￬按钮，弹出"设置单元格格式"对话框，选择"边框"选项卡进行设置，如图3-26所示。

底纹是指单元格区域的背景，包括类型和颜色。选择图 3-26 中的"填充"选项卡，即可进行底纹设置。

（5）调整行高和列宽。在新创建的工作表中，每列的宽度及每行的高度都是一样的，用户可以根据自己的需要对行高和列宽进行调整。简便的方法是将鼠标指针指向要调整列宽（或行高）的列标（或行号）分隔线上，指针变为双向箭头形状时拖动分隔线。如果需要进行精细调整，选定单元格或单元格区域，单击"开始"选项卡"单元格"功能组中的"格式"按钮，在下拉列表中选择"行高"或"列宽"命令，在弹出的对话框中输入具体数值即可。

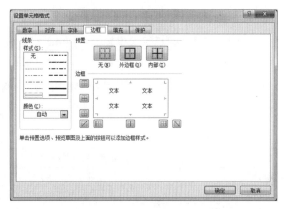

图 3-26　"设置单元格格式"对话框

（6）使用格式。除了对单元格手工设置格式外，在 Excel 中还可以通过使用系统内置的工作表格式以及条件格式快速完成格式设置，提高工作效率。

① 套用格式：套用格式是选择 Excel 内置的工作表格式并应用于选定工作表，这种格式组合了数字、字体、对齐方式、边框、行高及列宽等属性。

选定需要套用格式的单元格区域，单击"开始"选项卡"样式"功能组中的"套用表格格式"下拉按钮，在下拉列表中选择某种格式。

② 使用条件格式：条件格式是指选定单元格中数值满足特定条件时所应用的底纹、字体、颜色等格式。一般在需要突出显示公式的计算结果或监视单元格内容变化时应用条件格式。

选定要设置格式的区域，单击"开始"选项卡"样式"功能组中的"条件格式"下拉按钮，在弹出的列表中设置即可。

3.2.3　公式与函数

公式是由运算符和参与计算的运算量组成的表达式，式中可以包含数值、文本、函数及单元格引用，其中单元格、数据区域既可以是同一工作表、工作簿的，也可以是不同工作表、工作簿的。其中函数是 Excel 预先定义好的一些能完成特殊运算的公式。输入公式时是以等号（"="）开始，然后输入公式的表达式，即公式的格式是"=表达式"。输入公式后，单元格中显示的是公式的计算结果，而在编辑栏显示输入的公式，编辑、修改公式和编辑、修改单元格中数据类似。使用公式和函数，可以完成一般的运算，还可以完成复杂的统计及科学计算。

公式与函数

1. 运算符

运算符用于对公式中的元素进行特定类型的运算，这些运算符包括引用运算符、算术运算符、文本运算符和比较运算符，它们的运算优先级依次降低。表 3-6 给出了 4 类运算符的说明。

表 3-6　Excel 中的运算符

类　别	运算符	含　义	类　别	运算符	含　义
引用运算符	:、、,	区域、联合	文本运算符	&	连接文本
算术运算符	+、-	加、减	比较运算符	=、<>	等于、不等于
	*、/	乘、除		<、>	小于、大于
	%、^	除以100、乘方		<=、>=	小于等于、大于等于

2. 单元格引用

单元格引用用以标识工作表中的一个单元格或单元格区域，在公式中用以指明所使用数据的位置。当单元格引用指明的单元格中的内容发生变化时，使用该引用的公式的结果将随之变化。

（1）单元格引用的方法。在公式中引用单元格或单元格区域的方法如表 3-7 所示。

表 3-7 单元格引用的方法

引用目标	输入方法	举例
单元格	单元格的列标和行号	C3
单元格区域	该区域左上角单元格引用、冒号和区域右下角单元格引用	C3:D5
不同工作表的单元格区域	单元格引用前加上工作表名及叹号	Sheet2!A5:B7
不同工作簿中的单元格	工作表前加上工作簿名，并用方括号括起来	[ABC.xlsx]Sheet2!A5

（2）引用方式。引用方式分为相对引用、绝对引用和混合引用。

① 相对引用：相对引用指向相对于公式所在单元格某一位置处的单元格。表 3-7 中的引用均为相对引用。当该公式被复制时，Excel 将根据新的位置自动更新引用的单元格。

② 绝对引用：绝对引用指向工作表中固定位置处的单元格，它的位置与包含公式的单元格的位置无关。在单元格的列标和行号前加上"¥"符号即表示绝对引用单元格。

③ 混合引用：混合引用是指在公式中对单元格的引用既包括相对引用，又包括绝对引用。复制这样的公式时，相对引用的部分随公式位置的变化而变化，绝对引用的部分则保持不变。

3. 函数

Excel 函数是预先定义的、完成一定计算与分析等数据处理任务的特殊公式。以常用的求和函数 SUM 为例，它的语法是：

SUM(number1,number2,…)

其中 SUM 称为函数名称，函数名称后紧跟左括号，接着是用逗号分隔的参数，最后是右括号。函数名称表示函数的功能。在引用函数时，其参数用表达式代替，这个表达式中可以包含常量、单元格引用，也可以包含函数。各函数的参数个数与类型依具体函数而定。

Excel 2010 提供了强大的函数功能，包含数学与三角函数、统计函数、财务函数、时间与日期函数等十大类数百个函数。

（1）函数的输入。对于一些简单的或比较熟悉的函数，可以在单元格中直接输入。例如，要在单元格 A5 中求单元格 A1 到 A4 的数值之和，可以在单元格 A5 中输入"=SUM(A1:A4)"。而对于稍复杂一些的公式，则可以利用 Excel 提供的插入函数功能输入函数。若要将单元格引用作为参数，还可以用鼠标从工作表中选择单元格或单元格区域。

（2）常用函数使用举例。在工作表的 A、B、C 三列上有三列数据，如图 3-27（a）所示，要求各列数据的平均值，结果分别存放在 A11、B11、C11 三个单元格中。

操作步骤：选中 A11 单元格，单击"公式"选项卡上的"插入函数"按钮，弹出"插入函数"对话框，选择 AVERAGE 函数，弹出"函数参数"对话框，参照图 3-27（b）输入参数后（有时参数是自动填入的，这是所谓的"智能"选择；当然可以用鼠标选择要计算对象的单元格区域），在单元格 A11 及编辑栏显示函数的表达式，在图 3-27（b）中单击"确定"按钮，在 A11 单元格内产生 A 列的平均值。选定 A11 单元格，拖动填充柄复制 A11 单元格的内容到 B11 和 C11，即可以分别得到 B、C 两列的平均值（见图 3-27（c））。这样一拖动就能计算 B、C 两列的均值，这正是在计算 A 列时（填入函数参数），引用单元格地址时使用了相对引用，拖动过程中计算 B、C 两列时，更新了计算对象。如果使用绝对引用或混合引用，B、C 两列的值就不对了。

（3）Excel 函数功能。图 3-27（b）下方有当前选定函数的功能说明栏，可通过这里了解当前选定函数的功能，若要查看更具体的实例说明及操作步骤可单击窗口最下方的"有关该函数的帮助"超链接，在弹出的帮助窗口中包括函数功能、语法、说明、示例及具体操作等内容。

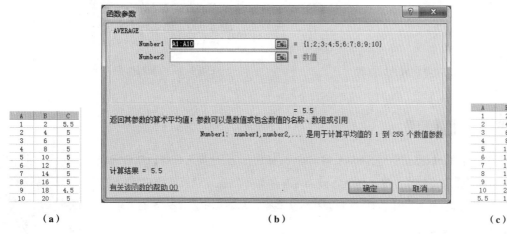

（a） （b） （c）

图 3-27 函数使用示例

（4）函数常见的出错信息。当 Excel 不能正确计算公式时，将在单元格中显示出错信息，具体含义见表 3-8。

表 3-8 出错信息及原因

错误值	出错原因	错误值	出错原因
#NUM!	公式或函数中使用了无效数字值	#DIV/0!	数字被零（0）除
#N/A	数值对函数或公式不可用	#NAME?	在公式出现无法识别的文本
#VALUE!	参数或操作数类型有错	#REF!	单元格引用无效

3.2.4 图表的编辑

图表就是指工作表数据的图形化表示。使用图表可以将数据显示成图表格式，从而更清晰、直观地反映数据之间的关系。图表与工作表中的数据相连接，并随工作表中数据的变化而变化。Excel 提供了多种标准图表类型，如面积图、柱形图、条形图、折线图、饼图等，每种图表类型又都有几种不同的子类型。此外，还提供了约 20 多种自定义图表类型，用户可根据不同的需要选用适当的图表类型。对各种医学数据进行图表处理，可以更直观地进行统计分析，找出工作表格不容易发现的问题，使得管理工作更为有效。

图表编辑

图表的创建过程非常简单，只要按照"图表向导"的有关说明，一步一步地进行操作，即可完成，下面结合实例进行说明。

示例：现有部分学生的计算机、数学、英语三门课成绩（见图 3-28）已记录在工作表中，请用其中的数据生成柱形图图表。

选定除"专业"列以外的所有数据。单击"插入"选项下的"柱形图"按钮，选择下拉列表中的"二维柱形图"的第一个图样，便可产生数据表的柱形图。在产生图的同时，菜单区出现 3 个关于"图表工具"的选项卡，它们是"设计""布局"和"格式"。利用这 3 个选项卡的工具按钮可以对图进行添加图表标题，调整图表格式，等等。设计出来的图表如图 3-29 所示。

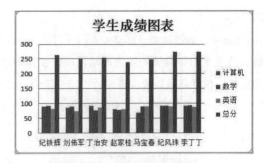

图 3-29　学生成绩柱形图图表

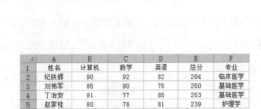

图 3-28　学生成绩数据表

3.2.5　数据管理

数据管理功能包括：数据清单（记录单）、数据排序、数据筛选、分类汇总和数据透视表。Excel 2010 提供了强大的数据排序、筛选、分类汇总和数据透视等功能。用户利用这些功能可以方便地管理数据，从不同的角度观察和分析数据，从数据中挖掘更多的信息。

1. 数据清单（记录单）

Excel 进行数据管理和分析是针对数据清单的。数据清单是指包含标题及一组相关数据的一系列工作表数据行。其中的行表示记录，列表示字段，第一行的列标志则是数据库中字段的名称。

图 3-28 中的数据可以认为是一个数据清单（记录单），它共有 7 条记录、6 个字段。也可以说，表中数据由 7 个记录组成，每个记录有 5 个数据，每个记录中的每个数据对应第一行上的同列标题名（称为字段名），其数据类型与字段名有关，同列数据类型一致。

这实际上是把 Excel 的工作表与数据库中的表相对应联系起来，有数据库基础的读者很容易理解记录单。

对数据清单的编辑与查询，可直接在工作表中进行，但更方便的方法是利用"记录单"功能。

在 Excel 2010 中，"记录单"功能没有设计在某个选项卡下，要通过自定义的方法向一个指定的选项卡的某个功能组中增加"记录单"功能。选择"文件"→"选项"命令，在弹出的"Excel 选项"对话框中，单击左侧"自定义功能区"，在"从下列位置选择命令"栏中选择"不在功能区中的命令"选项，在其下方选择"记录单"选项。在右边选择"数据"选项卡，这就是说我们将要新建的一个功能组（名为新建组，其下添加"记录单"功能按钮），位于"数据"选项卡之下。单击"新建组"按钮，单击"添加"按钮，将"记录单"添加到"新建组"下。单击"确定"按钮完成整个自定义过程。这时，在功能区会看到"记录单"按钮位于"数据"选项卡下的"新建组"组内。

其实，还可以将"记录单"按钮放在标题栏，或放在"新建选项卡"的"新建组"组内。

对于图 3-28 中的数据，如果要生成相关的数据清单，首先单击数据区域中的一个单元格或选定表中数据，单击"记录单"按钮，弹出图 3-30 所示的对话框，可在对话框中对表中的数据进行按"记录"方式编辑与查询。

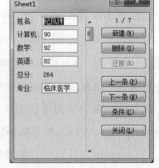

图 3-30　记录单对话框

2. 数据排序

数据排序是指把数据清单中的数据按一定的顺序要求重新排列。排序时依据的字段称为关键字，Excel 最多可以有 3 个关键字。排序时，数值按数字大小排列，文本及数字文本按 0~9、a~z、A~Z 的顺序排列，日期和时间按前后顺序排列，汉字可以按拼音字母顺序或笔画顺序排列。排序分为按升序排序和按降序排序。

简单排序可以按数据清单中某一列的数据对整个数据清单中的数据进行排序。单击此列中任一单元格，然后单击"升序"或"降序"按钮，即可按指定列进行相应方式的排序。复杂排序则可按多列数据进行排序。

示例：对图 3-28 中的数据按总分（降序）、姓名（升序）排列。

操作步骤：

（1）单击数据清单中的任一单元格。

（2）单击"数据"选项卡"排序和筛选"功能组中的"排序"按钮，弹出"排序"对话框，如图 3-31 所示。在图中"主要关键字"下拉列表框选择"总分"，"次序"下拉列表框选择"降序"；单击"添加条件"按钮，增加"次要关键字"下拉列表框，其中选择"姓名"，相应的"次序"下拉列表框选择"升序"。单击"确定"按钮完成排序。排序结果如图 3-32 所示。

图 3-32 中的排序结果，在总分相同的情况下，按照姓名的升序排序。

单击"开始"选项卡"排序和筛选"功能组中的"排序和筛选"下拉按钮，在下拉列表中选择"自定义排序"命令，同样可以弹出"排序"对话框。

3. 数据筛选

数据筛选是指只显示数据清单中满足条件的数据部分，而将其他数据隐藏起来。数据筛选分自动数据筛选和高级筛选。

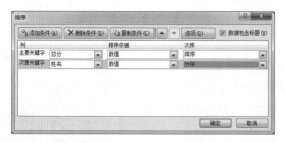

图 3-31 "排序"对话框

	A	B	C	D	E	F
1	姓名	计算机	数学	英语	总分	专业
2	纪风珠	91	92	90	273	护理学
3	李丁丁	92	93	88	273	临床医学
4	纪铁辉	90	92	82	264	临床医学
5	丁治安	91	77	85	253	基础医学
6	刘佑军	85	90	75	250	基础医学
7	马宝春	68	90	89	247	临床医学
8	赵家桂	80	78	81	239	护理学

图 3-32 排序结果

1）自动数据筛选

示例：对图 3-28 中的数据，筛选出总分 255 分以上并且计算机成绩 90 分以上的数据行。

操作步骤：

（1）单击数据清单中的任一单元格。

（2）单击"数据"选项卡"排序和筛选"功能组中的"筛选"按钮，则在数据清单中每个字段名的右侧出现一个筛选箭头。

（3）单击"总分"的筛选箭头，选择"数字筛选"→"大于或等于"命令，在弹出的对话框中填入分数门槛值"255"。

（4）与上步类似，单击"计算机"的筛选箭头，选择"数字筛选"→"大于或等于"命令，在弹出的对话框中填入分数门槛值"90"。

（5）筛选结果如图 3-33 所示。

（6）再次单击"数据"选项卡"排序和筛选"功能组中的"筛选"按钮，退出筛选状态。

	A	B	C	D	E	F
1	姓名	计算机	数学	英语	总分	专业
2	纪风珠	91	92	90	273	护理学
3	李丁丁	92	93	88	273	临床医学
4	纪铁辉	90	92	82	264	临床医学

图 3-33 筛选结果

单击"开始"选项卡"排序和筛选"下拉按钮，在弹出的下拉列表中选择"筛选"命令，同样可以进行数据筛选。

2）高级筛选

示例：同样对图 3-28 中的数据，筛选出总分 255 分以上并且计算机成绩 90 分以上的数据行。

操作步骤：

（1）在工作表中选择任意一个空白区域，建立如图3-34（a）所示的数据区域（用作高级筛选的条件区域数据）。

（2）单击数据清单中的任一单元格；单击"数据"选项卡"排序和筛选"功能组中的"高级"按钮，弹出"高级筛选"对话框，将上步设定的条件区域选定，这个区域地址自动标示在图3-34（b）的"高级筛选"对话框中的"条件区域"框内。

（3）单击"确定"按钮，则得到图3-34（c）所示的结果。

（4）单击"数据"选项卡"排序和筛选"功能组中的"筛选"按钮两次，可恢复原始状态。

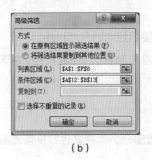

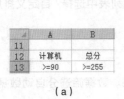

	A	B
11		
12	计算机	总分
13	>=90	>=255

（a）

（b）

A	B	C	D	E	F
姓名	计算机	数学	英语	总分	专业
纪风珠	91	92	90	273	护理学
李丁丁	92	93	88	273	临床医学
纪铁辉	90	92	82	264	临床医学

（c）

图3-34　高级筛选示例

4. 分类汇总

分类汇总是指按照某一字段的取值对数据清单中的数据进行分类，分别计算每一类某项汇总指标。

特别强调：要进行分类的对象（字段）通常是只有少数几个值，如学生的专业、班级、入学年份等。

示例：对图3-28中的数据清单，按专业分别计算各门课程、总分的平均成绩。

操作步骤：

（1）对分类字段"专业"排序，使分类字段取值相同的记录集中在一起。

（2）单击"数据"选项卡"分级显示"功能组中的"分类汇总"按钮，弹出图3-35所示的"分类汇总"对话框。

数据管理之分类汇总和数据透视表

（3）设置分类汇总的有关选项："分类字段"中选择"专业"，"汇总方式"中选择"平均值"，"选定汇总项"中选择"计算机""数学""英语"和"总分"，结果如图3-36所示。

图中工作表左侧的用竖线连接的方块按钮及上方的数字按钮用于控制明细数据行的显示和隐藏，它们称为分级显示符号。单击它们即可显示或隐藏明细数据行。

若要取消分类汇总，只需在图3-35的对话框中单击"全部删除"按钮即可。

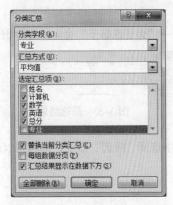

图3-35　"分类汇总"对话框

	A	B	C	D	E	F
1	姓名	计算机	数学	英语	总分	专业
2	赵家桂	80	78	81	239	护理学
3	纪风珠	91	92	90	273	护理学
4		85.5	85	85.5	256	护理学 平均值
5	刘伟军	85	90	75	250	基础医学
6	丁治安	91	77	85	253	基础医学
7		88	83.5	80	251.5	基础医学 平均值
8	纪铁辉	90	92	82	264	临床医学
9	马宝春	68	90	89	247	临床医学
10	李丁丁	92	93	88	273	临床医学
11		83.333333	91.666667	86.333333	261.33333	临床医学 平均值
12		85.285714	87.428571	84.285714	257	总计平均值

图3-36　分类汇总结果

5. 数据透视表

数据透视表是 Excel 提供的一种交互式报表，可以快速合并和比较大量数据。同时还可以旋转行和列以看到源数据的不同汇总，而且可显示感兴趣区域的明细数据。

1）建立数据透视表

在建立数据透视表之前必须将所有筛选和分类汇总的结果取消。

示例：根据图 3-37 中数据清单创建显示两名医生对良恶性肿瘤诊断结果的数据透视表。

操作步骤：

（1）选定数据清单中的任意单元格。

（2）单击"插入"选项卡"表格"功能组中的"数据透视表"按钮，弹出"数据透视表"对话框，单击"确定"按钮，打开图 3-38 所示的工作区域。

（3）在图 3-38 中，"页字段"（报表筛选字段）为数据透视表中指定不同数据透视表源数据表中的字段，拖动"医生"到页字段处；"行字段"为数据透视表中指定不同行的源数据表中的字段，拖动"病理结果"到行字段处；"列字段"为数据透视表中指定不同列的源数据表中的字段，拖动"诊断"到列字段处；"值字段"为含有数据的源数据表的字段，拖动"例数"到数据字段处；结果如图 3-39 所示。

（4）单击页字段、行字段和列字段旁的筛选按钮可以有选择地显示需要的内容。

	A	B	C	D
1	医生	病理结果	诊断	例数
2	A	良性	肯定良性	33
3	A	良性	可疑良性	6
4	A	良性	难以确定	6
5	A	良性	可疑恶性	11
6	A	良性	肯定恶性	2
7	A	恶性	可疑良性	3
8	A	恶性	可疑良性	2
9	A	恶性	难以确定	2
10	A	恶性	可疑恶性	11
11	A	恶性	肯定恶性	33
12	B	良性	肯定良性	27
13	B	良性	可疑良性	7
14	B	良性	难以确定	9
15	B	良性	可疑恶性	11
16	B	良性	肯定恶性	4
17	B	恶性	可疑良性	4
18	B	恶性	可疑良性	4
19	B	恶性	难以确定	2
20	B	恶性	可疑恶性	13
21	B	恶性	肯定恶性	28

图 3-37　两名医生诊断两种恶性肿瘤数据

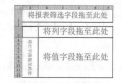

图 3-38　未置入字段的数据透视表工作区域

实际上，拖动的目标改变，会产生不同形式的数据透视表。

2）编辑数据透视表

数据透视表的编辑操作包括修改布局、添加或删除字段、复制或删除数据透视表、格式化表中数据等。

在数据透视表中可以通过拖动的方法交换行字段与列字段，从而查看源数据的不同汇总结果。如将上面数据透视表中的病理结果和诊断字段分别拖动到列字段和行字段中，则数据透视表改为图 3-40 所示的形式。

	A	B	C	D	E	F	G
1	医生	（全部）					
2							
3	求和项:例数	诊断					
4	病理结果	可疑恶性	可疑良性	肯定恶性	肯定良性	难以确定	总计
5	恶性	24	6	61	7	4	102
6	良性	22	13	6	60	15	116
7	总计	46	19	67	67	19	218

图 3-39　结果数据透视表

	A	B	C	D
1	医生	（全部）		
2				
3	求和项:例数	病理结果		
4	诊断	恶性	良性	总计
5	可疑恶性	24	22	46
6	可疑良性	6	13	19
7	肯定恶性	61	6	67
8	肯定良性	7	60	67
9	难以确定	4	15	19
10	总计	102	116	218

图 3-40　改变后的数据透视表

3）更新数据透视表

数据透视表中的数据不能被直接修改，而且即便源数据区域中的数据被修改，数据透视表中的数据也不会自动更新。这时可通过"数据"→"全部刷新"按钮，或使用"数据透视表工具选项"选项卡下的"刷新"按钮完成。

3.2.6 常用医学统计分析

常用医学统计分析

Excel 提供了一组数据分析工具，称为"分析工具库"，在建立复杂统计或工程分析时，只需为每一个分析工具提供必要的数据和参数，该工具就会使用适宜的统计或工程函数，在输出表格中显示相应的结果，有些工具在生成输出表格时还能同时生成图表。

如果功能区没有"数据分析"命令，则需要安装"分析工具库"，步骤如下：选择"文件"→"选项"命令，在"Excel 选项"对话框左侧栏选择"加载项"，在右边"加载项"栏中选择"分析工具库"，单击"管理"栏右侧的"转到"按钮，弹出"加载宏"对话框，选中"分析工具库"复选框，单击"确定"按钮完成安装。"数据分析"功能按钮位于"数据"选项卡下。

单击"数据"选项项下的"数据分析"按钮，弹出图 3-41 所示的"数据分析"对话框，Excel 提供的数据分析工具均在其中。

1. 方差分析

方差分析提供了 3 种具体分析工具：单因素方差分析、可重复双因素分析和无重复双因素分析。具体使用哪一种工具根据因素的个数以及待检验样本总体中所含样本的个数而定。

示例：图 3-42 列出了 5 种常用的抗生素注入到牛的体内时，抗生素与血浆蛋白质结合的百分比。现需要在显著性水平 $\alpha=0.05$ 下检验这些百分比的均值有无显著的差异。

操作步骤：

（1）在工作表中输入图 3-42 所示的试验数据，然后将该工作簿命名保存。

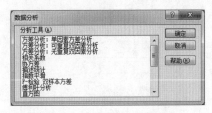

图 3-41 "数据分析"对话框

	A	B	C	D	E
1	青霉素	四环素	链霉素	红霉素	氯霉素
2	29.6	27.3	5.8	21.6	29.2
3	24.3	32.6	6.2	17.4	32.8
4	28.5	30.8	11	18.3	25
5	32	34.8	8.33	19	24.2

图 3-42 抗生素与血浆蛋白质结合的数据

（2）单击"数据"选项卡下的"数据分析"按钮，弹出"数据分析"对话框，在其中选择"方差分析：单因素方差分析"选项。

（3）单击"确定"按钮，弹出"方差分析：单因素方差分析"对话框。

（4）在对话框中进行图 3-43 所示的设置，单击"确定"按钮，完成试验数据的方差分析，结果如图 3-44 所示。

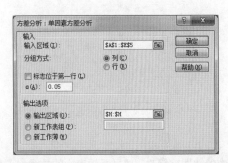

图 3-43 方差分析：单因素方差分析对话框设置

H	I	J	K	L	M	N
方差分析：单因素方差分析						
SUMMARY						
组	观测数	求和	平均	方差		
青霉素	4	114.4	28.6	10.353333		
四环素	4	125.5	31.375	10.055833		
链霉素	4	31.33	7.8325	5.692225		
红霉素	4	76.3	19.075	3.2625		
氯霉素	4	111.2	27.8	15.92		
方差分析						
差异源	SS	df	MS	F	P-value	F crit
组间	1479.9166	4	369.97915	40.851077	6.77777E-08	3.0555683
组内	135.85168	15	9.0567783			
总计	1615.7683	19				

图 3-44 目标药效分析结果

2. 描述统计

描述统计是对区域中数据的单变值分析，提供有关数据趋中性和易变性的信息。

示例：对 20 名成年男子头颅的最大宽度数据进行分析，给出这些数据的均值、方差、标准差等统计量。

操作步骤：

（1）在 Excel 工作表中输入数据（数据在后面的图 3-46 中一并表达出来），然后将该工作簿命名并保存。

（2）单击"数据"选项卡下的"数据分析"按钮，弹出"数据分析"对话框，选择"描述统计"选项，单击"确定"按钮，弹出"描述统计"对话框。

（3）在"描述统计"对话框中，进行图 3-45 所示的设置，单击"确定"按钮，完成描述统计分析，结果如图 3-46 所示。

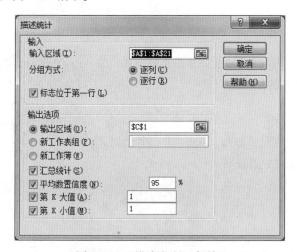

图 3-45   "描述统计"对话框　　　　　　图 3-46   原始数据与描述统计分析结果

3. t- 检验

"t- 检验"分析工具提供了 3 种具体工具："t- 检验：双样本等方差假设""t- 检验：双样本异方差假设"和"t- 检验：平均值的成对二样本分析"，可根据实际情况选择使用。

示例：随机抽取 12 位病人进行新体育疗法减肥试验，测得每人试验前后体重数据 12 对值。假设治疗前后，除了参加这种新体育疗法外，其余的一切条件都尽可能做到相同。通过 t- 检验判断这种新体育疗法是否对减肥具有显著作用？

操作步骤：

（1）在 Excel 工作表中输入数据（数据在后面的图 3-48 中），12 人试验前体重数据为 B 列，试验后体重数据为 C 列，每个人的试验前后数据两个为一行。然后将该工作簿命名保存。

（2）单击"数据"选项卡下的"数据分析"按钮，弹出"数据分析"对话框，并在其中选择"t- 检验：平均值的成对二样本分析"选项。

（3）单击"确定"按钮，弹出图 3-47 所示的"t- 检验：平均值的成对二样本分析"对话框，"假设平均差"为成对观测样本的均值，本例假设样本 X（试验前）与样本 Y（试验后）的平均值相等。

（4）单击"确定"按钮，完成分析。其原始数据及检验结果如图 3-48 所示。

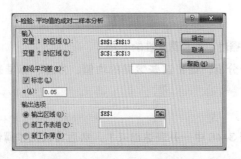

图 3-47 "t-检验：平均值的成对二样本分析"对话框

图 3-48 原始数据与"t-检验：平均值的成对二样本分析"结果

图 3-48 的结果提示：双尾检验概率值远小于 0.05，说明试验前后两组数据相等的概率很小，说明这种新体育疗法对体重是有影响的。可以认定这种新体育疗法对于 95% 以上的人具有减肥作用，疗效显著。

3.2.7 预览和打印

预览与打印

为了使打印出的工作表清晰、准确、美观，可以进行页面设置、页眉页脚设置、图片和打印区域设置等工作，并可以在屏幕上预览打印结果。

1. 页面设置

页面设置用于控制打印工作表的外观或版面，包括页面方向、纸张大小、页边距、页眉和页脚等，功能与 Word 中的页面设置类似。而 Excel 所特有的是"页面设置"对话框中的"工作表"选项卡，如图 3-49 所示。单击"页面布局"选项卡"页面设置"功能组中的 按钮，可打开"页面设置"对话框。

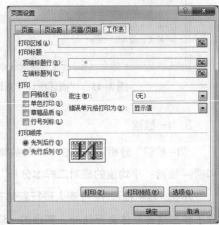

（1）打印区域：输入需要打印的单元格区域，不输入则默认为打印整个工作表。

（2）打印标题：设置打印时固定出现的顶端标题行和左端标题列的范围，如数据清单中的字段名。

（3）打印：设置打印时的选项，如是否打印网格线，是否打印工作表中的行号和列标等。

（4）打印顺序：当打印的页数超过一页时，设置是按先行后列、还是先列后行的顺序打印。

图 3-49 "工作表"选项卡

2. 添加页眉和页脚

页眉页脚就是在文档的顶端和底端添加的附加信息，它们可以是文本、日期和时间、图片等。

在"页面设置"对话框中选择"页眉/页脚"选项卡，根据需要添加页眉和页脚的内容，或在"插入"选项卡下单击"页眉和页脚"按钮。

3. 设置分页

当工作表的内容超过一页时，Excel 会根据纸张大小、页边距等自动进行分页，用户也可根据需要对工作表进行人工分页。

（1）插入分页符。插入分页符可以改变页面上数据行和数据列的数量。选择要另起一页显示的单元格位置，单击"页面布局"→"分隔符"下拉按钮，选择"插入分页符"命令，即在相应位置出现以虚线表示的分页符。

（2）删除分页符。选择分页符虚线下面一行或右边一列中的任一单元格，单击"页面布局"→"分隔符"下拉按钮，选择"删除分页符"命令，则单元格上方或左侧的分页符被删除。如果要删除所有手工插入的分页符，则单击"页面布局"→"分隔符"下拉按钮，选择"重置所有分页符"命令。

（3）调整分页符。在"分页预览"视图下，可以用鼠标拖动分页符来改变其在工作表中的位置。单击"视图"选项卡中的"分页预览"按钮，可以切换到分页预览视图方式。

4. 打印工作簿

Excel 可以把工作簿内容打印出来，作为最终结果保存和交流。

（1）打印预览。在打印输出之前，可以使用打印预览功能在屏幕上查看打印的效果，对不满意的地方做最后的调整和修改。选择"文件"→"打印"命令，可看到打印预览窗口。通过"页面设置"调整页边距、页眉和页脚边距以及列宽。

（2）打印。选择"文件"→"打印"命令，在"设置"区指定是打印工作簿里的全部工作表、活动工作表（默认）还是工作表中的选定区域。

3.2.8 利用 Excel 作为数据源进行邮件合并

将 Excel 表格作为数据源和 Word 文档进行邮件合并是非常实用且方便地进行大批量同类型文档处理的工具，下面以学校打印录取通知书为例说明其步骤。假定通知书的样式和录取名单的表格已经完成如图 3-50 和图 3-51 所示。

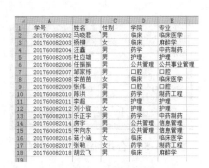

图 3-50 录取名单

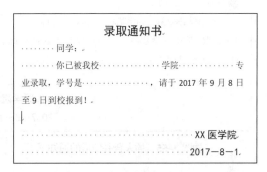

图 3-51 录取通知书

合并步骤如下：

（1）打开刚开编辑的"录取通知书"文档，适当排版后，单击"邮件"设置中的"选择收件人"下拉按钮，选择"使用现有列表"命令，如图 3-52 所示，在弹出的对话框中，找到刚刚存放入录取学生名单和专业的 Excel 表格，会弹出图 3-53 所示的对话框，根据数据所存放的具体工作表选择对应的工作表名（如 sheet1），单击"确定"按钮。

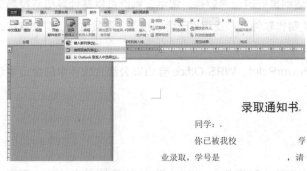

图 3-52 选择收件人

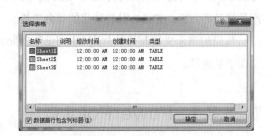

图 3-53 "选择表格"对话框

（2）将光标确定在文件内容中的"姓名"要插入的位置，然后在"邮件"功能区单击"插入合并域"按钮，选择"姓名"选项，这样就将表中"姓名"插入在文档中对应的位如图3-54所示。

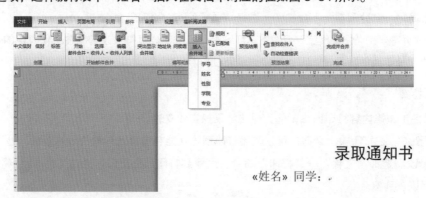

图3-54　插入合并域

（3）重复步骤的方法可以将其他要插入的内容合并到文档，最后得到图3-55所示的文档，根据插入内容字数的多少适当排版。

（4）单击"邮件"选项卡下的"完成并合并"按钮，选择"编辑单个文档"命令，弹出图3-56所示的"合并到新文档"对话框，选择"全部"单选按钮，单击"确定"按钮完成合并，所有的通知书即全部生成。

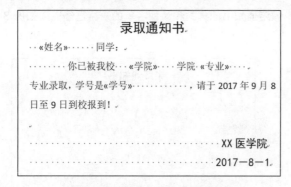

如图3-55　插入合并域后的通知书

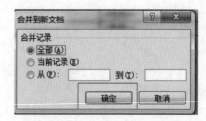

图3-56　合并到新文档对话框

利用这种方法我们快速打印出若干类似于通知书文档中只有少数几个地方要更改的文档。

3.3　演示文稿制作软件 PowerPoint

演示文稿制作软件是基于帧播放的原理而设计的，它可以制作图、文、声、动画、视频并茂的演示文稿，使演示内容表现得更加富有影响力和感染力，从而达到良好的沟通效果。演示文稿既可以在计算机或投影屏幕上播放，也可打印成幻灯片或透明胶片。演示文稿制作软件已广泛应用于会议报告、课堂教学、广告宣传、产品演示等方面，它是办公自动化的有力工具。

常见的演示文稿制作软件有 Microsoft Office PowerPoint、WPS Office 金山办公组合软件中的金山演示制作子系统等。

3.3.1　PowerPoint 概述

PowerPoint 是 Microsoft Office 办公软件的一个组件。利用 PowerPoint 系统可以制作出集文字、图形、图像、声音及视频剪辑等多媒体元素为一体的演示文稿，是深受欢迎的多媒体演示和幻灯片制作工具。

PowerPoint 是基于 Microsoft Windows 环境的应用程序，其启动、退出方法与 Microsoft Office 的其他应用程序基本相同。

1. PowerPoint 的窗口与视图

启动 PowerPoint 后，显示屏幕上就会出现 PowerPoint 的工作界面，PowerPoint 2010 的工作界面如图 3-57 所示。

PowerPoint 2010 的窗口界面包括标题栏、功能区、幻灯片标签区、幻灯片编辑区、备注区、状态栏（右侧为视图切换按钮和幻灯片显示缩放设置），其中标题栏、功能区、状态栏的风格和作用与 Word 2010 相似，视图切换按钮用于不同视图之间的切换。

"普通视图"用于撰写或设计演示文稿，左侧幻灯片标签区包括"幻灯片"和"大纲"两个选项卡，分别用于以缩略图形式显示幻灯片和以大纲方式显示幻灯片；"幻灯片浏览"视图以缩略图形式显示幻灯片；"备注页"视图可以查看或编辑每张幻灯片的备注信息，还可以自由地调整备注文本框的大小；"阅读视图"可以放映幻灯片。

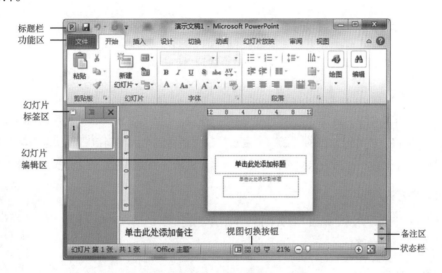

图 3-57　PowerPoint 2010 的工作界面

2. PowerPoint 的基本概念

PowerPoint 中的基本概念主要有演示文稿、幻灯片、对象、版式、模板、母版等。

（1）演示文稿。演示文稿是由 PowerPoint 创建的文档，以 .pptx 为文件扩展名。一个演示文稿文件包含若干张幻灯片，是幻灯片的集合。制作演示文稿的过程就是依次制作一张张幻灯片的过程。

（2）幻灯片。演示文稿中的每一单页称为一张幻灯片，每张幻灯片都是演示文稿中既相互独立又相互联系的内容，幻灯片中既可以包含常用的文字和图表，还可以包含声音和视频等不同对象。

（3）对象。对象是幻灯片的重要组成元素。幻灯片中所插入的文字、图表、结构图、图形、表格以及其他元素，都可称之为对象。每一个对象在幻灯片中都有一个占位符（在幻灯片工作区中显示的虚线框），可以进行对象选择、输入对象内容、修改对象属性，对对象进行移动、复制、删除等操作。

（4）版式。版式指的是各种对象在幻灯片上的布局格式，也就是幻灯片上内容的排列方式。版式由占位符组成，而占位符中存放所对应的对象内容，如文本、图形、表格等。

演示文稿中的每张幻灯片都是基于某种自动版式创建的。在新建幻灯片时，可以从 PowerPoint 提供的自动版式中选择一种。PowerPoint 2010 提供了多种精心设计的幻灯片版面布局图，称为"Office 主题"的各种版式。单击"开始"选项卡"版式"或"新建幻灯片"下拉按钮，都可以打开"Office 主题"下拉列表，进而选择所需要的版式。

（5）模板。模板是预先设计好的、带有格式的一组幻灯片构成的演示文稿。PowerPoint 2010 提供了多种设计模板（又称主题）。设计模板包含预定义的格式和配色方案，以及幻灯片背景图案等，可以此创建新的演示文稿或将此格式应用到任意演示文稿中。通过单击"设计"选项卡"主题"组中的某一模板，即可将该模板的格式应用到当前打开的演示文稿的当前幻灯片或所有幻灯片。

（6）母版。每个演示文稿都有一个母版集合：幻灯片母版、讲义母版和备注母版。类似于传统相机的底片（胶片），母版中的信息决定了演示文稿中幻灯片共有的信息，母版中的主要部件有幻灯片文本、页脚（如日期、时间和幻灯片编号）等占位符，还可插入新对象，如用于制作水印效果的图片等，这些占位符和对象，控制了幻灯片的字体、字号、颜色（包括背景色）、阴影和项目符号样式等版式要素。改变母版，可以统一改变演示文稿的外观。单击"视图"选项卡"母版视图"组中某一母版，即可进入该母版视图设置环境，进而了解和应用各种功能，设置完成后，要单击"关闭母版视图"按钮返回到幻灯片编辑状态。

3.3.2 演示文稿的基本操作

演示文稿的基本操作包括建立、打开、保存与浏览演示文稿。

1. 演示文稿的建立

在演示文稿的工作界面中，选择"文件"→"新建"命令，在屏幕右侧弹出"可用的模板和主题"窗格。其中有"空白演示文稿""最近打开的模板""主题"和"根据现有内容新建"等，选择其中的任意一项，并回答相关问题，即可创建一个新演示文稿，这是新建演示文稿的主要方法。通常是选择"空白演示文稿"。

2. 演示文稿的打开

选择"文件"→"打开"命令，弹出"打开"对话框；单击要打开的演示文稿，单击"打开"按钮，即打开该演示文稿。

演示文稿制作软件
基本操作

3. 演示文稿的保存

1）保存演示文稿

（1）选择"文件"→"保存"命令，或者单击快速访问工具栏上的"保存"按钮，弹出"另存为"对话框（与 Word "另存为"对话框相同）。

（2）单击对话框的"保存位置"下拉按钮，选择保存路径、驱动器、文件夹的位置，在"文件名"文本框中输入文件名。

（3）单击"保存"按钮。

2）自动保存文件

自动保存文件功能可以避免工作中意外断电或死机所带来的文件丢失。与 Word 一样，PowerPoint 设计了自动保存功能，默认的时间间隔是 10 分钟。如果要调整这个时间间隔，可选择"文件"→"选项"命令，在弹出的"PowerPoint 选项"对话框中，选择"保存"选项，在"保存自动恢复信息时间间隔"文本框修改或设置保存间隔时间。

4. 演示文稿的浏览

浏览幻灯片可在幻灯片浏览视图中进行，这时可以在屏幕上同时看到演示文稿的所有幻灯片，选中一张或多张幻灯片，可以通过拖动鼠标对幻灯片进行移动、复制、删除等操作。

3.3.3 演示文稿的编辑

通常，在普通视图下编辑演示文稿，可以方便地建立和编辑幻灯片。

1．新建、插入幻灯片

一般情况下，新建幻灯片是指在演示文稿的最后再建一张新幻灯片，而插入是指在演示文稿的中间某张幻灯片后新建一张幻灯片，它们均可通过单击"开始"选项卡下的"新建幻灯片"按钮创建；如果要调整幻灯片版式，单击"新建幻灯片"下拉按钮或单击"版式"按钮调整即可。插入幻灯片时，必须先选定左侧标签区的某张幻灯片，将新插入的幻灯片插到其后。

2．选择幻灯片

在普通视图中，所有幻灯片以图标或缩略图的形式显示在屏幕上的左侧，如果要选择单张幻灯片，则在幻灯片上单击即可，此时被选中的幻灯片四周着色；如果要选择多张幻灯片，先单击首张幻灯片，然后按住【Ctrl】键（不连续选）或【Shift】键（连续选），再单击其他要选择的幻灯片。

3．删除幻灯片

删除幻灯片可先在幻灯片浏览视图、普通视图标签区或普通视图幻灯片编辑区中，选择要删除的幻灯片；右击后选择"剪切"命令，或按【Delete】键。

4．复制、移动幻灯片

选择要复制的幻灯片，使用"复制"+"粘贴"或"剪切"+"粘贴"操作。

5．为幻灯片编号

演示文稿创建完后，可为全部幻灯片添加编号。

（1）单击"插入"选项卡"文本"功能组中的"幻灯片编号" ⌗ 按钮，弹出"页眉和页脚"对话框。

（2）选择"幻灯片"选项卡，选中"幻灯片编号"复选框。

（3）根据需要，单击"全部应用"或"应用"按钮。

6．对象插入与编辑

幻灯片对象包括文本、表格、图片、组织结构图、图表、各种符号、超链接、声音、视频和动画等，不过大多数对象的插入与编辑方法与在 Word 中基本相同，不再赘述。

1）插入视频和声音

在演示文稿中，可以通过添加在演示时播放的视频和声音，使演示文稿更加有趣与生动。

操作步骤：

（1）选中要添加视频和音频的幻灯片。

（2）单击"插入"→"媒体"组中"视频"（或"音频"）按钮，选择文件即可。

"视频"和"音频"功能按钮下面均有下拉箭头，表示选择不同文件来源。在幻灯片上放置好视频或音频后，播放这张幻灯片时，并不是立即播放视频或音频，需要进行设置，实际上，在添加视频或音频后，选定视频或音频，主选项卡区会有关于"视频工具"或"音频工具"的"播放"选项卡，可以在其中设置有关参数，包括在"开始"下拉列表中选择"自动"，让播放这张幻灯片时立即播放视频或音频。

要特别注意插入视频或声音文件时，不是所有视频格式或音频格式都支持。演示文稿支持的视频、音频格式很有限，所有版本均支持 MPEG1 视频和 WAV、mp3 音频，有的版本支持少数 AVI、WMV 低版本视频，FLV、SWF 格式的视频需要控件或插件支持。可以通过视频、音频格式转换程序将视频音频转换为演示文稿所支持的格式。

2）插入动画

现在的动画多数由 Flash 制作，也称 Flash 动画，能够播放的 Flash 动画是 SWF 格式文件。有多种方法插入动画到幻灯片。第一，用插入对象的方法；第二，用超链接的方法；第三，将其当作视频，按视频插入；第四，用插入控件的方法。前两种方法需要外挂的播放器播放 Flash 动画，而用插入控件的方法插入的 Flash 动画不需要外挂播放器，可直接在幻灯片中播放。此处，我们只介绍这种方法。

首先安装控件工具。在 PowerPoint 2010 中，控件工具不在某一选项卡下，需要安装。选择"文件"→"选项"命令，在弹出的"PowerPoint 选项"对话框中，选择左侧的"自定义功能区"选项，在"从下列位置选择命令"栏选择"所有选项卡"，在其下方选择"开发工具"下的"控件"，在右侧主选项卡中选择"插入"，然后单击"添加"按钮，"控件"工具就被安装在"插入"选项卡下，单击"确定"按钮返回。

（1）选择"插入"选项卡，可看到添加的"控件"组，如图 3-58 所示，单击"其他控件"按钮，弹出"其他控件"对话框，选择 Shockware Flash Object，如图 3-59 所示，单击"确定"按钮。

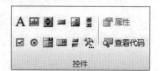

图 3-58　"控件"组

（2）这时鼠标指针在幻灯片上呈"+"形状，单击拖出一个合适的矩形（播放动画的区域）。

（3）右击矩形，在弹出的快捷菜单中选择"属性"命令，在弹出的"属性"对话框中（见图 3-60）进行设置，在 Movie 栏填入 Flash 动画文件名。

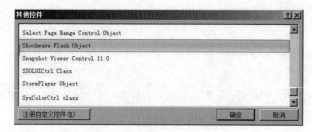

图 3-59　"其他控件"对话框

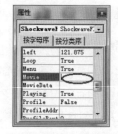

图 3-60　控件的"属性"对话框

注　意

文件名要带上路径，当演示文稿文件与被引用的 Flash 动画文件在同一文件夹下，可以省去路径。

3.3.4　演示文稿的外观设计

为了充分表现设计者的创意和观点，格局统一且有特色的演示文稿外观有时是必不可少的，这一功能可通过演示文稿外观设置技术来实现，这些技术主要有 4 种，即应用设计模板（主题）、母版、配色方案和背景设置。主要体现在"设计"主选项卡下。

1. 应用设计模板（主题）

设计模板为演示文稿的所有幻灯片提供统一的背景图案和配色方案。如果对现有的模板不满意，可以重新选择设置。

操作步骤：

（1）打开演示文稿。

（2）单击"设计"选项卡"主题"功能组内某个功能按钮，或单击"主题"组右侧的 ▾ 按钮，弹出"所有主题"列表（见图 3-61），从中选择某个主题模板。

"主题"组的右侧还有"颜色""字体"和"效果"3 个功能按钮，用
于对选定的主题模板进行"颜色""字体"和"效果"的修改。

2. 使用母版

PowerPoint 的母版有 3 类，即幻灯片母版、讲义母版和备注母版。最常
用的母版是幻灯片母版，它控制着所有幻灯片的格式，包括幻灯片标题及正
文文字的位置和大小、项目符号的样式、背景图案等。

（1）打开演示文稿文件。

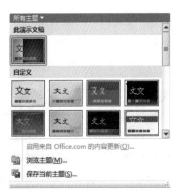

图 3-61　"所有主题"对话框

（2）单击"视图"选项卡"母版视图"功能组中"幻灯片母版"按钮，
进入幻灯片母版环境，选择"幻灯片母版"选项卡，图 3-62 所示为"幻灯片母版"选项卡下的多种功能按钮。

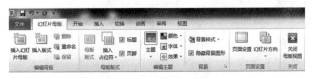

图 3-62　"幻灯片母版"选项卡

（3）在幻灯片母版状态下，右侧的原幻灯片标签区提供了当前幻灯片使用的母版及可应用的版式，每种
版式都可浮动提示是否应用于幻灯片以及应用在哪些幻灯片上。在此状态下，可以通过"插入"选项卡下的功能，
如插入幻灯片编号、日期和时间、页眉和页脚等，添加母版对象，实现对所有幻灯片的统一控制。而这些操
作与关闭幻灯片母版返回到普通视图下所进行的插入等只针对某一幻灯片的操作是完全不一样的。

（4）修改完毕后，单击"幻灯片母版"选项卡下的"关闭母版视图"按钮，返回幻灯片的普通视图下。

此外，在幻灯片母版状态下，还可像在幻灯片普通视图下插入对象一样向母版插入对象，如图片、艺术字等，
只不过是插入的对象只能在幻灯片母版状态下进行修改、删除等编辑。

3. 改变配色方案

设计演示文稿时，不仅可更改演示文稿中幻灯片的布局或版式，还可根据需要进行色彩的调整。调整的
内容可以是文本、背景和强调文字等。

（1）选中需要调整颜色的幻灯片。

（2）单击"设计"选项卡"主题"组中的"颜色"下拉按钮，在弹出的下拉列表中选择某一预定"配色
方案"方案或单击下方的"新建主题颜色"按钮，进行自定义配色设计。

4. 修改背景

（1）选择需要修改背景的幻灯片。

（2）选择"设计"选项卡"背景"功能组中的"背景样式"命令。

> ─注 意─
> 主题、颜色和背景样式可以应用于整个演示文稿或某张幻灯片（通过右键快捷菜单来选择）；向幻灯
> 片母版中插入对象，插入的对象只有在幻灯片母版中才能进行编辑；而使用母版是针对整个演示文稿。

3.3.5　演示文稿的放映

1. 设置放映方式

根据演讲者的不同需要，可以设置不同的放映方式，方法是单击"幻灯片放映"选项卡中的"设置放映

方式"按钮，弹出"设置放映方式"对话框，如图3-63所示，对话框中主要有3个设置。

（1）放映类型。放映类型由3个单选按钮组成。

① 演讲者放映（全屏幕）：这是常规的全屏幕放映方式，可以用手工方式控制幻灯片和动画。

② 观众自行浏览（窗口）：以窗口形式显示演示文稿，窗口中提供了切换按钮和菜单命令，更方便观众进行灵活的浏览切换和视图、编辑操作的快速转换。

③ 在展台浏览（全屏幕）：以全屏幕方式播放幻灯片，并禁止外界可能的键盘操作和鼠标操作，在这种方式下，PowerPoint会自动选择"循环放映，按'Esc'键终止"复选框。

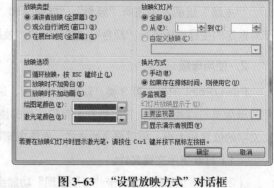

图3-63　"设置放映方式"对话框

（2）放映幻灯片。在该区域，可选择所放映的幻灯片的范围，包括全部、部分（从…到…）和自定义放映。其中，自定义放映需预先定义（单击"幻灯片放映"选项卡"开始放映幻灯片"功能组中的"自定义幻灯片放映"按钮，选择要放映的幻灯片并命名放映名称）。

（3）换片方式。换片方式有手动换片和自动换片两种方式。

演示文稿的放映和录制

2．演示文稿的播放

（1）自动播放。演示文稿的播放，大多数情况下是由演示者手动操作控制播放的，如果要让其自动播放，需要进行排练计时。

（2）人工播放。人工播放是利用鼠标和键盘控制幻灯片的切换、对象的动画等，逐一播放每一张幻灯片的放映方式。单击"幻灯片放映"选项卡中的"从头开始"按钮，可以从开始播放幻灯片，单击"幻灯片放映"选项卡中的"从当前幻灯片开始"按钮，或按【F5】键，或单击状态栏中的"幻灯片放映"按钮均可从当前幻灯片开始向后播放幻灯片。

▶ 3.3.6　幻灯片转向动作设置

前面设计出来的演示文稿只能按幻灯片顺序播放。如果在幻灯片中加入转向动作（让播放一张幻灯片后，不播放下一张，而是转向播放指定的某张幻灯片）和超链接（转向其他对象），就能使幻灯片的播放顺序按照设计者的思路顺序播放。这就是所谓的"交互播放"。

幻灯片转向动作设置

1．利用动作设置创建转向

操作步骤：

（1）选中幻灯片上用于创建转向的对象（文本、图像等）。

（2）单击"插入"选项卡"链接"功能组中"动作"按钮，弹出"动作设置"对话框，如图3-64所示，其中有两个选项卡"单击鼠标"与"鼠标移过"，通常选择默认的"单击鼠标"选项卡，选择"超链接到"单选按钮，点开其下方下拉列表，根据实际情况选择其一。

（3）单击"确定"按钮即可。

通过这样设置，当播放在第一步选中的幻灯片时，单击其上选定的对象，播放就转向图3-64中"超链接到"栏中指定的幻灯片，而非下一张。

2．利用"链接"按钮创建超链接

操作步骤：

（1）单击选中用于创建超链接的对象，如"百度网站"。

（2）单击"插入"选项卡"链接"功能组中"超链接"按钮，弹出"插入超链接"对话框，如图 3-65 所示。

（3）根据需要在地址栏中输入百度网站网址"http://www.baidu.com/"，单击"确定"按钮。

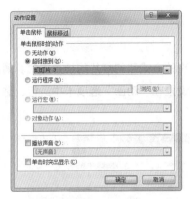

图 3-64　"动作设置"对话框

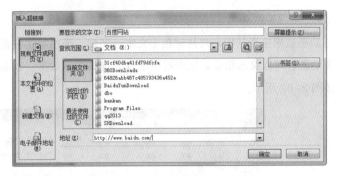

图 3-65　"插入超链接"对话框

通过图 3-65 的设置，播放该幻灯片时，幻灯片上的"百度网站"文字变色，并有下画线，单击它时，如果外网联通，便立即转向网站 http://www.baidu.com。

3．利用动作按钮来创建转向

操作步骤：

（1）单击"插入"选项卡中的"形状"下拉按钮，弹出下拉列表，这个下拉列表的最下面一行就是动作按钮，选择其中一个，鼠标指针变成加号形状。

（2）按住鼠标左键画出一个矩形，出现所选的动作按钮，并弹出"动作设置"对话框。

（3）在"动作设置"对话框中的"超链接到"列表框中选择跳转的目标。

（4）单击"确定"按钮即可。

在图 3-64 中"超链接到"列表框中可以进行各种跳转目标的设置，如选择"URL…"，在弹出的对话框中输入网址作为跳转的目标等。

3.3.7　设置动画效果

在幻灯片上的对象多数是静态的文字、图像、表格等，如果让这些静态的对象有"动"的效果，幻灯片播放时的效果会更好。PowerPoint 设计了两类所谓的"动画效果"，一类是幻灯片换片的切换效果，另一类是幻灯片上对象的出现效果。

1．设置幻灯片切换效果

幻灯片之间的切换效果是指如何移走屏幕上已有的幻灯片，显示下一张幻灯片，即换片形式。PowerPoint 提供了许多换片效果，如水平百叶窗、溶解、盒状展开、随机等。

演示文稿动画设计

操作步骤：

（1）选择幻灯片。

（2）单击"切换"选项卡"切换到此幻灯片"功能组内的某一按钮。

在"切换"选项卡下，可以设置幻灯片的切换效果、换片方式、持续时间及放映时需添加的声音，还可以将这些设置应用于所有幻灯片。"切换"选项卡如图3-66所示。

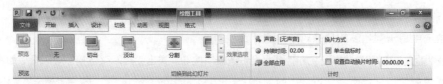

图3-66 "切换"选项卡

2. 设置动画效果

动画效果主要是指幻灯片对象（文本、图像、表格等）在放映时出现的方式和幻灯片的换片方式。通过设置动画，可以突出重点，从而吸引观众，提高演示效果。动画效果的设置在"动画"选项卡中进行，选项卡如图3-67所示。

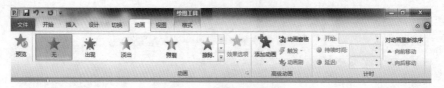

图3-67 "动画"选项卡

设置动画效果的操作步骤如下：

（1）选中需要设置动画的对象，单击"动画"选项卡下的"添加动画"下拉按钮，展开动画样式下拉列表，如图3-68所示。

（2）选择某一动画样式，完成动画效果设置。

对于所设置的动画效果，还可以进一步设置：动画什么时候开始动作、持续时间、方向、添加声音等。

"动画"选项卡下的"高级动画"功能组内有一个"动画刷"，使用方法同Word中的格式刷。

在图3-68中，有大量的动画样式按钮，分为"进入""强调""退出""动作路径"（含"自定义路径"）4组。更多的效果可选择图3-68中下部的"更多进入效果""更多强调效果""更多退出效果"或"其他动作路径"命令获取所需的动画效果。

在图3-68中，有的动画效果组及组内按钮是看不到的，只能拖动图中右侧滚动条才能看到。比较重要的是位于图中最下面

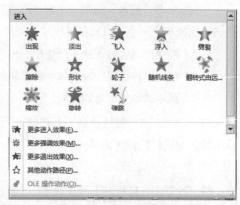

图3-68 动画样式下拉菜单

的"自定义路径"组（拖动滚动条看到），单击"自定义路径"组按钮，鼠标指针在幻灯片上变成一个"+"，单击拖出一条任意的路径，对象就会在所定义的路径上运动。这就是定义的对象沿指定路径运动的动画效果。

定义路径的方法：在起点单击，然后拖动鼠标绘制路径，结束路径描绘时，双击即可。

通过自定义路径方法设置对象的动画是很有用的，例如设计血液在血管中流动的动画，就可以使用这种办法。

要删除设定的动画效果，选定对象，单击"动画"选项卡，出现对象绘制路径，选中该路径，按【Delete】键即可。

3.3.8 打印演示文稿

创建好的演示文稿，可以用多种形式进行打印，打印之前要进行页面设置和打印选项的设置。

（1）页面设置。页面设置包括设置幻灯片的大小和打印方向，选择"文件"→"打印"命令，右侧显示"打印"和"设置"选项卡。

在"设置"区，可以设置幻灯片数量、幻灯片编号的起始值等。

（2）打印选项设置。打印前还应对打印机、打印范围、份数等进行设置。

3.4　Office 中的数据信息交换

各种软件之间的数据信息交换为用户利用数据提供了方便。Windows 提供的剪贴板功能实现了最基本的数据信息交换，更高级的数据信息交换是两个应用程序之间可以直接导入对方格式的数据，或直接输出对方可接受的格式。

3.4.1　Excel 与 Word 的数据交换

Word 中可以记录文字、图和表，而 Excel 只能记录表格。Word 与 Excel 交换数据主要是交换表格数据，可以使用剪贴板实现。

在源数据所在软件中，选择要交换的数据表格，右击选择"复制"命令；选择目标软件，指定插入点，右击选择粘贴。

也可利用 Word 和 Excel 都能识别的第三方格式，例如文本文件，Word 和 Excel 都能读取文本文件，所以，可在源数据所在软件中，另存数据为文本文件；在目标软件中，导入文本文件。

3.4.2　Excel 与文本文件的数据交换

1. 将 Excel 工作表保存为文本文件

操作步骤：

（1）建立或打开 Excel 工作表之后，选择"文件"→"另存为"命令，弹出"另存为"对话框。

（2）在"另存为"对话框的"文件类型"下拉列表框中，选择"文本文件（制表符分隔）"或指定为"带格式文本文件（空格分隔）"。

（3）指定文本文件的存放目录和文件名后，单击"保存"按钮，即可将当前工作表中的内容存为文本文件。

2. 将文本文件导入到 Excel 工作表中

打开文本文件的操作步骤：

（1）在 Excel 中，选择"文件"→"打开"命令，弹出"打开"对话框。

（2）在"打开"对话框中，从"文件类型"下拉列表框中选择"文本文件"，在"文件名"文本框中输入要导入到 Excel 的文本文件名，单击"打开"按钮。弹出"文本导入向导—第1步，共3步"对话框，如图 3-69 所示。

（3）选择"分隔符号"单选按钮，并在导入起

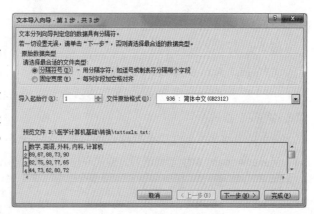

图 3-69　文本导入向导第 1 步

始行中输入数字（通常是自动默认为1），即将标题行导入到 Excel 工作表中。单击"下一步"按钮，将弹出"文本导入向导—第2步，共3步"对话框，如图3-70所示。

（4）在"文本导入向导—第2步，共3步"对话框的"分隔符号"栏中，选择"Tab键"复选框或其他用作分隔文本数据列的符号，单击"下一步"按钮，弹出"文本导入向导—第3步，共3步"对话框，如图3-71所示。

（5）在对话框中指定各列数据的类型，单击"完成"按钮，Excel 就会将指定的文本文件导入到当前工作表中。

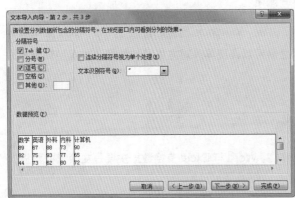

图3-70　文本导入向导第2步

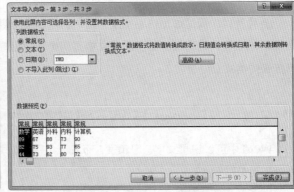

图3-71　文本导入向导第3步

上述方法是在 Excel 下利用"文件"→"打开"命令打开一个文本文件直接生成一个工作簿名和工作表名均为文本文件名的新工作簿。此外，还可以通过"获取外部数据"功能导入文本文件。单击"数据"选项卡"获取外部数据"功能组中的"自文本"按钮，可以导入文本文件到当前打开的工作簿的当前工作表中。

3.4.3　Excel 与 Access 的数据交换

1. 在 Excel 中导入 Access 数据库的表

操作步骤：

（1）启动 Excel 系统。

（2）单击"数据"选项卡"获取外部数据"功能组中"自 Access"按钮，在弹出的"打开文件"对话框中选择数据库；再在弹出的"选择表格"（选择数据库的表）对话框中，选择要导入的数据库表，指定导入位置，单击"确定"按钮。

2. 在 Access 中导入 Excel 工作表

操作步骤：

（1）启动 Access 系统，打开数据库。

（2）单击 Access 的"外部数据"选项卡下的 Excel 按钮，在弹出的对话框中选择数据源（Excel 表），单击"确定"按钮。

导入的表格将作为打开的 Access 数据库中的一个表。

另外，Access 提供了输出对方格式表格的功能（导出功能）。

第 4 章　医学多媒体技术基础

20 世纪 80 年代，PC 的第一块声卡问世，这标志着计算机不仅具备处理图像的能力，也初具音频处理能力，这也标志着计算机发展进入了一个崭新的阶段——多媒体技术发展阶段。多媒体技术是计算机应用的一个重要领域，是当今信息技术领域发展最快、最活跃的技术之一，它的发展也带动了计算机的发展。目前，多媒体技术已经被广泛应用到社会各个领域之中，且发挥着巨大的作用。随着网络的不断发展和健全，网络中的多媒体也悄然兴起，如以多媒体为主的综合医疗信息系统、远程视频会议系统、多媒体教学系统等，让人足不出户就可以享受到多媒体技术带来的便利。

4.1　多媒体技术概述

4.1.1　媒体

在计算机中，"媒体"一词有两种含义：一指存储信息的实体，如软盘、硬盘、光盘、磁带、半导体存储器等；二指携带信息的载体，如文本、图形 / 图像、声音、视频、动画等。这里，我们所说的"媒体"指的是第二种，即携带信息的载体。

4.1.2　多媒体与多媒体技术

多媒体（Multimedia），顾名思义，即两种或两种以上媒体的有机组合，使用的媒体包括文本、图形 / 图像、声音、视频、动画。从计算机处理的信息时效性上又分为静态媒体（指文本、图形 / 图像等媒体）和时变媒体（指声音、视频、动画等媒体）两大类。

（1）文本：是以文字和各种专用符号表达的信息形式，包括西文字符、中文字符和专用特殊字符，是现实生活中使用得最多的一种信息表示形式。

（2）图形 / 图像：通常由点、线、面、体等几何元素和灰度、色彩、线型、线宽等非几何属性组成。从处理技术上来看，图形是由线条组成，如工程图、等高线地图、曲面的线框图等。图像是多媒体术中最重要的信息表现形式之一，它是决定一个多媒体软件视觉效果的关键因素，主要指静止的图像。

多媒体与多媒体技术

（3）声音：是人们用来传递信息、交流感情最方便、最熟悉的一种方式之一。在多媒体软件中，按其表达形式，可将声音分为讲解、音乐、效果三类。

（4）视频：具有时序性与丰富的信息内涵，常用于交代事物的发展过程。视频非常类似于我们熟知的电影和电视，有声有色，在多媒体中充当起重要的角色。

（5）动画：是利用人的视觉暂留特性，快速播放一系列连续运动变化的图形图像，也包括画面的缩放、旋转、变换、淡入淡出等特殊效果。

多媒体技术（Multimedia Technique）就是把文本、图形 / 图像、声音、视频、动画等媒体通过计算机集成在一起的技术。即通过计算机把文本、图形 / 图像、声音、视频、动画等多种媒体综合起来，使之建立起逻辑连接，并对它们进行采样量化、编码压缩、编辑修改、存储传输和重建显示等处理。

多媒体技术具有以下几项特性：

（1）多样性。信息媒体的多样性是指计算机能处理多种信息媒体，也就是能对不同的输入信息可以经过加工、变换或处理输出新的信息，而不是简单的记录和重放。早期的计算机只能处理数值、文字等单一的信息媒体，而多媒体计算机则可以综合处理文本、图形/图像、声音、视频、动画等多种形式的信息媒体。

另外，不同的人在处理信息时的构思、创意各不相同，对同样的信息内容进行文字、图形及动画媒体加工、变换和组合，表现出的效果也不尽相同，这也极大地丰富和增强了信息的表现力，使信息呈现具备更大的发展空间。

（2）交互性。传统的媒体只能单向地、被动地传播信息，而多媒体技术则可以实现人对信息的主动选择、编辑和控制，即人机交互操作。人机交互能力是多媒体技术的重要特征，例如，多媒体仿真实验室，学生不仅可以利用多媒体软件模拟各种实验操作，还可以知道实验的结果，这体现了多媒体的交互性特征。一般只具有声音、图像、视频的电视机、录像机还称不上"多媒体"。

（3）集成性。多媒体的集成性主要表现在两个方面，一方面是信息媒体的集成，即将各种不同的媒体信息有机地同步，集成为一个完整、协调的多媒体信息。将文字、声音、图形、图像、动画和视频集成一体，使其以更加自然逼真的方式表现丰富多彩的教学环节，图文声并茂；另一方面是各种不同的显示或表现媒体设备的集成，如为了实现信息媒体的集成，通过计算机中的声卡、扫描仪、数码照相机、数码摄像机等设备进行采集或传递信息，就是多媒体技术的设备集成性特征。

（4）实时性。多媒体技术还表现在信息处理的实时性。如在多媒体系统中，由于声音和活动视频图像与时间密切相关，为了满足人的感官体验，要求多媒体技术必须支持对这些媒体的实时同步处理，使声音和图像在播放时不出现停滞。这样，在进行多媒体交互时，就好像面对面一样。

4.1.3　多媒体计算机与网络

在多媒体计算机之前，传统的个人计算机处理的信息往往仅限于文字和数字，人机之间的交互只能通过键盘和显示器，交流信息缺乏多样性。为了改变人机交互的接口，使计算机能够集声、文、图、像处理于一体，诞生了有多媒体处理能力的计算机。所谓多媒体计算机（Multimedia Personal Computer，MPC），是指具有多媒体处理功能的个人计算机。事实上，多媒体计算机是在原有的 PC 上增加多媒体套件而构成，即在原有的 PC 上增加多媒体硬件和多媒体软件。

多媒体计算机以基本计算机为基础，提高其处理多媒体的能力，指令集使计算机处理多媒体的能力大大提高。此外，多媒体计算机融高质量的视频、音频、图像等多种媒体信息的处理于一体，配有大容量的存储设备，附加具有多媒体处理技术的相关软件，给用户带来一种图、文、声、像并茂的视听感觉。

多媒体技术与网络技术的结合使得计算机的信息具有资源共享、信息交换和信息分布处理、分布控制等特点。

4.2　多媒体信息处理

现代计算机的多媒体系统能表达下列类型的信息：文本、图形/图像、声音、视频、动画。简言之，文本是计算机信息显示的主要媒体，它常以字符串或数值的形式显示；图形和图像类似于线条画和印刷品上的图片；声音主要以语音或音乐形式表现；视频则是由电视摄像机（捕获运动视频）产生的运动图像；动画则是用计算机制作（合成运动视频）的运动图像。

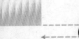

4.2.1 多媒体信息的组成

1. 文字

文字（又称文本）是人与计算机之间进行信息交互的主要媒体。在现实世界中，文字与其他媒体（如图像）组合在一起，是人们之间进行异步通信的主要形式，如书籍、报纸、信件、电子邮件等。

2. 图形 / 图像

图形是指计算机绘制的直线、圆、矩形、曲线、图表等由外部轮廓线条构成的矢量图。它用一组指令集合来描述图形的内容，如描述构成该图的各种图元位置维数、形状等，图形对象包含的色彩不是很丰富，描述对象可任意缩放不会失真。

多媒体信息处理

图像是由扫描仪、摄像机等输入设备捕捉实际的画面产生的数字图像。它是由像素点阵构成的位图，用数字描述像素点、强度和颜色。描述信息文件存储量较大，表现含有大量细节（如明暗变化、场景复杂、轮廓色彩丰富）的对象，如照片、绘图等，通过图像软件可进行复杂图像的处理以得到更清晰的图像或产生特殊效果。所描述对象在缩放过程中会损失细节或产生锯齿。

3. 声音

声音是由机械振动产生的，在媒体信息当中，声音所占的比重是比较大的，人们随时随地都能听到各式各样的声音，美妙的音乐、动听的歌声、吵闹的喧哗声、刺耳的尖叫声、嘤嘤的鸟叫声，比比皆是。

4. 视频

所谓视频信息简单地说就是动态的图像。视频就是利用人眼的暂留特性产生运动影像，当一系列的图像以每秒 25 幅或以上的速度呈现时，眼睛就不会注意到所看到的影像是不连续的图像，这里的每一幅图像我们称之为"帧"，每秒播放的帧的个数就是"帧速率"，所有视频系统（如电影和电视）都是应用这一原理来产生动态图像的。

5. 动画

动画是通过连续播放一系列画面，给视觉造成连续变化的图画。它的基本原理与视频信息一样，都是视觉原理。动画的分类没有一定之规，从制作技术和手段看，动画可分为以手工绘制为主的传统动画和以计算机为主的电脑动画；按动作的表现形式来区分，动画大致分为接近自然动作的"完善动画"（动画电视）和采用简化、夸张的"局限动画"（幻灯片动画）；如果从空间的视觉效果上看，又可分为平面动画和三维动画；从播放效果上看，还可以分为顺序动画（连续动作）和交互式动画（反复动作）；从每秒播放的幅数来讲，还有全动画（每秒 24 幅）和半动画（少于 24 幅）之分。

4.2.2 多媒体信息处理的特点

1. 数据类型复杂

多媒体数据实际上是由多种不同类型的数据组成的，通常包括文本、图形 / 图像、声音、视频、动画等不同数据类型，而且同一类型数据可以有不同的表示方法。例如，可以用编码形式表示，也可以用二进制非编码形式表示；可以用内部数据结构表示，也可采用无结构的位图形式来表示。特别是，这些内部结构都随具体应用而变化。多媒体数据这一复杂性不仅使多媒体数据的建立、存储、检索以及数据处理技术各不相同，而且使多媒体计算机系统的功能较普通微机的功能要复杂得多。

2. 数据信息量大

如声音和视频图像数据，对声音数据进行采样并量化时，通常采用 44.1 kHz 的采样频率，而为了达到较大的动态范围，每一样本需要用 16 位二进制数表示，这样，对一路双声道立体声而言，信息量为每秒 176 KB 或每分钟 10.6 MB。图形 / 图像和视频图像的信息量与屏幕分辨率、表示每一像素的数据的位数、帧刷新频率以及是否压缩等因素有关。多媒体数据的大信息量的特点导致一系列技术难点需要解决，主要包括：高速处理器技术、大容量存储技术（包括内存、缓存和外存）、具有高压缩比的实时图像数据压缩和解压缩技术以及高速通信网络技术等。

3. 数据的实时性要求高

多媒体数据中的声音和视频图像数据都是与时间有关的信息，很多场合需要实时处理，如声音和视频图像信息的实时压缩和解压缩、传输与同步等。另外，在编辑、检索、显示等交互操作方面都要求有实时操作系统支持。因此，多媒体计算机系统要有很高的运算速度，除通用的高速处理器芯片外，很多算法均需要专用硬件如声卡、视频卡等的支持。因而，高速专用集成电路是多媒体计算机的重要组成部分，它们的应用不仅增强了多媒体数据处理的实时性，还使系统软件的实时性设计得到简化。

4. 数据的分布性广

由于多媒体数据的多样性，多媒体应用的开发工作要求各种专业人员介入，包括计算机开发、文字写作、影视制作、动画设计等方面人员的协同工作，因而原始素材往往分布在不同的空间和时间中，这使得分布式多媒体数据库的建立和管理以及多媒体通信的应用成为多媒体计算机系统的关键技术。

5. 数据的交互性要求强

多媒体技术要求有很强的人机交互性，这也是它有别于传统声像技术之处。在多媒体技术的实际应用中，主要方法是"选择和视听"。例如，应用鼠标单击屏幕上的文字、图像或视频图像的某一区域，调用文字、图像、声音、实物图片或解释性的视听图像片断，或调用其他背景材料供用户观看和决策，按用户所希望的顺序重新组织有关材料等。这些应用方法的基础是人机交互技术，这种交互操作是一种实时操作，要求整个系统的软件、硬件系统都能实时响应。

▶ 4.2.3　声音信息处理（声音信息数字化）

1. 声音

声音是通过空气传播的一种周期性的连续的波，称为声波。声音转换为电信号时，声音的电信号在时间和幅度上都是连续的模拟信号。语音是最典型的连续信号，它不仅在时间上连续，而且在幅度上也是连续的。

2. 声音信号数字化

声音进入计算机的第一步就是数字化。在特定的时间段内对连续变化的模拟信号进行不断地测量叫做采样，采样得到的信号为离散信号。而每次采样所得到的信号值实质上就是连续变化的幅度值中的一个值，再用数字表示这个幅度值，那么所得到的信号就是数字信号。通常把模拟音频信号转换成有限个数字表示的离散序列的过程，称为声音信号数字化。

声音信息处理

数字化实际上就是采样和量化的过程。数字声音要通过采样技术进行记录，主要硬件是从模拟到数字的转换器（A/D 转换器），由它完成音频信号的采样工作。在数字声音回放时，再由数字到模拟（D/A 转换器），将数字信号转换为原始电信号。

3. 声音文件的存储格式

数字化后的声音信息，以文件的形式被存储在计算机或其他外部存储介质上。在多媒体计算机系统中，存储声音信息的文件格式主要有 CD 文件、WAV 文件、MIDI 文件、MP3 文件、WMA 等。

（1）CD 文件。在大多数播放软件的"打开文件类型"中，都可以看到 *.cda 格式，这就是 CD 音轨。标准 CD 格式是 44.1 kHz 的采样频率，速率 88 KB/s，16 位量化位数，因为 CD 音轨可以说是近似无损的，因此它的声音基本上是忠于原声的。

（2）WAV 文件。WAV 文件，即波形文件，其扩展名是 .wav。是微软公司开发的一种声音文件格式，它符合 RIFF（Resource Interchange File Format）文件规范，用于保存 Windows 平台的音频信息资源，被 Windows 平台及其应用程序所支持。标准格式的 WAV 文件和 CD 格式一样，也是 44.1 kHz 的采样频率，速率 88 KB/s，16 位量化位数。WAV 格式的声音文件质量和 CD 相差无几，也是目前 PC 上广为流行的声音文件格式，几乎所有的音频编辑软件都能识别 WAV 格式。

（3）MIDI 文件。MIDI 是由世界上主要电子乐器制造厂商联合建立起来的一个通信标准，是用于在音乐合成器、乐器和计算机等电子设备之间交换信息与控制信号的一种标准协议，其扩展名为 .mid，.rmi。

MIDI 文件格式存储的是一套指令，由这一套命令来指挥 MIDI 设备怎么去做，它消耗存储空间小，易编辑。

（4）MP3 文件。在音频文件格式当中，有一种非常特殊的格式 MPX 格式。这种格式采用了 MPEG 压缩技术，对于大存储容量的音频信息做到了很好的压缩。MPEG 音频文件的压缩是一种有损压缩，MPEG3 音频编码具有 10：1 到 12：1 的高压缩率，比如，一首 WAV 文件存储的歌曲，其大小为 30 MB，那么转换成 MP3 之后，其大小就在 3MB 左右。

（5）WMA 文件。WMA 的全称是 Windows Media Audio，是微软力推的一种音频格式。WMA 格式是以减少数据流量但保持音质的方法来达到更高的压缩率目的，其压缩率一般可以达到 18：1，生成的文件大小只有相应 MP3 文件的一半。WMA 还可以通过 DRM（Digital Rights Management）方案加入防止复制，或者加入限制播放时间和播放次数，甚至是播放机器的限制，可有力地防止盗版。WMA 支持音频流（Stream）技术，适合在网络上在线播放。

（6）其他。RMI 文件是 Microsoft 公司的 MIDI 文件格式，VOC 文件是 Creative 公司的 MIDI 文件格式，AIF 文件是 Apple 计算机的专用音频文件格式，SND 文件是 Next 计算机的波形音频文件格式。

4.2.4　图形图像信息处理

1. 分辨率

分辨率通常有两种：显示分辨率和图像分辨率。

（1）显示分辨率是指显示屏上能够显示出的像素个数。例如，PC 显示器的分辨率常见的有 800×600、1024×768、1280×800、1280×1024 等。

（2）图像分辨率是指组成一幅图像的像素密度的度量方法。分辨率的单位为 PPI（Pixels Per Inch），通常叫做像素每英寸，即每英寸图像内有多少个像素点。图像的分辨率由不同的用途，如平面设计、印刷行业、电视工业等。

图形图像信息处理

总的说来，设备分辨率反映了硬件设备处理图像时的效果，图像分辨率指标的高低反映了图像清晰度的好坏。分辨率越高，像素的数目越多，感应到的图像越精密。而在屏幕尺寸一样的情况下，分辨率越高，显示效果就越精细和细腻。

2. 像素深度

像素深度（又称图像深度）是指存储每个像素所用的位数，它也是用来度量图像的分辨率。在多媒体计算机系统中，图像的颜色是用若干位二进制数表示的，被称为图像的颜色深度，即彩色图像的像素深度。

3. 图形图像的存储格式

图像文件就是用来保存图形信息的。通常情况下，数字图像指图形和静态图像两种，有时我们还提到动态图像（视频）。

（1）图像的性质。图像是一种由数字化的像素组成的文档，对应的文档格式不包含结构信息。图像可能来源于现实世界（如用照相机拍摄的照片），也可能由计算机生成。图像在生成过程中都要进行数字化处理，所以常称为扫描静止图像。另一方面，图像也可以借助计算机来生成。

（2）图像的格式。计算机图像以位图的形式表示。一个简单位图可看成是一个两维矩阵。每个矩阵元素就是像素。像素是表示图像的最基本元素。表示每个像素的数值称为幅值。对一个像素进行编码的可用位数也称为幅值深度或像素深度。图像的典型像素深度为 1、2、4、8、12、16 或 24 位。

常见的图像格式有：

① BMP（Bitmap，位图）格式。它是 Windows 操作系统中的标准图像文件格式，能够被多种 Windows 应用程序所支持。这种格式的特点是包含的图像信息较丰富，几乎不进行压缩，由此也导致了它占用磁盘空间过大。

② JPEG（Joint Photographic Experts Group，联合照片专家组）格式。该格式用有损压缩方式去除冗余的图像和彩色数据，在获取极高压缩率的同时能展现十分丰富生动的图像。同时 JPEG 具有调节图像质量的功能，允许用不同的压缩比例对这种文件压缩。JPEG 文件的扩展名为 .jpg 或 .jpeg。

③ GIF（Graphics Interchange Format，图形交换格式）格式。这种格式的特点是压缩比高，磁盘空间占用较少。GIF 图像格式还增加了渐显方式，即在图像传输过程中，可以先看到图像的大致轮廓，然后随着传输过程的继续而逐步看清图像中的细节部分。GIF 文件的缺点是不能存储超过 256 色的图像。

④ WMF（Windows Metafile Format）格式。这是 Windows 中常见的一种图元文件格式，属于矢量文件格式。它具有文件短小、图案造型化的特点，整个图形常由各个独立的组成部分拼接而成，其图形往往较粗糙。

⑤ PSD（Photoshop Document）格式。著名的 Adobe 公司的图像处理软件 Photoshop 的专用格式，它里面包含有各种图层、通道、遮罩等多种设计的样稿，以便于下次打开文件时可以修改上一次的设计。在 Photoshop 所支持的各种图像格式中，PSD 的存取速度比其他格式快很多，功能也很强大。由于 Photoshop 越来越被广泛地应用，这种格式也逐步流行起来。

⑥ PNG(Portable Network Graphics)格式。便携式网络图形。是一种无损压缩的位图图形格式，支持索引、灰度、RGB 三种颜色方案以及 Alpha 通道等特性。PNG 的开发目标是改善并取代 GIF 作为适合网络传输的格式而不需专利许可，所以被广泛应用于互联网及其他方面上。

⑦ TIFF（Tag Image File Format）格式。直译为标签图像文件格式，这是一种最佳质量的图形存储方式，它可存储多达 24 个通道的信息。它所包含的有关图形信息最全，而且几乎所有的软件都支持这种格式。

（3）存储的需求。图像所需的存储量远多于图形或文本的存储量，原因是位图图像忽略了结构信息。在不使用压缩算法的情况下，两幅相同大小的图像所占的存储空间完全一样，而不管这两幅图像的复杂度相差有多大（如一个图像中保存照片，另一个图像中保存的是简单的几何线条画图）。

（4）图像的压缩。图像数据的一大特点是数据量大。数据量大不仅影响到存储，也影响到传输，在传输时可能会产生较大的延迟。为了解决这个问题，需要对图像进行压缩处理。压缩方法很多，大致可分为两类，即有损压缩和无损压缩。如果使用的是无损压缩，那么解压缩的图像与原始图像完全一样；如果使用的是有损压缩，那么解压缩图像与原始图像有一定差别。现在图像压缩比可达到 25 ∶ 1 左右。

4.2.5 视频信息处理

视频（Video）又称影片、视讯、视像、录像、动态影像，泛指将一系列的静态图像以电信号方式加以捕捉、纪录、处理、存储、传送与重现的各种技术。

视频技术最早是从电视系统发展而来的，根据人眼的视觉暂留原理，显示视频。按照信号组成和存储方式的不同，视频分为模拟视频和数字视频。模拟视频是由连续的模拟信号组成的图像，像电影、电视、VCD 和录像的画面；数字视频是由一系列连续的数字图像和一段同时播放的数字伴音共同组成的多媒体文件。

视频信息处理

1. 视频文件的存储格式

视频文件常用格式有 AVI、MOV、MPG/MPEG/DAT、FLV、RM/RAM、WMV 等。

（1）AVI 格式：是一种视频与音频交错记录的文件格式，为微软采用的标准视频文件格式。它将视频音频交错混合在一起，AVI 文件使用的压缩方法有多种，主要使用有损方法，压缩比较高，与 FLV 和 MOV 相比，画面质量一般，AVI 在多媒体中应用较多广，一般视频采集直接采集的素材便为 AVI 格式。

（2）MOV 格式：原是苹果公司开发的视频文件格式，也采用有损压缩算法，在相同版本的压缩算法下，MOV 格式的画面质量要好于 AVI 格式的画面质量。

（3）MPG/MPEG/DAT 格式：使用 MPEG 方法进行压缩的全运动视频图像。它的压缩方法是将视频信号分段取样（每隔若干幅画面取下一幅"关键帧"），然后对相邻各帧未变化的画面忽略不计，仅仅记录变化了的内容，因此压缩比很大。MPG 还有两个变种：MPV 和 MPA。MPV 只有视频不含音频，MPA 是不包含视频的音频。MPEG 格式包括了 MPEG-1、MPEG-2 和 MPEG-4 在内的多种视频格式。MPEG1 被广泛应用在 VCD 的制作中（刻录软件自动将 MPEG-1 转为 DAT 格式）；MPEG4 是一种非常先进的多媒体文件格式，能够在不损失画质的前提下大大缩小文件的尺寸，将 DVD 格式压缩为 MPEG4 以后，体积缩小到只有原来的四分之一，但是画质没有任何损害。

（4）FLIC 格式：作为一种 3D 动画的存储格式，FLIC 文件事实上是对一个静止画面序列的描述，连续显示这一序列便可在上产生动画效果。FLV(Flash Video)是一种流行的网络视频格式。由于它形成的文件极小、加载速度极快，有效地解决了视频文件导入 Flash 后文件体积庞大、不能在网络上很好地传播等缺点。所以，YouTube、NICONICO 动画、Google Video、Yahoo! Video、MySpace，以及优酷、酷 6/ 土豆，Youtube 等大部分视频分享网站均采用这个格式。FLV 已经成为当前视频文件的主流格式之一。

（5）RM/RAM 格式：是 REALPLAY 公司制定的多媒体格式，它在网络上提供实时观看，有压缩比大、文件小等优点，属于网络上较新的流技术。当然，它也有缺点，由于采用了较高的压缩比，它的声音和视频都有一些粗糙的感觉。

（6）WMV 格式：是微软推出的一种流媒体格式，它是由"同门"的 ASF（Advanced Stream Format）格式升级延伸得来。在同等视频质量下，WMV 格式的体积非常小，因此很适合在网上播放和传输。WMV 的主要优点在于：可扩充的媒体类型、本地或网络回放、可伸缩的媒体类型、流的优先级化、多语言支持、扩展性等。

2．视频处理与编辑软件

（1）Windows Movie Maker。即 Movie Maker，是 Windows 附带的一个影视剪辑小软件，功能比较简单，可以组合镜头、声音、加入镜头切换的特效，只要将镜头片段拖入即可，很简单，适合家用摄像后的一些小规模的处理。

（2）Adobe Premiere。Adobe 公司推出的基于非线性编辑设备的视音频编辑软件 Premiere 已经在影视制作领域取得了巨大的成功，现在被广泛地应用于电视台、广告制作、电影剪辑等领域，成为 PC 和 MAC 平台上应用最为广泛的视频编辑软件。

（3）会声会影。会声会影（Corel Video Studio Pro Multilingual）是一个功能强大的"视频编辑" 软件，具有图像抓取和编修功能，可以抓取，转换 MV、DV、V8、TV 和实时记录抓取画面文件，并提供有超过 100 多种的编制功能与效果，可导出多种常见的视频格式，甚至可以直接制作成 DVD 和 VCD。支持各类编码，包括音频和视频编码。主要的特点是：操作简单，适合家庭日常使用，具有完整的影片编辑流程解决方案。

（4）格式工厂。格式工厂（Format Factory）是一款多功能的多媒体格式转换软件。可以实现绝大多数类型的视频、音频以及图像不同格式之间的相互转换。转换过程中可修复某些损坏的视频，进行媒体文件压缩，提供视频的裁剪。转换图像支持缩放、旋转、数码水印等功能。

4.3 实用多媒体技术

4.3.1 网络多媒体信息搜索

网络多媒体信息搜索是通过搜索引擎来完成的。搜索引擎也是专用计算机，可以理解为存在于网上的一个非常大的数据库，库里收集了大量的信息，通过输入关键字（词）等方式，可为用户查找出相关的资料或链接信息。通过链接，形成一个全球性的信息查询网络。较著名的免费搜索引擎有百度、天网、搜狐、雅虎、Google 等。

网络多媒体信息搜索

搜索引擎是 WWW 环境中的信息检索系统。它包括目录服务和关键字检索两种服务方式。目录服务可以帮助用户按一定的条理结构，清晰地找到自己感兴趣的内容。关键字检索服务可以查找包含一个或多个特定关键字或词组的 WWW 站点。目前著名的搜索引擎服务商有 baidu、google、yahoo 等。

搜索引擎是一个为用户提供信息"检索"服务的网站，它使用某些程序把因特网上的所有信息归类以帮助人们在茫茫网海中搜寻到所需要的信息。

1．几种常用的搜索引擎

（1）Altavista（http://www.altavista.com）。它是目前互联网上采集范围最广，数据库容量最大同时查询功能也最为强大的一个搜索引擎，它提供目录查询和关键词查询，关键词检索分为简单检索和高级检索，利用高级检索可以完成极其复杂的查询，它支持常用的布尔运算符、嵌套、近似搜索等；另外，还可以对查找的范围、语种等进行限制，对查询结果还可进行多种翻译，还可根据用户的查询结果，自动生成一份关键词表，用户可以选择自己想要的关键词，从而提高查询的准确率。

（2）Yahoo（http://www.yahoo.com）和中文雅虎（http://cn.yahoo.com）。这一个非常优秀和流行的 Internet 搜寻工具，有各种语言的界面（包括简体中文），它将不同的网页分门别类，进入主页（Home Page）后，在搜索（Search）框中输入 medicine（医学），可找到很多条与医学相关的英文信息，包括新产品、Web 地址、医学杂志、医学组织、研究所以及信息库等。

Yahoo 既有目录检索、关键词检索，也有专题检索，内容丰富。在 Yahoo 的检索方式中，可以选择在类目、网页、当前文件索引和最新新闻 4 个数据库中进行搜索，同时还可以使用各种布尔操作符，在高级检索中，可以定义各种智能搜索方式，以提高命中率，如果用户的关键词在 Yahoo 中检索不到结果，它还会自动将查询转交给 Altavista，由它来为用户作进一步的查询。

（3）搜狐（SOHU, http://www.sohu.com）。搜狐的目录导航式搜索引擎完全是由人工加工而成，相比机器人加工的搜索引擎来讲具有很高的精确性、系统性和科学性。分类专家们逐层细分类目，组织成庞大的树状类目体系。利用目录导航系统可以很方便地查找到一类相关信息。

搜狐的搜索引擎可以查找网站、网页、新闻、网址、软件五类信息。网站和网页这两类信息的区别就像是一本书和书中的每一篇文章一样。

（4）新浪（http://www.sina.com）。新浪网搜索引擎是面向全球华人的网上资源查询系统，提供网站、网页、新闻、软件、游戏等查询服务。网站收录资源丰富，分类目录规范细致，遵循中文用户习惯。目前共有十六大类目录，一万多个细目和二十余万个网站，是互联网上最大规模的中文搜索引擎之一。

新浪网推出新一代综合搜索引擎，这是中国第一家可对多个数据库查询的综合搜索引擎。在关键词的查询反馈结果中，在同一页面上包含目录、网站、新闻标题、新闻全文、频道内容、网页、商品信息、消费场所、中文网址、沪深行情、软件、游戏等各类信息的综合搜索结果，最大程度地满足用户的检索需要，使用户得到最全面的信息，这项服务在国内尚属唯一。除资源查询外，新浪网搜索引擎推出了更多的内容和服务，包括新浪酷站、本周新站、引擎世界、少儿搜索、WAP 搜索、搜索论坛等。

（5）Google(http://www.google.com/hk)。Google 搜索引擎是目前最优秀的支持多语种的搜索引擎之一，约搜索 3 083 324 652 张网页。提供网站、图像、新闻组等多种资源的查询。包括 35 个国家和地区的语言的资源。Google 的使命就是要为用户提供网上最好的查询服务，促进全球信息的交流。Google 开发出了世界上最大的搜索引擎，提供了最便捷的网上信息查询方法。通过对 30 多亿网页进行整理，Google 可为世界各地的用户提供适需的搜索结果，而且搜索时间通常不到半秒。现在，Google 每天需要提供 2 亿次查询服务。

（6）百度(http://www.baidu.com)。百度是领先的中文搜索引擎。每分每秒，百度以超过亿计的中文网页，全球独有的"超链分析"技术，亚秒级的迅捷速度，庞大的服务器群，接受来自全球各个国家的中文搜索请求。

百度在中文互联网拥有天然优势，支持搜索 1 亿 3 千万中文网页，是世界上最大的中文搜索引擎。并且，百度每天都在增加几十万新网页，对重要中文网页实现每天更新，用户通过百度搜索引擎可以搜到世界上最新最全的中文信息。百度在中国各地分布的服务器，能直接从最近的服务器上，把所搜索信息返回给当地用户，使用户享受极快的搜索传输速度。

百度还开发出中文搜索自动纠错功能。如果用户误输入错别字，可以自动给出正确关键词提示。百度还有包括相关搜索、中文人名识别、简繁体中文自动转换、网页预览等多项功能。百度还增加了专业的 MP3 搜索、Flash 搜索、新闻搜索、信息快递搜索，并正在快速发展其他用户喜欢的搜索功能。百度搜索引擎，将发展为最全面的搜索引擎，为所有中文用户打开互联网之门。

2. 多媒体搜索的使用

多媒体搜索技术的使用，在国外已经有 10 年左右的历史了，但在国内，尚是一个新事物，无论是数据库的充实，还是搜索的科学性，与国外相比，尚有一定的差距。现在国内搜索引擎的多媒体搜索功能，常作为"条件"或栏目之一的形式出现，少有将多媒体搜索功能单列出来的。对多媒体文件进行检索时，常采用关键字文本方式进行检索，在搜索的精度上有待提高。另外，虽然图像内容无国界，但图像还是多以英文命名，少有用中文进行命名的，这样，在进行中文关键词的搜索时，可谓困难重重。

现在我们以雅虎网站去体验该引擎的媒体搜索功能。进入首页后找到如图 4-1 所示的搜索查询窗口。

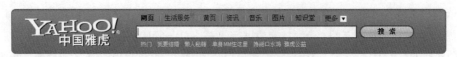

图 4-1　雅虎首页搜索查询窗口

在文本框中输入想要查询的词，单击"图片"超链接，就可以看到查询结果。输入"医学"，表示要查找与"医学"有关的图片，并单击"搜索"按钮，如图 4-2 所示。

在搜索图片时，还可以选择与关键字匹配的全部图片、新闻图片、壁纸、头像、表情等单选按钮来搜索不同类型的图片，如图 4-3 所示。

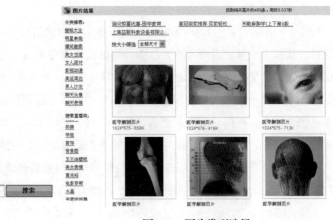

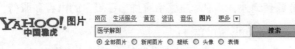

图 4-2　图片查询结果　　　　　　　　　　　　图 4-3　图片类型选择

4.3.2　多媒体素材整理与加工

1. 图片素材的加工

在设计和开发多媒体软件时，图片是应用最多的素材之一，但无论是从网上下载的图片，还是通过扫描、数码照相机等仪器或抓屏的方法获得的图片，大多需要进行二次加工才能使用。对于图片的简单处理，一般只要求会调整图片的大小、剪切图像、切换格式、添加文字等操作，就可以初步满足平常课件设计过程中的图片开发需要。下面介绍抓屏以及对图片加工的方法。

多媒体素材整理与加工

1）抓屏

（1）截取图片。使用【Print Screen】键实现全屏截图，可以截取所看到的显示器所有界面；使用【Alt+Print Screen】组合键实现处于活动窗口的截图；使用其他软件的截图功能，如开启 QQ 后使用【Ctrl + Alt + A】组合键可实现选择区域截图（快捷键可自定义修改），使用 Snagit 软件进行滚动截图、菜单延时截图等。

（2）打开计算机画图工具（选择"开始"→"程序"→"附件"→"画图"命令）。

（3）粘贴图片（按【Ctrl + V】组合键）。

（4）保存图片（选择"文件"→"保存"命令）。

2）图片加工

（1）调整图片大小。

① 打开画图工具及要编辑的图片。单击"开始"按钮，选择"程序"→"附件"→"画图"命令，打开"画图"程序。选择"文件"→"打开"命令，在文件夹中选择要编辑的图片。打开图片的操作如图 4-4 所示，图 4-5 是选择要编辑的图片后的结果。

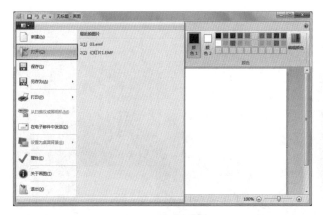

图 4-4　打开图片

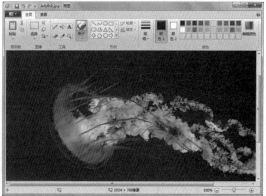

图 4-5　编辑图片

②　单击"重新调整大小"按钮🗖，如图 4-6 所示。在"调整大小和扭曲"对话框中，如图 4-7 所示，拉伸选项中输入 < 100 的数，则图像将按比例缩小；输入 > 100 的数，则图像将按比例放大。拉伸后的图片如图 4-8 所示。实际上，全选图像后，单击右下角拖动图像可缩放图像。

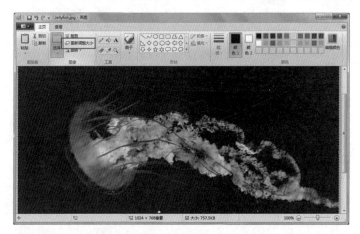

图 4-6　单击"重新调整大小"按钮

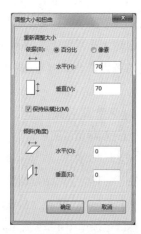

图 4-7　"调整大小和扭曲"对话框

③　保存图片。选择"文件"→"保存"命令，弹出"保存为"对话框，提示用户输入保存的目录和名称，如图 4-9 所示。

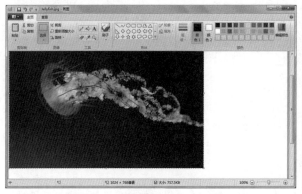

图 4-8　重新调整图片大小结果

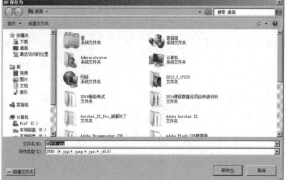

图 4-9　保存图片对话框

（2）剪切图片。剪切图片时，首先要打开"画图"程序及要编辑的图片，最后也要保存图片。所以第①步、第③步和前面的调整图片大小操作一样，只是在第②步上有些不同，第②的操作如下：

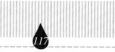

① 选择"矩形选择"命令（见图 4-10 中用红框标记的工具），在图片中选择要切割的区域。

② 单击所选区域，将其移动到画布左上角，如图 4-11 所示。

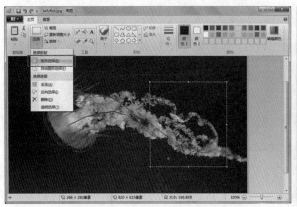

图 4-10　选择图片切割部分

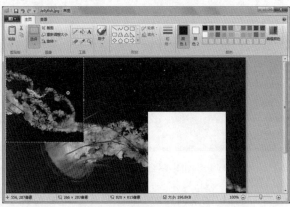

图 4-11　移动切割部分图片

③ 单击图 4-11 中画布右下角的微型蓝色正方形，拖动它将画布调整到所选区域大小。即让画布与所选区域大小重合（见图 4-12）。图 4-11 中的右下角的微型蓝色正方形在图 4-12 中用小红矩形标出。

（3）调整图片的格式。

① 打开要编辑的图片。

② 选择"文件"→"另存为"命令，如图 4-13 所示，在"另存为"对话框的保存类型选项中选择要保存的格式，单击"保存"按钮保存，即可完成格式转化，格式选择如图 4-14 所示。

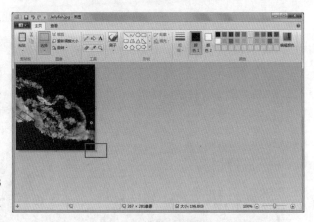

图 4-12　移动剪切图片

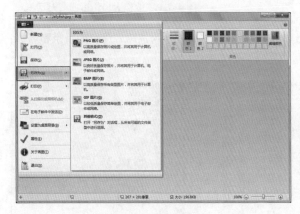

图 4-13　另存图片

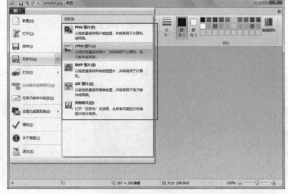

图 4-14　格式选择

（4）添加文字。

① 选择"文字工具"Ａ，在画布上画出文本区域，同时在文字控制栏中选择字体、字号和文字特殊格式，如图 4-15 所示。

② 在文本框中输入文字，如图 4-16 所示。完成文字输入后保存文件即可。

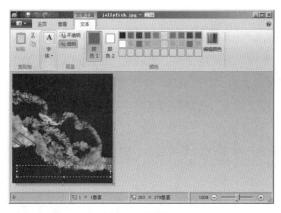

图 4-15 字体设置

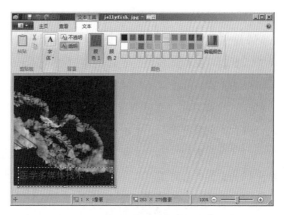

图 4-16 输入文字

2. 利用录音软件录制教学音频素材

这里利用 Windows 提供的"录音机"录制声音。

（1）启动录音机：单击"开始"按钮，选择"所有程序"→"附件"→"录音机"命令，打开如图 4-17 所示的录音机界面。

（2）单击"开始录制"按钮即可录音，单击"停止录制"按钮完成录音。正在录音的录音机如图 4-18 所示。

（3）保存此音频文件，如已录制的声音。保存界面如图 4-19 所示。

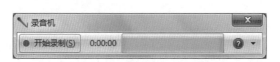

图 4-17 待录状态的录音机界面

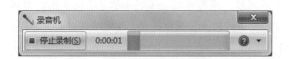

图 4-18 正在录音的录音机界面

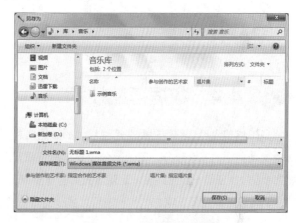

图 4-19 "另存为"对话框

4.3.3 多媒体光盘刻录与信息发布

1. 刻录光盘

刻录软件很多，这里以 Nero 为例加以介绍。

（1）选择光盘类型。选择光盘类型将需要刻录的文件复制到一个新文件夹中（如临时刻录文件夹），将刻录盘（CD/DVD-R 或 CD/DVD-RW）插入刻录机。启动 Nero，首先出现的是"Nero 向导"。

选择"编辑新的光盘"，然后按照提示依次选择"数据光盘"→"编辑新的数据光盘"命令，此时 Nero 向导提示用户单击"完成"按钮进入主界面。

多媒体光盘刻录
与信息发布

（2）编辑刻录文件。Nero 的主界面除了标题栏、菜单栏、工具栏之外，中间两个类似资源管理器的窗口便是工作区——左边的窗口是刻录窗口，右边的窗口是"文件浏览器"，只要在该窗口中找到要刻录的文件，然后拖放到左边的刻录窗口，便完成了刻录光盘的编辑工作。

以刻录 D 盘"临时刻录文件夹"中的数据为例，首先在"文件浏览器"中展开 D 盘，选中"临时刻录文件夹"，此时"文件浏览器"右边的窗口栏中便出现了该文件中所有的文件。然后在"文件浏览器"中选中需要刻录的文件，按住鼠标左键不放，将其拖放到主界面最左边的"刻录窗口"中即可。

提示：也可以在"文件浏览器"中右击要刻录的文件或文件夹，选择右键菜单中的"复制"命令，然后将鼠标移到"刻录窗口"，右击该窗口的空白区域，选择右键菜单中的"粘贴"命令。

当往"刻录窗口"添加文件时，主界面下面的信息栏还有一条变化的标尺线条，它显示当前"刻录窗口"中所添加的文件的总容量。

由于目前大部分刻录盘都是 4.7 GB 的 DVD 格式光盘，所以信息栏的标尺标识一般会在 4.7 GB 左右。

如何确定刻录盘的容量呢？首先可通过刻录盘的性能标示来确定，一般刻录盘都标有"4.7 GB"等字样；另外也可通过 Nero 来检测：单击"光盘信息"按钮（快捷键为【Ctrl+I】），会弹出一个信息窗口，告诉用户刻录盘的"使用的容量"和"可用容量"，这两个值加起来一般会稍小于 4.7 GB。

（3）正式刻录。编辑好刻录文件之后即可开始正式刻录：单击"刻录"按钮，或者选择"文件"→"写入光盘"命令，进入刻录界面。

2. 多媒体信息发布

一般多媒体信息发布系统都是以高质量的编码方式将视频信号、音频信号、图片信息和滚动字幕组合成一个流媒体，通过网络传输到网络播放器（如彩豹 Vclient），然后由播放器将流媒体信息转换成显示终端（如液晶电视）的视频信号播出。

4.4 数据压缩技术

多媒体信息经过数字化后，产生巨大的数据信息，对这些数据信息进行数据压缩是必要的。数据压缩的对象就是其中的冗余部分，冗余部分主要包括空间冗余、时间冗余、结构冗余、知识冗余、视觉冗余、信息熵冗余。数据压缩一般允许在一定限度失真的前提下，对原始数据进行较大程度的压缩。数据压缩有两大功用：第一，可以节省空间，第二，传输时可以减少对带宽的占用。

4.4.1 数据压缩的分类

数据压缩处理一般由两个过程组成：一是编码（Encoding）过程，即对原始数据经过编码进行压缩；二是解码（Decoding）过程，对编码数据进行解码，还原为可以使用的数据。

数据压缩技术

1. 按解码后的数据与原数据是否一致分类

（1）无损压缩采用可逆编码法，被压缩的数据进行解压缩后，数据与原来的数据完全相同；该压缩方法去掉或减少了数据中的冗余，故又称为冗余压缩法。

（2）有损压缩采用不可逆编码法，是指被压缩的数据经解压缩后与原来的数据有所不同。由于减少了信息量，损失的信息量是不能再恢复的，所以压缩前与解压缩后有误差。

2. 按压缩方法的原理分类

按数据压缩方法的原理分，一般有六类：预测编码、变换编码、信息熵编码、结构编码、统计编码、行程编码（RLE）。

4.4.2 数据压缩的标准

如果在压缩空间上连续变化的灰度或彩色图像时允许改变一些不太重要的像素值，或者说允许损失一些精度，就有可能在压缩效果上获得突破性的进展。这一思想在数据压缩领域具有革命性的地位：通过在用户的忍耐范围内损失一些精度，把图像压缩到原大小的十分之一、百分之一甚至千分之一，这远远超出了通用压缩算法的能力极限，也恰恰是科学家们的重大发现。JPEG 标准和 MEPG 标准是目前比较流行的两大国际压缩标准。

1. JPEG 标准

JPEG（Joint Photographic Experts Group，静态图像专家组）是静态图像压缩方法，是 Internet 上使用最为广泛的图像格式之一。这是一种有多种压缩程度的有损压缩方法，其文件名扩展名包括 .jpg、.jpeg 等。JPEG 标准适用于彩色和单色多级灰度或连续色调静态数字图像的压缩。JPEG 采用以离散余弦变换为基础的有损压缩算法和以预测技术为基础的无损压缩算法来进行压缩，通过调整质量系数控制图像的精度和大小，其压缩比可以从 10 : 1 到 80 : 1 。

2. MPEG 标准

MPEG（Moving Picture Experts Group，运动图像专家组）是专门制定多媒体领域内的国际标准的一个组织。MPEG 标准包括 MPEG 视频、MPEG 音频和 MPEG 系统（音视频同步）3 个部分。MPEG 标准利用相邻两张甚至多张预测像素可能移动的方向与亮度值，再记录其差值。将这些差值利用转码或分频式编码将高低频分离，然后用一般量化或向量量化的方式舍去一些画质而提高压缩比，最后再经过一个可变长度的不失真型压缩而得到最少位数的结果，这种结果可以得到 50 : 1 到 100 : 1 的压缩比。

在多媒体数据压缩标准中，较多采用 MPEG 系列标准，包括 MPEG-1、MPEG-2、MPEG-4、MPEG-7 及 MPEG-21 等。

MPEG-1 用于传输 1.5 Mbit/s 数据传输率的数字存储媒体运动图像及其伴音的编码，经过 MPEG-1 标准压缩后，视频数据压缩率为 1/100 ~ 1/200，音频压缩率为 1/4.5，可适用于不同带宽的设备，如 CD-ROM、Video-CD、CD-i。

MPEG-2 提供了一个较广的范围改变压缩比，以适应不同画面质量，存储容量，以及带宽的要求；主要针对高清晰度电视（HDTV）的需要，传输速率为 10 Mbit/s，与 MPEG-1 兼容，适用于 1.5 ~ 60 Mbit/s 甚至更高的编码范围。

MPEG-4 标准是超低码率运动图像和语言的压缩标准用于传输速率低于 64 kbit/s 的实时图像传输，它不仅可覆盖低频带，也向高频带发展。与 MPEG-1 和 MPEG-2 相比，MPEG-4 利用很窄的带宽，通过帧重建技术、压缩和传输数据，以求以最少的数据获得最佳的图像质量，MPEG-4 的特点使其更适于交互服务以及远程监控。MPEG4 的商业应用领域包括数字电视、实时多媒体监控、低比特率下的移动多媒体通信、基于内容存储和检索多媒体系统、网络视频流与可视游戏、网络会议、交互多媒体应用、基于计算机网络的可视化合作实验室场景应用、演播电视等。

MPEG-7（它的由来是 1+2+4=7）其正规的名字叫做"多媒体内容描述接口"，其目的是生成一种用来描述多媒体内容的标准，这个标准将对信息含义的解释提供一定的自由度，可以被传送给设备和计算机程序，或者被设备或计算机程序查取。确切来讲，MPEG-7 并不是一种压缩编码方法。

MPEG-21 的正式名称是"多媒体框架"或"数字视听框架"，它以将标准集成起来支持协调的技术以管理多媒体商务为目标，目的就是理解如何将不同的技术和标准结合在一起，需要什么新的标准以及完成不同标准的所要结合工作。

4.4.3　数据压缩的应用

在多媒体计算系统中，信息从单一媒体转到多种媒体，传输和处理大量数字化的声音／图片／影像视频信息等，数据量是非常大的。其中以视频更为突出，实时传输时尤其如此。为了达到令人满意的图像、视频画面质量和听觉效果，必须解决视频、图像、音频信号数据的大容量存储和实时传输问题。解决的方法，除了提高计算机本身的性能及通信信道的带宽外，更重要的是对多媒体进行有效的压缩。

1. 格式工厂

格式工厂（Format Factory）是一款多功能的多媒体格式转换软件，适用于 Windows。可以实现大多数视频、音频以及图像不同格式之间的相互转换。转换可以具有设置文件输出配置，增添数字水印等功能。支持转换几乎所有主流的多媒体文件格式，包括视频：MP4、AVI、3GP、WMV、MKV、VOB、MOV、FLV、SWF、GIF；音频：MP3、WMA、FLAC、AAC、MMF、AMR、M4A、M4R、OGG、MP2、WAV、WavPack；图像：JPG、PNG、ICO、BMP、GIF、TIF、PCX、TGA等。

（1）优点：完全免费；支持所有主流的多媒体格式，并额外提供实用的影音工具；提供移动设备的转换选项，如 iPhone、iPod、PSP 等；支持切割／合并转换；提供 50 国语言界面。

（2）缺点：转换时 CPU 占用高；不支持生成视频缩略图；界面文字偏小。

2. 狸窝视频格式转换器

狸窝全能视频转换器是一款功能强大、界面友好的全能型音视频转换及编辑工具。它不但提供多种音视频格式之间的转换功能，它同时又是一款简单易用且功能强大的音视频编辑器。在视频转换设置中，用户可以对输入的视频文件进行可视化编辑。例如，截取视频片段、剪切视频黑边、添加水印、视频合并、调节亮度、对比度等。输出视频编码器、质量、尺寸、比特率、帧率、比例、音频采样率、声道等均可自主选择设置。狸窝全能视频转换器支持输入的视频格式有 RM、RMVB、3GP、MP4、AVI、FLV、F4V、MPG、VOB、DAT、WMV、ASF、MKV、DV、MOV、TS、MTS、WEBM 等；音频格式有 AAC、AC3、AIFF、AMR、M4A、MP2、MP3、OGG、RA、AU、WAV、WMA、MKA、FLAC（无损）、WAV（无损）等。

4.5　虚拟现实技术

本节内容通过扫描二维码进行学习。

第 5 章　网络应用技术基础

计算机技术和通信技术的迅猛发展使得网络进入千家万户，网络日益成为人们工作、学习、生活的必备工具，并以一种前所未有的方式改变着人们的生活。

 ## 5.1　网络的基本概念

 ### 5.1.1　计算机网络概念

1. 计算机网络的基本概念

计算机网络技术在不断发展，在不同的阶段，它的定义也不尽相同。从目前的现状来看，我们可以这样描述：计算机网络是指将地理位置不同的具有独立功能的多台计算机及其外围设备，通过通信设备和线路连接起来，在网络通信协议的管理和协调下，实现资源共享和信息传递的计算机系统。

这个描述包括了 4 个方面的含义：

（1）计算机之间相互独立自治。从数据处理能力方面看，计算机既可以单机工作，也可以联网工作；从分布的地理位置来看，计算机是独立的个体，可以远在天边，也可以近在眼前。

（2）通信线路。计算机互相通信交换信息，必须有一条通道。这条通道的连接是物理的，由物理介质来实现（如双绞线、同轴电缆、光纤、无线电波等）。

计算机网络和分类

（3）网络协议。在计算机网络中，计算机之间传输信息必须遵循相应的约定和规则，这些约定和规则就是通信协议。通信协议在计算机网络中是至关重要的，而通信协议的实现通常是由硬件和软件配合完成的。

（4）资源共享。任何一台计算机可以将本身的资源共享给其他处于该网络中的计算机实体，这些被共享的资源可以是硬件，也可以是软件和信息资源等。

2. 计算机网络的功能

计算机网络建立的主要功能是数据通信和资源共享，随着计算机网络的不断发展，通过计算机网络还可以进行分布式信息处理，并能为计算机提供可靠的后备保障。

（1）数据通信。数据通信功能是计算机网络最早所提供的功能之一，通过数据通信服务，不同地方、不同部门的用户之间可以通过网络进行数据交流，从而使得信息的传递更加便捷和迅速。早期的计算机网络仅仅能进行文字信息的传递，但随着网络通信技术的不断发展，现在人们已经可以在计算机网络中传递声音、图像以及视频等各种多媒体信息，这也使得人与人之间的交流更加方便和生动。

（2）资源共享。在计算机网络中，用户可以相互共享各种硬件和软件资源。可共享的硬件资源包括大型高性能计算机、大容量存储设备、打印机、扫描仪、各种通信设备、通信线路等。硬件资源的共享带来的最主要的优点是节省了大量的开支。除了硬件资源可以共享外，计算机网络中还可以建立各种各样的软件系统，如数据库管理系统、信息检索系统等，这些系统可以使网络用户能够轻松地获得各种信息和软件资源。尤其是 P2P（Peer to Peer）技术的应用使得计算机网络用户之间的软件资源共享更为便捷。

（3）分布式信息处理。随着计算机网络规模的不断扩大，越来越多的计算机接入到了网络中，这也使得计算机网络可以通过网络中的计算机实现分布式信息处理功能。所谓分布式信息处理是指将一台计算机无法独立完成的信息处理任务通过网络分配给若干台计算机处理，从而尽快完成信息处理的任务。这一功能被广泛地使用在各种计算中，比较流行的网格计算就是这一功能的发展。

（4）提高计算机系统的可靠性。通过计算机网络，用户可以为接入网络的计算机提供有效的后备，一旦某台计算机出现问题可由其他的计算机替代该计算机完成相应的功能，同时如果某台计算机的处理超负荷，也可由网络中的其他计算机分担任务，这大大提高了计算机系统的可靠性。

5.1.2 计算机网络的分类

计算机网络按照其覆盖的地理范围进行分类，可以很好地反映不同类型网络的技术特征。根据覆盖的地理范围的不同，可以将计算机网络划分为局域网、城域网和广域网3种类型。由于网络覆盖的地理区域的大小不同，它们所采用的传输技术也不同，这3种网络就形成了各自的网络技术特点和网络服务功能。

1. 局域网

局域网（LAN）用于将有限范围内的各种计算机、终端与外围设备互连成网。"有限范围"的界定很难量化，美国电气和电子工程师协会（IEEE）规定了局域网的覆盖范围为半径在10 km以内。由于传输介质技术的迅速发展，局域网的覆盖范围也在进一步扩展。

局域网的技术特点主要表现在：

（1）局域网覆盖的地理范围有限，包括建筑物中的部分或全部房间、一所校园内的几栋建筑等。

（2）域网提供高数据传输率（10 Mbit/s~10 Gbit/s）、低误码率的高质量数据传输环境。

（3）局域网一般属于一个单位所有，易于建立、维护与扩展。

根据介质访问方法的不同，局域网可分为共享式局域网与交换式局域网；而从使用的传输介质类型的角度来看，局域网又可分为使用有限介质的有线局域网和使用无线通信信道的无线局域网。

现在的局域网使用已非常广泛，一个学校或企业内部大多拥有多个可以互连的局域网。

2. 城域网

城域网（MAN）的作用范围一般是一个城市，可跨越几个街区或覆盖整个城市，其作用范围约为5~50 km。城域网一般作为一种公用设施，用来将多个局域网互连，以实现大量用户之间的数据、语音、图形和视频等多种信息的传输。

从目前的城域网技术与应用的现状看，城域网主要用于网络运营商在城市范围内提供各种信息服务业务的所有网络，它是以宽带光传输网络为开发平台，以TCP/IP为基础，通过各种网络互联设备，实现语音、数据、图像、多媒体视频、IP电话、IP接入和各种增值服务业务与智能业务，并与广域计算机网络、广播电视网、电话交换网互联互通的本地综合业务网络。

3. 广域网

广域网（WAN）的作用范围通常跨接很大的地理范围，可以是一个地区或一个国家，有时也称为远程网。由于广域网的建设投资很大，管理困难，一般是由电信运营商负责组建与维护，因此它是一种公共数据网络，用户要使用广域网服务，必须向广域网运营商购买服务。当然，有特殊需要的国家部门与大型企业也可以根据需要组建自己使用和管理的专用广域网。

4．个人区域网

个人区域网（Personal Area Network，PAN）覆盖的地理范围最小（通常为 10 m 左右），用于将个人工作区域内的数字终端设备（如平板电脑、手机等）利用无线通信技术连接起来的网络，因而也称为无线个人区域网（Wireless PAN）。

5.1.3 网络传输介质与连接设备

网络连接设备和传输介质是计算机网络中不可缺少的部分，它们是计算机网络中各类计算机互连的物理连接，也是计算机网络中通信子网的组成部分。

网络传输介质与
连接设备

1．网络传输介质

网络传输介质是传输信息的通道，根据传输介质的特点可分为有线传输介质和无线传输介质。常用的有线传输介质主要包括双绞线、同轴电缆、光缆等，而无线电波、微波、红外线等则是常用的无线传输介质。不同的传输介质的传输特性也不同，成本也相差很大。

（1）双绞线。双绞线（见图 5-1）是由两根绝缘的均匀地绞合在一起的导线组成，多组这样的绞合线捆绑在一起，再用塑料保护套包裹，就构成了目前常用的双绞线。双绞线分为有屏蔽双绞线（STP）和无屏蔽双绞线（UTP）两种，前者较之后者在导线和塑料保护套之间多了一层用金属丝织成的屏蔽层，这样可以更为有效地抵抗在传输信息过程中的电磁干扰，但是价格稍高。双绞线的缺点是容易受到

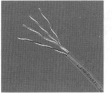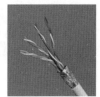

图 5-1　双绞线

外部电磁干扰的影响，误码率较高，因此传输距离较短，主要用在室内的局域网建设中。双绞线又分为多种型号，类型数字越大、版本越新，技术越先进、带宽也越宽，当然价格也越贵。目前在局域网中主要采用超五类线（CAT5e）和六类线（CAT6），超五类线传输速率可以达到 1 000 Mbit/s，通常其传输距离不超过 100 m；六类线一般指的都是非屏蔽网线，主要应用在千兆网络中，在传输性能上远远高于超五类网线标准。

（2）同轴电缆。同轴电缆内外由相互绝缘的同轴心导体构成的电缆，中间的铜线导体通过电磁场封闭层与外部金属丝网隔绝，最外围覆盖塑料外套，因此同轴电缆对于外界的电磁场抵抗能力较好。同轴电缆根据导体直径不同可以分为粗同轴电缆和细同轴电缆两大类。细同轴电缆的传输距离在 500 m 以内，传输速率可以达到 50 Mbit/s，粗同轴电缆最大的传输距离可以达到几千米甚至几十千米。局域网中通常采用双绞线来代替同轴电缆，而同轴电缆主要用于有线电视网络的架设。同轴电缆外观如图 5-2 所示。

（3）光缆。光缆是指通过多层保护结构包裹的光导纤维，而光导纤维是利用光的全反射原理通过玻璃或塑料传导光信号的特殊材料，通常人们把光纤和光缆混用。由于光在光纤中传输时损耗非常小，因此光纤的传输速率非常高，可以达到 1 Gbit/s ~ 10 Gbit/s，而且适合用于远距离信息传输，目前主要用在局域网的主干线路和城域网、广域网的远程通信线路中。光纤通常可以分为单模光纤和多模光纤两大类：单模光纤的中心玻璃芯较细，只能传输单一模式的光信号，因此色散较小，传输频带宽，传输容量大，传输距离长；多模光纤的中心玻璃芯较粗，可以传输多种光信号，但是色散较大，传输距离只能在几千米。与单模光纤相比，多模光纤的传输性能较差。多模光纤外观如图 5-3 所示。

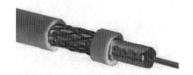

图 5-2　同轴电缆（RG58 细缆）

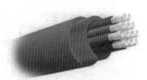

图 5-3　多模光纤

（4）无线电波。无线电波是一种最常用的无线传输介质，在很多有线线路架设困难的区域，利用无线电传输信息是一种非常实用的方式，并且利用无线电波组建的计算机网络允许接入网络的计算机处于移动状态，这是有线传输介质无法实现的。根据电气和电子工程师协会发布的无线局域网标准（802.11），在构建无线计算机网络时，通常采用 2.4 GHz 和 5 GHz 这两个频段进行数据通信，传输速率可达 54 Mbit/s ~ 600 Mbit/s。

（5）微波通信。无线电数字微波通信系统在长距离、大容量的数据通信中占有极其重要的地位，其频率范围为 300 MHz ~ 300 GHz。微波通信主要包括地面微波接力通信和卫星通信。通常讲的微波通信指的是地面微波接力通信。由于微波是直线传播，而地球表面有一定的弧度，在实现远距离微波通信时，要每隔 50 km 左右设一微波站。发射台发出信号后，经中间的微波站接收，进行放大后，再转发到下一微波站，就像接力赛跑一样。微波通信的通信容量大、建设费用低、抗灾害性强，能满足各种电信业务的传输质量要求，是一种被广泛应用、具有强大生命力的通信方式。经常作为大型会议、运动会和展览会的临时通信需求。

2. 网络连接设备

在计算机网络中，传输介质仅仅是传输信息的通路，只依靠传输介质是不能实现计算机与计算机之间的信息传输的，还必须通过一些网络连接设备来控制信息在传输介质中有效可靠的传输。常用的网络连接设备有集线器、交换机、路由器、网桥、中继器等。

（1）集线器。集线器（Hub）是一种通过相应的传输介质来连接各个计算机的底层网络通信设备，它的功能是对接收到的信号进行放大，再向所有工作结点进行广播式发送，从而扩大网络的传输范围。集线器在工作时，同一时刻每一个端口只能进行单向的数据传输，即采用共享的方式工作，因此网络执行效率较低。同时集线器在发送信息时采用广播方式，很容易造成网络阻塞，因此降低了工作效率，且传输的信息容易被截获，安全性较差。虽然集线器的功能在不断增加，但是随着交换机的价格不断下降，目前在组建局域网时常用交换机来代替集线器连接各个计算机。集线器外观如图 5-4 所示。

（2）交换机。交换机（Switcher）是一种利用各类交换技术提高网络信息传输效率的网络连接设备。相比之集线器的共享工作方式，交换机采用对所有工作端口进行独立划分，使得在任何时刻，每一个端口都可以发送和接收数据，从而大大提高了网络信息的传输效率。大多数局域网中，都是通过交换机来连接各个终端设备，这也使得网络的工作效率大大提高。交换机外观如图 5-5 所示。

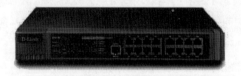
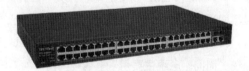

图 5-4　集线器　　　　　　　　　　　　　图 5-5　交换机

（3）路由器。路由器（Router）是一种根据数据包中的目的地址将数据包向目标网络转发的网络连接设备，同时路由器还用来连接不同类型网络，在不同类型网络之间转发数据。由于不同类型的计算机网络有着各自的数据包标准，要在不同类型网络之间传输数据必须进行数据包格式的转换，因此路由器是组建大型计算机网络不可缺少的网络连接设备。路由器外观如图 5-6 所示。

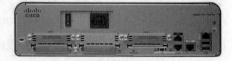

图 5-6　路由器

网络连接设备和网络传输介质共同工作，才使得计算机网络能够有效可靠地传输数据，因此在构建一个计算机网络时，选择合适的、实用的网络连接设备和网络传输介质是非常重要的。

5.1.4 网络拓扑结构与体系结构

1. 网络拓扑结构

网络拓扑结构是指传输介质和网络连接设备连接计算机的抽象物理结构。通过网络拓扑结构，可以很容易地知道网络中的计算机之间、计算机与网络连接设备之间的相互关系和网络数据传输的特点。网络拓扑结构主要有总线形结构、星形结构、环形结构、树形结构、网状结构等多种类型。这里主要介绍总线型结构和星型结构。

网络拓扑结构与
体系结构

（1）总线形。总线形结构是通过同一传输介质连接所有结点的拓扑结构。在总线形结构中，所有结点共享信道资源，各结点工作地位平等，无中心控制结点。任意结点发送数据时，其他结点都能够接收到，即采用广播的方式进行数据传输。在同一时刻，总线形拓扑结构网络中，只能有一个结点发送数据，其他各结点检测数据包以决定是否接收该数据包。总线形网络由于采用共享方式传输数据，工作效率相对较低。总线形拓扑结构如图 5-7 所示。

（2）星形。星形拓扑结构是一种常见的网络结构，在星形结构网络中，所有结点与中心控制结点相连，通过中心控制结点进行数据的交换传输。星形拓扑结构的中心是主结点，它接收各分散站点的信息，再转发给相应的站点。星形拓扑结构的中心结点是由集线器和交换机来承担的。星形拓扑结构如图 5-8 所示。

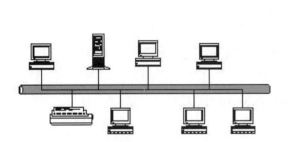

图 5-7 总线形网络拓扑结构

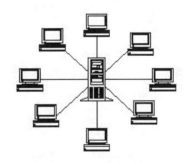

图 5-8 星形网络拓扑结构

2. 体系结构

计算机网络体系是一个功能庞大而复杂的系统，为了能说明这一点，可以设想在网络中的两台计算机之间进行文字传输的情况。为了能实现将一台计算机中的信息正确无误地传送给另一台计算机，除了在这两台计算机之间有一条稳定的传送数据的物理连接外，还应包括以下几点：

（1）发送信息的计算机必须将这条数据通路激活，也就是要发出一些指令，保证要传送的数据能够在这条通路上正确地发送和接收。

（2）发送出去的数据应该被正确的接收者接收，也就是网络能够识别接收数据的计算机。

（3）发送计算机应该能够获知对方计算机的状态，判断对方是否可以接收发出的数据。

（4）发送计算机中负责发送的应用程序必须要确认对方计算机中是否有合适的应用程序与之做数据对接。

（5）若发送的数据在传送的过程中出现异常，应能处理这些异常。

除此之外，还有许多需要考虑的细节。由此可见，相互通信的两个计算机系统必须高度协调工作才可以，而这种协调是非常复杂的。为了设计这样复杂的计算机网络，早在 ARPANET 设计时就提出了分层的方法。所谓"分层"，就是将庞大而复杂的问题，转化为若干较小的局部问题，而这些较小的局部问题就比较易于研究和处理。

为了减少网络系统设计的复杂性，提高网络系统的稳定性和可管理性，计算机网络按照层次结构进行组织，将计算机之间相互通信的层次以及各层中的协议和层次之间的接口的集合称为网络体系结构。

1974 年美国 IBM 公司按照分层的方法制定了系统网络体系结构（System Network Architecture，SNA）。SNA 已成为世界上较广泛使用的一种网络体系结构。一开始，各个公司都有自己的网络体系结构，使得各公司自己生产的各种设备容易互连成网。为了使不同体系结构的计算机网络都能互连，国际标准化组织 ISO 于 1977 年成立专门机构研究这个问题。1978 年 ISO 提出了"异种机连网标准"的框架结构，这就是著名的开放系统互连参考模型（Open System Interconnect Reference Model，ISO–OSI RM），简称为 OSI。

开放系统互连参考模型把网络协议从逻辑上分为七层，从上往下依次为应用层、表示层、会话层、传输层、网络层、数据链路层和物理层，如图 5-9 所示。

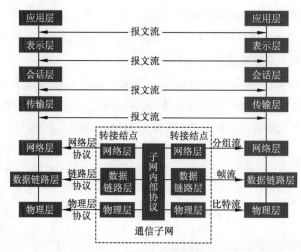

图 5-9　OSI/RM 互连参考模型

每一层都有相关、相对应的物理设备，比如常规的路由器是三层交换设备，常规的交换机是二层交换设备。OSI 七层模型是一种框架性的设计方法，建立七层模型的主要目的是为解决异种网络互连时所遇到的兼容性问题，其最主要的功能是帮助不同类型的主机实现数据传输。它的最大优点是将服务、接口和协议这三个概念明确地区分开来，服务说明某一层为上一层提供一些什么功能，接口说明上一层如何使用下层的服务，而协议涉及如何实现本层的服务；各层之间具有很强的独立性，互连网络中各实体采用什么样的协议是没有限制的，只要向上提供相同的服务并且不改变相邻层的接口即可。这样通过七个层次化的结构模型使不同的系统不同的网络之间实现可靠的通信。

5.2　Internet 介绍

● 5.2.1　Internet 的起源与发展

Internet 即因特网，也称为国际互联网，它是世界上最大的、覆盖范围为最广的、提供服务最多的计算机网络。简单地说，Internet 是通过 TCP/IP 构架，将世界范围内的计算机网络互连起来，在网络内提供了各种服务的全球性计算机网络。

Internet 的前身是最早的计算机网络 ARPAnet。20 世纪 70 年代初期，随着各种不同类型网络的出现，它们之间的互连问题被提上了桌面。1973 年，科学家提出了建

Internet 的起源
与发展

立 Internet 的构想并在 ARPAnet 中进行了实验，并于年底提出了 Internet 的概念。1974 年科学家们提出了 Internet 的主要协议 TCP/IP，之后很多网络均采用了这一协议作为标准协议。这是一个开放的网络协议，它为 Internet 的发展提供了可靠的基础。

20 世纪 80 年代中期至 90 年代初期，Internet 逐步从军用网络转变为民用网络，更多的国家和研究机构开始使用 Internet。随着 Internet 速率的提升，各种基于 TCP/IP 的应用服务应运而生，这也为 Internet 用户提供了更为广阔的网络空间。90 年代中后期，Internet 逐步从研究性网络向商业化网络转变。

我国 Internet 的发展，和世界上大多数国家 Internet 发展相似，最初都是由学术网络发展而来的。从 20 世纪 80 年代中期开始，中国的科技人员开始了解到国外同行们已经采用电子邮件来互相交流信息,十分方便、快捷。

北京大学的钱天白教授在 1987 年 9 月 20 日发出了第一封电子邮件"越过长城，通向世界"，实现了电子邮件的存储转发功能，揭开了中国人开始使用 Internet 的序幕。1988 年 12 月，清华大学校园网采用加拿大 UBC 大学（University of British Columbia）研制的采用 X400 协议的电子邮件软件包，通过 X.25 网与加拿大 UBC 大学相连，开通了电子邮件应用。

1990 年 10 月，中国正式在国际互联网络信息中心的前身 DDN–NIC 注册登记了我国的顶级域名 CN，并且从此开通了使用中国顶级域名 CN 的国际电子邮件通信服务，填补了我国在国际互联网络中的空白。

1992 年，中科院院网、清华大学校园网（TUNET）和北京大学校园网（PUNET）全部完成建设。1994 年 4 月正式开通到美国的 64 KB 全连接专线。此时，邮电部门开始筹划建设中国公用计算机互联网。

1997 年 6 月 3 日，受国务院信息化工作领导小组办公室的委托，中国科学院在中国科学院计算机网络信息中心组建了中国互联网络信息中心（CNNIC），行使国家互联网络信息中心的职责。同日，国务院信息化工作领导小组办公室宣布成立中国互联网络信息中心（CNNIC）工作委员会。CNNIC 作为非营利的管理与服务机构，其宗旨是为我国互联网络用户服务，促进我国互联网络健康、有序地发展。中国科学院计算机网络信息中心承担 CNNIC 的运行和管理工作。CNNIC 每半年发布一次统计报告，在发布的《第 39 次中国互联网络发展状况统计报告》显示，截至 2016 年 12 月底，中国网民数量达 7.31 亿，互联网普及率为 53.2%。

5.2.2　Internet 的接入方式

随着 Internet 的发展和普及，越来越多的单位和个人用户需要接入到 Internet 中，目前普遍采用的做法是由 ISP（Internet 服务提供商）来承担 Internet 用户的接入任务。城域网的核心是高速宽带主干网，通常采用光缆作为传输平台,它一方面与国家主干网络相连接，另一方面通过各个 ISP 用户提供 Internet 接入服务。不同的 ISP 向用户提供了多种不同的 Internet 接入方式，用户可以通过电话线、有线电视电缆、光缆、无线电波等传输介质接入到 Internet 中。常见的接入方式有 ADSL、Cable Modem、光缆、局域网以及无线局域网，随着第三代（3G）、第四代（4G）移动通信网络的建立，通过移动通信网络接入到 Internet 已经成为一种流行的接入方式。

Internet 的接入方式

1. ADSL 接入

ADSL（Asymmetric Digital Subscriber Line，非对称数字用户线路）是目前广为流行的 Internet 接入方式，它是数字用户线路（Digital Subscriber Line，DSL）技术的一种。DSL 是以铜质电话线为传输介质的传输技术组合，它包括 HDSL、SDSL 、VDSL 、ADSL 和 RADSL 等，一般称之为 xDSL。它们主要的区别就是体现在信号传输速度和距离的不同以及上行速率和下行速率对称性的不同这两个方面。

在 ADSL 中，上行速率为 640 kbit/s ~ 1Mbit/s，而下行速率可以达到 1 Mbit/s ~ 8 Mbit/s，有效传输距离在 3 ~ 5 km。对于大多数用户来说，在使用 Internet 时，下载的数据量要远大于上传的数据量，因此

ADSL 是家庭用户接入 Internet 的理想选择。

使用 ADSL 接入到 Internet，不仅速度较为理想，而且在连接网络的同时还可以接听、拨打电话，两者互不影响。同时，虽然 ADSL 使用电话线传输数据，但是不通过电话交换机，不需要支付线路占用费，因此使用费较低。

用户在使用 ADSL 接入 Internet 时，需要配置一台 ADSL Modem，并在计算机中安装网卡，通过双绞线与 ADSL Modem 相连，再设置好相关参数后就可以建立与 Internet 的连接，如图 5-10 所示。

2. 局域网接入

通过局域网接入 Internet 更便捷，只需要通过双绞线将计算机与局域网相连，并在计算机中为网卡配置相应的 IP 地址即可实现对 Internet 的访问。在一些局域网中（例如校园网），为了方便管理，常常安装了网络管理系统，用户需要访问 Internet 时，必须输入合法的用户名和密码才能进行访问，否则只能使用本地局域网。局域网接入 Internet 示意图如图 5-11 所示。

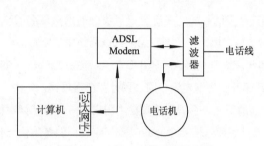

图 5-10　ADSL 工作原理示意图

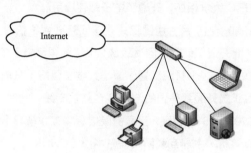

图 5-11　局域网接入 Internet 示意图

局域网接入 Internet 的好处是速度较快，目前局域网中的每个接入点能够获得的速率是 100 Mbit/s，而整个局域网通常通过光缆与城域网相连，因此访问 Internet 的速率很快。另一方面，除了网卡外不需要其他设备，接入方法简单便捷。

3. 无线接入

上述 Internet 接入方式需要通过有线线路与 Internet 连接，在安装和使用时并不方便，因此无线接入方式逐步成为理想的 Internet 接入方式。

目前常见的无线接入方式有两大类：无线局域网接入和移动通信网络接入。无线局域网接入是用户通过无线网卡与无线局域网建立连接，通过无线局域网访问 Internet；移动通信网络接入是用户通过相关设备途经移动通信网络，接入到 Internet，典型的方式是通过手机直接访问 Internet。无线方式接入 Internet 示意图如图 5-12 所示。

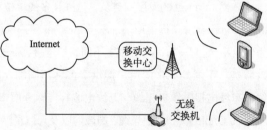

图 5-12　无线方式接入 Internet 示意图

5.2.3　TCP/IP

Internet 通过 TCP/IP 协议簇来规定网络中数据通信的规则。TCP/IP 是一组协议集的总称，它包括了 100 多个协议，根据协议功能不同这些协议分别运行于 Internet 中的不同层。

常用的应用层协议有超文本传输协议（HTTP）、文件传输协议（FTP）、简单邮件传输协议（SMTP）、远程登录协议（Telnet）、域名解析协议（DNS）等。通过这些应用协议，用户使用相应的应用软件可以在 Internet 中享受相关的服务。

主要的传输层协议是传输控制协议（TCP）和用户数据报协议（UDP），这两种协议规定的数据传输方式不同。TCP 是面向连接的可靠的数据传输协议，而 UDP 是面向无连接的数据传输协议。

网络互联层的主要协议是 IP，通过 IP 计算机可以从传输层中接收数据传输请求，并将需要传输的数据封装成 Internet 中统一的数据包格式，再在网络中搜寻合适的路径进行数据传输。

网络接口硬件层主要使用各种类型局域网自身的一些协议来完成网络数据包在网络的传输。因此在 TCP/IP 层次结构中并未对这一层的协议做详细规定，沿用了已有的局域网的规范协议。其层次结构如图 5-13 所示。

通过各层次协议之间的相互协调工作，TCP/IP 可以完成在不同类型网络、不同计算机上进行数据的传输。虽然 TCP/IP 没有被国际标准化组织所采纳，但是由于它的开放性以及广泛的应用，成为了一个实际上的工业标准，并以 RFC（Request For Comment）的方式进行公布。

第四层，应用层	DNS FINGER FTP WHOIS GOPHER TELNER IRC SMTP USENET 其他
第三层，传输层	TCP　　　　UDP
第二层，网际层	ICMP / IP
第一层，网络口层	ARP/RARP　　其他

图 5-13　TCP/IP 层次结构

5.2.4　IP 地址与域名

1. IP 地址

在 Internet 中连接了很多类型的计算机网络，接入了无数台计算机，为了让这些计算机能够进行数据通信，每一台接入到 Internet 中的计算机都必须被分配一个唯一的地址用来在网络中标识它自身。

在 Internet 中用来标识某一台计算机的地址称为 IP 地址，大多数的地址是根据第四版 IP 协议（IPv4）中的标准，由 Internet 服务提供商（ISP）分配给 Internet 用户的。接入 Internet 中的计算机拥有了 IP 地址后，就可以与 Internet 中其他计算机进行数据通信。一台接入 Internet 的计算机可以拥有多个 IP 地址，每一个被分配给计算机的 IP 地址在全球范围内是唯一分配的。

IP 地址与域名

IP 地址是一个 32 位（4 字节）二进制数，由两大部分组成：一是地址类型号和网络号（这一部分合起来也可以称网络号），二是主机号。其中地址类型号标识了 IP 地址的类型，网络号用来标识某一个逻辑网络，主机号用来标识该网络中的主机编号。在 Internet 中连接了很多不同类型和不同规模的计算机网络，为了适用于不同的网络，在 IP 中将 IP 地址按照网络号范围的不同分为了 5 大类：A 类、B 类、C 类、D 类和 E 类。其中 A、B、C 三类地址主要用于分配给接入 Internet 的计算机或网络设备使用；D 类地址为多点广播地址，用于信息的广播或组播；E 类地址为保留地址，留待未来需要时再进行分配使用。具体结构如图 5-14 所示。

A类	0	网络号（7位）	主机号（24位）
B类	10	网络号（14位）	主机号（16位）
C类	110	网络号（21位）	主机号（8位）
D类	1110	多播组号（28位）	
E类	11110	留待后用（27位）	

图 5-14　IP 地址结构

A 类地址：最高位为 0，向右 7 位为网络号，其余 24 位为主机号；

B 类地址：最高两位为 10，向右 14 位为网络号，其余 16 位为主机号；

C 类地址：最高三位为 110，向右 21 位为网络号，其余 8 位为主机号；

D 类地址：最高四位为 1110，此类地址不被分配任何网络，留作网络多点广播使用；

E 类地址：最高五位为 11110，此类地址为保留使用地址，目前暂时为分配使用。

为了使 IP 地址记忆较为方便，通常将 IP 地址的 32 个位每 8 为分成一组，之间用点来分隔，即写成 x.x.x.x 的形式，每个 x 的值在 0 ～ 255 之间，这一形式也称为点分十进制（Dotted Decimal Notation）。在点分十进制下，各类地址的范围如下：

A 类地址：1.0.0.0 ～ 127.255.255.255

B 类地址：128.0.0.0 ～ 191.255.255.255

C 类地址：192.0.0.0 ～ 223.255.255.255

D 类地址：224.0.0.0 ～ 239.255.255.255

E 类地址：240.0.0.0 ～ 247.255.255.255

可以看出，一个 A 类网络可以容纳近 2^{24} 台主机，一个 B 类网络可以容纳近 2^{16} 台主机，一个 C 类网络可以容纳约 254 台主机。

在 IP 地址中有一些特殊用途的 IP 地址，这些地址不被分配给任何计算机使用。主机号全为 0 的 IP 地址称为网络地址，用来标识这个网络，不代表任何位于该网络中的主机。主机号全为 1 的 IP 地址称为直接广播地址，当向这一地址发送数据包时，该数据包将被发送给这一网络地址所在网络中的所有主机。

有一些网络也使用 TCP/IP 作为构建网络的主要协议，但是这些网络出于某些原因，不与 Internet 相连。这些网络可以使用保留地址作为每一台主机的 IP 地址，而保留地址是不能够用于访问 Internet 的。保留地址也称为私有地址，只限于局域网内部使用，常用的保留地址有以下几类：

（1）A 类：10.0.0.0 ～ 10.255.255.255

（2）B 类：172.16.0.0 ～ 172.31.255.255

（3）C 类：192.168.0.0 ～ 192.168.255.255

2. 子网及子网掩码

IP 地址由两部分组成，即网络号（Network ID）和主机号（Host ID）。网络号标识的是 Internet 上的一个网络，而主机号标识的是这个网络中的某台主机。一个网络号下的计算机之间可以"直接"互通，不同网络号的计算机要通过网关（Gateway）才能互通。如果网络号相同，表明接收方在本网络上，那么可以通过相关的协议把数据包直接发送到目标主机；如果网络号不同，表明目标主机在远程网络上，那么数据包将会发送给本网络上的网关路由器，由路由器将数据包发送到其他网络，直至到达目的地。IP 地址分解成两个域后，带来了一个重要的优点：IP 数据包从网际上的一个网络到达另一个网络时，选择路径可以基于网络而不是主机。在大型的网际中，这一点优势非常明显。

如何划分 IP 地址的网络号和主机号？ 在 TCP/IP 协议中，采用的方案是设定子网掩码（Subnet Mask）。子网掩码可以屏蔽掉 IP 地址中的一部分，从而分离出 IP 地址中的网络部分与主机部分。子网掩码是一个 32 位的二进制数，其对应网络地址的所有位置为 1，对应于主机地址的为 0。对于 IP 地址标准分类来说，A 类地址的默认子网掩码是 255.0.0.0；B 类地址的默认子网掩码是 255.255.0.0；C 类地址的默认子网掩码是 255.255.255.0。

基于子网掩码，可以将网络进一步划分为若干子网，这就是子网编址技术。经过子网编址后，一个 IP 地址就可以划分为由网络号、子网号和主机号三部分组成，如图 5-15 所示。

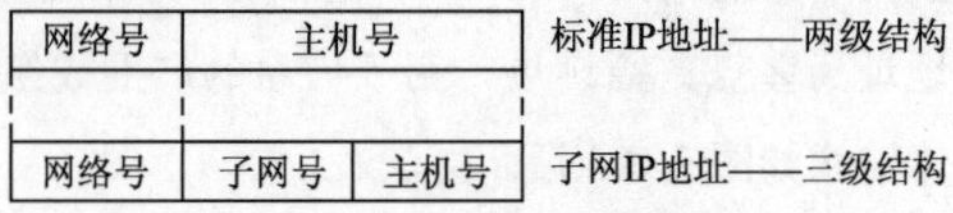

网络号	主机号	
		标准IP地址——两级结构
网络号	子网号	主机号
		子网IP地址——三级结构

图 5-15　子网编址模型

对于两个 IP 地址 192.168.1.1 和 192.168.1. 129 来说，在不同的子网掩码作用下，它们将有不同的划分：

第一种方案：子网掩码为 255.255.255.0。

IP 地址和子网掩码转换为二进制后如下：

IP 地址 A:　　　　　　192.168.1.1　　　　11000000 10101000 00000001 00000001

| IP 地址 B: | 192.168.1.129 | 11000000 10101000 00000001 10000001 |
| 子网掩码: | 255.255.255.0 | 11111111 11111111 11111111 00000000 |

在这种方案中，可以看出在子网掩码的作用下，IP 地址 A 和 IP 地址 B 的网络号部分是相同的（11000000 10101000 00000001），因此 IP 地址 A 和 IP 地址 B 同属一个子网，A 和 B 可以直接进行通信。

第二种法案：子网掩码为 255.255.255.128。

IP 地址和子网掩码转换为二进制后如下：

IP 地址 A:	192.168.1.1	11000000 10101000 00000001 00000001
IP 地址 B:	192.168.1.129	11000000 10101000 00000001 10000001
子网掩码:	255.255.255.128	11111111 11111111 11111111 10000000

在这种方案中，可以看出在子网掩码的作用下，IP 地址 A 和 IP 地址 B 的网络号部分是不相同的（IP 地址 A 网络号：11000000 10101000 00000001 0，IP 地址 B 网络号：11000000 10101000 00000001 1），因此 IP 地址 A 和 IP 地址 B 不属于同一个子网，A 和 B 不能直接进行通信，必须通过路由器的转发才能实现数据传送。

3. 域名

在访问 Internet 资源时，必须知道对方主机的 IP 地址才能与之通信，但是用户往往需要访问的主机很多，将这些 IP 地址全部记住对用户来说是一件很头疼的事情。为了使用户访问 Internet 时不需要记忆过多的 IP 地址，并更好地区分接入 Internet 的各个网络，Internet 管理机构建立了域名系统（Domain Name System，DNS）。

域名系统的主要功能是使用具有特殊含义的符号组合来标识接入 Internet 的网络和主机，建立主机 IP 地址与符号之间的对应关系。通过域名系统，用户不需要记忆各种 IP 地址，只需通过主机域名即可访问相应的计算机。例如，中国教育网 WWW 服务器对应的 IP 地址是 202.112.0.36，用户在访问该中国教育网 WWW 服务器时不需要记住该 IP 地址，只要输入 www.edu.cn 即可访问该服务器。

在 Internet 中将整个网络划分成多个域，每个域中又划分成若干个子域，每个子域又可划分为若干个子域，这就构成了 Internet 域名空间的层次结构。每一个域名由一系列的子域名构成，这些子域名从左向右级别不断升高，子域的个数不超过 5 个，子域名之间使用"."来进行分隔。最右的域名称为顶级域名。顶级域名有两种：一种是国家和地区顶级域名，这一类域名是根据国家和地区标识代码为各个国家和地区分配的域名，目前有 200 多个国家和地区申请了这一类域名；另一种是国际顶级域名，这是 Internet 建立域名系统之初，按照网络服务功能不同所划分的顶级域名。常见的国际顶级域名有".com"（商业组织）、".net"（网络服务）、".edu"（教育部门）、".gov"（政府部门）、".int"（国际组织）、".org"（非盈利性组织）等，随着 Internet 的不断发展，近年来又增加了".biz"（商务网站）、".mobi"（手机网站）、".info"（信息网站）等国际顶级域名。

每一台单机系统不可能存储所有的主机域名和 IP 地址之间的对应关系，为了能够解析所有的域名，必须采取集中式的统一处理。DNS 服务器就是这样的一台解析服务器。DNS 是一个巨大的分布式数据库系统，它保存了域名（Domain Name）和与之相对应的 IP 地址的对应关系，它通过域名服务器提供一个指定域的信息来实现域名的解析，域名服务器负责将域名转换为 IP 地址。将 Internet 中的所有域名信息都放在同一台计算机中是不可能的，因此 DNS 系统采用树形结构，将不同层次域的域名信息分别存储在不同的域名服务器中，最高层为根域名服务器，如图 5-16 所示。

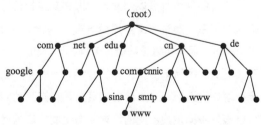

图 5-16 域名服务器

5.2.5 统一资源定位器

Internet 是一个覆盖全球范围的计算机网络，很多计算机都接入到 Internet 中，这些计算机或多或少的为 Internet 提供了不同的资源，尤其是专门的应用服务器，更是 Internet 资源的重要提供者。对于每一个提供给 Internet 用户使用的资源都必须有一个唯一的标识，这样才能使 Internet 用户方便的使用这些资源。在 Internet 中，使用统一资源定位器（Uniform Resource Locators，URL）来唯一标识某一 Internet 资源。

统一资源定位器由三个部分构成：访问协议、主机标识及访问端口、资源路径和文件名。它的一般形式如下：

访问协议 :// 主机标识 [: 端口号] / （路径 / 文件名）

访问协议用来指出访问该资源所需要使用的应用层协议。

主机标识可以是主机域名或 IP 地址，用来指出该资源所在的主机地址。有时也包含有网络端口号，用于指定访问该资源所应使用的特定端口。因为大多数应用协议都有标准访问端口，一般不需要说明，而对于某些特殊的应用或出于安全性的考虑，可以改变应用服务的端口号，因此访问时需要在 URL 中添加相应的端口号。

资源路径和文件名用于指定所要访问资源在该主机上的位置。对于一些动态网页资源，有时需要加入访问时的参数或查询信息，当然也可以在文件名中指定资源的一个片段。

图 5-17 中是一个典型的 URL 示例，其中 http 表示访问该资源应使用超文本传输协议；"www.edu.cn"表示资源所在的主机域名；"/HomePage/jiao_yu_zi_yuan/"表示资源所在的路径，"college.php"是资源的文件名。

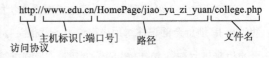

图 5-17 URL 结构示意图

通过统一资源定位器，Internet 用户可以很方便地访问互联网中的各种资源。只要知道了某一资源的 URL，在相应的应用程序地址栏中输入该 URL，在网络畅通的情况下即可从 Internet 中获取到所需要的资源。

5.2.6 Internet 主要应用

1. WWW 服务

万维网（World Wide Web，WWW）是目前 Internet 中使用最广泛的信息服务，以至于很多人把 WWW 当成是 Internet。通过 WWW，人们可以查找资料、阅读新闻、观看视频、收听音乐，获取各种各样的信息资源，随着业务的延伸，人们还可以进行网上购物、网上转账等。

在 WWW 中，使用客户 / 服务器模式向用户提供网页信息。用户使用 Web 浏览器通过应用层的 HTTP（超文本传输协议）向 Web 服务器发出网页访问请求。Web 服务器根据用户的请求及用户相关信息，对网页进行相关处理，将处理后的网页通过 HTTP 发送给用户的 Web 浏览器。用户的 Web 浏览器接收到相关信息后对网页资源进行解释，最后将解释的结果显示给用户。

Internet 主要应用

所有的网页都是以超文本的形式来组织信息的，超文本是一类特殊格式的文本，它采用非线性网状结构来组织信息，通过超文本置标语言（Hyper Text Marked Language，HTML）来描述文本的结构。网页的分类有多种，通常可以将网页分为静态网页和动态网页。静态网页通常是指没有后台数据库、不包含脚本语言、不具备交互的简单网页，它是早期 WWW 中信息发布的形式，由于信息更新较为困难，并且交互能力差，逐步被动态网页所取代。动态网页是具有交互功能的网页，它通过网页中的脚本语言程序与后台数据库相连，可以根据不同用户不同的需求动态生成相应的网页发送给访问用户。动态网页以后台数据库为基础，能够完成更多的功能，因此目前大部分网站均采用动态网页作为信息发布的方式。

2. 电子邮件

电子邮件（E-Mail）服务是 Internet 最早提供的服务之一，实际上在 Internet 产生之前，很多网络中就已经提供了电子邮件服务。电子邮件服务是一种利用计算机网络发送电子文本信息和资料的通信服务，它为用户提供了一种快捷廉价的远程信息交换方式。

电子邮件服务的工作采用客户/服务器模式。某用户向其他用户发送电子邮件时，利用客户端应用程序通过 SMTP 将该邮件发送给自己的邮件服务器；邮件服务器接收到该邮件后对邮件中接收人的电子邮箱地址

进行分析，按照这些地址将该邮件发送到各个接收者的电子邮件服务器；接收者的电子邮件服务器接收到电子邮件后，根据接收者的邮箱名将该电子邮件存储到相应的电子邮箱中等待接收；接收者使用电子邮件客户端程序通过 POP3 协议向自己的电子邮箱服务器发出接收请求，通过验证后从自己的邮箱中接收相应的电子邮件，过程如图 5-18 所示。

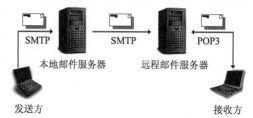

图 5-18 邮件的传输过程

常用的电子邮件客户端程序有 Outlook Express、Foxmail 等，并且大多数电子邮件服务提供商都支持网页形式的电子邮件收发，即用户可以通过登录到电子邮件服务网站来进行电子邮件的发送和接收。

3. 文件传输协议

远程文件传输服务是另一种常用的 Internet 服务，通过文件传输协议（FTP）来实现两台计算机之间的文件传输，并保证文件传输的可靠性。通过 FTP 服务，用户可以从网络上的一台计算机将文件移动或复制到另一台计算机中。服务器在进行文件传送时要求用户输入账号和密码，但 Internet 上还有许多 FTP 服务器都提供自由下载的文件信息，用户登录时不需要使用密码，这种 FTP 服务称为匿名 FTP 服务。

FTP 规定，需要进行远程文件传输的两台计算机按照客户/服务器模式工作，发出文件传输请求的计算机是客户端，运行客户端程序；参与文件传输的另一方为服务端，运行服务器程序。FTP 客户端程序通过向服务器发送命令来实现登录、文件的上传和下载以及相关的控制。

在进行文件传送时，FTP 客户机和服务器之间要建立两个连接：控制连接和数据连接。当客户端向服务器发出连接请求时，服务器端的默认端口为 21，同时将自己选择的端口告诉服务器，用于建立数据连接，控制连接在整个会话期间一直打开，FTP 客户端所发出的命令通过控制连接发送给服务器端的控制进程，控制进程在接收到客户端的请求后，创建一个数据传送进程，该进程用默认端口 20 与客户端提供的端口建立用于数据传送的 TCP 连接，数据传送完成后关闭该数据传送连接，过程如图 5-19 所示。

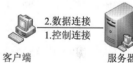

图 5-19 FTP 服务

4. 远程登录

远程登录（Telnet）是 Internet 中的另一种常用服务，它的功能是允许用户登录到远程计算机上，然后使用远程计算机来处理相应的问题。远程登录服务在早期的计算机网络中被广泛使用，因为用户可以通过远程登录到大型计算机上，可以使用大型计算机强大的处理能力和各种资源完成在个人计算机中无法解决的问题。Telnet 服务被应用在对网络设备的远程调试和管理中，如对网络交换机、路由器等设备的调试和管理。

在 Windows 环境下，操作系统提供了一种基于 Internet 的远程控制计算机的方法，称为远程桌面连接。当某台计算机开启了远程桌面连接功能后就可以在网络的另一端控制这台计算机，通过远程桌面功能可以实时操作这台计算机，在上面安装软件，运行程序，所有的一切都好像是直接在该计算机上操作一样，这就是远程桌面的最大功能，通过该功能网络管理员可以通过 Internet 安全的控制远程的服务器，而且由于该功能是系统内置的，所以比其他第三方远程控制工具使用更方便、更灵活。

5.3 浏览器的使用

5.3.1 浏览器与网页的浏览

1. Web 浏览器软件

Web 浏览器是浏览网页或其他超文本文件的软件。用户在使用浏览器浏览网页时，浏览器通过 HTTP 向 Web 服务器发出访问请求，经过 Web 服务器确认后从 Web 服务器获取相关网页，下载后显示给用户浏览。由此可见，Web 浏览器的主要功能是从 Web 服务器上获取网页及其他资源并正确的下载、显示。随着 Internet 服务的不断增多，Web 浏览器的功能也不再局限于浏览网页，很多浏览器中还集成了电子邮件、文件下载、FTP 访问等功能。

常用的 Web 浏览器有 Internet Explorer、Firefox、Opera、Safari、Chrome 等。

（1）Internet Explorer 是微软公司推出的一款网页浏览器。Internet Explorer 最初是从早期一款商业性的网页浏览器 Spyglass Mosaic 衍生出来的产品。当时微软为了大举向互联网进军，收购了 Spyglass 公司，由此开发了 Internet Explorer。在发布之初，Internet Explorer 并没有得到大多数用户的认可，但是微软公司凭借其在个人计算机操作系统领域的霸主地位，将 Internet Explorer 与 Windows 操作系统捆绑销售，迅速占据了大部分市场份额。

浏览器与网页的浏览

（2）Mozilla Firefox 是一种开源的网页浏览器，非正式的中文名称为火狐浏览器，由 Mozilla 基金会旗下的 Mozilla 公司与众多志愿者所开发。Firefox 采取了小而精的核心，并允许用户根据个人需要去添加各种扩展插件来完成更多的、更个性化的功能。Firefox 使用开放源代码的网页排版引擎 Gecko，Gecko 能够让浏览器尽可能按标准来显示网页内容。

（3）Opera Software ASA 是台式机、各种设备和移动网络浏览器市场的商业领袖。Opera 浏览器因为它的快速、小巧和比其他浏览器更佳的标准兼容性获得了国际上的最终用户和业界媒体的承认，并在网上受到很多人的推崇。Opera Software 开发的 Opera 浏览器是一款适用于各种平台、操作系统和嵌入式网络产品的高品质、多平台产品。

（4）Safari 是苹果计算机的最新操作系统 Mac OS X 中的浏览器，使用了 KDE 的 KHTML 作为浏览器的运算核心。Safari 在 2003 年 1 月 7 日首度发行测试版，并成为 Mac OS X v10.3 与之后的默认浏览器，也是 iPhone 与 iPod touch 的指定浏览器。

（5）Google Chrome，又称 Google 浏览器，是一个由 Google（谷歌）公司开发的开放原始码网页浏览器。该浏览器是基于其他开放原始码软件所撰写，包括 WebKit 和 Mozilla，目标是提升稳定性、速度和安全性，并创造出简单且有效率的使用者界面。

2. 浏览器与网页的浏览

网页是 WWW 服务向用户提供信息和资源的载体，也是用户访问 Internet 的主要对象。每一个网页中都包含有很多种不同的信息体，这些信息体可分为两大类：一种是简单的信息体，这种信息体只向用户提供信息，如单纯的文本信息、图像信息、声音或视频信息等；另一种是具有超链接的复合信息体，这种信息体不仅向用户提供信息，还为用户提供了转向相关网页或资源的超链接，即相关资源的 URL。这两类信息体组成了丰富多彩的网页，也将这些网页连接成了一张巨大的网，用户可以通过 Web 浏览器这一工具自由地在网间穿行。

通常一个 Web 浏览器由 URL 地址栏、菜单栏、工具栏、状态栏及页面显示区域等部分组成，如图 5-20

所示。

（1）URL 地址栏用于输入网页的 URL 信息。

（2）菜单栏列出了 Web 浏览器的所有菜单功能。

（3）工具栏中包括一些在浏览网页中常用的功能按钮，如主页、阅读邮件、打印、工具等，这些按钮的功能在相应的菜单中都有对应的菜单项。

（4）状态栏是用来显示当前页面中的一些状态信息。

（5）页面显示区域用来向用户显示所访问网页的内容。

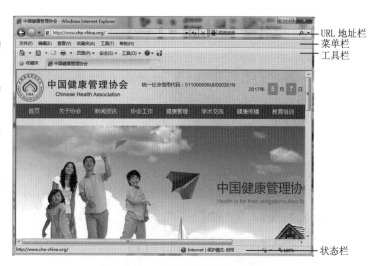

图 5-20　Web 浏览器界面示意图

3. 浏览器工作原理

浏览器的主要功能是将用户选择的 Web 资源呈现出来，它需要从服务器请求资源，并将其显示在浏览器窗口中，资源的格式通常是 HTML，也包括 PDF、Image 及其他格式。用户用 URL 来指定所请求资源的位置。从服务器取回的信息是用 HTML 语言描述的文本内容，通过浏览器的解释，最终在浏览器界面上呈现出来。如图 5-21 所示，左边部分是界面中显示的内容，右边部分是其 HTML 语言的描述。浏览器的作用就是将 HTML 文本解释和渲染出来，其过程为：

（1）执行 HTTP，向 Web 服务器请求网页。

（2）接收 Web 服务器下载的网页。

（3）解释网页（HTML 文档）的内容，并在窗口中进行展示。

（4）提供用户界面，进行人机交互。

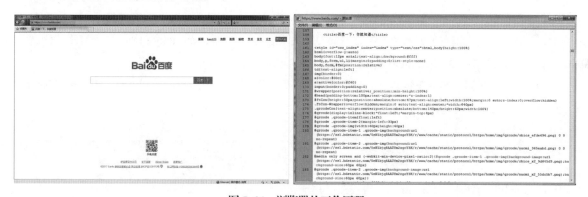

图 5-21　浏览器的工作原理

网页下载的过程是先下载和显示网页的文字部分，再下载网页中的图片和声音部分，以及其他的脚本程序（Script）等。下载网页的所有部分均存放在浏览器的缓冲存储器之中，以便再次访问该网页时使用。网页中的声音和视频部分可以有 2 种下载方式：普通方式（等待全部下载完毕之后再进行播放）和流媒体方式（Streaming media，边下载边播放）。网页中包含的某些非 HTML 成分，浏览器本身无法直接播放，必须调用本机已安装的 Word、Acrobat、PowerPoint 等程序进行展示或者下载特定的 plug-in（插入式应用程序，如 Shockwave、Real Audio 等）进行展示或播放。

5.3.2 Internet 资源搜索

在 Internet 中 WWW 服务器数目众多，所发布的网页更是不计其数，因此 Internet 用户不可能了解所有这些网页的信息和访问方式，那么用户如何能在数以百万计的网站中找到自己需要的信息呢？ Internet 搜索引擎就为用户提供了快速找到相关网页的服务。

最早搜索引擎的概念来自于目录检索，在 WWW 服务出现之前，很多 Internet 用户希望通过某些服务能够找到合适的文件通过 FTP 下载，因此诞生了 Archie。Archie是一个通过文件名检索文件的系统，它能够自动搜索 FTP 服务器上的文件并建立成索引，用户通过文件名搜寻所需要的文件地址。虽然 Archie 搜集的信息资源不是网页，但和搜索引擎的基本工作方式是一样的：自动搜集信息资源、建立索引、提供检索服务。所以，Archie 被公认为现代搜索引擎的鼻祖。

Internet 资源搜索

在互联网运行的早期，以 Yahoo 为代表的目录索引网站非常流行，但是这些目录索引网站并不是真正意义上的搜索引擎。一个搜索引擎包括三大部分：自动搜寻新网页的蜘蛛（Spider）程序、存放网页关键信息的数据库、提供给用户使用的搜索工具。目前大多数搜索网站都采用这一形式，著名的有 Google、百度等。

从用户的角度来看，网页搜索引擎是一个包含有搜索框的网页，用户可以在搜索框中输入想要搜寻网页的关键字并提交给搜索引擎。搜索引擎根据用户所输入的一个或多个关键字在其数据库中搜寻复合条件的网页，最终将结果排序后以列表的形式显示给用户。如在搜寻框中输入"医科大学"，提交后搜索引擎即将所有与"医科大学"匹配的网页以列表的形式显示出来。

由于 Internet 中的网页众多，普通的搜索往往不能满足用户的要求。此时，用户可以通过高级搜索页面来进行高级搜索，即通过输入更为精确的搜索信息来实现更为精确的搜索。

同时，搜索引擎基本上都支持附加逻辑命令查询，常用的是空格、"＋"号和"－"号，或与之相对应的布尔（Boolean）逻辑命令 OR、AND 和 NOT。用好这些命令符号可以大幅提高搜索精度。

（1）空格：最基本的搜索方式。查找与该关键词有关的记录，在过去通常情况下相当于布尔逻辑命令中"OR"的关系，例如，"computer book"相当于"computer OR book"，匹配全部关键词搜索，返回所有包含关键词的记录。

（2）"＋"：相当于布尔逻辑命令中的"AND"关系。例如，"+computer + book"相当于"computer AND book"，搜索结果中只列出同时包含两个关键字的记录

（3）"－"：相当于布尔逻辑命令中的"NOT"关系。例如，"+computer – book"相当于"computer NOT book"，列出所有包含 computer 的记录，但在其中排除有关 book 的记录。

5.3.3 访问 FTP 服务器

FTP 也是 Internet 中提供的重要服务，主要用于文件资源的共享和下载，多数 Web 浏览器也具有访问 FTP 站点的功能。

通过 Web 浏览器访问 FTP 站点时，根据 FTP 站点安全设置的不同访问方式略有不同。FTP 站点存在两种不同的登录方式，一种是匿名登录，用户不需要输入用户名和密码即可访问 FTP 站点；另一种是权限登录，用户必须输入合法的用户名和密码才能访问

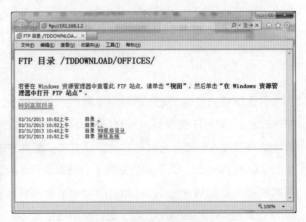

图 5-22　浏览器访问 FTP 服务器

FTP 站点内的信息。

对于允许匿名登录的 FTP 站点，用户只需要在 Web 浏览器 URL 地址栏中输入相应 FTP 站点的网址，然后按【Enter】键，Web 浏览器将自动匿名登录到该 FTP 站点，如图 5-22 所示。

当 FTP 站点不允许匿名登录时，用户必须向管理员申请合法的用户名和密码，通过用户名和密码登录。

访问 FTP 服务器

5.4　电子邮件

电子邮件是 Internet 用户常用的一种通信方式，也是 Internet 中普遍使用的一种服务。Internet 用户可以通过电子邮件网站的网页收发电子邮件，也可以使用专门的电子邮件客户端软件来收发电子邮件。

5.4.1　电子邮件的申请与使用

1. 申请电子邮箱

Internet 用户在使用电子邮箱发送和接收电子邮件之前，必须向电子邮件服务提供商申请一个电子邮箱。电子邮箱一般分为收费和免费两种，收费的电子邮箱比免费的电子邮箱功能更强、所提供的服务也更多。但是大多数 Internet 用户还是偏向于使用免费的电子邮箱。目前很多 ISP 都提供了免费的电子邮箱，如 hotmail、Gmail、Yahoo、126.com、163.com、qq.com 等，初次使用电子邮箱的用户可以选择其中之一。

申请电子邮箱必须通过 Web 浏览器访问 ISP 的网页来完成。首先打开 Web 浏览器，在其 URL 地址栏中输入 ISP 的网页地址，如 "mail.qq.com"。单击 "注册" 按钮后，弹出注册页面，如图 5-23 所示。

在图 5-23 中，填写所想使用的用户名及其他必要信息（会打开用户名及其他必要信息填写页面）。由于 Internet 用户众多，因此所选择的用户名可能被其他用户所使用，此时必须选择其他的用户名重新注册。

根据页面上的内容，填写相关的信息，并完成验证码与手机号的验证后，单击 "立即注册" 等字样的按钮即可完成电子邮箱的注册。一旦注册完成，用户拥有一个电子邮箱，它的地址为 "用户名 @qq.com"，其中的用户名是在注册时所输入的名称。以上示例中即申请了一个地址为 "studentofcsu@qq.com" 的电子邮箱，如图 5-24 所示。

在图 5-24 中，单击 "进入邮箱" 链接直接进入刚刚注册的电子邮箱，以后要进入电子邮箱可以在 "mail. qq.com" 的主页上输入用户名和密码单击 "登录" 按钮即可。

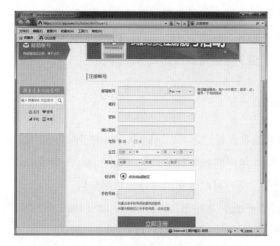

图 5-23　qq.com 免费电子邮件注册页面

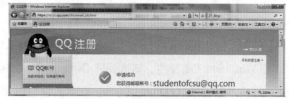

图 5-24　成功申请电子邮箱

2. 阅读电子邮件

当用户注册完电子邮箱后，即可进入电子邮箱阅读、收发或撰写电子邮件。用户进入电子邮箱后，通常情况下 Web 页的左侧将显示电子邮箱中的各个目录，单击"收件箱"后，在 Web 页面的右侧将显示用户所接收到的电子邮件列表、邮件总数、未读邮件数目等信息，如图 5-25 所示。

单击邮件列表中的某一邮件标题，Web 页面右侧将显示所选择邮件的内容。如果邮件内容较多，可以通过拖动右侧滚动条来阅读邮件的内容。阅读完一封电子邮件后用户可以选择回复邮件、删除邮件、转发邮件或移动邮件。

3. 撰写电子邮件

进入电子邮箱后，用户可以单击左侧的"写信"按钮创建一封新的邮件并撰写该邮件。在撰写新邮件时必须填写收件人的电子邮箱地址，而抄送人地址、主题甚至于正文都是可以省略的，当然省略了这些内容的电子邮件没有实际意义，如图 5-26 所示。

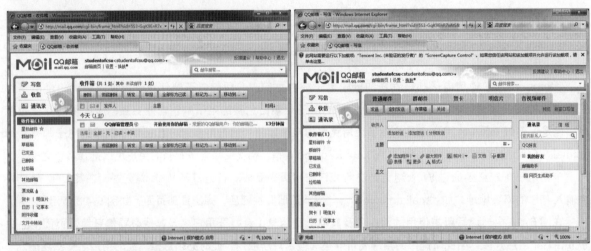

图 5-25　电子邮箱 Web 页面　　　　　　　　图 5-26　在线撰写电子邮件

撰写完一封电子邮件后，可以为该邮件添加附件，单击"添加附件"将弹出选择文件的对话框，用户选择了相应的文件后该文件将上传至邮件服务器备用。通常 ISP 对于邮件附件的容量是有规定的，不能太大，否则将给发送和接收带来麻烦。例如"qq.com"规定附件的大小不得超过 50 MB。

撰写完电子邮件后单击邮件上方的发送按钮，系统将即刻发送该邮件。如果用户并不急于发送该邮件，希望以后经过修改后在发送，可以选择单击"存草稿"按钮，将该邮件保存在草稿箱中备用。

电子邮件发送完成后系统将给出发送成功与否的提示。

在完成所有电子邮件的操作后用户应该退出电子邮箱，避免个人隐私泄露或邮箱被盗。

5.4.2　Windows Live Mail 的使用

用户除了通过 Web 浏览器访问电子邮箱进行电子邮件的收发外，还可以通过专门的电子邮件客户端程序来完成电子邮件的收发即阅读、撰写工作。常用的电子邮件客户端程序有 Outlook Express、Windows Live Mail、Foxmail、Thunderbird 等，这些程序的功能基本相同，用户可以选择其中任一款来使用。

在 Windows 7 系统中，不再使用 Outlook Express。基于此，本小节以 Windows Live Mail 为例简要的说明电子邮件客户端软件的使用方法。Windows Live Mail 类似 Outlook Express。

1. 建立电子邮件账户

先安装 Windows Live Mail。在 Windows 桌面上单击"开始"按钮，选择"所有程序"→"Windows Live Mail"命令，弹出图 5-27 所示的窗口。这是一个快速视图窗口，因为还没有设置邮箱的有关参数，所以没有收件箱等信息。

在使用 Windows Live Mail 收发电子邮件之前，必须在程序中建立所要使用的电子邮箱账户。

在图 5-27 中，单击"添加电子邮箱账户"按钮，弹出"添加电子邮件账户"对话框，如图 5-28 所示，要求添加用户的电子邮件账户，按图 5-28 所示设置（这是前面注册申请的 QQ 邮箱）。

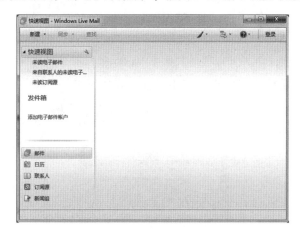

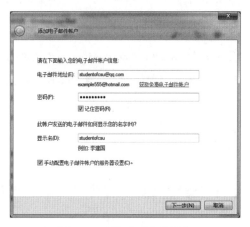

图 5-27　**Windows Live Mail** 初始界面　　　　图 5-28　添加电子邮箱账户

在图 5-28 中，单击"下一步"按钮，弹出配置服务器设置对话框，设置如图 5-29 所示。

单击"下一步"按钮，提示完成电子邮件账户添加工作，单击"完成"按钮。图 5-27 中的界面变成图 5-30 所示的界面。

很多免费电子邮件网站在用户使用 Windows Live Mail 发送电子邮件时需要进行身份验证，因此对于添加的电子邮箱必须设置相关选项才能正常地使用 Windows Live Mail 来发送电子邮件。在图 5-29 中已设置。

值得注意的是，利用 POP3/SMTP 服务在第三方登录 QQ 邮箱，需要在 QQ 邮箱登录页面中的设置中开启 POP3/SMTP 服务。

通过上面的设置，可以使用前面的 QQ 邮箱（studentofcsu@qq.com）在 Windows Live Mail 中发送、接收邮件。

还可以添加其他邮箱到 Windows Live Mail 程序中，Windows Live Mail 支持多邮箱的邮件收发，只是要清楚每个邮箱的服务器配置设置。

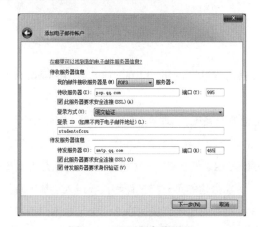

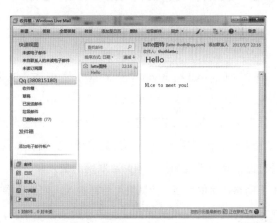

图 5-29　配置服务器设置　　　　　　　图 5-30　设置了 **QQ** 邮箱的 **Windows Live Mail** 界面

2. 发送和接收电子邮件

在图 5-30 中，单击 Windows Live Mail 工具栏中的"同步"按钮，Windows Live Mail 将从邮件服务器接收新收到的电子邮件，并通过发送服务器发送新撰写的电子邮件。

3. 撰写电子邮件

在图 5-30 中，单击 Windows Live Mail 工具栏中的"新建"下拉按钮，选择"电子邮件"命令，Windows Live Mail 将弹出图 5-31 所示的界面，要求建立一封新的电子邮件。单击工具栏中的"附加文件"按钮，将要求添加附件。

4. Windows Live Mail 相关设置

在 Windows Live Mail 中提供了对该软件的设置选项，用户可以根据需要对 Windows Live Mail 进行相应的设置。单击 下拉按钮，选择"选项"命令，系统将弹出"选项"对话框，如图 5-32 所示。

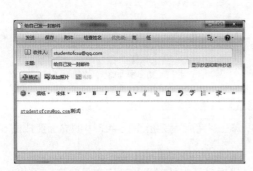

图 5-31　写邮件界面

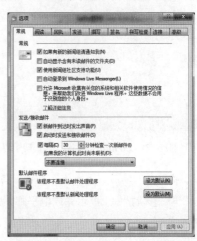

图 5-32　Windows Live Mail 设置对话框

在"选项"对话框中有多个选项卡，用户可以选择相应的选项卡进行详细功能的设置。如选择"签名"选项卡可以对电子邮件中的签名进行设置，等等。详细的功能用途可以通过 Windows Live Mail 的帮助文件（按【F1】键打开帮助文件）来了解，这里不再赘述。

5.5　发展中的网络技术

⊙ 5.5.1　IPv6

IPv6（Internet Protocol Version 6）是 IETF（互联网工程任务组，Internet Engineering Task Force）设计的用于替代现行版本 IP（IPv4）的下一代 IP。

目前使用的第二代互联网 IPv4 技术的最大问题是网络地址资源有限，从理论上讲，可编址 1 600 万个网络、40 亿台主机。但采用 A、B、C 三类编址方式后，可用的网络地址和主机地址的数目大打折扣，以至 IP 地址已经分配完毕，严重制约了国家互联网的应用和发展。一方面是地址资源数量的限制，另一方面是随着电子技术及网络技术的发展，计算机网络将进入人们的日常生活，可能身边的每一样东西都需要连入全球因特网。在这样的环境下，IPv6 应运而生。单从数量级上来说，IPv6 所拥有的地址容量达到 2^{128} 个。这不但解决了网络地址资源数量的问题，同时也为除计算机外的设备连入互联网在数量限制上扫清了障碍。

1. IPv6 地址的主要特征

IPv6 的主要特征可以总结为新的协议格式、巨大的地址空间、有效的分级寻址和路由结构，地址自动配置、内置的安全机制、更好的 Qos 服务。

IPv6 地址长度规定为 128 位，因此它可以提供超过 3.4×10^{38} 个 IP 地址。这样，今后所有的移动电话、汽车、智能仪器、个人数字助理等设备都可以获得 IP 地址。接入 Internet 的设备数量将不受限制，可以适应 21 世纪，甚至更长时间的需要。同时，巨大的地址空间能够更好地将路由结构划分出层次，允许使用多级的子网划分和地址分配，层次的划分将可以覆盖从 Internet 主干网到各个部门内部子网的多级结构，更好地适应现代 Internet 的 ISP 层次结构与网络层次结构。

2. IPv6 地址的表示方法

RFC2373 对 IPv6 地址空间结构与地址基本表示方法进行了定义。IPv6 的 128 位地址按每 16 位划分为一个位段，每个位段被转换为一个 4 位的十六进制数，并用冒号 ":" 隔开，这种表示法称为冒号十六进制表示法。例如，可以按以下步骤形成一个冒号十六进制 IPv6 地址：

（1）用二进制格式表示表示 128 位的一个 IPv6 地址：

11111110100000000000000000000000000000000000000100000000001
00000000011111110000000000000000000000000000000000010010100001

（2）将这个 128 位的地址按每 16 位为一个位段，划分为 8 个位段：

1111111010000000 0000000000000000 0000000000000000 0000100000000001
0000000011111110 0000000000000000 0000000000000000 0000010010100001

（3）将每个位段转换成十六进制数，并用冒号隔开：FE80:0000:0000:0801:00FE:0000:0000:04A1。那么得到的一个冒号十六进制 IPv6 地址与最初给出的一个用 128 位二进制数表示的 IPv6 地址是等效的。一个 IPv6 地址中可能会出现多个二进制数 0，因此可以规定一种方法，通过压缩某个位段中的前导 0 来简化 IPv6 地址的表示。

（4）根据前导零压缩法，上面的地址可以进一步简化为 FE80:0:0:801:FE:0:0:4A1。

（5）有些类型的 IPv6 地址中包含了一长串 0，在一个以冒号十六进制表示法表示的 IPv6 地址中，为了进一步简化 IP 地址的表达，如果几个连续位段的值都为 0，那么这些 0 就可以简写为 "::"，成为双冒号表示法。上面的地址就可以简写为 FE80::801:FE:0:0:4A1，这种双冒号表示法在地址中只能出现一次。

5.5.2 云计算

什么是云计算？这是一个被反复提到、反复回答的问题，对于云计算的解释有很多种。

百度百科中的解释是：云计算是基于互联网的相关服务的增加、使用和交付模式，通常涉及通过互联网来提供动态易扩展且经常是虚拟化的资源。云是网络、互联网的一种比喻说法。过去在图中往往用云来表示电信网，后来用来表示互联网和底层基础设施的抽象。因此，云计算甚至可以让你体验每秒 10 万亿次的运算能力，拥有这么强大的计算能力可以模拟核爆炸、预测气候变化和市场发展趋势。用户通过计算机、笔记本、手机等方式接入数据中心，对自己的需求进行运算。

维基百科中的解释是：云计算是继 1980 年代大型计算机到客户端－服务器的大转变后的又一种巨变。云计算是一种基于互联网的计算方式，通过这种方式，共享软硬件资源和信息可以按需求提供给计算机和其他设备。用户不需要在了解 "云" 中基础设施的细节，不必具有相应的专业知识，也无需直接进行控制。云计算描述了一种基于互联网的新的 IT 服务增加、使用和交付模式，通常涉及通过互联网来提供动态易扩展而且经常是虚拟化的资源。

现阶段广为接受的是美国国家标准与技术研究院（U.S. National Institute of Standards and Technology, NIST）给出的定义：云计算是一种按使用量付费的模式，这种模式提供可用的、便捷的、按需的网络访问，进入可配置的计算资源共享池（资源包括网络，服务器，存储，应用软件，服务），这些资源能够被快速提供，只需投入很少的管理工作，或与服务供应商进行很少的交互。

NIST 提出了一个定义云计算的标准——NIST Working Definition of Cloud Computing/NIST800-145，此标准提出云计算的五大要素是：通过网络分发服务、自助服务、可衡量的服务、资源的灵活调度以及资源池化；云计算的服务类型分为 3 类：IaaS（基础设施即服务）、PaaS（平台即服务）和 SaaS（软件即服务）；按部署模式分为 4 种：公有云、私有云、混合云和社区云。

5.5.3 物联网

物联网 (Internet of Things) 的概念，最初在 1999 年提出：即通过射频识别（RFID）(RFID+ 互联网)、红外感应器、全球定位系统、激光扫描器、气体感应器等信息传感设备，按约定的协议，把任何物品与互联网连接起来，进行信息交换和通讯，以实现智能化识别、定位、跟踪、监控和管理的一种网络。简而言之，物联网就是"万物相连的互联网"。

物联网的思想产生于 20 世纪末，并在 21 世纪初得到了广泛的重视。2005 年 11 月 17 日，在突尼斯举行的信息社会世界峰会（WSIS）上，国际电信联盟发布了《ITU 互联网报告 2005：物联网》，报告指出，无所不在的"物联网"通信时代即将来临。2008 年 11 月 IBM 提出了"智慧地球"的概念。2009 年 1 月 28 日，美国前总统奥巴马在工商业领袖"圆桌会议"上，对"智慧地球"战略给予了积极的回应，并将"智慧地球"上升为国家战略，成为挽救危机、振兴经济、确立美国的未来竞争优势的关键所在。

物联网

同样在 2009 年，欧盟执委会发表了题为 Internet of Things–An action plan for Europe 的物联网行动方案，描绘了物联网技术应用的前景。2010 年度政府工作报告中将物联网正式列为中国五大新兴战略性产业，并在无锡成立物联网示范基地，将无锡打造成"感知城市"。物联网在中国受到了社会各界的极大关注，我国对物联网的发展也给予了高度的重视，在 2011 年物联网已经列入了"十二五"国家重点专项规划。

作为物联网，应具备 3 个特征，一是全面感知，利用传感器，RFID，二维码技术，随时随地获取用户或环境信息；二是可靠传递，通过各种不同类型的传感器网络与互联网，实现信息的即时交互与共享；三是智能处理，利用云计算、模式识别等智能计算技术，对海量的信息数据进行分析与处理，并实现智能决策与控制。

根据不同的产业有着不同的产业链，可以把物联网分为八大产业：绿色农业、工业监控、公共安全、城市管理、远程医疗、智慧家庭、智慧交通、环境监控。从物联网的产业化来看，智慧城市将是物联网应用发展的核心。基于物联网、云计算、大数据等信息技术的智慧城市，是多个垂直产业智能系统的联动形成的智能大系统，它将大大提高城市信息化程度，实现信息资源共享。目前，物联网技术在智慧城市上的应用已经非常普遍，包括社交媒体、智慧政务、数字城管、平安社区、智慧教育、智慧旅游等。

从技术架构上看，物联网可以分为 3 层：感知层、网络层和应用层。

（1）感知层由各式各样的传感器以及传感器网关构成，包括温度传感器、湿度传感器、二氧化碳浓度传感器、重力传感器、二维码标签、RFID 标签、摄像机等感知设备。感知层的作用就是通过各式各样的感知器，识别物体、采集信息，然后将收集到的数据通过传感器网关传送到网络层。

（2）网络层由各种私有网络、互联网、有线和无线通讯网络（2G、3G、4G 和第五代移动通讯网络）

、网络管理中心和云计算平台等组成，主要负责对感知层传上来的数据进行分析、整合和传递。

（3）应用层是物联网与用户（包括人或其他系统）的接口，根据不同行业的需求情况，形成物联网的各种智能应用（包括智慧物流、智慧车载、智慧医疗、智慧学习等）。

5.6 网络安全与管理

本节内容通过扫描二维码进行学习。

5.7 组建小型局域网实例

随着 Internet 技术的不断发展和电信业务的广泛开展，越来越多的用户开始使用 Internet。随着用户数目的不断增加，在家庭、办公室、宿舍等场所往往会出现多台计算机需要连网工作或同时接入 Internet 的情况，因此组建小型的局域网是最佳的选择。

由于需要组建小型局域网的情况较多，本节将以最常见的组建家庭用有线、无线混合型局域网并连接到 Internet 为实例，讲解小型局域网的组建过程。对于其他情况下的局域网的组建，将只在部分关键地方做简要提示。

▶ 5.7.1 小型局域网的结构

在组建小型局域网时，首先要根据网络中需要连接的各种设备和组建局域网的目的设计局域网的拓扑结构。拓扑结构示意图是指导用户组建局域网的重要依据。

假设在某一家庭中有一台 PC、两台笔记本电脑、一台打印机需要进行连网，并需要通过 ADSL 方式连接到 Internet。从前面章节的知识可以知道，计算机与计算机之间的连接通常需要通过交换机来实现，通过 ADSL 方式连接到 Internet 需要有 ADSL Modem，多台计算机共享 Internet 连接则需要通过代理方式或者小型路由器来实现。目前市场上已经有生产厂商将小型交换机和小型路由器集成为了一种设备，而其价格也只有一、两百元，是组建小型局域网的理想选择。网络连接拓扑结构示意图如图 5-33 所示。

图 5-33 小型无线 / 有线混合局域网连接 Internet 结构图

由于无线通信技术的不断应用，目前大多数笔记本电脑都集成有无线网卡。一些家庭在装修时并没有考虑到建立局域网的问题，如果通过有线方式组建局域网，裸露的双绞线将影响到整体装潢的效果，因此在组建家庭局域网时可以考虑通过无线路由器建立起无线局域网。

多数小型无线路由器也具备有线交换机的功能，因此可以通过这种无线路由器组建无线、有线混合的家庭局域网络。

5.7.2 小型局域网组建

根据图 5–33 准备好小型无线路由器、ADSL Modem、双绞线后，即可组建局域网。首先将 ADSL Modem 与电话线连接，然后使用直通的双绞线将 ADSL Modem 与无线路由器的 WAN 口相连。最后将 PC、打印机通过直通的双绞线接入无线路由器上不同的 LAN 口。

双绞线在制作时必须满足国际综合布线标准，按照综合布线标准，双绞线八根传导线的排列顺序有两种：568A 和 568B。568A 的排线顺序为：绿白 –1，绿 –2，橙白 –3，蓝 –4，蓝白 –5，橙 –6，棕白 –7，棕 –8；568B 的排线顺序为：橙白 –1，橙 –2，绿白 –3，蓝 –4，蓝白 –5，绿 –6，棕白 –7，棕 –8。所谓直通线是指双绞线两端均采用 568B 线序标准接入水晶头，而交叉线是指双绞线两端分别采用 568A 和 568B 的线序标准接入水晶头。将双绞线按规定顺序插入水晶头后使用夹线钳将水晶头中的刀片压入导线中，安装好水晶头后使用测线器对双绞线进行测试，以确定所有八根导线都能顺利传输数据，如图 5–34 所示。

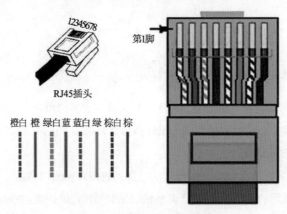

图 5–34 双绞线线序与水晶头

将 ADSL Modem、无线路由器、PC、打印机通过双绞线连接完毕后，接通电源即完成局域网的物理连接。

5.7.3 小型局域网的软件设置

在完成局域网的物理连接后，必须对 PC、无线路由器等进行软件方面的设置。首先为 PC 或笔记本电脑中的网卡安装网络协议，网络协议有很多种，一般安装 TCP/IP 即可。在 Windows 标准安装中，一旦网卡驱动程序安装完成后，TCP/IP 即被安装。默认情况下，网卡将自动获取 IP 地址和 DNS 地址。这也使得使用路由器的用户可以不必再设定网卡的 IP 地址信息，而通过路由器中的 DHCP 分配 IP 地址。

在计算机中可以在命令行中通过 ipconfig 命令来查看 DHCP 所分配的 IP 地址的情况。PC 或笔记本电脑获得 IP 地址后，可以用 ping 命令向路由器发送数据报，以测试网络连接是否通畅。

当测试完 PC 与路由器的连接后，即可根据路由器的指导手册通过 Web 浏览器来配置路由器的相关参数。这些参数包括与 Internet 连接的拨号参数（见图 5–35）、无线网络基本设置、无线安全设置（见图 5–36）、DHCP 服务器参数等，对于一般用户，只需要修改 Internet 拨号参数、无线网络基本设置、无线安全设置即可。值得一提的是，所有无线路由器管理界面中都有系统工具一项，在系统工具中可以实现对无线路由器的系统升级。各种无线路由器的升级方法不同，用户可以参考相应的用户手册。

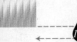

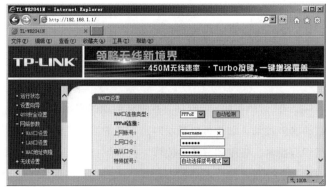

图 5-35　无线路由器 ADSL 拨号连接设置

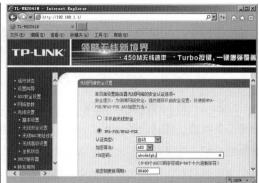

图 5-36　无线路由器无线网络安全设置

对于使用无线网卡的笔记本电脑，需要在无线网络设置中搜索该无线路由器建立的无线网络，搜索到相应的无线网络后双击该无线网络，无线网络连通后的提示信息如图 5-37 所示。如果设置了无线网络准入密码，此时会弹出输入无线密钥的对话框，输入密钥后单击"确定"按钮后即可连接到无线网络。

用户设置完无线路由器的参数并通过无线网卡连接到无线路由器后，就可以尝试连接 Internet。此时只需要运行 Web 浏览器，打开某些网页即可测试 Internet 连接是否成功。也可以使用 ping 命令测试与 Internet 中的网站连通与否。测试通过后即表明局域网基本组建成功。

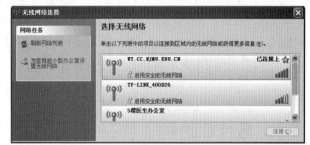

图 5-37　无线网络连通后的提示信息

在进行软件设置时应注意以下几点：

（1）各种路由器、无线路由器的设置方法不同，应根据使用手册来设置。

（2）使用 ping 命令时需要取消防火墙对 ping 命令程序的限制，尤其是接收方。

（3）使用 ipconfig 命令时计算机必须与路由器相连。

（4）在无线路由器系统更新后应对路由器重新配置。

第 6 章　医学动画设计技术基础

动画是一系列设计出来的图像，每个图像都好像前一图像的延续。与描述真实物体运动的视频画面相比，动画是由模拟仿真运动画面组成，展示了人工创造的物体运动。动画可以显示时空物体的改变，促进对复杂概念的理解。在基础医学教育中动画大多应用于组织胚胎学、细胞和分子生物学、人体解剖学、皮肤病学和生理学等课程教学；在临床教学中主要应用于体格检查、外科技术、麻醉和心肺复苏等；在流行病学和生物统计学领域，动画用来促进理解抽象的概念和复杂的数学应用。

从视觉的角度划分，二维动画（平面动画）是从纵、横两个方向控制图像而产生动画效果，常用的软件有 Flash。它采用了矢量作图技术，各个元素均为矢量，因此只用少量的数据就可以描述一个复杂的对象，从而大大减少动画文件的大小。Flash 动画具有交互性，播放时采用流控制技术，该软件被广泛应用于动画制作、网页制作、多媒体演示等领域，成为当今最流行的动画设计软件之一。本章以 Flash CS6 为背景介绍动画制作方法与技术，通过本章的学习，能够掌握医学动画设计的思维方法与设计技巧，并在医学实际应用中有所作为。

医学动画技术基础

 ## 6.1　动画工作环境

Flash 的基本操作主要包括启动 Flash 窗口、保存动画文件、退出应用程序、设置文件属性及动画的播放。

1. 启动 Flash

单击"开始"按钮，选择"程序"→"Adobe"→"Flash CS6"命令，即可打开 Flash CS6 界面。再选择初始界面中"新建"下的 ActionScript 3.0 选项，可以新建一个影片文档，标题为"未命名 –1"。其工作环境包括场景、舞台、时间轴、工具箱和各种面板，如图 6-1 所示。

（1）场景：用来组织不同主题的动画。

（2）舞台：也称为"编辑区"，是进行绘图和编辑动画的地方。

（3）时间轴：是进行 Flash 动画创作和编辑的重要工具。

（4）工具箱：用来进行图形设计。

（5）库面板：用来存放和组织可反复使用的动画元件。

（6）其他面板：面板提供大量的有关 Flash CS6 对象的各种信息，如帧的状态、实例的属性、颜色板等。

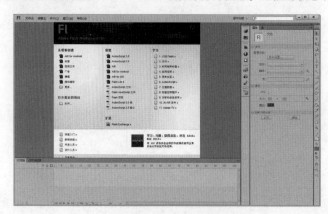

图 6-1　Flash CS6 界面

2. 退出 Flash

退出 Flash 的常用方法有 3 种：

（1）单击窗口右上角的"关闭"按钮。

（2）选择"文件"→"退出"命令。

（3）按快捷键【Alt+F4】。

3. 保存文件

常用的保存文件的方法有 3 种：

（1）选择"文件"→"保存"命令，可以将文件保存为扩展名为 .fla 的文件。

（2）单击工具栏中的"保存"按钮。

（3）使用快捷键【Ctrl+S】。

4. 设置文件的属性

每次启动 Flash 都会自动新建一个空白文件。利用"文档属性"对话框可以设置文档的尺寸、帧频、背景颜色及其他动画属性。

选择"修改"→"文档"命令，弹出"文档设置"对话框，如图 6-2 所示，参数设置如下：

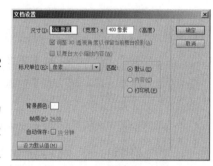

图 6-2 "文档设置"对话框

（1）无论影片有多少个场景，当设置了舞台的尺寸后，每个场景的舞台尺寸都是一样的。舞台设定的范围最小为 1 ×1 像素，最大不能超过 8192 ×8192 像素。"匹配"栏中的"默认"单选按钮可以将舞台尺寸还原为 550 ×400 像素。

（2）单击"背景颜色"色块，可以在弹出的菜单中选择一种舞台的背景色。

（3）在"帧频"文本框中输入每秒将要播放的动画帧数。在 Flash 中允许的最大帧频为 120 帧 / 秒，最小帧频为 0.01 帧 / 秒。对于大多数在计算机上显示的动画，帧频设在 8 ~ 12 帧 / 秒。

（4）文档属性的设置可以通过"设为默认值"按钮进行保存，直到下一次的修改。

5. 预览和播放动画文件

制作 Flash 动画时，需要对所做的动画及其交互功能进行预览和播放。操作的方法通常有两种：

方法一：选择"窗口"→"工具栏"→"控制器"命令，打开"控制器"工具栏，通过工具栏中的"播放""停止"等按钮对动画播放进行控制。直接使用【Enter】键也可以在动画编辑的状态下预览动画。

方法二：选择"控制"→"测试影片"→"测试"命令，动画将在播放器窗口中进行播放。此操作还可以通过快捷键【Ctrl+Enter】来实现。

两种操作方法的区别在于：第一种方法只能用来预览动画，对于动画中所包含的帧动作或者按钮动作等必须通过"控制"→"启用简单帧动作"→"启用简单按钮"命令来实现，用此方法预览动画中插入的"影片剪辑"动画是不能播放的；要预览和测试所有动画及其交互功能，要使用第二种方法。方法二播放动画的同时系统自动生成一个 .swf 文件，并在 Flash 播放器窗口中播放。fla 文件与 swf 文件存放在同一个文件夹中。

6.2 动画基础知识

要学习 Flash 动画制作，首先要熟悉 Flash 工具箱、场景、面板、对象的各种操作及帧、图层、元件的概念及操作。

6.2.1　工具面板

工具面板（或称工具箱）中提供了常用到的基本工具。工具面板位于工作界面的最右侧，可分为工具、查看、颜色、选项 4 个不同功能的区域，如图 6-3 所示。选择"窗口"→"工具"命令或者按【Ctrl+F2】组合键，可以打开或关闭工具面板，可以利用鼠标拖动改变其位置。

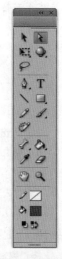

1.　工具区域中的工具按钮

（1）"选择工具" ：选择和移动舞台中的对象，改变对象的大小和形状。

（2）"部分选取工具" ：从选中对象中再选择部分内容。

（3）"任意变形工具" ：对图形进行缩放、扭曲和旋转变形。

（4）"3D 旋转工具" ：对影片剪辑实例添加的 3D 透视效果进行编辑。

（5）"套索工具" ：用于在舞台中选择不规则区域或多个对象。

（6）"钢笔工具" ：绘制更加精确、光滑的曲线，调整曲线曲率等。

图 6-3　工具面板

（7）"文本工具" ：用于创建和编辑字符对象和文本表单。

（8）"线条工具" ：用于绘制各种长度和角度的直线段。

（9）"矩形工具" ：绘制矩形的矢量色块或图形。

（10）"铅笔工具" ：绘制任意形状的曲线矢量图形。

（11）"刷子工具" ：绘制任意形状的色块矢量图形。

（12）"Deco 工具" ：可以将创建的图形形状转换为复杂的几何图案。

面板场景对象和帧

（13）"骨骼工具" ：骨骼工具就像 3D 软件一样，可为动画角色添加骨骼，可以很轻松地制作出各种动作的动画。

（14）"颜料桶工具" ：改变填充色块的色彩属性。

（15）"滴管工具" ：将舞台中已有对象的一些属性赋予当前绘图工具。

（16）"橡皮擦工具" ：擦除工作区中正在编辑的对象。

2.　查看区域中的工具按钮

（1）"手形工具" ：通过鼠标拖动移动舞台画面，以便更好地观察。

（2）"缩放工具" ：可以改变舞台画面的显示比例。

3.　颜色区域中的工具按钮

（1）"笔触颜色工具" ：选择图形边框和线条的颜色。

（2）"填充颜色工具" ：选择图形中要填充的颜色。

6.2.2　场景

场景是各种对象进行动画演示的舞台或工作区。一个动画可以包括多个场景。使用场景可以组织不同主题的动画，在播放时，场景与场景之间可以通过交互进行切换。如果没有切换，动画播放的顺序将按照场景的排列顺序依次播放。

1. 插入场景

新建的 Flash 文件默认包含一个场景，可以在这个场景中进行动画制作，但对于比较复杂的动画制作时，通常要进行多个场景的设计，需要进行场景的添加，插入场景的方法是：

（1）选择"插入"→"场景"命令可插入场景。

（2）使用"场景"面板插入场景。打开"场景"面板的方法，一是选择"窗口"→"其他面板"→"场景"→命令；二是按快捷键【Shift+F2】，打开"场景"面板，如图 6-4 所示。

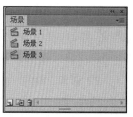

图 6-4 "场景"面板

2. 使用"场景"面板

在"场景"面板中，用户可以对场景进行插入、复制、删除、改变顺序和重命名等操作。

（1）复制场景。单击"场景"面板左下角的按钮，将复制一个与当前选择场景一模一样的场景。

（2）插入场景。单击"场景"面板左下角的按钮，可生成一个空白的场景。

（3）删除场景。单击"场景"面板左下角的按钮可将当前选择的场景删除。提示：这种删除是不可恢复的。

（4）改变场景顺序。Flash 动画播放按照场景的排列顺序进行，如果要改变场景的顺序，可以在"场景"面板中使用鼠标直接拖动场景行到合适的位置行上。

（5）重命名场景。使用鼠标在场景的名字上双击，激活场景名，可以对场景名进行修改。

6.2.3 面板及其基本操作

Flash 有多个"面板"，常用有的"动作"面板、"属性"面板、"颜色"面板、"库"面板等。面板是 Flash 工作窗口中重要的操作对象。面板包含了一些常用的编辑功能，并能够实现各种属性的设置、各种 Flash 元素的状态显示等。

打开 / 关闭常用面板的快捷键如表 6-1 所示。

表 6-1 打开 / 关闭常用面板的快捷键

面 板	快 捷 键	面 板	快 捷 键
工具	Ctrl+F2	颜色样本	Ctrl+F9
时间轴	Ctrl+Alt+T	场景	Shift+F2
属性	Ctrl+F3	变形	Ctrl+T
对齐	Ctrl+K	动作	F9
颜色	Alt+Shift+F9	库	F11

6.2.4 对象操作

在 Flash 的编辑舞台上，可能编辑的对象有矢量图形、字符、原件实例，以及位图图形对象或对象组。对于这些对象的操作包括选取、复制、移动、组合与分离和变形等。

1. 选取对象

"选择工具"和"套索工具"是主要的选取工具，但两者的区别很大。

1）选择工具

（1）形状的选取。形状的线条和填充颜色是分离的，所以单击可以选取形状上的线条部分或填充颜色部分，双击可以选取形状上的全部线条或填充颜色。

（2）实例或者组合的选取。单击可以选取整个对象。单击的同时按【Shift】键可选择多个对象。也可以使用鼠标拖出一个矩形区域，将要选择的对象包含在内。

使用快捷键【Ctrl+A】可以选择全部画板上的对象。在选区外单击或按【Esc】键可以取消选取。

2）套索工具

选择"套索工具"，在画板上拖动鼠标，用手绘出选区边界，松开鼠标结束选择。选择套索工具后，在工具箱的选项区会出现3个按钮：

（1）魔术棒工具：可在分离位图（不是分离矢量图）上选取色块。

（2）设置魔术棒属性：设置选取范围内邻近像素颜色的相近程度和选取边缘的平滑程度。

（3）多边形套索工具：可在画板上勾出多边形选区，双击结束选择。

2. 分离与组合

分离和组合是 Flash 中经常使用的两个重要操作。可以把一些相关的图形组成一个整体。也可以将对象分离，如文字分离成图形等。

（1）组合对象。在制作动画过程中，画板上存在大量的图形和元件对象，组合起来的对象作为一个整体，操作起来更简便。

选择要组合的全部对象，再选择"修改"→"组合"命令，或按快捷键【Ctrl+G】可以将对象组合。组合的对象可以是单独的图形、元件、文本等。对象被组合后，可以整体进行移动。

（2）分离对象。选中对象后，选择"修改"→"分离"命令，或者按快捷键【Ctrl+B】可以分离对象。

一般元件、文本、导入的图片等默认为组合的对象。当分离对象后，如果对象内部有一系列白点，则认为是分离的对象，如图 6-5 所示。如果选中的对象四周出现一方框，那么该对象为组合对象，如图 6-6 所示。许多动画操作需要将对象先打散（即分离），然后才可制作成动画。

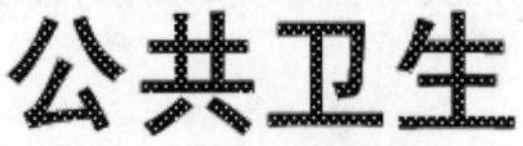

公共卫生 　　　　　　公共卫生

图 6-5　分离对象 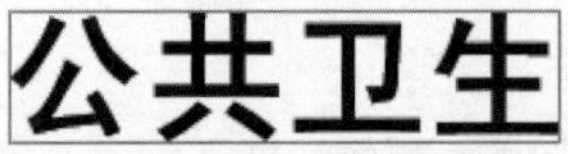　　　　　　　　　图 6-6　组合对象

两者的区别在于：组合后的对象以注册点（注册点通常在对象的中心，当使用变形工具时，显示为空心圆标志的为注册点位置，它可以用鼠标进行移动。注册点是进行变形设置时的中心点）为中心进行移动。而分离的对象没有注册点。

┌─注 意─────────────────────────────────────┐
│　　组合的对象不能进行形状渐变，只能进行运动渐变；而分离的对象正好相反，只能进行形状渐变。│
└──┘

3. 图形的变形

变形是指对象整体形状的改变，如尺寸的缩放，旋转和扭曲等。操作的方法通常有3种：

（1）选择"变形工具"，进行变形操作。

（2）右击需要变形的对象，在弹出的快捷菜单中选择变形的方法，Flash 提供了任意变形、扭曲、封套等变形方法，其中分离的对象可以进行上述 3 种变形操作，而组合的对象只能进行任意变形操作。

（3）使用快捷键【Ctrl+T】打开"变形"面板，进行变形操作。

【例 6-1】图形的任意变形与旋转。

操作步骤：

（1）启动 Flash CS6，新建一个空白文件。

（2）选择"矩形工具"，设置"笔触颜色"为红色，设置"填充色"也为红色。

（3）在舞台的画板上拖动鼠标，绘制一个矩形。

（4）使用"选择工具"拖出一个选区，包括整个矩形，此时进行复制、粘贴的操作，对复制出来的矩形使用任意变形工具。

（5）使用任意变形操作后的对象，四周出现 8 个控制句柄，鼠标指针显示箭头形状时，拖动鼠标用于变形操作，如图 6-7 所示。其中 4 个角上的控制句柄用于进行二维缩放和旋转，按【Shift】键，可以等比例进行缩放；4 个中间的控制句柄用来进行一维缩放或者倾斜。

（6）当鼠标指针离 4 个角上的控制句柄一些距离时，鼠标指针变成圆形箭头，这时按住鼠标移动可进行旋转，如图 6-8 所示。这里的旋转角度是任意的，如果要进行精确角度的旋转，可使用快捷键【Ctrl+T】打开"变形"面板进行操作。

（7）旋转 90° 后形成了两个红色矩形十字交叉的形状，中心对齐，完成了红十字的制作，如图 6-9 所示。

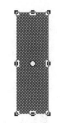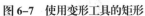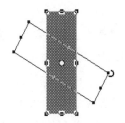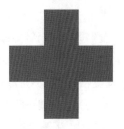

图 6-7　使用变形工具的矩形　　　图 6-8　旋转　　　图 6-9　红十字

4. 对齐

按【Ctrl+K】组合键打开"对齐"面板，如图 6-10 所示。使用面板中的按钮可以快速排列画板中所选择的对象。

操作的方法是使用"选择工具"选择多个对象，再单击"对齐"面板中对应的按钮即可。

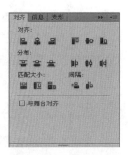

6.2.5　帧

图 6-10　"对齐"面板

时间轴中每一个小方格在动画中都表示一个帧。在 Flash 中，帧有好几种存在的形式，有控制动画的开始或结束的关键帧，它决定动作的关键画面；有没有任何内容的空白关键帧，还有贯穿于开始和结束关键帧之间的过渡关键。两个关键帧的中间可以没有过渡帧（如逐帧动画），但过渡帧前后肯定有关键帧；空白帧、关键帧、静止帧和插值帧，如图 6-11 所示。静止帧，其实严格来说也算是关键帧的一种，但它有与关键帧不一样的地方，静止帧是指一连串的帧，这些帧的内容都是一样的；插值帧是当对关键帧进行"补间"操作时，Flash 自动完成动画过渡的一系列帧。

空白帧在时间轴上是一个白色块，静止帧是灰色块或者浅绿色块，关键帧上有一个黑点，如果关键帧中不包含任何对象，那么此关键帧为空白关键帧，以空心圆表示。插值帧上有一个长箭头。

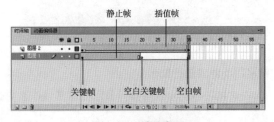

图 6-11　帧的类型

1. 插入帧

如果该层没有任何对象，那么在该层任意一帧处单击后，按快捷键【F6】或者【F7】都是插入空白关键帧，如果该图层有对象，那么按快捷键【F7】插入空白关键帧，按快捷键【F6】插入关键帧。

选中关键帧后面的某个帧，按快捷键【F5】即可将当前关键帧扩展，即生成静止帧。

2. 帧的标识

（1）运动渐变的关键帧是黑色的实关键帧，关键帧之间是一个浅蓝色背景的黑色箭头。

（2）形状渐变的关键帧是黑色的实关键帧，关键帧之间是一个浅绿色背景的黑色箭头。

（3）关键帧之间如果是虚线，则表示渐变模式错误。

（4）单个实关键帧的内容在其后的帧中得到保留，表现为灰色的背景。

（5）关键帧上有个小写的"a"字，表示给此帧设置了交互动作。

3. 编辑帧

（1）复制帧。复制帧的操作可以将对应舞台上的对象全部复制，再用"粘贴"命令把帧对应的对象全部复制到新帧对应的舞台上。拖动鼠标选取要复制的帧或关键帧右击，在弹出的快捷菜单中选择"复制帧"命令，在需要粘贴的地方选取一帧或多帧右击，在弹出的快捷菜单中选择"粘贴帧"命令。

（2）移动帧。选取一帧或多帧，用鼠标直接将其拖动到需要的地方。

（3）删除帧。先选取要删除的帧，然后右击，选择快捷菜单中的"删除帧"命令或按快捷键【Shift+F5】。

（4）清除帧。清除帧是指清除该帧上的所有的内容，使其变为一个空白帧，右击需要清除的帧（如果是多帧，则需要先按快捷键【Shift】选中多帧），在弹出的快捷菜单中选择"清除帧"命令。

（5）动画帧的反转。用鼠标拖动选取多个帧（首尾必须都有关键帧）右击，在弹出的快捷菜单中选择"翻转帧"命令，可将动画的播放次序颠倒。

6.2.6　图层

动画的每个场景都是由许多的帧和层组成的。在时间轴上，行就是层，列就是帧。用层将运动对象隔离开来，以免对象间相互影响。层就像一张透明的纸，透过一张纸的空白部分可以看到下面纸的内容，而纸上有内容的部分将盖住下面相同部位的内容，所以可以通过改变纸张（层）的次序来改变所看见的内容。

新建一个 Flash 动画时，只有一个层。在创作的过程中，可以增加所需要的层来组织动画。在每一层上绘制或编辑的对象不会影响到其他层上的对象。层分为 5 种类型：一般层、遮照层、被遮照层、引导层和被引导层。每一种类型层的显示是不同的，如图 6-12 所示。

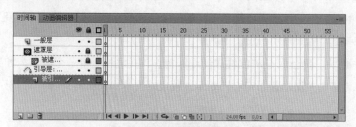

图 6-12　层的类型

图层元件和库

层控制区上有一些功能按钮可用于对层进行编辑：

（1）显示 / 隐藏按钮 ：单击该按钮将对全部层实行显示或隐藏操作，单击该按钮下方相应的层的位置可以显示或隐藏该层。

（2）锁定 / 解锁按钮█：单击该按钮将对全部层实行锁定或解锁操作，单击该按钮下方相应的层的位置可以锁定或解锁该层，用户无法在锁定的层里进行编辑。

（3）外框按钮▢：单击该按钮将切换全部层是否仅显示图形外框，单击该按钮下方相应的层的位置可以切换该层是否仅显示图形外框。

（4）添加层按钮🔲：单击该按钮将在当前层的上方增加一个层。

（5）添加图层文件夹按钮🔲。该按钮可以让用户建立一个图层文件夹，这样用户可以把相关的层放在一块，对于层数很多的 Flash 文档管理很方便。

（6）删除层按钮🗑：删除当前层，是可恢复的删除。

6.2.7　"颜色"面板

选择"窗口"→"颜色"命令，或者按【Alt+Shift+F9】组合键即可打开"颜色"面板，如图 6-13 所示。

使用"颜色"面板可以创建和编辑纯色以及透明度等。

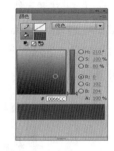

图 6-13　"颜色"面板

1. 设置纯色

在"类型"下拉列表框中选择"纯色"选项，在 R、G、B 三个数值框中输入数值，即可设定和编辑颜色。在选择了一种基本色后，还可以调节黑色小三角形的位置进行进一步的颜色选择。

在 A（Alpha）数值框中可以设置对象的透明度，数值为 100% 时，对象为不透明的；数值为 0% 时，对象为完全透明的。这是一种重要的对象编辑方法，其具体的应用将在后面的内容中介绍。

2. 设置渐变

在"类型"下拉列表框中可以看到有两种渐变方式："线性渐变"和"径向渐变"。"线性渐变"的颜色变化是直线变化；"径向渐变"是从内到外的扩散式变化，并且还可以随意地改变渐变的颜色和渐变的幅度。具体的设置方法将在后面的内容中详细介绍。

3. 位图填充

在"类型"下拉列表框中选择"位图填充"选项，单击"导入"按钮，弹出"导入到库"对话框。在对话框中找到并选择要填充的位图图片，单击"打开"按钮，将其导入到"颜色"面板中。选择要填充的对象，导入的位图图片即成为对象填充位图。

6.2.8　元件和库

元件是创建 Flash 动画的重要元素，是存放在库中可反复使用的影片剪辑、按钮、图形。元件可以是一个独立的对象，也可以是一段小动画。创建元件后，Flash 动画自动将其添加到元件库中，以后需要时可直接从元件库中直接调用。元件从库中取出，拖放到舞台上，就生成了该元件的一个实例。当元件被重新编辑后，引用它的所有的实例将会随之改变。

1. 创建元件

创建元件的方法：

（1）选择"插入"→"新建元件"命令，弹出"创建新元件"对话框。

（2）按快捷键【Ctrl+F8】，弹出"创建新元件"对话框，如图 6-14 所示。

在名称输入框中输入元件的名称。选择"行为"中的某一个类型，单击"确定"按钮进入元件的编辑窗口，不同的元件类型，编辑窗口有所不同。

（1）图形元件。图形元件是可反复使用的元件，用于构建动画主时间轴上的内容。可以是单幅的向量图形，也可以是位图图像、动画等，有相对独立的编辑区和播放时间。图形元件是制作动画的基本元素之一，但不能对它添加交互行为和声音控制。"图形"元件的编辑窗口与 Flash 动画窗口相同。

（2）影片剪辑元件。影片剪辑元件是可反复使用的一段小动画，可独立于主动画进行播放。影片剪辑实际上就是一小段 Flash 动画，是 Flash 动画主旋律的一个组成部分。在播放动画主旋律的同时，动画影片剪辑的内容也在循环播放，在一个影片剪辑中还可以嵌套别的影片剪辑。在编辑状态下，按【Enter】键预览时，影片剪辑元件是不能播放的，只能按【Ctrl+Enter】组合键在动画播放器窗口中进行播放。"影片剪辑"元件的编辑窗口与 Flash 动画窗口相同。

（3）按钮元件。按钮元件是用于创建动画的交互控制按钮，以响应当前鼠标事件。"按钮"元件的编辑窗口与 Flash 动画窗口的不同之处就是时间轴。按钮的时间轴有 4 个不同的状态，如图 6-15 所示。可以分别在按钮的不同状态上创建内容，既可以是静止图片，也可以是动画，还可以为按钮元件添加交互动作，使按钮具有交互性。

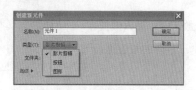

图 6-14 "创建新元件"对话框

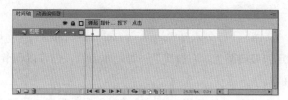

图 6-15 "按钮"元件的时间轴

2. 转换元件

在舞台上直接绘制的图形或者直接导入到舞台上的位图不是元件类型，如果要将其转换为元件，可以使用的操作方法是：

（1）选择"选择工具"，选择要转换为元件的对象，然后选择"修改"→"转换为元件"命令，将弹出"转换为元件"对话框。

（2）选择要转换的对象，按快捷键【F8】，将弹出"转换为元件"对话框。在"转换为元件"对话框中设置"名称"，选择"类型"，即可将其转换成元件类型。

3. 元件的引用

元件引用的方法是：按快捷键【F11】打开"库"面板，然后将元件从"库"面板中拖到某一层舞台上。

4. 库

在"库"面板中可以方便快捷地查找、组织以及调用资源，"库"面板提供有动画中数据项的许多信息。库中存储的元素称为"元件"，可以重复利用。

选择"窗口"→"库"命令或者按【F11】键即可打开"库"面板，如图 6-16 所示。

选择"窗口"→"公用库"命令，其含有"按钮"和"类"2 个子菜单。选择其中的一个子菜单，打开"外部库"面板，如图 6-17 所示。"外部库"面板提供各

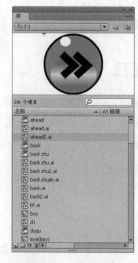

图 6-16 "库"面板

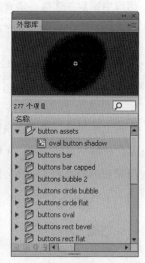

图 6-17 "外部库"面板

种常用按钮和类元件。

6.2.9 编辑文本

利用"文字工具"可以在画板上加入文字，并可以设置字体、颜色等属性；也可以将文字进行变形、旋转和扭曲等操作，且仍然保留文本属性；如果要对文本进行整形操作，必须将文本分离成图形，此时的文字不再具有文本属性，而是一般的图形。

在 Flash CS6 的传统文本状态中文本可设置为"静态文本""动态文本"和"输入文本"。

1. 设置静态文本

静态文本的内容一旦创作完成，在动画播放状态下是不可修改的。

设置静态文本的步骤：

（1）选择"文字工具"。

（2）打开"属性"面板，选择"传统文本"后，选择"静态文本"，一般默认为此选项。在此可以设置文字的字体、字号和文字颜色等属性。

（3）在舞台上单击或拖动鼠标，可创建一个静态文本框，即可输入文字。

2. 设置动态文本

动态文本可以实时地反映动作或程序对变量值的修改，创建动态文本时，在面板中要为其设置一个变量进行标识，便于动画交互操作。

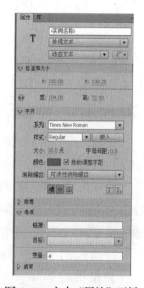

设置动态文本的步骤：

（1）选择"文字工具"。

（2）打开"属性"面板，选择"动态文本"，如图 6-18 所示。

（3）在舞台上单击或拖动鼠标，可创建一个动态文本框，然后输入文字。

（4）在面板的"变量"文本框中指定一个变量名。

3. 设置输入文本

输入文本为用户提供了一个可以对应用程序进行修改的窗口。创建输入文本时，也要设置一个对应的变量名。

设置输入文本的步骤与动态文本相似。只是在"段落"的"行为"下拉列表中多了一项"密码"，该选项是当播放动画时，用户输入的文本内容以"*"显示，并且这些文字不能被复制或剪切。

图 6-18 文本"属性"面板

【例 6-2】制作彩虹字。

操作步骤：

（1）使用"文字工具"在画板上创建一个静态文本框，输入文字"临床医学"，如图 6-19 所示。

提 示

　　修改文本也需要选择"文字工具"，然后单击要修改的文本。使用鼠标拖动文本框边线可移动文本；拖动文本框右下角的小方框，可改变文本框大小。

（2）按快捷键【Ctrl+B】将文字分离成 4 个独立的文字，如图 6-20 所示。

（3）再按快捷键【Ctrl+B】将文字分离成图形，如图 6-21 所示。

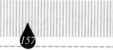

临床医学　　　临床医学　　　临床医学

图 6-19　输入文字　　　　　图 6-20　分离文字　　　　　图 6-21　分离成图形

> **提　示**
>
> 直接输入的文本只可填充实色，要进行渐变颜色的填充，必须将文本分离成图形。

（4）选择"墨水瓶工具"，设置红颜色，在分离后的文字上单击，进行边线颜色的添加。

> **提　示**
>
> 墨水瓶只能设置连续线条颜色，所以这里需要多次单击进行设置。

（5）选择"颜料桶工具"，设置填充色为渐变彩虹色，这时每个文本独立填充彩虹色。

（6）移动颜料桶标识的鼠标在分离的文本上单击，对文本进行连续颜色的填充，效果如图 6-22 所示。

临床医学

图 6-22　文本渐变色填充

6.3　医学基础动画

本节以医学案例的形式介绍 Flash 中 5 种常见的动画形式：逐帧动画、运动补间动画、形状补间动画、引导线动画、遮罩动画。

6.3.1　逐帧动画

逐帧动画（Frame By Frame）是一种常见的动画手法，它的原理是在"连续的关键帧"中分解动画动作，也就是每一帧中的内容不同，连续播放而成动画。

由于逐帧动画的帧序列内容不一样，不仅增加制作负担而且最终输出的文件量也很大，但它的优势也很明显：因为它与电影播放模式相似，很适合于表演很细腻的动画、复杂的动画，尤其是一个在每帧上图形都有变化、但又不是简单的运动变化的动画应用中。

逐帧动画

【例 6-3】头颅断层解剖。

操作步骤：

（1）按快捷键【Ctrl+N】新建一个动画。

（2）按快捷键【Ctrl+J】，弹出"文档属性"对话框，设置背景色为"黑色"。

（3）双击图层 1，修改图层名为"图片"。

（4）按快捷键【Ctrl+R】，弹出"导入"对话框，选择图片"人体 .jpg"，单击"打开"按钮，将图片导入第 1 帧。

（5）使用相同方法导入图片"头 .jpg"到第 1 帧。使用"选择工具"选择该对象，然后选择"修改"→"变形"→"水平翻转"命令，将图片进行水平翻转。

（6）选择"文本工具"，输入文本"头颅断层解剖"，按快捷键【Ctrl+F3】打开"属性"面板，设置文本为静态文本，字体：隶书；字号：40 号，红色，加粗。

（7）单击"图片"层的第 17 帧，按【F5】键插入帧。

（8）按快捷键【Ctrl+F8】，弹出"创建新元件"对话框，选择图形元件，命名为"直线"。单击"确定"按钮进入图形元件编辑窗口。

（9）选择"直线工具"，在画板上绘制一条红色直线，属性设置为 2 个宽度。

（10）单击"场景 1"按钮返回场景。

（11）单击时间轴面板下方的"插入图层"按钮，插入新图层，并改名为"直线"。

（12）按【F11】键打开库，将"直线"元件拖入第 1 帧。

（13）单击时间轴面板下方的"插入图层"按钮，插入新图层，并改名为"解剖图"。

（14）按快捷键【Ctrl+R】，弹出"导入"对话框，选择图片"解剖图 1.jpg"，单击"打开"按钮，将图片导入第 1 帧。3 个图层的第 1 帧对象如图 6-23 所示。

（15）单击"直线"层中的第 3 帧，按【F6】键插入关键帧，选择"选择工具"，向下垂直移动舞台上的对象。

（16）单击"解剖图"层中的第 3 帧，按【F6】键插入关键帧，单击舞台上的图片，按【Del】键删除，按快捷键【Ctrl+R】，导入图片"解剖图 2.jpg"。

（17）使用相同方法依次制作"直线"层和"解剖图"层中的关键帧。时间轴面板如图 6-24 所示。

（18）按快捷键【Ctrl+S】保存动画。

（19）按快捷键【Ctrl+Enter】预览动画。

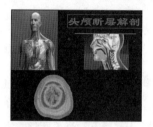

图 6-23　第 1 帧的舞台

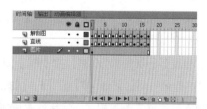

图 6-24　时间轴面板

6.3.2　运动补间动画

逐帧制作动画既费时又费力，为此 Flash 提供了补间动画这种有效产生动画的方式。在 Flash 的时间帧面板上，在一个时间点（关键帧）绘制一个形状，然后在另一个时间点（关键帧）更改该形状或绘制另一个形状，两者之间的帧值或形状由 Flash 来自动创建的动画被称为"补间动画"。

Flash 的补间动画有两种，一种是运动补间，另一种是形状补间。运动渐变动画的制作要点是：运动的对象必须是元件类型，不是元件的对象需通过"修改"菜单转变成元件；在时间轴面板关键帧处的快捷菜单中选择"创建传统补间"命令。

运动补间动画

【例 6-4】眼底检查。

操作步骤：

（1）按快捷键【Ctrl+N】新建一个动画。

（2）双击"图层 1"名称，激活名称栏，对其重命名为"背景"。

（3）使用"文本工具"在"背景"层的第 1 帧中添加文本"眼底检查"，并设置文本属性为"隶书，60 号，黑色"。

（4）单击"背景"层的第 1 帧，按快捷键【Ctrl+R】，导入图片"eye.jpg"。

（5）单击第 20 帧，按【F5】键插入帧，使第 1 帧内容延续。

（6）单击时间轴面板下方的"插入图层"按钮，插入新图层，并改名为"检查器"。选择"文件"→"导

医学计算机应用基础（第二版）

入到库"命令，打开 fdj.png，将其导入到库面板中。

（7）按快捷键【Ctrl+F8】，创建名为"检查器"的图形元件。

（8）在元件编辑窗口中，按【F11】键打开库，将 fdj.png 位图拖入第 1 帧，按快捷键【Ctrl+B】分离位图，然后鼠标在空白处单击取消选取。

（9）选择"套索工具"，在选项区中单击"魔术棒"按钮，然后单击分离后的黑色区域，选中并按【Del】键删除。

（10）单击 场景1 按钮，切换到场景 1 中。

（11）单击"检查器"层的第 1 帧，将"检查器"元件从库中拖入，选择"变形工具"，对其进行缩小。动画窗口如图 6-25 所示。

（12）单击"检查器"层的第 20 帧，按【F6】键插入关键帧，用"选择工具"拖动 20 帧上的元件到相对于"背景"层 20 帧的图片上。

（13）右击"检查器"层的第 1 帧，在快捷菜单中选择"创建传统补间"命令。

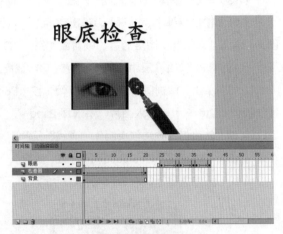

图 6-25　眼底检查

（14）增加新图层"眼底"，并单击 25 帧，按【F6】键插入关键帧，导入"图 1.jpg"，改变大小，然后选中该对象，按【F8】键将其转换为图形元件。

（15）单击"检查器"层的第 30 帧，按【F6】键插入关键帧。

（16）单击"检查器"层的第 31 帧，按【F6】键插入关键帧，并按【Del】键删除延续的对象，导入"图 7.jpg"，设置其大小和位置与图 1 相同，然后选中该对象，按【F8】键将其转换为图形元件。

（17）单击"检查器"层的第 35 帧，按【F6】键插入关键帧。

（18）单击"检查器"层的第 36 帧，按【F6】键插入关键帧，并按【Del】键删除延续的对象，导入"图 3.jpg"，在设置其大小和位置与"图 1"相同，然后选中该对象，按【F8】键将其转换为图形元件。

（19）单击"检查器"层的第 40 帧，按【F6】键插入关键帧。

（20）分别右击"检查器"层的第 25、31 和 36 帧，在快捷菜单中选择 "创建传统补间"命令。

（21）单击"检查器"层的第 30 帧，使用"选择工具"选中画板中的对象，然后在"属性"面板中选择颜色为 Alpha，值为 0%。用同样的方法设置第 31 和 36 帧中的对象。

（22）按快捷键【Ctrl+S】保存动画。

（23）按快捷键【Ctrl+Enter】预览动画。

6.3.3　形状补间动画

通过形状补间可以实现由一幅图像变化为另一幅图像的效果。形状补间与运动补间的主要区别在于形状补间不能应用到元件上，必须是被打散的图形之间才能产生形状补间。选中这样的对象，外部没有一个蓝色边框，而会显示成掺杂白色小点的图形。

形状渐变动画的制作要点是：

（1）渐变的对象必须是分离的。

（2）在时间轴面板的快捷菜单中选择"创建补间形状"命令。

【例 6-5】视觉成像。

形状补间动画

操作步骤：

（1）按快捷键【Ctrl+N】新建一个动画。

（2）双击"图层 1"名称，激活名称栏，对其重命名为"背景"。

（3）选择"文本工具"，添加文字"视觉成像"。

（4）按快捷键【Ctrl+R】，导入图片"人像 .jpg"和"眼睛 .jpg"。

（5）单击 61 帧，按【F5】键插入帧。

（6）增加新图层，并改名为"直线 1"，选择"线条工具"，设置笔触颜色为红色，按【Shift】键，同时在画板上用鼠标拖动出一条短直线，位置如图 6-26 所示。

（7）单击"直线 1"层的 40 帧，按【F6】键插入关键帧，选择"任意变形工具"，改变短直线为长直线，如图 6-27 所示。

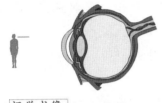

图 6-26　第 1 帧舞台　　　　　　　　　　图 6-27　第 40 帧舞台

（8）右击"直线 1"层的第 1 帧，在快捷菜单中设置补间为"创建补间形状"。

（9）单击 61 帧，按【F5】键插入帧。

（10）增加新图层，并改名为"直线 2"。

（11）在"直线 1"层的第 1 帧上右击，在弹出的快捷菜单中选择"复制帧"命令。

（12）在"直线 2"层的第 1 帧上右击，在弹出的快捷菜单中选择"粘贴帧"命令。并用"选择工具"移动粘贴的对象，位置如图 6-28 所示。

（13）用同样方法将"直线 1"层的 40 帧内容复制到"直线 2"层的 40 帧上，如图 6-29 所示。

（14）右击"直线 2"层的第 1 帧，在快捷菜单中设置补间为"创建补间形状"。

（15）单击 61 帧，按【F5】键插入帧。

（16）增加新图层，并改名为"斜线 1"。

（17）单击 40 帧，按【F6】键插入关键帧，选择"直线工具"，设置笔触颜色为红色，在画板上用鼠标拖动出一条短斜线，位置如图 6-30 所示。

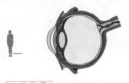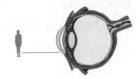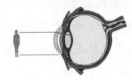

图 6-28　第 1 帧舞台　　　　图 6-29　第 40 帧舞台 1　　　　图 6-30　第 40 帧舞台 2

（18）单击"斜线 1"层的第 60 帧，按【F6】键插入关键帧，选择任意变形工具，改变短斜线为长斜线，如图 6-31 所示。

（19）右击"斜线 1"层的第 40 帧，在快捷菜单中设置补间为"创建补间形状"。

（20）增加新图层，并改名为"斜线 2"。将"斜线 1"层的 40 帧和 60 帧内容分别复制到对应"斜线 2"

层的 40 帧和 60 帧上，如图 6-32 和图 6-33 所示。

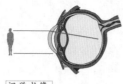

视觉成像

图 6-31　第 60 帧舞台 1

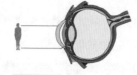

视觉成像

图 6-32　第 40 帧舞台 3

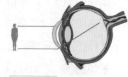

视觉成像

图 6-33　第 60 帧舞台 2

（21）右击"斜线 2"层的第 40 帧，在快捷菜单中设置补间为"创建补间形状"。

（22）单击"斜线 2"层的第 61 帧，按【F5】键插入帧。

（23）单击"斜线 1"层的第 61 帧，按【F6】键插入关键帧。

（24）按【F11】键，打开库，拖入图片"人像 .jpg"，并选择任意变形工具，将图片旋转，等比例缩小，如图 6-34 所示。

（25）按快捷键【Ctrl+S】保存动画，动画的时间轴显示，如图 6-35 所示。

（26）按快捷键【Ctrl+Enter】预览动画。

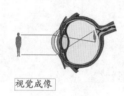

视觉成像

图 6-34　第 61 帧舞台

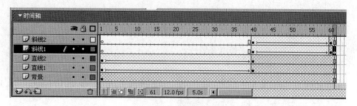

图 6-35　时间轴面板

上述的例题中所有的形状渐变方式都是系统默认的变换方式，在形状渐变时，Flash 可以通过添加形状提示来使形状渐变按照自己希望的路径进行渐变。

使用形状提示进行渐变的步骤如下：

（1）设置同一图层中的两个关键帧，其中的对象必须是分离的。

（2）右击其中的任意一帧，打开快捷菜单并选择"创建补间形状"命令。

（3）单击位置在前的一帧，选择"修改"→"形状"→"添加形状提示"命令，或者按快捷键【Ctrl+Shift+H】，此时舞台上的对象上将出现一个带有字母 a 的红色圆圈，此即为形状提示。

（4）将形状提示移动到要标记的点。

（5）再次按快捷键【Ctrl+Shift+H】，此时舞台上的对象上又出现一个字母 b 的红色圆圈，将形状提示移动到要标记的点，如图 6-36 所示。

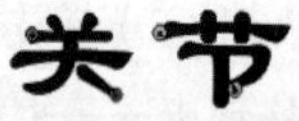

关节

图 6-36　形状提示

（6）单击另一个关键帧，可以看到舞台上相应的也出现两个形状提示，将形状提示移到需要标记的点。

（7）这样就完成了一个 a→a，b→b 进行形变的变化。如果要设置更多的形状提示，可以重复使用插入的方法。

6.3.4　引导线动画

单纯依靠设置关键帧，有时仍然无法实现一些复杂的动画效果，比如运动轨迹是弧线或不规则的，要做出这种效果就必须使用"引导路径动画"。

建立引导层的方法是：在某层上右击，在弹出的快捷菜单中选择"引导层"或"添加传统运动引导层"命令，就能在此图层的上面增加一个引导线图层。

引导线动画

【例 6-6】红细胞沿血管路线运动。

操作步骤：

（1）按快捷键【Ctrl+N】新建一个动画。

（2）将"图层 1"名称改为"血管"，并在第 1 帧导入图片血管 .jpg。在第 25 帧处插入普通帧。

（3）在"血管"上右击，在弹出的快捷菜单中选择"添加传统运动引导层"命令，为"血管"增加引导层。

（4）单击引导层的第 1 帧，选择"铅笔工具"，绘制如图 6-37 所示的路径，在第 25 帧处插入普通帧。

（5）增加图层并改名为"红细胞"，图层顺序如图 6-37 所示。

（6）新建一个名为"红细胞"的图形元件，导入红细胞图片，调整到适当大小，并使图片中心点（白色圆点）与元件编辑区的中心点（一个十字标志）重合。

（7）在"红细胞"图层的第 1 帧处从库中拖出元件，并使其中心点与引导线开头端点重合。

（8）单击"红细胞"图层的第 25 帧，按【F6】键插入关键帧。将第一帧处的元件向后移到与引导线结尾端点重合。

（9）创建动画补间。其中补间为"创建传统补间"。

（10）按快捷键【Ctrl+S】保存动画。按快捷键【Ctrl+Enter】预览动画。

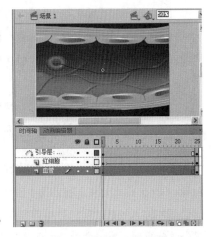

图 6-37　红细胞沿血管路线运动

6.3.5　遮罩动画

在 Flash 的作品中，常常看到很多眩目神奇的效果，其中不少就是用简单的"遮罩"完成的，如水波、万花筒、百页窗、放大镜、望远镜、探道灯等。

1. 遮罩动画的含义

"遮罩"，顾名思义就是遮挡住下面的对象。一个遮罩动画中，"遮罩层"只有一个，"被遮罩层"可以有任意个。"遮罩"主要有 2 种用途，一个作用是用在整个场景或一个特定区域，使场景外的对象或特定区域外的对象不可见。另一个作用是用来遮罩住某一元件的一部分，从而实现一些特殊的效果。

遮罩层动画

2. 创建遮罩的方法

遮罩层其实是由普通图层转化的，只要在某个图层上右击，在弹出菜单中选择"遮罩"命令，该图层就会变成遮罩层，"层图标"就会从普通层图标变为遮罩层图标，系统会自动把遮罩层下面的一层关联为"被遮罩层"。

3. 构成遮罩和被遮罩层的元素

遮罩层中的图形对象在播放时是看不到的，遮罩层中的内容可以是按钮、影片剪辑、图形、位图、文字等，被遮罩层中的对象只能透过遮罩层中的对象被看到。

【例 6-7】制作文字遮罩——"现代医学"。

操作步骤：

（1）按快捷键【Ctrl+N】新建一个动画。

（2）选择"文件"→"导入到库"命令，选择图片"现代医学 .jpg"，将其导入到库。

（3）按快捷键【Ctrl+F8】，创建图形元件"元件 1"，在元件编辑窗口，从库中拖入图片，并使用任意变形工具调整其大小。

（4）返回场景1，从库中拖入元件1于舞台左边，单击20帧，按【F6】键插入关键帧，按【Shift】键同时拖动对象于舞台右边。

（5）右击第1帧，在快捷菜单中选择"创建传统补间"命令。

（6）增加图层2，在第1帧处输入文本"现代医学"。

（7）单击20帧，按【F5】键插入帧。

（8）右击"图层2"，在弹出的快捷菜单中选择"遮罩层"命令，舞台上的对象如图6-38所示。

（9）按快捷键【Ctrl+S】保存动画。

（10）按快捷键【Ctrl+Enter】预览动画。

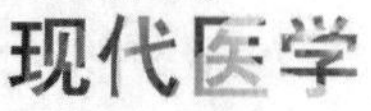

现代医学

图6-38 第1帧舞台

6.4 医学交互动画

交互动画不同于一般的运动动画或形状动画，它是依靠"动作"面板中的语句来实现的。即常说的ActionScript脚本语言。在动画中设置脚本语言可实现动画各部分的跳转、用键盘或鼠标控制动画中的对象、向动画中输入相应的信息并得到响应、单击按钮进行跳转等交互效果。动画的交互性体现在当某事件发生或某条件成立时，发出命令来执行设置的动作。

Flash可以制作出具有交互性的影片，能使用户通过键盘、鼠标等工具参与其中。影片的交互性可看作是影片中的元素对用户行为的反应。一切交互性都源于动作和事件处理程序。

简言之，交互由行为和原因两部分组成。Flash中的行为是用动作表示的。但是没有接到信号时动作就不会发生，"事件"就是触发动作执行的信号。任何导致动作执行的事情，例如来自鼠标对按钮的单击等事情，都被称为事件。创建交互性影片的关键是设置在制定的事件 (Events) 发生时执行的动作 (Actions)。

6.4.1 "动作"面板

ActionScript的编辑环境就是"动作"面板。打开"动作"面板的方法有3种，分别是：

（1）任意选取一个关键帧，然后选择"窗口"→"动作"命令即可打开"动作"面板。

（2）右击按钮、任意类型的帧或影片剪辑，然后从弹出的快捷菜单中选择"动作"命令。

（3）按快捷键【F9】。

可以从面板左侧窗口的"动作列表区域"中选择动作来创建动作脚本。选定动作后，可以在右侧"动作脚本编辑区域"进行添加、删除和改变顺序等操作，还可以在"参数区域"输入必要的参数。也可以在"脚本编辑区域"直接输入动作脚本，更便于对脚本的编辑。

6.4.2 控制主动画

如果动画中包括有影片剪辑，当播放动画时，会同时播放多个动画。此时动画中包括多个时间轴，而位于主场景中的时间轴上的动画就是主动画。通过对主动画的按钮或帧设置动作，可以方便地控制主动画。控制主动画的命令如下：

1. GotoAndPlay

使用GotoAndPlay命令可以实现动画播放位置的跳转，当GotoAndPlay命令被执行后，动画立即跳转到指定的场景的指定帧并在该处开始播放。可以将 GotoAndPlay 命令附加在一个按钮上面，将这个按钮放在场景中控制动画的播放。

格式：`GotoAndPlay(scene,frame);`

scene 参数设置开始播放的场景，这个参数可以省略，如果不指明，则系统默认当前场景。

frame 参数设置开始播放的帧的位置。

2. GotoAndStop

使用 GotoAndStop 命令可以实现动画播放位置的跳转，当 GotoAndStop 命令被执行后，动画立即跳转到指定场景的指定帧并停止在该处，场景中显示跳转后目的帧的内容。可以将 GotoAndStop 命令附加在一个按钮上面，将这个按钮放在场景中作为停止动画播放的控制按钮。

格式：`GotoAndStop (scene,frame);`

scene 参数设置需要跳转的目标场景，这个参数可以省略，如果不指明，则系统默认当前场景。

frame 参数设置播放头跳转的目标帧的位置。

3. Play

使用 Play 命令开始从当前位置播放当前时间轴上的动画。当动画播放被停止以后，也需要使用 Play 命令重新开始播放。

格式：`Play();`

4. Stop

停止当前动画的播放，并且将播放头停止在 Stop 命令所在的帧上。屏幕显示的内容为停止位置所在的场景的内容。有时一个动画可能被分成几个部分，播放时将按照与用户的交互动作来决定播放哪一个部分，而不需要将动画的每个部分都依次播放。这时，就可以在每个部分的最后一帧设置 Stop 命令，当动画运行到该处时就会停止播放，等待用户的指令。

格式：`Stop();`

5. StopAllSounds

执行 StopAllSounds 命令可以停止当前播放的动画的所有声音的播放。可以将 StopAllSounds 命令附加在一个按钮上面，将这个按钮放在场景中作为控制动画播放的声音效果开关。

格式：`StopAllSounds();`

【例 6-8】消化器官从分散到组合，从第 10 帧循环播放。

操作步骤：

（1）按快捷键【Ctrl+N】新建一个动画。

（2）在第 1 帧处，导入图片消化系统 .jpg 并将各个器官分解开且打散，如图 6-39 所示。

（3）在第 20 帧处按【F6】键，插入关键帧，将分散的各个器官归位。

（4）创建形状补间动画，如图 6-40 所示。

（5）在第 25 帧处按【F6】键，插入关键帧，按【F9】键弹出"动作"面板，输入代码：gotoAndPlay(10);。

（6）按快捷键【Ctrl+S】保存动画。

（7）按快捷键【Ctrl+Enter】预览动画。

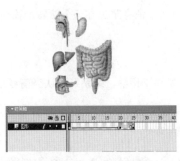
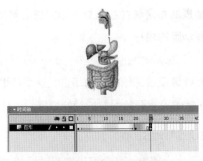

图 6-39　第 1 帧场景　　　　　　　图 6-40　第 25 帧场景

6.4.3　设置按钮动作

设置按钮动作，使之具有交互性，是制作交互动画最基础、最实用的功能。按钮动作的触发事件可以是鼠标的不同状态，如单击、光标滑过和拖动等，也可以是按键操作。设置按钮动作，不会影响其他对象。按钮动作命令可在动作面板中输入。

1. On 语句设置

On 命令在 Flash 制作中是一个十分重要的命令，使用 On 命令可以由不同的鼠标事件或者键盘事件引发特别指定的操作，分别执行由不同事件指定的不同程序功能。可以将 On 事件及其处理程序附加在一个影片剪辑上或者一个按钮上，当这些指定的事件在它所附着的实例上发生时，立即调用事件处理程序。

格式：On(mouseEvent) {statement(s);}

mouseEvent 参数设置一个鼠标事件。

statement(s) 参数定义一个程序体，当设置的事件发生后就执行这个程序体中设置的事件处理程序。

2. On 事件的具体触发动作的含义

（1）Press：在按钮上按下鼠标左键时触发动作。

（2）Release：在按钮上按下鼠标左键，在不移动鼠标的情况下松开鼠标左键时触发动作。此项设置为标准的单击动作。

（3）Release Outside：在按钮上按下鼠标左键，然后拖动鼠标，将光标从按钮上移走，再松开鼠标时触发动作。

（4）Key Press：当按下键盘上相应的键时触发动作。

（5）Roll Over：光标由外向里滑过按钮时触发动作。

（6）Roll Out：光标由里向外滑过按钮时触发动作。

（7）Drag Over：在按钮上单击鼠标左键，移出，最后在移入时触发动作。

Drag Out：在按钮上单击鼠标左键，然后移出时触发动作。

【例 6-9】按钮控制红细胞运动。

操作步骤：

（1）按快捷键【Ctrl+N】新建一个动画。

（2）选择"文件"→"导入到库"命令，导入图片"红细胞 .jpg"。

（3）按快捷键【Ctrl+F8】创建一个影片剪辑"旋转"。在影片剪辑编辑窗口中第 1 帧，从库中拖入图片"红细胞 .jpg"，并按【F8】键将图片转换为图形元件"细胞"。

（4）为"图层 1"增加引导层，在引导层的第 1 帧，使用"直线工具"绘制直线，选择"选择工具"，将鼠标移至直线上，改变直线为曲线，如图 6-41 所示。选择第 20 帧，按【F5】键插入帧。

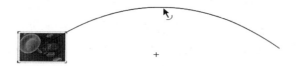

图 6-41　调整直线为曲线

（5）单击"图层 1"的第 20 帧，按【F6】键插入关键帧，分别调整两个关键帧中图形元件的位置分别位于引导层中直线的开始点和结束点。

（6）右击"图层 1"的第 1 帧，在快捷菜单中设置补间为"创建传统补间"。

（7）返回场景 1，按【F11】键打开库，将影片剪辑"旋转"拖入第 1 帧。

（8）在舞台上单击"旋转"元件，在"属性"面板中为其命名为 yd，如图 6-42 所示。

（9）按快捷键【Ctrl+F8】创建按钮元件 play。在按钮元件的编辑窗口的"弹起"帧中输入文字 play，颜色为红色，在"指针经过"帧插入关键帧，改变文字颜色为蓝色。用同样方法制作按钮元件 stop。

（10）返回场景，将两个按钮元件从库中拖入舞台，如图 6-43 所示。

（11）在舞台上单击 play 元件，按【F9】键，打开"动作"面板，输入代码：

```
on (release) {
    yd.play();
}
```

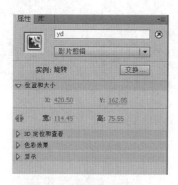

图 6-42　影片剪辑命名

红细胞运动

play　stop

图 6-43　第 1 帧舞台

（12）在舞台上单击 stop 元件，按【F9】键，打开"动作"面板，输入代码：

```
on(release) {
    yd.stop();
}
```

（13）按快捷键【Ctrl+S】保存动画。

（14）按快捷键【Ctrl+Enter】预览动画。

6.4.4　设置帧动作

给帧设置了动作后，当动画播放到此帧时会自动执行预设动作。添加帧动作命令在动作面板中输入完成。设置动作的关键帧上出现一个字母"a"标识。

【例 6-10】演示 DNA 结构。

操作步骤：

（1）按快捷键【Ctrl+N】新建一个动画。

（2）按【Ctrl+F8】创建3个按钮元件。

（3）按【F11】键打开库，分别将3个按钮元件拖入舞台，并输入文本。

（4）按快捷键【Ctrl+R】，导入图片DNA1.jpg，舞台布局如图6-44所示。

（5）单击第1关键帧，按快捷键【F9】打开"动作"面板，输入代码Stop();。

（6）选择"插入"→"场景"命令，插入"场景2"。

（7）在场景2中，导入图片DNA2.jpg，添加按钮元件，舞台布局如图6-45所示。

（8）使用相同方法分别添加"场景3"和"场景4"，布局与场景2类似，只是变换图片分别为DNA3.jpg和DNA4.jpg。

（9）分别单击场景2、场景3、场景4的第1关键帧，按快捷键【F9】打开"动作"面板，输入代码Stop();。

（10）单击场景1中的A按钮，按快捷键【F9】打开"动作"面板，输入代码如下：

```
on(release) {
    gotoAndPlay("场景 2",1);
}
```

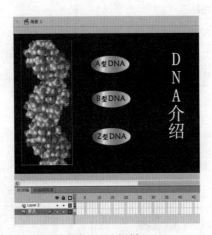

图6-44　场景1

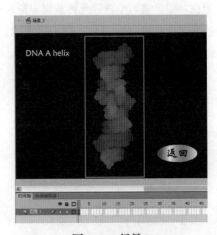

图6-45　场景2

（11）单击场景1中的B按钮，按快捷键【F9】打开"动作"面板，输入代码如下：

```
on(release) {
    gotoAndPlay("场景 3",1);
}
```

（12）单击场景1中的Z按钮，按快捷键【F9】打开"动作"面板，输入代码如下：

```
on(release) {
    gotoAndPlay("场景 4",1);
}
```

（13）分别单击场景2，场景3，场景4的第1关键帧，按快捷键【F9】打开"动作"面板，分别输入代码Stop();。

（14）分别单击场景2，场景3，场景4的按钮元件，按快捷键【F9】打开"动作"面板，分别输入代码如下：

```
on(release) {
    gotoAndPlay("场景 1",1);
}
```

（15）按快捷键【Ctrl+S】保存动画。

（16）按快捷键【Ctrl+Enter】预览动画。

6.4.5　设置影片剪辑动作

为影片剪辑设置动作并指定触发事件后，当事件发生时会执行设置的动作，此外还可以重新指定影片剪辑的属性。

1. OnClipEvent 命令

OnClipEvent 命令设置的是影片剪辑事件。只能被附加在影片剪辑上面，不能直接加在帧上或者被加在按钮元件上面。

格式：

```
onClipEvent(movieEvent){
statement(s);
}
```

movieEvent 参数指示一个 movieClip 触发事件，当这个事件被触发时，onClipEvent 命令将立即执行 statement(s) 中声明的事件处理程序。

onClipEvent 事件包括：

（1）Load：影片被下载到当前场景的时间轴时触发。

（2）Unload：影片被卸载时触发。

（3）enterFrame：当影片播放到包含 enterFrame 事件的帧时触发。

（4）mouseMove：鼠标发生移动时触发。

（5）mouseDown：鼠标左键按下时触发。

（6）mouseUp：鼠标左键松开时触发。

（7）keyDown：当键盘上有键按下时触发，可用 key.getCode() 方法返回所按下的是什么键。

（8）keyUp：当键盘上有键被松开时触发，可用 key.getCode() 方法返回被使用的是什么键。

（9）Data：当使用 loadVariables 命令或 loadMovie 命令传送数据时触发。

2. startDrag 命令

设置 startDrag 命令可以使动画中指定的元件跟随鼠标的移动而移动。这样在动画播放时，用户可以通过 on 事件或者 onClickEvent 事件设置元件的鼠标跟随。可以将一个影片剪辑设置为鼠标跟随，这样该影片剪辑可以使用漂亮的鼠标指针取代默认的箭头鼠标指针。还可以将一个按钮设置为鼠标跟随，这一功能可以应用在设置的小游戏中，因为当用户单击鼠标时也同时单击了这个跟随的按钮。在同一时间内只能有一个跟随鼠标。

格式：startDrag(target, [lock, left, top, right, bottom]);

（1）target 参数指定目标影片剪辑，如果该影片剪辑就是添加 startDrag 命令的影片剪辑自身，target 参数的就可以设置为 this。

（2）可选参数 lock 有两个布尔值选项：true 或 false。如果 lock 参数设置为 true，那么在拖动元件时鼠标定位在拖动对象的中心位置。如果 lock 参数设置为 false，那么在拖动元件时鼠标定位在第一次单击元件的位置。

（3）可选参数 left、top、right、bottom 分别指定鼠标拖动的左边界、上边界、右边界、下边界范围。

设置鼠标跟随的要点是：

（1）替代系统鼠标的对象必须是影片剪辑元件类型。

（2）影片剪辑元件，必须在属性面板中为其命名。例如命名为 fd。

（3）为影片剪辑元件设置代码，如图 6-46 所示。

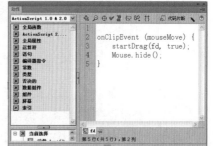

图 6-46　影片剪辑动作代码

> **提 示**
>
> 代码 Mouse.hide(); 表示将系统鼠标隐藏。

【例 6-11】设置鼠标跟随。

操作步骤：

（1）按快捷键【Ctrl+N】新建一个动画。

（2）选择"文件"→"导入到库"命令，导入图片"图 1""图 2"和"图 3"。

（3）按快捷键【Ctrl+F8】，创建按钮元件"按钮 1"，将图 1 拖入弹起帧。

（4）按快捷键【Ctrl+F8】，创建按钮元件"按钮 2"，将图 2 拖入弹起帧。

（5）按快捷键【Ctrl+F8】，创建影片剪辑元件"元件 1"，将图 3 拖入舞台，按快捷键【Ctrl+B】分离对象，选择"套索工具"，单击选项区的魔术棒，单击分离后的白色区域，按【Del】键删除，再单击选项区的"魔术棒"按钮，取消设置，使用"套索工具"选取放大镜的中间区域，按【Del】键删除。

（6）返回场景 1，按【F11】键打开库，将按钮元件"按钮 1"和影片剪辑元件"元件 1"拖入舞台。在"属性"面板设置影片剪辑名为"fd"。使用"文本工具"添加文本"禽流感病毒"，如图 6-47 所示。

（7）选择"按钮 1"，按【F9】键打开"动作"面板，设置代码如下：

```
on(release) {
    gotoAndStop(10);
}
```

（8）选择元件 1，按【F9】键打开"动作"面板，设置代码如下：

```
onClipEvent(mouseMove) {
    startDrag(fd,true);
    Mouse.hide();
}
```

（9）单击第 10 帧，按【F6】键插入关键帧，选择"按钮 1"元件，按【Del】键删除。将按钮元件"按钮 2"从库中拖入，如图 6-48 所示。选择"按钮 2"，按【F9】键打开"动作"面板，设置代码如下：

```
on(release) {
    gotoAndStop(1);
}
```

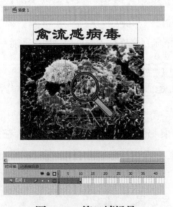

图 6-47　第 1 帧场景

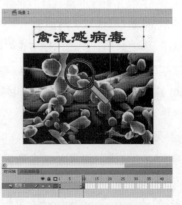

图 6-48　第 10 帧场景

（10）单击第 1 帧，按快捷键【F9】打开"动作"面板，输入代码 Stop();。

（11）按快捷键【Ctrl+S】保存动画。

（12）按快捷键【Ctrl+Enter】预览动画。

6.5 医学媒体动画

Flash 动画中加入音乐、影像素材能够增加作品的艺术效果，给人更完美的艺术享受，本节介绍如何在 Flash CS6 动画中加入声音及视频文件。

6.5.1 导入音频文件

Flash 中的音乐可以分为背景音乐、主题音乐、片头曲、MTV、结束曲等。可以使声音独立于时间轴连续播放，或使动画与一个声音同步播放。还可以向按钮添加声音，使按钮具有更强的感染力。常见的音乐文件格式有波形文件（.wav）、CD 音乐（.cda）、MP3 音乐（.mp3），Midi 文件（.mid）、微软音乐（.wma）。CD 音质最好，MP3 和 WMA 是压缩文件，体积小。一般导入 WAV 和 MP3 音乐，其他格式的音乐文件要进行转换。

在 Flash 中声音作为一个元件保存到图库中，选择"文件"→"导入"命令，将 AIFF、WAV、MP3 格式的音频文件导入动画中，就像导入其他图形文件一样。Flash 将音频与位图和元件一起存放在库中。

6.5.2 添加音频

添加音频的方法有 2 种，分别是：

（1）选择需要添加音频的帧，并插入关键帧，从符号库中将音频拖入即可。

（2）选择需要添加音频的帧，并插入关键帧，打开"属性"面板，在声音下拉列表中选取一个音频文件，如图 6-49 所示。

"属性"面板的"音效"下拉列表中可以设置如下音频效果：

（1）无：表示不使用任何效果。使用该项可删除以前所设置的效果。

（2）左 / 右声道：设置只在左声道或只在右声道播放音频。

（3）从左到右 / 从右到左：可设置播放声音时从左声道传到右声道，或从右声道传到左声道。

（4）淡入：表示随着时间的推移逐渐增加声音的播放幅度。

（5）淡出：表示随着时间的推移逐渐降低声音的播放幅度。

（6）自定义：允许自己创建声音效果。

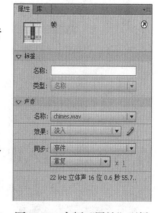

图 6-49 音频"属性"面板

【例 6-12】正常心音的声像效果。

操作步骤：

（1）按快捷键【Ctrl+N】新建一个动画。

（2）选择"文件"→"导入到库"命令，导入心跳的声音。

（3）按快捷键【Ctrl+R】导入图片"media.jpg"。

（4）选择"文本工具"，添加文本"正常心音"。

（5）按快捷键【Ctrl+F8】，创建图形元件，在元件编辑窗口，使用"矩形工具"绘制无线条的矩形，填充色可在"颜色"面板中设置红、绿、蓝的值为 197。

（6）按【F11】键，打开"库"面板，将元件 1 拖入舞台，位置如图 6-50 所示。

（7）增加"图层 2"，将声音从库中拖入，单击 45 帧，按【F5】键插入帧。

（8）选择"图层 1"的第 6 帧，按【F6】键插入关键帧，使用"任意变形工具"缩小图形元件 1，使心跳的第 2 个脉冲显示。

（9）选择"图层1"的第14帧，按【F6】键插入关键帧，使用"任意变形工具"缩小图形元件1，使心跳的第3个脉冲显示。

（10）选择"图层1"的第18帧，按【F6】键插入关键帧，使用"任意变形工具"缩小图形元件1，使心跳的第4个脉冲显示。

（11）选择"图层1"的第26帧，按【F6】键插入关键帧，使用"任意变形工具"缩小图形元件1，使心跳的第5个脉冲显示。

（12）选择"图层1"的第30帧，按【F6】键插入关键帧，使用"任意变形工具"缩小图形元件1，使心跳的第6个脉冲显示。

（13）选择"图层1"的第38帧，按【F6】键插入关键帧，使用"任意变形工具"缩小图形元件1，使心跳的第7个脉冲显示。

（14）选择"图层1"的第43帧，按【F6】键插入关键帧，按【Del】键删除图形元件1。

（15）选择"图层1"的第45帧，按【F5】键插入帧。时间轴面板如图6-51所示。

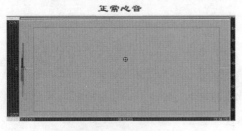

图6-50　第1帧舞台

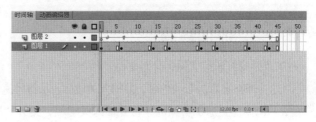

图6-51　时间轴面板

（16）按快捷键【Ctrl+S】保存动画。

（17）按快捷键【Ctrl+Enter】预览动画。

6.5.3 导入视频文件

Flash CS6提供了导入视频的功能，支持目前网络上流行的视频文件格式，如FLV和F4V。

在Flash中导入视频时，用户可以嵌入一个视频片断作为动画的一部分。在导入视频时就像导入位图或矢量图一样方便。

导入视频文件的方法是：选择"文件"→"导入"→"导入视频"命令，弹出"导入视频"对话框，如图6-52所示。

添加视频的方法是：

当单击"导入视频"对话框中的"确定"按钮后，导入的视频自动就添加到舞台上同时也被导入到元件库中。

当视频文件导入到元件库后，选择一个关键帧，打开"库"面板，从元件库中将视频拖入舞台即可。

【例6-13】导入"人工受精"视频的方法。

操作步骤：

（1）按快捷键【Ctrl+N】新建一个动画。

（2）选择"文件"→"导入"→"导入视频"命令，弹出"导入视频"对话框，单击"浏览"按钮，选择"人工受精.FLV"文件，单击"下一步"按钮，按向导完成导入过程，舞台上出现导入的视频画面，如图6-53所示。可以自由点击播放与停止按钮观看。

（3）在"库"面板中自动存放一个FLVPlayback组件，该组件可以实现将组件放在舞台上并指定导入供它播放的FLV文件，如图6-54所示。

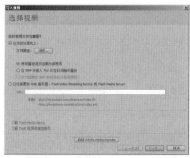

图 6-52 "导入视频"对话框

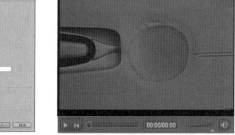

图 6-53 舞台上视频文件画面

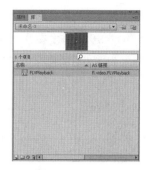

图 6-54 库面板

（4）按快捷键【Ctrl+S】保存动画。

（5）按快捷键【Ctrl+Enter】预览动画。

6.6 医学动画的导出与发布

Flash CS6 动画文件制作完成后，最后要把它制作成一个独立的动画，或者直接发布为一个 HTML 文件。

6.6.1 Flash 文件的导出

用 Flash 可以导出一个独立的 Flash 播放文件。导出的文件可以是图像、导出所选内容及导出影片，能够作为其他软件设计的素材。

导出一个 Flash 播放文件的操作步骤如下：

（1）启动 Flash，选择"文件"→"打开"命令，打开一个已经制作好的文件。选择"文件"→"导出影片"命令，弹出"导出影片"对话框，输入要导出影片的名称，选择保存的类型为 AVI，如图 6-55 所示。

（2）单击"保存"按钮，弹出如图 6-56 所示对话框，设置新类型文件的属性。

（3）单击"确定"按钮，导出的影片同该 Flash 文件在同一个位置。

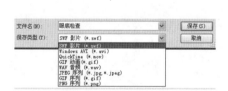

图 6-55 保存类型

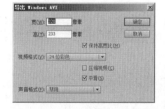

图 6-56 "导出 Flash Player"对话框

6.6.2 Flash 文件的发布

利用 Flash 的发布设置、发布预览和发布命令可以设置、预览和发布动画。Flash 的发布命令不只是向网络发布动画，还可以向没有安装 Flash 插件的浏览器发布各种格式的图形文件和视频文件。同时，Flash 创建能独立运行的程序，如 .exe 格式的可执行文件，用于制作屏幕保护。

1. 发布设置

在发布动画前，可利用发布设置命令打开"发布设置"对话框，在其中进行相应的发布设置。在对话框中完成设置后，再用发布命令，就可以将动画发布为指定格式的文件。Flash 将发布属性与发布的文件保存在一起，因此每个文件都有自己的设置。发布设置的操作如下：

（1）选择"文件"→"发布设置"命令，弹出"发布设置"对话框，如图 6-57 所示。

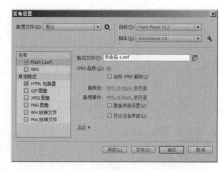

提 示————————

打开"发布设置"对话框可以使用快捷键【Ctrl+Shift+F12】。

图 6-57 "发布设置"对话框

（2）在窗口左侧选择要发布的文件格式，在窗口右侧就会出现与之对应的其格式属性设置。

（3）完成设置后，可以单击"发布"按钮，将动画进行发布。如果不进行发布，可以单击"确定"按钮，关闭对话框。

2. 发布预览

发布预览的操作方法如下：

选择"文件"→"发布预览"命令，在弹出的下一级菜单中选择预览文件的类型。

3. 发布

发布文件的操作方法如下：

（1）选择"文件"→"发布"命令，即可发布文件。

（2）按快捷键【Alt+Shift +F12】，可以直接进行发布。

6.7 医学动画的应用

无论是 Flash 动画文件，还是导出的其他格式的动画文件，都可以作为其他软件进行设计时的素材。下面介绍 Flash 动画在幻灯片中的应用和在网页制作软件 Dreamweaver 中的应用。

6.7.1 Flash 动画在幻灯片中的应用

要想让幻灯片有逼真、生动的动态效果，可以在幻灯片中插入 Flash 动画。在 PowerPoint 中插入 Flash 动画的方式有如下几种：

1. 插入对象

采用这种方式，在播放幻灯片时会弹出一个播放窗口，它可以响应所有的 Flash 鼠标事件。还可以根据需要在播放的过程中调整窗口的大小。它的缺点是只能插入 .swf 格式的文件，播放完后要单击"关闭"按钮来关闭窗口。在 PowerPoint 中插入 Flash 动画的方法如下：

（1）运行 PowerPoint 程序，打开要插入动画的幻灯片。

（2）单击"插入"选项卡下的"对象"按钮，弹出"插入对象"对话框，如图 6-58 所示。选择"由文件创建"，单击"浏览"按钮，选中需要插入的扩展名为 .swf 的 Flash 动画文件，最后单击"确定"按钮，返回"插入对象"对话框，同时选中"显示为图标"复选框。

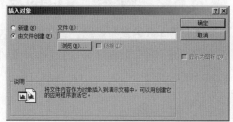

图 6-58 "插入对象"对话框

（3）单击"确定"按钮返回幻灯片。

（4）这时，在幻灯片上就出现了一个 Flash 影片的图标，可以更改图标的大小或者移动它的位置，然后在这个图标上右击，选择"动作设置"命令。

（5）在弹出的窗口中选择"单击鼠标"或"鼠标移动"两个选项卡皆可，再单击"对象动作"下拉按钮，在下拉列表中选择"激活内容"，最后单击"确定"按钮，完成插入动画的操作。

（6）播放幻灯片，鼠标在 Flash 影片的图标上单击或移动时，打开 Flash 影片播放窗口。

2. 插入视频

这种方法是将动画作为一个视频插入到 PowerPoint 中去，当幻灯片播放时自动播放插入的动画文件。

（1）运行 PowerPoint 程序，打开要插入动画的幻灯片。

（2）单击"插入"选项卡下的"视频"按钮，弹出"插入视频"对话框。

（3）选中需要插入的扩展名为 .swf 的 Flash 动画文件，单击"插入"按钮。

（4）在当前幻灯片中出现插入的动画区域，区域大小可以调节。

（5）播放幻灯片，则动画直接在幻灯片中进行播放。

3. 插入超链接

这种方法的特点是简单，适合 PowerPoint 的初学者，同时它还能将 EXE 类型的文件插入到幻灯片中去。

（1）运行 PowerPoint 程序，打开要插入动画的幻灯片。

（2）在其中插入任意一个对象，比如一段文字、一个图片等，目的是对它设置超链接，这个对象最好与链接到的动画的内容相关。

（3）选择这个对象，选择"插入"选项卡，再单击"超链接"按钮。

（4）在弹出的窗口中，"链接到"中选择"原有文件或 Web 页"，单击"文件"按钮，选择要插入的动画，单击"确定"完成。播放动画时只要单击设置的超链接对象即可。

6.7.2 Flash 动画在网页中的应用

在网页中可以播放 Flash 动画，这里主要介绍利用 Dreamweaver 将 Flash 动画插入网页的方法，操作方法如下：

（1）运行 Dreamweaver 程序，打开网页设计窗口。

（2）选择"插入"选项卡中的"媒体"选项卡。

（3）单击其中的 Flash 按钮，弹出"选择文件"对话框，选择要插入的 Flash 文件，单击"确认"按钮返回。

（4）此 Flash 动画即可插入光标所在的位置，通过调整控制点可以改变动画图表的大小。按快捷键【Ctrl+F3】打开"属性"面板，单击"播放"按钮，可以预览 Flash 动画；单击"编辑"按钮，可以启动 Flash 的源文件。

> 提 示
>
> 按【F12】键，可以启动浏览器窗口，进行动画播放。

上述操作在插入 Flash 动画时，只能在光标位置插入。如果要在网页的任意位置插入，可以将 Flash 插入到描绘层中，具体操作方法是：

（1）运行 Dreamweaver 程序，打开网页设计窗口。

（2）选择"插入"选项卡中的"常用"选项组，单击"描绘层"按钮，在编辑窗口的任意位置中用鼠标拖出一个矩形区域。

（3）选择"插入"选项卡中的"媒体"选项组，单击其中的 Flash 按钮，弹出"选择文件"对话框，选择要插入的 Flash 文件，单击"确认"按钮返回即可。

第 7 章　Photoshop 图像处理技术

随着计算机技术的飞速发展，图形、图像素材的处理成为人们关注的焦点。本章介绍的 Adobe Photoshop 以 Adobe Photoshop CS6 为基础，它是 Adobe 公司旗下最为出名的图像处理软件之一，是功能十分强大的集图像扫描、编辑修改、动画制作、图像制作、广告创意，图像输入与输出于一体的图形图像处理软件，利用它可以完成图像合成、修改、调整、设计、印刷等多方面的工作。本章将介绍一些图形图像处理的基础知识，Photoshop 的基本操作方法以及医学图像处理技术的相关知识。

 ## 7.1　Photoshop 的工作环境

7.1.1　Photoshop 简介及常用工具

1. Photoshop 简介

Photoshop 是美国 Adobe 公司旗下最著名的图像处理软件之一。Photoshop 软件的版本从 3.0、5.0、7.0、CS 直到被普遍使用的 CS2、CS3、CS4、CS5 和目前的最高版本 CS6，版本在不断升级，从形式到内容都发生了较大变化，操作更加便捷，功能更加强大，效果更加丰富。

CS 是 Adobe Creative Suite 一套软件中后两个单词的缩写，代表 "创作集合"，是一个统一的设计环境，其将 Photoshop CS、InDesign CS、Illustrator CS、GoLive CS 和 Acrobat 7.0 Professional 软件与 Version Cue CS、Adobe Bridge 和 Adobe Stock Photos 相结合。Photoshop CS 是对 Photoshop 7.0 的一次重大升级。Photoshop 8.0 的官方版本号是 CS, 9.0 的版本号是 CS2……版本不断的升级和改进。

医学图像处理技术

Photoshop 目前的最高版本为 CS6，该版本是 Adobe 公司于 2012 年 4 月推出的最新版本，该版本在原有版本的基础上进行了改进，图标更简洁，识别性更强。CS6 版本的新功能主要概括为以下几个方面：启动界面进行了较大改变，提供了新旧风格的切换选项。3D 性能提升，单是工具箱就有多处改进：吸管中新增 "3D 材质吸管工具"，油漆桶中新增 "3D 材质拖放工具" 等；可使用大幅简化的用户界面直观地创建 3D 图稿；可使用内容相关及画布上的控件来控制框架以产生 3D 凸出效果、更改场景和对象方向以及编辑光线等；增强的 3D 动画功能使用户能使用动画时间轴对所有 3D 属性进行动画处理，属性包括照相机、光源、材料和网格，导出 3D 动画时的最终渲染性能可获得极大的改进。属性栏增加了更多的新条目。"调整" 面板更名为 "创建" 面板，增加了调整功能。"图层" 面板有了较大变化，增加了针对图层内容的检索功能。修补工具组中新增了一个 "内容感知移动工具"。裁剪工具新增了 "透视剪切工具"，增强裁剪功能，全新的非破坏性裁剪工具可快速精确地裁剪图像，操作更加简单，裁剪工具更加具有人性化。新增绘图预设功能，使用全新的预设来简化绘图工作，让用户轻松制作逼真的绘画效果。

2. 医学图像处理技术简介

Photoshop 在医学领域主要用于医学图像处理，目前临床上常用的医学图像主要有 B 超扫描图像、彩色多普勒超声图像、核磁共振（MRI）图像、CT 图像、PET 图像、SPECT 图像、数字 X 光机（DX）图像、X

射线透视图像、各种电子内窥镜图像、显微镜下的病理切片图像等。由于医学图像具有灰度上的含糊性、局部体效应和不确定性的特点，因此需要用 Photoshop 来对医学图像进行处理，从而更好地在医学领域完成辅助医生诊断、仿真多角度扫描、数字解剖模型、手术教学训练、制订手术规划、手术导航与术中监护、放射治疗、治疗规划、虚拟内窥镜等方面的工作。

医学图像处理的主要目的是利用图像处理技术来处理和加工医学诊断、检查、治疗中的视觉信息。主要包括各种细胞、组织与器官的图像及其处理。常见的医学图像处理技术包含图像分割、图像融合、图像重建和伪彩色处理等。

图像分割是图像处理与图像分析中的一个经典问题，是指根据区域间的相似或不同把图像分割成若干区域的过程，主要以各种细胞、组织与器官的图像作为处理对象。

图像融合是指通过对多幅图像间冗余数据的处理来提高图像的可读性；对多幅图像间的互补信息进行处理来提高图像的清晰度。利用可视化软件对多种模态的图像进行图像融合，可以准确地确定病变体的空间位置、大小、几何形状以及它与周围组织之间的空间关系，从而及时高效地诊断疾病。目前的图像融合技术可分为以图像像素为基础的融合方法和以图像特征为基础的融合方法两类。

图像重建是指从数据到图像的处理过程，即输入的是某种数据，而经过处理后得到的结果是图像。目前，图像重建与计算机图形学相结合，把多个二维图像合成为三维图像，并加以光照模型和各种渲染技术，能生成各种具有强烈真实感的图像。

常用的医学图像如 X 光、CT、MRI、B 超图像等，大多是黑白单色图像。对于一幅单色图像来说，人眼一般只能辨别很少的灰度级别；而对于彩色图像，人眼却能辨别出上千种不同颜色。针对这一特点，可以将单色图像经过处理变为彩色图像，充分发挥人眼对彩色图像的辨别优势，从而从图像中获取更多的信息，这个过程就是伪彩色图像处理技术。

3. Photoshop 常用工具

随着版本的不断升级，Photoshop 的工作界面布局也更加具有人性化。启动 Photoshop 后，工作界面由标题栏、菜单栏、程序栏、文档窗口、工具箱、选项栏、状态栏以及各种面板组成。图 7-1 所示为其工作界面。

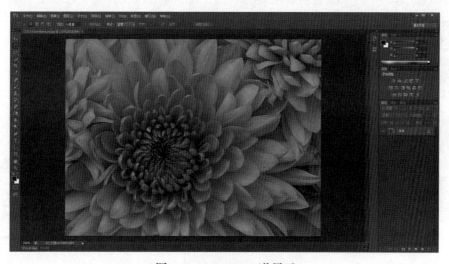

图 7-1　Photoshop 工作界面

当打开一个文件以后，Photoshop 会自动创建一个标题栏。标题栏中会显示出这个文件的名称、格式、窗口缩放比例以及颜色模式等信息。

Photoshop 的菜单栏包含 11 组主菜单，分别是文件（File）、编辑（Edit）、图像（Image）、图层（Layer）、

文字（Type）、选择（Select）、滤镜（Filter）、3D、视图（View）、窗口（Window）和帮助（Help），如图 7-2 所示。单击相应的主菜单，便可打开该菜单下的命令。在菜单中使用分割线区分不同功能的命令，带有黑色三角标记的命令表示还包含扩展菜单。如果命令后带有快捷键，则按其对应的快捷键便可快速执行该命令。菜单栏中的很多命令只有在特定情况下才能使用。如果某个菜单命令显示为灰色，则代表该命令在当前状态下不可用。例如，在 CMYK 模式下的图片，很多滤镜命令显示为灰色，是不可使用的。如果某一个命令名称后面带有…符号，表示执行该命令后，将弹出相应的设置对话框。

图 7-2　Photoshop 菜单栏

在 Photoshop 的程序栏中，可以快速启动 Adobe Bridge、Mini Bridge，也可以设置网格、标尺、参考线、图像显示比例、屏幕显示模式、文档排列方法等。

文档窗口是显示打开图像的区域。若只打开一张图像，则只有一个文档窗口，若打开了多张图像，则文档窗口会以选项卡的方式在标题栏中按照打开图像的先后顺序进行显示，如图 7-3 所示。单击其中一个文档窗口的标题栏便可以将其设置为当前工作窗口。也可以通过使用快捷键来选择文档，按【Ctrl+Tab】组合键可以按顺序切换窗口，按【Ctrl+Shift+Tab】组合键按相反的顺序切换窗口。按住鼠标左键，拖动文档的标题栏，可以调整其在选项卡中的顺序。按【Shift】键的同时单击"关闭"按钮，可以同时关闭所有的 Photoshop 文档。

Photoshop 的工具箱默认位置在工作区的左侧，包含了大部分用于创建、编辑图像、图稿、页面元素等工具。这些工具一共 65 种，分为 8 组。由于工具较多，一部分工具被隐藏起来，工具箱中只按类显示了部分工具。分别是选择工具、裁剪与切片工具、吸管与测量工具、修饰工具、文字工具、路径与矢量工具、导航工具、前景色和背景色设置按钮等。使用鼠标单击工具箱中的一个工具按钮，便可选择该工具。右下角带有三角图标的工具，表示这是一个工具组。在该工具按钮上右击，或者在该工具按钮上按住左键（当工具组显示后即可松开左键），便可弹出隐藏的工具，如图 7-4 所示。将光标停留在工具图标上，即可显示关于该工具的名称及快捷键提示。通过快捷键可以快速选择工具。按【Shift+ 工具】快捷键，可以依次选择隐藏的工具。按住【Alt】键的同时，在有隐藏工具的按钮上单击，同样可以依次选择隐藏的工具。

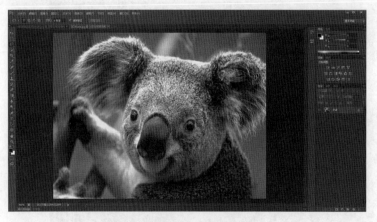

图 7-3　Photoshop 当前工作窗口

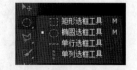

图 7-4　Photoshop 选择工具

Photoshop 的选项栏是用来设置工具的参数选项，根据所选工具的不同，选项栏中的内容也不同。在工具选项栏中，可以在特定的文本框中选择选项，或者可以输入不同的参数值。例如，当选择"仿制图章工具"时，其选项栏如图 7-5 所示。默认情况下选项栏是处于显示状态，选择"窗口"→"选项"命令，便可以隐藏或者显示工具选项栏。

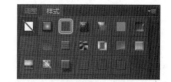

图 7-5 "仿制图章工具"选项栏

Photoshop 的状态栏位于工作界面的最底部，用来显示文档大小、文档缩放比例、文档尺寸、当前工具、暂存盘大小、存储进度等信息。其中"存储进度"是 Photoshop 新增的一个功能，选择该选项将在状态栏上显示每次保存图像的进度情况，以便用户清楚了解图像的工作状态，在处理较大图片时，不会以为是计算机死机。通过在文档信息区域上单击，可显示出图像的宽度、高度、通道等信息。在文档信息区域上按【Ctrl】键后再单击，可显示图像的拼贴宽度等信息。

Photoshop 共有 26 个面板，主要用来配合图像编辑，设置参数及对操作进行控制等。在窗口（Window）菜单中可以选择需要的面板并将其打开。默认情况下，面板以选项卡的形式成组出现，显示在窗口的右侧，可以根据需要打开、关闭或者自由组合面板。一般情况下，为了节省操作空间，常常会将多个面板组合在一起，称为面板组。在面板组中单击任意一个面板的名称即可将该面板设置为当前面板，如图 7-6 所示。

图 7-6 当前选择的"样式"面板

此外，在学习 Photoshop 时，可以使用"帮助（Help）"命令获得 Adobe 提供的各种 Photoshop 帮助资源和技术支持，通过选择"帮助"→"Photoshop 帮助"命令可以联机到 Adobe 网站帮助社区查看帮助文件。Adobe 帮助文件可以在线查看，也可以下载到本地使用。在 Photoshop 支持中心，可以在线观看由 Adobe 专家录制的各种 Photoshop 功能的演示视频。

7.1.2 图像文件的操作

1. 新建图像

在通常情况下，要处理一张现有的图像，只需要将现有图像在 Photoshop 中打开即可。但若需要制作一张新图像，则需要在 Photoshop 中新建一个文件。

新建一个文件时，可以选择"文件"→"新建"命令，如图 7-7 所示。或者按【Ctrl+N】组合键，弹出"新建"对话框，如图 7-8 所示。在"新建"对话框中可以设置文件的名称、尺寸、颜色模式、分辨率等。

图像文件操作

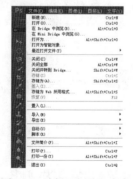

图 7-7 选择"新建"命令

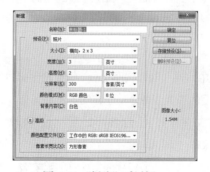

图 7-8 "新建"对话框

在图 7-8 中，"名称"用于输入新文件的名称，若没有输入，则默认为"未标题 -1"，若连续新建多个文件，则默认为"未标题 -2""未标题 -3"等。

"预设"：可以选择文件尺寸大小、分辨率等预定的设置值，如选择 Web，则在宽度和高度文本框中将显示预设的尺寸。

"宽度 / 高度"：用于设定图像的宽度和高度，可在其文本框中输入具体数值。单位有像素、英寸、厘米、毫米、点、列等。

"分辨率"：用于设定图像的分辨率大小。单位有"像素 / 英寸"和"像素 / 厘米"两种，一般情况下，图像分辨率越高，印刷出来的质量就越好。

"颜色模式"：用于设定图像的色彩模式和相应的颜色深度，Photoshop 有 5 种颜色模式。色彩模式的位数包括 1 位、8 位、16 位和 32 位。

"背景内容"：用于设定新图像的背景层颜色，有白色、背景色和透明色 3 个选项。当设置背景内容为白色时，新建文件的背景色就为白色；当设置背景内容为背景色时，新建文件的背景色就为背景色，即 Photoshop 当前的背景色；当设置背景内容为透明时，新建文件的背景色就是透明的。

"颜色配置文件"：用于设定当前文件要使用的色彩配置文件。

"像素长宽比"：用于设定图像的长宽比例，该选项在图像输出到屏幕时有用。

"存储预设"：用于在各项设置完成后，单击该按钮，可以将这些设置存储在预设列表中，下次再创建相同文件时，可直接在"预设"选项下进行选择。

"图像大小"用于显示当前设置下的文件大小，该值的大小由文件的尺寸和分辨率决定。

2. 打开图像

在 Photoshop 中可以通过打开文件命令将外部的多种格式的图像文件打开并对其进行编辑处理。也可以将未完成的 Photoshop 文件打开，继续进行各种操作处理。

在工作界面中，选择"文件"→"打开"命令，或者按快捷键【Ctrl+O】，即可弹出"打开"对话框，在对话框中选择所需图像文件的存储路径，确认文件类型和名称，然后单击"打开"按钮，或直接双击文件，便可以打开指定的图像文件，如图 7-9 所示。此外，还有一种快捷方式打开图像文件，即在 Photoshop 工作界面的灰色工作区中双击，也可以弹出"打开"对话框。

在"打开"对话框中，可以一次同时打开多个文件，只需在文件列表中将所需的几个文件选中，并单击"打开"按钮，在"打开"对话框中选择文件时，按住【Ctrl】键的同时，用鼠标单击，可以选择不连续的多个文件；按住【Shift】键的同时，用鼠标单击，可以选择连续的多个文件。

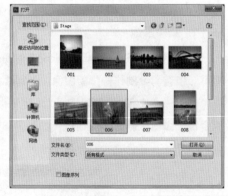

图 7-9 "打开"对话框

3. 存储图像

在 Photoshop 中编辑和制作完图像后，需要将图像进行保存，以便于下次打开继续进行操作。Photoshop 的"文件"菜单中提供了 3 个命令用于存储当前的图像。

（1）存储。在工作界面中，选择"文件"→"存储"命令，或者按快捷键【Ctrl+S】，即可将图像按原来文件的格式进行保存。

如果当前处理的图像是一个新建的文件，使用"存储"命令时会出现对话框。其中可以选择文件存储的位置，文件的名称和所需的文件格式，最后单击对话框中的"保存"按钮即可按设定的参数将图像存储成磁盘文件。

如果当前处理的图像是一个已经存储过的文件，则使用"存储"命令时，会按照原先的文件名、原有的文件格式存储在同样的位置，但不会出现对话框。也就是说，原有的图像会被修改后的图像取代。

（2）存储为。"存储为"命令可以用不同的格式和不同的选项存储当前图像。存储选项中的"作为副本"复选框可以在原文件不作任何改变的前提下，为原文件建立一个副本，并保持原文件的打开状态。

（3）存储为 Web 所用格式。Photoshop 提供了创建网页图像文件的工具与方法，选择"文件"→"存储为 Web 所用格式"命令后，可以利用打开的对话框输出 GIF、JPEG、PNG 等格式的网页图像文件，如图 7-10 所示。

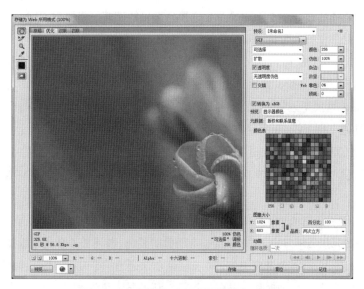

图 7-10　"存储为 Web 所用格式"对话框

在 Photoshop 中保存一些高质量、大尺寸的文件时，Photoshop 会在底部显示存储进程，以便用户随时查看进度。此外，用户可以在"首选项"栏目下设置 Photoshop 自动保存的时间，避免发生操作过程中因为忘记保存而造成数据丢失的情况。

在 Photoshop 中，常见的图像存储格式主要有以下几种：

（1）PSD 格式。PSD 格式是 Photoshop 软件默认的文件格式，即新建文件时默认的存储文件类型，是除 PSB 之外支持所有 Photoshop 功能的格式。此种文件格式可以将文件的图层、参考线、Alpha 通道等属性信息一起存储。但 PSD 格式包含的图像数据信息较多，因此比其他格式的图像文件要大很多。由于 PSD 格式保留文件的所有数据信息，所以修改起来比较方便。

（2）PSB 格式。PSB 格式可以支持最高达 300 000 像素的超大图像文件，可保持图像中的通道、图层样式和滤镜效果不变，但 PSB 格式的文件只能在 Photoshop 中打开。

（3）BMP 格式。BMP 取自位图 BitMaP 的缩写，也称为 DIB（与设备无关的位图）是微软视窗图形子系统内部使用的一种位图图形格式，是 DOS 和 Windows 兼容的标准 Windows 图像格式，主要用来存储位图文件。BMP 格式作为一种与硬件设备无关的图像文件格式，使用非常广。它采用位映射存储格式，除了图像深度可选以外，不采用其他任何压缩，因此，BMP 文件所占用的空间很大。BMP 文件的颜色深度有 2（1 位）、16（4 位）、256（8 位）、65 536（16 位）和 1 670 万（24 位）种颜色。8 位图像可以是索引彩色图像外，也可以是灰阶图像。图像的扫描方式是按从左到右、从下到上的顺序。

（4）GIF 格式。GIF（Graphics Interchange Format，图形交换格式）是 CompuServe 公司在 1987 年开发的图像文件格式，以 8 位色（即 256 种颜色）重现真彩色的图像。GIF 文件的数据是经过压缩的，它采用了可变长度等压缩算法，有效地减少了图像文件在网络上传输的时间。它是目前广泛应用于网络传输的图像格式之一。GIF 格式的另一个特点是其在一个 GIF 文件中可以存多幅彩色图像，如果把存于一个文件中的多幅图像数据逐幅读出并显示到屏幕上，就可构成一种最简单的动画。由于 GIF 格式支持透明背景和动画，所以被广泛应用在因特网的 HTML 网页文档中。GIF 格式采用无损压缩方式，压缩效果较好，但只能支持 8 位的图像文件。因此 GIF 格式普遍适用于图表，按钮等只需少量颜色的图像（如黑白照片）。

（5）JPEG 格式。JPEG（Joint Photographic Experts Group，联合图像专家小组）是目前在万维网上被普遍用来储存和传输照片的格式。JPEG 格式的图像通常用于图像预览。此格式的最大特色是文件比较小，经过高位率的压缩，是目前所有格式中压缩率最高的格式。JPEG 的压缩方式通常是破坏性资料压缩（Lossy Compression），意即在压缩过程中图像的品质会遭受到可见的破坏，即失真压缩，因此保存后的图像与原图有所区别，没有原图像质量好。因此，印刷品最好不使用 JPEG 格式。

（6）DICOM 格式。DICOM 格式定义了数据集来保存信息对象定义，数据集是由多个数据元素组成。DICOM 格式通常用来保存医学图像，如超声波和扫描图像。

（7）IFF 格式。IFF 格式是一种文件交换格式，多用于 Amiga 平台，在这种平台上 IFF 几乎可以存储各种类型的数据。而在其他平台上，IFF 文件格式多用于存储图像和声音文件。

（8）PDF 格式。PDF 格式是由 Adobe 公司推出的主要用于网上出版的文件格式，可包含矢量图形、位图图像及多页信息，并支持超链接。具有良好的文件信息保存功能和传输能力，PDF 格式已成为网络传输的重要文件格式。

（9）PNG 格式。PNG（Portable Network Graphics，便携式网络图片）文件是一种非失真性压缩位图图形文件格式。由于采用无损压缩方式，所以不会损坏图像的质量。使用 256 色调色板技术以产生小体积文件，最高支持 48 位真彩色图像以及 16 位灰度图像，并支持阿尔法通道的半透明特性。能够存储附加文本信息，以保留图像名称、作者、版权、创作时间、注释等信息。渐近显示和流式读写，适合在网络传输中快速显示预览效果后再展示全貌。最新的 PNG 标准允许在一个文件内存储多幅图像。

（10）TIFF 文件。TIFF（Tag Image File Format，标签图像文件格式）文件是一种主要用来存储包括照片和艺术图在内的图像的文件格式。它最初由 Aldus 公司与微软公司一起为 PostScript 打印开发。TIFF 与 JPEG 和 PNG 一起成为流行的高位彩色图像格式。TIFF 格式在业界得到了广泛的支持，如 Adobe 公司的 Photoshop、Jasc 的 GIMP、Ulead PhotoImpact 和 Paint Shop Pro 等图像处理应用、QuarkXPress 和 Adobe InDesign 这样的桌面印刷和页面排版应用，扫描、传真、文字处理、光学字符识别和其他一些应用等都支持这种格式。TIFF 格式灵活易变，它又定义了 4 类不同的格式：TIFF–B 适用于二值图像；TIFF–G 适用于黑白灰度图像；TIFF–P 适用于带调色板的彩色图像；TIFF–R 适用于 RGB 真彩图像。TIFF 支持多种编码方法，其中包括 RGB 无压缩、RLE 压缩及 JPEG 压缩等。TIFF 是一个灵活适应性强的文件格式。通过在文件头中包含“标签”它能够在一个文件中处理多幅图像和数据，例如激光共聚焦显微镜可以把 1 分钟内扫描的几百幅图像及对应的时间信息都记录在一个 TIFF 格式的文件中。

4. 关闭图像

在 Photoshop 工作界面中，选择“文件”→“关闭”命令，或者按快捷键【Ctrl+W】，或者单击文档窗口右上角的“关闭”按钮，即可将当前文件关闭。

通过退出 Photoshop 程序也可以关闭当前文件。在工作界面中，选择“文件”→“退出”命令，或者按快捷键【Ctrl+Q】，或者单击文档窗口右上角的“关闭”按钮，均可关闭当前文件。

如果在 Photoshop 中同时打开了多个文件，选择“文件”→“关闭全部文件”命令，或者按【Shift】键的同时单击文档窗口右上角的“关闭”按钮，即可关闭全部文件。

7.1.3 显示区域的设置

使用 Photoshop 编辑和处理图像时，可通过对显示区域进行设置，来改变图像的显示比例，使得操作更高效便捷。

1. 100% 显示图像

100% 显示图像，如图 7-11 所示。在此状态下可以对文件进行精确的编辑。

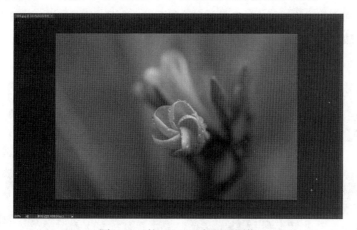

图 7-11 按 100% 比例显示图像

2. 放大显示图像

选择"缩放工具"，在图像中变为放大图标，每单击一次鼠标，图像就会放大一倍。例如，当图像以 100% 比例显示时，用鼠标在图像窗口中单击 1 次，则图像将以 200% 的比例显示。要放大一个指定区域时，在需放大的区域按住鼠标不放，选中的区域便会放大，直到需要的大小再松开鼠标。按【Ctrl++】组合键，可逐渐放大图像，例如从 100% 放大到 200%、300%、400% 等。

3. 缩小显示图像

缩小显示图像，一方面可以利用有限的屏幕空间来显示更多的图像，另一方面可以看到一个较大图像的全貌。选择"缩放工具"，在图像中光标会变为放大工具图标，按住【Alt】键不放，则鼠标光标变为缩小工具图标。也可在缩放工具属性栏中单击缩小工具按钮，则鼠标光标显示为缩小工具图标，每单击一次鼠标，图像将缩小显示一级。

4. 全屏显示图像

若要将图像的窗口放大填满整个屏幕，可以在缩放工具的属性栏中单击"适合屏幕"按钮，再选择"调整窗口大小以满屏显示"复选框，这样在放大图像时，窗口就会和屏幕的尺寸相适应，如图 7-12 所示。单击"实际像素"按钮，图像将以实际像素比例显示。单击"填充屏幕"按钮，缩放图像以适合屏幕。选择"打印尺寸"命令，图像将以打印分辨率显示。

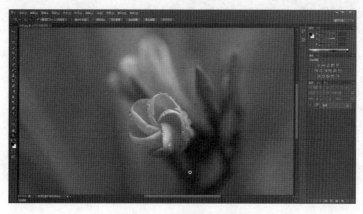

图 7-12 全屏显示图像

5. 图像窗口显示

当打开多个图像文件时，会出现多个图像文件窗口，这就需要对窗口进行布置和摆放。同时打开多个图像时，按【Tab】键，可关闭操作界面中的工具箱和控制面板，选择"窗口"→"排列"→"全部水平拼贴"命令，图像的排列效果如图 7-13 所示。选择"窗口"→"排列"→"全部垂直拼贴"命令，图像的排列效果如图 7-14 所示。

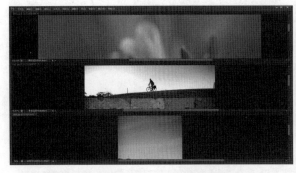

图 7-13　图像全部水平拼贴的排列效果

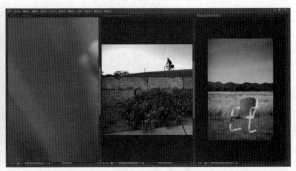

图 7-14　图像全部垂直拼贴的排列效果

选择"窗口"→"排列"→"三联水平"命令，图像的排列效果如图 7-15 所示。选择"窗口"→"排列"→"三联垂直"命令，图像的排列效果如图 7-16 所示。选择"窗口"→"排列"→"三联堆积"命令，图像的排列效果如图 7-17 所示。此外，"窗口"中还可以选择"双联水平""双联垂直""将所有内容合并到选项卡中""匹配缩放""匹配位置""匹配旋转"等命令，可以实现图像文件的多种不同的排列效果。

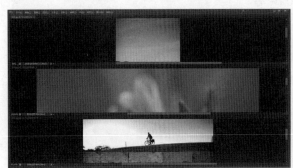

图 7-15　图像三联水平排列的效果

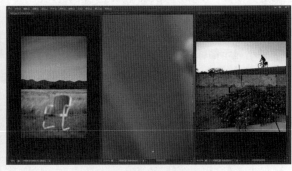

图 7-16　图像三联垂直排列的效果

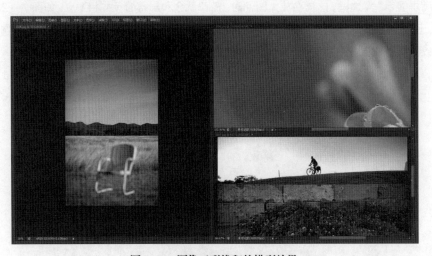

图 7-17　图像三联堆积的排列效果

6. 观察放大图像

选择"抓手工具",在图像中鼠标光标变为手形,用鼠标拖动图像,可以观察图像的每一个部分,若正在使用其他工具进行操作,按住【Space】键可以快速切换到"抓手工具"。

 ## 7.2 选择 Photoshop 的工作区

7.2.1 工作区域选择

Photoshop 工作区域包含菜单栏、文档窗口、工具箱和各种面板。Photoshop 还提供了适合不同任务的预设工作区,例如,要使用动感功能时,可切换到"动感"工作区,此时,就能显示与动感功能相关的各种面板,如图 7-18 所示。

工作区

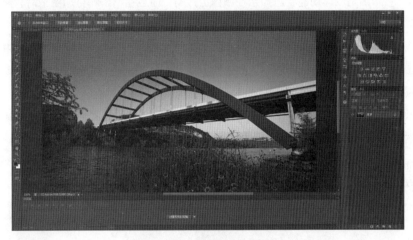

图 7-18 "动感"功能工作区

1. 基本功能工作区

基本功能工作区是 Photoshop 默认的工作区,是最基本、不含特别设计的工作区。在这个工作区中,Photoshop 包含几个常见的面板,如"图层"面板、"路径"面板、"颜色"面板和"通道"面板等。如果对工作区进行了修改,例如移动了面板的位置等,在程序栏中选择"复位基本功能"选项就可恢复到默认的工作区。

2. 自定义工作区

在 Photoshop 中对图像进行编辑和处理时,很多情况下都需要自定义一个工作区,以满足个人操作的要求和习惯。在设置自定义工作区时,要根据需要选择合适的面板,否则当操作界面中面板过多的话,容易影响操作空间,降低工作效率。相反,设置一个整洁的工作区,会让操作工作更加顺畅、高效。

在工作界面的菜单栏中,选择"窗口"→"工作区"→"新建工作区"命令,在弹出的对话框中为工作区设置一个名称,单击"存储"按钮,即可存储新建的工作区。关闭 Photoshop,然后重启 Photoshop,在菜单栏的"窗口"→"工作区"下可以选择前面已定义好的自定义工作区进行使用。若不再需要定义好的自定义工作区,则可以选择"窗口"→"工作区"→"删除工作区"命令来删除自定义工作区。

3．辅助工具的运用

（1）标尺。选择"视图"→"标尺"命令或者按【Ctrl+R】组合键可以调出 Photoshop 的标尺，显示在图像窗口的顶部和左侧。再次使用该命令可隐藏标尺。

通过标尺，可以随时看到当前鼠标所在的位置，也可以更精确地实现图像或元素的定位，让用户更加精确地处理图像。

当鼠标指针在图像上移动时，标尺上会出现一个同步移动的游标，指示了鼠标指针当前的位置。默认情况下，标尺的原点位于窗口的左上方，用户可以修改原点的位置。将鼠标光标放置在原点上，然后用鼠标左键拖动图像窗口左上方纵横标尺交汇处的原点，画面中会显示十字线，释放鼠标左键后，释放处便是原点的新位置，此时的原点数字也会发生变化。如果要将原点复位到初始状态，即（0,0）位置，可以将光标放置在原点上，然后使用鼠标双击，就可以将原点复位到初始位置。

在定位原点的过程中，按住【Shift】键可以使标尺原点与标尺刻度对齐。在使用标尺时，为了得到最精确的数值，可以将画面缩放比例设置为 100%。

（2）参考线。参考线是以浮动的状态显示在图像上方的，而且在输出和打印图像时，参考线不会被显示出来，同时，可以移动、移去和锁定参考线。

参考线在实际工作中应用广泛，特别是在平面设计中，使用参考线可以快速定位图像中的某个特定区域或某个元素的位置，以便用户在这个区域或位置内进行相应操作。此外，利用参考线可以很方便地实现在图像上绘制一系列同心圆等需要精确定位的操作。

可以直接用鼠标拖动标尺，便可拖出一条参考线，将其放在合适的位置，即可作为其他定位操作的基准线。例如，将光标放置在水平标尺上，然后使用鼠标左键向下拖动，即可拖出水平参考线；将光标放置在左侧的垂直标尺上，然后使用鼠标左键向右拖动，即可拖出垂直参考线。此外，也可以通过选择"视图"→"新建参考线"命令在打开的对话框中设置参考线的取向和位置。

如果要移动一条已经存在的参考线，则需要使用移动工具拖动参考线到新的位置，或直接将其拖出图像窗口（删除）。

此外，在"视图"菜单中还可选择"新建参考线""锁定参考线""清除参考线"等命令。锁定后的参考线不能随意移动和删除；"清除参考线"命令可将当前图像窗口中存在的所有参考线全部删除。

在创建、移动参考线时，按住【Shift】键可以使参考线与标尺刻度进行对齐；按住【Ctrl】键可以将参考线放置在工作区的任意位置，并且可以让参考线不与标尺刻度对齐。

（3）网格。网格主要用来对称排列图像。在默认情况下，网格显示为不打印出来的线条，但可以显示为点。选择"视图"→"显示"→"网格"命令，可以显示或隐藏网格。选择"视图"→"对齐到"→"网格"命令可精确定位对位置要求比较高的内容。网格的作用类似于纸笔绘制时的坐标纸（见图 7-19），在绘制一些曲线或图表时非常有用。

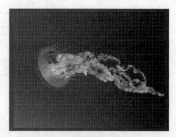

图 7-19　图像网格

（4）注释工具。使用注释工具可以在图像中添加文字注释、内容等，可以用这个功能协同制作图像、备忘录等。

选择"注释工具"按钮，然后在图像上单击，此时会出现记事本图标，且系统会自动弹出注释面板，利用输入法在注释面板中输入文字便可以完成注释操作。

如果要删除注释面板中的文字，有两种常用方法。可以按【Backspace】键逐字删除文字，采用这种方法删除注释后，页面仍然存在，不会被删除。另外，可以在相应的页面下单击删除注释按钮，采用这种方法删除注释文字时，页面也会被删除。

4．基本选择工具

Photoshop 提供了多种区域选择的基本工具，主要分为两类：规则选取工具和不规则选区工具。

1）规则选择工具

（1）矩形和椭圆形选框工具。选择"矩形选框工具"后，光标变成十字线形状，十字线的中心即为当前鼠标的位置。直接在画面上拖动，即可得到一个任意的矩形选择区域，选区的大小和位置由鼠标拖动的范围决定。

如果在拖动光标的同时按住【Shift】键，可以绘制一个正方形的选区；如果按住【Alt】键，则可实现由中心向外的矩形选区。

另外，在"矩形选框工具"的选项栏中，可以选择绘制矩形选区的 3 种不同样式：正常、约束长宽比和固定大小，其中约束长宽比样式可以保证绘制的矩形选区无论大小，其长宽比例都是一致的。固定大小是以像素为单位固定宽和高的大小，这种样式多用于需要多个同样大小的选区。唯一不方便的是，它是以像素为单位的，必须与分辨率计算后才能知道印刷时所能得到的实际尺寸。

"椭圆形选框工具"的基本用法与"矩形选框工具"相同，也支持【Shift】【Alt】键的使用，以及选项栏上的不同绘制样式。

（2）单行和单列选框工具。单行▱和单列▯选框工具的功能十分单一：选择一行或一列的选区。对于单行选区而言，高度只有 1 个像素，宽度为整幅图像的宽度；单列选区正好相反，宽度只有 1 个像素，高度与整幅图像相同。

规则选框工具和
不规则选框工具

2）不规则选择工具

（1）套索工具。"套索工具"可分为"普通套索工具"▱、"多边形套索工具"▱和"磁性套索工具"▱。

普通套索用于手动绘制不规则图形。虽然理论上普通套索工具可以制作出任何形状的选区，但是实际上没有人能如此灵活精确地使用鼠标。因此套索工具常用来配合其他选择工具的使用。一般来说是使用其他工具制作一个选区，再以选区的相加、相减或相交的方法使用套索工具，修改其中遗漏或多选的部分。

多边形套索是套索工具的一种特殊用法，可以用它来制作任意多边形选区。用鼠标在图像上单击，便确定了一个多边形的端点，再次单击，则确定了另一个端点，两点之间用直线连接，最后双击，即可完成一个任意多边形的选区。

磁性套索是一种具有可识别边缘的套索工具，可根据设定的像素宽容度自动"吸附"到图像中颜色变化的边缘。在磁性套索的工具栏中有套索宽度、频率和边对比度 3 个参数需要根据实际图像进行设置。

其中套索宽度是套索工具进行颜色测量的工作范围。以当前鼠标位置为原点，在其周围套索宽度以内的范围里，如果可以测量出某种颜色的变化，磁性套索便可自动"吸附"，以它作为选区的边缘。Photoshop 中，套索宽度范围在 0 到 40 个像素之间。

磁性套索在制作过程中会自动生成一系列"节点"，节点间的连接就是套索的形状。频率就是磁性套索出现"节点"的速度，数值越大，出现节点的间隔时间越短。其变化范围在 0 到 100 之间。

磁性套索的具有可识别边缘功能是依靠边对比度实现的。所谓边对比度，就是 Photoshop 分辨两个颜色差别的灵敏度。数值较小时，即使图像中只有细小的颜色差别，Photoshop 都可以区分出来；当边对比度数值较大时，只能区分非常明显的颜色边缘，就是说只能自动沿着较大差别的颜色边缘制作选区。其取值范围是 1% 到 100%。

医学图像兴趣区域
提取——魔棒工具

（2）魔棒工具。"魔棒工具"是以图像中相近的色素来建立选取范围的。使用此工具可以用来选择颜色相同或相近的整片色块所在的区域。它使用起来十分灵活，当图像的背景颜色不是十分复杂时，使用"魔棒工具"可以方便地将所需的内容从背景中选取处理。

"魔棒工具"决定相近色彩范围的能力是由魔棒的容差值参数决定的。魔棒的工作原理是：Photoshop中将颜色由小到大等分成 0 ～ 255 共 256 个等级，以魔棒在图像中任意点击，这一点的颜色被定义为基准色，然后 Photoshop 自动以这一点周围的像素点颜色和这个基准色相比较，如果颜色差别在容差值规定的范围以内，则该像素点包括在选择区域以内，而颜色差别大于所规定的容差值时则不选择这个像素点。Photoshop对容差值的计算是两个方向的，例如设定的容差值是 40，用鼠标点选的基准色是 90，那么最终确定的色彩范围是 50 到 130 之间。因此，使用"魔棒工具"时所点选的基准色应当在所需颜色范围的中间。在实际操作中，魔棒容差值的确定往往需要多次尝试才能得出。

"魔棒工具"选项栏上还有一个"对所有图层取样"复选框，选择这一复选框时，"魔棒工具"可以一次选择不同图层上的内容，只要这些内容的颜色变化在魔棒的容差值之内；取消选中这一复选框时，只能选择当前图层上的内容。

选区可以说是 Photoshop 最重要的概念之一。从某种意义上说，Photoshop 就是一种选择的艺术。在完成一幅图像的制作和处理工作中，与选择区域有关的操作将占到整个处理事件的一半之上。选区也称之为图像的兴趣区域（Region of interesting，ROI），就是图像的有用信息区域。

5. 选区的基本操作

编辑图像之前需要先进行范围选取，才能对选区中的图像进行滤镜、色调和色彩等操作，而不会影响到选区外的区域。Photoshop 主要有以下几种基本选区操作：

（1）选区的相加、相减和相交。图像区域的选择，多数情况下靠一次选择是不能完成的，往往需要在现有选区的基础上添加或删除其他选区才能建立。

"基本选择工具"选项栏的左侧排列着 4 个建立选区方式的按钮■ ■ ■ ■，依次是建立新选区、添加到选区、从选区减去和与选区交叉。利用这 4 个按钮，可以实现选区的相加、相减和相交，效果如图 7-20 所示。

选区操作（运算、羽化、填充和描边）

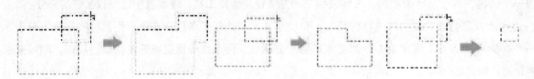

图 7-20　选区的相加（A）、相减（B）和相交（C）

（2）全选、取消、重新选择、反选、隐藏选区。"全选""取消""重新选择"和"反选"这几个命令都位于"选择"菜单中。

"全选"即将整幅图像全部包括在选区之内，其快捷键是【Ctrl+A】。"全选"操作后会看到图像四周边框上出现一圈闪动的蚂蚁线，表示整幅图像都被选中。

"取消选择"即取消当前的选择区域，例如对当前的选区不满意时，可以使用快捷键【Ctrl+D】取消当前的选择区域。

"重新选择"是将当前图像操作过程中所制作的最后一个选择区域重新选择出来，其快捷键是【Shift+Ctrl+D】。通过这个方法不论上一个选择区域被取消后进行了多少步操作，均可方便地找回最后一个选择区域。

"反选"命令可以将当前的选择区域变成未选中的区域，而原来未选中的区域变为选择区域，其快捷键是【Shift+Ctrl+I】。通常，当需要选择的区域相对于背景区域的选择更为复杂时，可以先选择背景然后通过反选来选择所需内容。例如可以使用该功能选择放在纯色背景上的对象，即先使用魔棒工具选择背景，然后反选选区。

选择选区后，其边缘会出现闪烁的蚂蚁线，有时会给进一步的操作带来干扰，例如在两种相近颜色的交界处，由于蚂蚁线的干扰，导致很难区分出颜色的区别。这时，可以选择"视图"→"显示额外内容"命令隐藏选区，需要时再次使用该命令可以显示出选区。

（3）选区的羽化及锯齿边。在 Photoshop 中，可以通过消除锯齿或羽化来平滑硬边缘。

"羽化"的作用就是羽化选区边缘，通过建立选区和选区周围像素之间的过渡来模糊边缘。Photoshop 中的羽化运算是在选择区域的两边同时进行。也就是说，如果输入的羽化值是 10 个像素，则 Photoshop 将在选区的边缘同时向内和向外柔化 10 个像素，而得到 20 个像素的羽化效果，如图 7-21 所示。通常，可以利用羽化方法使选择区域的边缘溶入到另外的背景图像中，而羽化值的大小应由选择区域的尺寸和图形的分辨率共同决定。当选区的尺寸越大，图像的分辨率越高时，羽化值的设置也应适当增加。

选框工具的选项栏中还有一个"消除锯齿"复选框。由于图像是由一个个像素点组成的，如果制作的选区边缘不是水平或竖直的，会不可避免地出现锯齿形状，如图 7-22 所示。这样的锯齿形状有时会影响画面的整体效果，特别是在图像分辨率较低时，会使选区的边缘产生严重的折线感觉。因此，Photoshop 在很多地方都设置了相应的消除锯齿边的选项，通过软化边缘像素与背景像素之间的颜色转换，在选择区域的边缘自动添加一些具有透明变化的像素点，使选区的锯齿状边缘平滑，从而降低对人眼的刺激。

"消除锯齿"功能可用于套索工具、矩形选框工具、椭圆选框工具和魔棒工具，需要注意的是，使用这些工具之前必须选中该复选框，一旦建立了选区后，就不能为其消除锯齿。

图 7-21　羽化　　　　　　　　图 7-22　锯齿边

（4）修改选区。制作好选择区域后，往往还需要在其基础上进行一些变化，包括平滑、扩展、收缩、变换选区等，这些命令都位于"选择"菜单下。

① 平滑："平滑"命令可以使选择区域的尖角变成圆角。在"平滑"对话框中给定的数值（1 ~ 16）即为圆角的半径。

② 扩展：扩展选择区域就是将当前选区的外轮廓向外扩展，得到一个更大的选择区域。扩展的范围在 1 ~ 16 个像素之间，而且现有选区的尖角会因为扩张命令的使用变成圆角。

③ 收缩："收缩"命令与"扩展"命令相反，会使原选择区域的外轮廓向内收缩，得到一个相对小的选择区域，收缩的范围也在 1 ~ 16 个像素之间。

④ 变换选区："变换选区"命令可以任意改变当前选择区域的形状。"编辑"菜单中的"变换"命令是对选择区域中的图像内容进行变换。

对选区使用"变换选区"命令时，当前的选择区域会被一个矩形框圈起来。矩形框的边线上有 8 个控制点。此时可以任意改变选区的形状、角度和位置。调整完成后，单击工具选项栏上的"确定"按钮就可以将选区的形状变化保存下来。

（5）扩大选取和选取相似。在一个颜色区内制作一个选区后，选择"选择"→"扩大选取"命令，可以使选择区域向外扩张，找到这个颜色区域的边缘轮廓，形成一个新的选择区域。"选取相似"命令也是一样，可以找到图像中所有相似的颜色区域。两者的区别在于"扩大选取"命令只能在相邻的颜色区内进行扩张，而"选区相似"命令却可以将图像中所有相似的颜色变化区域都选择到新的选区中，不管它们是否相邻。

"扩大选取"和"选取相似"所能作用的色彩范围，是由魔棒的容差值规定的。当容差值设置较大时，所能扩张的范围就越大，反之越小。

（6）填充与描边。选择区域的形状确定以后，可以为选区内部设置一种色彩，也可以为选区边缘加上边框，这就是选区的"填充"与"描边"功能。

① 填充命令。选择"编辑"→"填充"命令，可以将所确定的颜色均匀地填充在当前的选择区域或整幅图像（没有选择区域时）之中。

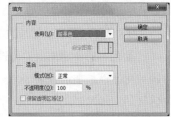

图7-23 "填充"对话框

在"填充"对话框中（见图7-23），可以设置各种填充内容和混合方法。如以前景色、背景色、图案、历史记录、黑色、白色或50%灰色进行填充；填充的不透明度可以通过数值直接定义。如果为选区定义了羽化或消除锯齿边，在填充的结果中可以明显地表现出相关的变化。

② 油漆桶工具和渐变填充工具。使用"油漆桶工具"可以在指定的选择区域或整幅图像中填充选定的颜色或图案。使用"渐变工具"可以在指定的选择区域或整幅图像中填充颜色逐渐变化的效果。"渐变填充"工具选项栏中可设定不同形式的渐变，包括线性渐变、径向渐变、角度渐变、对称渐变和菱形渐变。

用"渐变工具"在图像中画出一条线段，Photoshop会以这条线段为基准作出各种效果的渐变。以线性渐变为例，线段的方向确定了渐变的方向，而线段的起点与终点即为渐变的起点和终点。渐变的颜色可以通过在渐变工具的选项栏中选择，也可单击该区域打开渐变编辑器工具栏修改渐变和建立新渐变。

③ 描边。选择"编辑"→"描边"命令可以用来给确定的选区边缘添加边框线。在"描边"对话框（见图7-24）中，可以设定边线的宽度、颜色、边线相对于选区边缘的位置，以及采取的混合模式和不透明度的变化等。

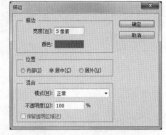

图7-24 "描边"对话框

如果选区具有一定的羽化值，使用"描边"命令时会产生一种物体边缘的辉光效果；若以一定的不透明度使用溶解模式进行描边操作，也可得到一些特殊的效果。

（7）保存和读取选区。默认情况下，某个选区一旦被新建立的选区取代后，就无法再恢复。如果需要，可以通过"选择"→"存储选区"命令将当前的选择区域保存下来，需要使用时再通过"选择"→"载入选区"命令读取该选区。

7.2.2 调整选择区域与图像的裁剪

1. 画布大小的修改

在Photoshop中画布是指整个文档的工作区域，也就是图像的显示区域。在处理图像时，可以根据需要来增加或者减小画布，还可以旋转画布。画布大小和图像大小是有本质区别的，画布大小是指工作区域的大小，包含图像和空白区域；图像大小则是指图像的像素大小。选择"图像"→"画布大小"命令，可以打开"画布大小"对话框，如图7-25所示。在该对话框中可以对画布的宽度、高度、定位和扩展背景颜色进行调整和设置。

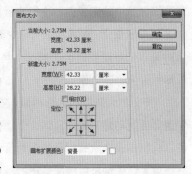

图7-25 "画布大小"对话框

在图7-25中，"当前大小"显示的是文档的实际大小，以及图像的宽度和高度的实际尺寸。"新建大小"是指修改画布尺寸后的大小。当输入的宽度和高度的值大于原始画布尺寸时，画布大小会增加；当输入的宽度和高度的值小于原始画布尺寸时，画布大小会减小，此时，Photoshop会裁切超出画布区域的图像。当选中"相对"复选框时，宽度和高度选项中的数值将代表实际增加或者减少的区域的大小，而不再代表整个文档的大小。输入正值表示增加画布大小，例如，设置宽度为 20 cm，则画布会在宽度方向上增加 20 cm; 输入负值表示减小画布大小，例如，设置高度为 –20 cm，则画布会在高度方向上减小 20 cm。"定位"用来设置当前图像在新画布上的位置，单击不同的方格，可以指示当前图像在新画布上的位置。"画布扩展颜色"是指填充新画布的颜色，可以在下拉列表中选择填充新画布的颜色。如果图像的背景是透明的，则"画布扩展颜色"选项将不可用，此时新增加的画布也是透明的。

2. 画布的旋转

选择"图像"→"图像旋转"命令，可以对画布进行旋转或者翻转。"图像旋转"和"变换"是不同的，"图像旋转"菜单下的命令针对的是整个画布，而"变换"菜单下的命令则是针对单个对象，也就是针对的是图层中的图像。在"图像"→"图像旋转"菜单下提供了一系列旋转画布的命令，包括 180 度、90 度顺时针、90 度逆时针、任意角度、水平翻转画布、垂直翻转画布等。图 7–26 所示为原图，图 7–27 所示为执行"水平翻转画布"操作后的效果。

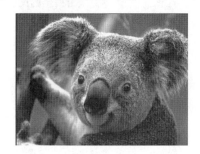

图 7–26　原图

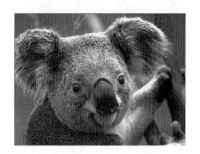

图 7–27　水平翻转效果

选择"图像"→"图像旋转"→"任意角度"命令，可以任意角度旋转画布，此时将弹出"旋转画布"对话框，如图 7–28 所示。在该对话框中可以设置图像旋转的角度和方式（顺时针或逆时针），让图像按指定的角度和方式精确旋转画布。图 7–29 所示为将图像顺时针旋转 45 度后的效果图。

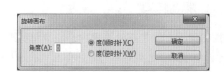

图 7–28　"旋转画布"对话框

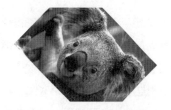

图 7–29　顺时针翻转 45 度的效果

3. 图像的裁剪

裁剪图像是指使用裁剪工具将部分图像裁切掉，从而实现图像尺寸的改变。通过裁剪图像可以调整图像的大小，获得更好的构图。例如，当使用数码照相机拍摄照片或将老照片进行扫描时，可以使用裁剪工具裁剪掉多余的内容，使画面的构图更加完美。裁剪图像主要使用裁剪工具（Crop Tool）、裁剪（Crop）命令和裁切（Trim）命令来完成。

（1）裁剪工具。选择"裁剪工具"，调出其选项栏，将光标移至图像中，单击并按住鼠标左键并拖动，将在画面中绘制出一个矩形控制框，通过拖动控制框四周的控制柄调整裁剪控制框的大小和位置，此时可看到裁剪控制框外部的图像变暗显示。选择好要保留的部分后，按【Enter】键或双击即可完成裁剪。

（2）"裁剪"命令。在创建选区或者激活"裁剪工具"的前提下，选择"图像"→"裁剪"命令，将在图像周围出现裁剪框，拖动裁剪框可以完成对图像的裁剪操作。

（3）"裁切"命令。"裁切"是 Photoshop 另外一种特殊的裁剪方法，是指裁剪图像的空白边缘。当图像四周出现空白内容时，可以通过"裁切"命令将其去除，而不必使用"裁剪工具"经过选取裁剪范围才能裁剪。选择"图像"→"裁切"命令，弹出"裁切"对话框，在当中可以对要裁切的具体内容进行设置。

可见，"裁剪工具"或"裁剪"命令在原理上都是把图像沿着已经绘制好的选区作为新图像的边缘进行剪切，而"裁切"命令则不需要预先绘制好选区，可通过裁切周围的透明像素或指定颜色的背景像素来裁剪图像。例如，拍摄出来的照片往往有一定的留白，使用"裁切"命令切掉留白区域可以让照片更加美观。

7.3 Photoshop 图像绘制与编辑

在绘制图像的过程中，经常会发现导入的素材图像不能完全满足用户的需求，此时就需要对图像进行绘制和修饰。Photoshop 为用户提供了强大的绘制工具和修饰工具，让使用者能够制作出完美的图像效果。

7.3.1 选取绘图颜色

在计算机绘图中要使图像画面更加完美，颜色的选取是关键。Photoshop 为了能够更完善地对图像的色彩进行处理，对点阵式图像定义了多种不同的颜色模式，包括 RGB、CMYK、位图模式、灰度模式、Lab 颜色模式、"多通道"模式、HSB 模式、"双色调"模式等。

绘制和编辑

不同的颜色模式定义的颜色范围不同，其通道数目和文件大小也不同，每种模式的图像描述和重现色彩的原理及所能显示的颜色数量是不同的。下面介绍几种常用的颜色模式，以便用户更好地处理色彩。

1. 颜色模式

颜色模式决定了用来显示和打印图像的颜色表示方法，通过将自然界中的颜色信息描述成数值数据，从而使颜色信息能够在不同的媒介（如显示器、打印机）中都能够得到正确的还原。

人们在描述颜色时往往用 "中国红""海军蓝" 等感性的称呼，但是在计算机中必须使用客观的数据加以实现，例如中国红就被定义成 CMYK: C0, M100, Y100, K10，这组数据表示使用 0% 的青色、100% 的洋红色、100% 黄色和 10% 的黑色可还原出中国红的颜色。CMYK 就是一种常用的表示颜色的模式。

（1）RGB 模式。RGB 模式被称为"真彩色"，是 Photoshop 中默认使用的颜色，也是比较常见的颜色模式，为编辑高质量的彩色图像提供了必不可少的手段，无论是扫描输入的图像，还是绘制的图像，一般都采用 RGB 模式存储。因为在 RGB 模式中，用户可以使用 Photoshop 中所有的命令和滤镜，而且 RGB 模式的图像文件比CMYK 模式的图像文件要小很多，可以有效节省所占用的存储空间。如图 7-30 所示，

颜色模式的设置

RGB 模式是基于自然界中 3 种基色光的混合原理，将红（R）、绿（G）和蓝（B）3 种基色划分成 0（黑色）到 255（白色）的 256 个强度值。当不同强度值的基色混合后，在 8 位 / 通道的图像中，便会产生出 256×256×256 种颜色，约为 1 670 万种。例如，海军蓝（Navy）的 RGB 颜色模式定义为：R 值为65，G 值为 105，B 值为 225。当 3 种基色的亮度值相等时，产生灰色；当 3 种亮度值都是 255 时，产生纯白色；而当所有亮度值都是 0 时，产生纯黑色。对于 48 位（16 位 / 通道）和 96 位（32 位 / 通道）图像，甚至可重现更多的颜色。

根据三基色原理，任何一种色光都可由 R、G、B 三基色按不同的比例相加混合而成。用基色光单位表示光的量，则在 RGB 色彩空间，任意色光 F 都可以用 R、G、B 三色不同分量的相加混合而成：F=r[R]+g[G]+b[B]。所以 RGB 模式产生颜色的方法又称色光加色法。

（2）CMYK 模式。CMYK 颜色模式（见图 7-31）是一种印刷模式。由分色印刷的 4 种颜色组成，其中 4 个字母分别指青（Cyan）、洋红（Magenta）、黄（Yellow）、黑（Black），在印刷中代表 4 种颜色的油墨。

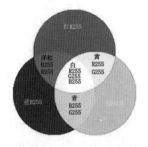

图 7-30　RGB 色彩模式

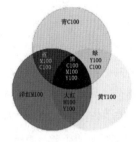

图 7-31　CMYK 色彩模式

在 CMYK 模式下，可以为每个像素的每种印刷油墨指定一个百分比值。为最亮（高光）颜色指定的印刷油墨颜色百分比较低；而为较暗（阴影）颜色指定的百分比较高。例如，"中国红"色包含 0% 青色、100% 洋红、100% 黄色和 10% 黑色。在 CMYK 图像中，当 4 种分量的值均为 0% 时，就会产生纯白色。

CMYK 模式在本质上与 RGB 模式没有什么区别，只是产生色彩的原理不同，在 RGB 模式中由光源发出的色光混合生成颜色，RGB 模式产生颜色的方法称为色光加色法，而在 CMYK 模式中由光线照到有不同比例 C、M、Y、K 油墨的纸上，部分光谱被吸收后，反射到人眼的光产生颜色。由于 C、M、Y、K 在混合成色时，随着 C、M、Y、K 4 种成分的增多，反射到人眼的光会越来越少，光线的亮度会越来越低，所以 CMYK 模式产生颜色的方法又被称为色光减色法。

由于 CMYK 模式的图像文件不仅占用的存储空间较大，且很多滤镜都不能使用，所以在处理图像时一般不采用 CMYK 模式，而只有在印刷时才将图像转换成 CMYK 模式的图像。

（3）位图（Bitmap）模式。位图模式只用黑和白两种颜色来表示图像中的像素，位图模式的图像又称黑白图像。每个像素只包含 1 位数据，占用的存储空间较小。因为其深度为 1，也称为一位图像。由于位图模式只用黑白色来表示图像的像素，在将图像转换为位图模式时会丢失大量细节。

（4）灰度（Grayscale）模式。灰度模式可以表现出更丰富的色调，但也只能表现黑白图像。灰度模式在图像中使用不同的灰度级。在 8 位图像中，最多有 256 级灰度，从而使黑白图像表现得更完美。灰度图像中的每个像素都有一个 0（黑色）到 255（白色）之间的亮度值。在 16 和 32 位图像中，图像中的级数比 8 位图像要大得多。灰度值也可以用黑色油墨覆盖的百分比来度量（0% 等于白色，100% 等于黑色）。使用黑白或灰度扫描仪生成的图像通常以灰度模式显示。

（5）Lab 模式。Lab 颜色模式是 Photoshop 内部的颜色模式，用于不同颜色模式之间的转换。它以一个亮度分量 L 及两个颜色分量 a 与 b 来表示颜色。其中，L 的取值范围为 0 ~ 100，a 分量代表由绿色到红色的光谱变化，b 分量代表由蓝色到黄色的光谱变化，并且 a 和 b 分量的取值范围均为 -128 ~ 127。

Lab 颜色模式的图像由 3 个通道组成，每个像素有 24 位的分辨率，所以，Lab 模式是目前所有模式中包含色彩范围（称为色域）最广的颜色模式，能毫无偏差地在不同系统和平台之间进行交换。

2. 设置绘图颜色

在绘图之前，首先要做的就是选取绘图颜色，也称设置绘图颜色。只有先选取一种绘图颜色后，才能制作出用户想要的效果。Photoshop 有多种方法设置绘图颜色，包括工具箱、吸管工具、"拾色器"、"颜色"面板和"色板"面板等。

（1）使用"拾色器"设置前景色和背景色。前景色是用于显示当前绘图工具的颜色，而背景色则是用于显示图像的底色。默认情况下，前景色是黑色，背景色是白色。在工具箱下端有两个叠放在一起的颜色色块，这是一个颜色工具，叠放在上一层的称为"前景色"，下一层的称为"背景色"。用户可以通过该工具设置当前使用图像的前景色和背景色、切换前景色和背景色以及恢复默认的颜色设置。

单击前景色或背景色图标，在弹出的"拾色器"对话框（见图 7-32）中可以将前景色和背景色设置为其他的颜色。

在图 7-32 中，单击"颜色库"按钮，即可打开"颜色库"对话框，其中显示了所选颜色对应的色标。单击"添加到色板"按钮则可打开"色板名称"对话框，在"名称"文本框中输入新色板的名称，完成后单击"确定"按钮，便可将选择的颜色添加到"色板"面板中。

（2）使用"颜色面板"设置颜色。使用"颜色"面板可以方便地设置当前使用的前景色和背景色。选择"窗口"→"颜色"命令即可弹出"颜色"面板。"颜色"面板的功能与"拾色器"对话框的功能相似，在该面板中包含前景色、背景色、取代色和色彩滑块。"颜色"面板提供的是 RGB 颜色模式的滑块，如图 7-33 所示。

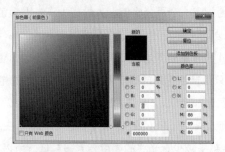
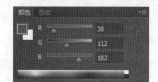

图 7-32 "拾色器"对话框　　　　图 7-33 "颜色"面板

此时，"颜色"面板中默认显示当前选择的前景色和背景色，若要选择其他颜色，可以分别拖动 R、G、B 滑块来改变颜色，在图 7-33 中此时前景色色块的边缘出现黑色线框，所以表示当前选择的是前景色，若要调整背景色则在"颜色"面板中单击左上角的背景色色块，使其边缘出现黑色线框，再拖动滑块调整颜色。

（3）使用"色板"面板设置颜色。使用"色板"面板可以更快速地选取颜色，在"色板"面板中，颜色都是预先设置好的，用户只能从中选取颜色而不能自己调配颜色。选择"窗口"→"色板"命令即可打开"色板"面板，如图 7-34 所示。此外，用户也可以先打开"颜色"面板，然后通过切换上方的选项卡而打开"色板"面板。单击"色板"面板右下方的"新建"按钮，在弹出的"色板名称"对话框中输入名称，然后单击"确定"按钮，就可以将当前使用的颜色进行保存。

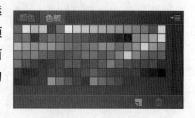

图 7-34 "色板"面板

经过多次颜色调整后，色板中的颜色块会发生很大的变化，如果想恢复"色板"面板在 Photoshop 中的默认状态，可以单击面板控制按钮，然后在弹出的控制菜单中选择"复位色板"命令，在弹出的提示对话框中单击"确定"按钮即可。

（4）使用"吸管工具"选择颜色。利用"吸管工具"可以从图像中的任意位置直接选取颜色。使用"吸管工具"选择颜色时，选择"吸管工具"，然后将光标移动到图像中，在需要的颜色上单击即可选择图像中该取色位置的颜色作为新的前景色，若要将"吸管工具"选取的颜色作为背景色，可在单击的同时按住【Ctrl】键来实现。利用"吸管工具"的工具属性栏还可以设置取样大小等取色方式，以方便用户更精确地选取颜色。

7.3.2　设置工具选项

Photoshop 的基本绘图工具能够完成图像的自由绘制，每一种绘图工具都有自己的参数，但是在众多的绘图工具中，大部分参数的特性都类似，如"模式""不透明度"和"流量"等参数。下面将介绍常用的几种绘图工具的参数设置方法。

1. 模式

模式是通过颜色的混合从而获得一些特殊的效果。色彩混合模式是将当前绘制的颜色与图像原有的底色以某种模式进行混合，从而产生一种新的颜色效果。不同的色彩混合模式可以产生不同的色彩效果。

绘图工具中的色彩混合模式和"图层"面板中的色彩混合模式基本相同，下面主要介绍画笔色彩混合模式。

画笔色彩混合模式包含"正常"模式、"溶解"模式、"背后"模式、"变暗"模式、"颜色加深"模式、"深色"模式、"颜色"模式和"明度"模式等多种不同的模式。

打开"模式"选项的操作方法主要有以下两种：

第一种，打开绘图工具中的"模式"选项，单击"模式"右侧的下三角按钮，便可以弹出"模式"下拉菜单，如图 7-35 所示。

第二种，打开"图层"面板中的"模式"选项，单击"图层"面板中模式右侧的下三角按钮，弹出"模式"下拉列表，如图 7-36 所示。

2. 不透明度

在绘画工具的属性栏中有一个"不透明度"参数，在其文本框中可以输入 0% ～ 100% 的整数数值调整"不透明度"，输入的数值越小，其透明度越大。也可以单击其文本框后面的下三角按钮，通过拖动滑块对该参数进行调整。

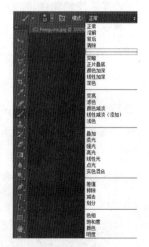

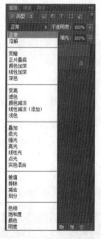

图 7-35　绘画工具中的"模式"选项　　　　　图 7-36　"图层"面板中的"模式"选项

3. 流量

在"画笔工具""历史记录画笔工具""橡皮擦工具"等绘图工具的属性栏中都有"流量"参数，利用该参数可以调整选定颜色的流量比例。设置该参数时，可以在文本框中输入数值，也可以拖动滑块进行调整，其取值范围为 1% ～ 100%。"流量"值越小，所绘制的颜色越浅。

4. 杂色

"杂色"选项可以使绘制后的图像产生粗糙的小颗粒，利用此功能可以制作出特殊的艺术效果。

5. 湿边

"湿边"选项可以使绘制出的图像像水彩画一样，产生湿边线条效果。此参数在"画笔工具""历史记录画笔工具"和"加深工具"中提供。该参数只需在"画笔"面板中选中"湿边"复选框即可。

7.3.3 使用绘画工具

Photoshop 的基本绘图工具能够完成图像的自由绘制，在很大程度上拓宽了图像处理的空间，增加了软件使用的灵活性。绘图类工具包括"铅笔工具""画笔工具""颜色替换工具""历史记录画笔工具"和"橡皮擦工具"等。

1. 铅笔工具

"铅笔工具"用来绘制边缘很硬的线条，它绘制出的是硬边画笔的笔触，所画出的曲线是硬直的，有棱角的。对于像素点而言，铅笔线条只存在有和没有两种情况，所以铅笔画的斜线条边缘一定存在明显的锯齿。

在"铅笔工具"选项栏（见图 7-37）中可以设置画笔的直径，即粗细；设置画笔的模式和不透明度。其中不透明度表示颜色的遮盖程度。以 100% 的不透明度绘制的线条为纯色线条，将完全遮挡下面的图像。画笔的模式用来绘制各种各样的变化效果。实际上模式的作用就是由当前画笔使用的前景色（混合色）与图像本身颜色（基色）之间的相互作用而产生的不同效果变化（结果色）。这些变化分别代表了颜色间的不同合成效果。

图 7-37　"铅笔工具"/"画笔工具"选项栏

例如正常模式下混合色正常地绘制每个像素，使之成为结果色；溶解模式下结果色根据不透明度设置，用基色或混合色随机替换像素，成为结果色。不透明度为 100% 时，效果和正常模式相同；背后模式下仅以混合色在透明像素上绘制；清除模式下沿线条清除相应色素的内容，使之透明；颜色模式下用基色的光度和混合色的色相、饱和度创建结果色。这种模式对灰度图像上色非常有用。效果如图 7-38 所示。

2. 画笔工具

"画笔工具"的使用方法和铅笔工具相同，但"画笔工具"提供了比"铅笔工具"更多的选择，可以绘制出更多较为标准的笔触效果，绘制更多效果的线条。除了可以和"铅笔工具"一样利用工具选项栏进行画笔宽度（直径）、硬度（所画线条边缘的柔滑程度）、模式和不透明度设置外，Photoshop 还提供了"画笔"面板（见图 7-39），在其中可以对画笔样式进行多方位的设置。如画笔的动态形状、散布和纹理等。也可以通过画笔面板右侧的弹出菜单选择除了标准的圆形画笔外的多重样式画笔。

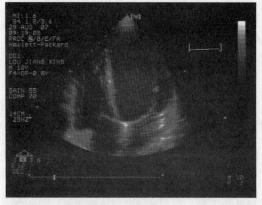

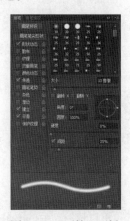

图 7-38　利用铅笔 / 画笔的颜色模式为图像上色　　　图 7-39　"画笔"面板

3．橡皮擦工具

"橡皮擦工具"的作用是擦去图像原有的颜色，如果在背景层上操作，将代之以背景色颜色；如果在非背景层上操作，将代之以透明色。

从"橡皮擦工具"选项栏中可以看到，"橡皮擦工具"共有 4 种不同的工作模式：画笔、铅笔、块和喷枪。除块模式外，其他 3 种模式的用法与各种笔的用法几乎一致：都需要选择相应的画笔，可以控制不透明度等。不同的是各种笔工具是用前景色来绘图，而"橡皮擦工具"是以背景色或透明色来绘图。另外，"橡皮擦工具"选项栏中，还有一个"抹到历史记录"的开关选项，可以用来将图像的某一部分擦回到指定的历史记录步骤。

除了橡皮擦工具外，Photoshop 还提供了背景色橡皮擦工具以及魔术橡皮擦工具，它们的用法和橡皮擦工具基本类似。背景色橡皮擦工具可以背景色作为取样颜色，擦除图像中与之相近的颜色。魔术橡皮擦的功能类似于"魔棒工具"加"橡皮擦工具"的效果，可以擦出指定容差范围内的颜色。

4．混合器画笔工具

使用"混合器画笔工具"可以使没有绘画基础的用户轻松绘制出具有水粉画或者油画风格的图像，而对于有一定美术功底的用户来说，则可以如虎添翼。"混合器画笔工具"在画笔工具组中，右击"画笔工具"，在弹出的列表中选择"混合器画笔工具"，属性栏会自动切换到相应的状态。

5．历史记录画笔工具

"历史记录画笔工具"通过重新创建指定的源数据来绘制图像，从而恢复图像效果。"历史记录画笔工具"如同一个还原器，可以将图像恢复到某个历史状态下的效果。选择"历史记录画笔工具"，在属性栏中设置画笔大小、模式等参数后，按住鼠标左键不放，在图像中需要恢复的位置拖动，鼠标光标经过的地方即可恢复为图像的原貌，而图像中未被修改过的区域将保持不变。

7.3.4　调整图像色彩和色调

图像色彩和色调的控制是处理图像的关键。色彩和色调的调整主要是对图像的明暗度、对比度、饱和度及色相等进行调整。只有有效控制图像的色彩和色调，才能绘制出高品质的作品。

在 Photoshop 中将色彩和色调的主要调整命令以图标按钮的形式集合到一个面板中，当单击某个调整按钮时，系统会在"图层"面板中自动添加对应的调整图层，并可以实

调整图像色彩

时和动态地调整面板进行相关参数的选择和设置。Photoshop 还增加了新的调整命令和很多图像调整预设选项，用户可以轻松使用相关图标按钮和预设选项快速调整出需要的图像效果，能大大简化图像调整的过程。

1．调整色彩平衡

调整色彩平衡以移去不需要的色痕（指图像中由于出现的明显的不需要的色彩，而导致的偏色）或者校正过度饱和或不饱和的颜色。

调整色彩平衡的方法包括："自动颜色"命令，它能快速校正图像中的色彩平衡；"匹配颜色"命令，它能将一张照片中的颜色与另一张照片相匹配，将一个图层中的颜色与另一个图层相匹配，将一个图像中选区的颜色与同一个图像或其他图像中的另一个选区相匹配，该命令还可调整亮度和颜色范围并中和图像中的色痕；"色彩平衡"命令，用来更改图像中所有的颜色混合；"色相／饱和度"命令，用来调整整个图像或单个颜色分量的色相、饱和度和亮度值。"替换颜色"命令，用来将图像中的指定颜色替换为新颜色值。"可选颜色"命令，用来调整单个颜色分量的印刷色数量。"通道混合器"命令，用来修改颜色通道并进行使用其他颜色调整工具不易实现的色彩调整。"色阶"命令，通过为单个颜色通道设置像素分布来调整色彩平衡。"曲线"命令，它对于单个通道，为高光、中间调和暗调调整最多提供 14 个点的控制。"照片滤镜"命令，通过模拟在照相机镜头前安装 Kodak Wratten 滤镜时所达到的摄影效果来调整颜色。

2. 常用的图像色彩调整命令

（1）自动色阶、自动对比度、自动颜色和色调均化。在进行图像调整工作时，可以首先利用 Photoshop 提供的在总体上对图像进行快速调整的命令，对图像的颜色和色调进行快速而又简单的总体调整。包括自动色阶、自动对比度、自动颜色和色调均化命令。

其中自动色阶命令自动调整图像中的黑场和白场。它剪切每个通道中的暗调和高光部分，默认情况下，它剪切白色和黑色像素的 0.5%，即在标识图像中的最亮和最暗像素时忽略两个极端像素值的前 0.5%，并将每个颜色通道中最亮和最暗的像素映射到纯白（色阶为 255）和纯黑（色阶为 0），中间像素值按比例重新分布。因此，使用"自动色阶"会增加图像的对比度，因为像素值会扩展，而不是像在对比度较小的图像中那样被压缩。在像素值平均分布并且需要以简单的方式增加对比度的特定图像中，自动色阶命令可以提供较好的结果。但需要注意的是，因为自动色阶命令单独调整每个颜色通道，所以可能会移去颜色或产生色痕。

"自动对比度"命令自动调整 RGB 图像中颜色的总体对比度和混合。因为自动对比度不单独调整通道，所以不会引入或消除色痕。和"自动色阶"命令类似，它剪切图像中的暗调和高光值，然后将图像剩余部分的最亮和最暗像素映射到纯白（色阶为 255）和纯黑（色阶为 0）。这会使高光看上去更亮，暗调看上去更暗。"自动对比度"命令可以改进许多摄影或连续色调图像的外观，但不能改进单色图像。

"自动颜色"命令通过搜索实际图像来标识暗调、中间调和高光，以调整图像的对比度和颜色。默认情况下，"自动颜色"命令使用 RGB 128 灰色这一目标颜色来中和中间调，并将暗调和高光像素剪切 0.5%。

"色调均化"命令可重新分布图像中像素的亮度值，以便它们更均匀地呈现所有范围的亮度级。在应用此命令时，Photoshop 查找图像中最亮和最暗的值并重新映射这些值，以使最亮的值表示白色，最暗的值表示黑色。之后 Photoshop 尝试对亮度进行色调均化处理，即在整个灰度范围内均匀分布中间像素值。例如当扫描的图像显得比原稿暗，可以使用"色调均化"命令来平衡这些值以产生较亮的图像。

（2）变化。"变化"命令通过显示图像的缩览图，使用户可以调整图像的色彩平衡、对比度和饱和度。此命令对于不需要精确色彩调整的平均色调图像最为有用。

选择"图像"→"调整"→"变化"命令，弹出"变化"对话框，如图 7-40 所示。对话框左上方的两个缩览图显示原始选区（原图）和包含当前选定的调整内容的选区（当前挑选）。第一次打开该对话框时，这两个图像是一样的。随着调整的进行，"当前挑选"图像将随之更改以反映所进行的处理。

首先选择图像中要调整的对象是暗调、中间调或高光，即指定要调整暗图像的区域、中间区域还是亮区域。也可以选择饱和度来更改图像中的色相饱和度。然后拖动"精细/粗糙"滑块确定每次调整的量，将滑块移动一格可使调整量双倍增加。如果要将某种颜色添加到图像，可以通过单击相应的颜色缩览图。若要减去一种颜色，则单击与其相反颜色的缩览图。亮度的调整方法类似。图像调整产生的效果是累积的。例如，单击"加深红色"缩略图两次将应用两次调整。在每单击一个缩览图时，其他缩览图都随之会更改，3 个"当前挑选"缩略图总是反映当前的选择情况。

（3）色阶。"色阶"对话框（见图 7-41）就是通过调整图像的暗调、中间调和高光等强度级别，校正图像的色调范围和色彩平衡。"色阶"直方图用作调整图像基本色调的直观参考。

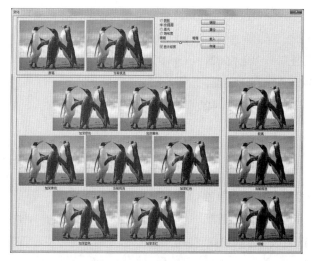

图 7-40 "变化"对话框

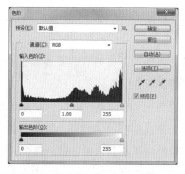

图 7-41 "色阶"对话框

对话框中直方图外面的两个"输入色阶"滑块将黑场和白场映射到"输出"滑块的设置。默认情况下，"输出"滑块位于色阶 0（像素为全黑）和色阶 255（像素为全白）。因此，在"输出"滑块的默认位置，移动黑场滑块会将像素值映射到色阶 0，移动白场滑块会将像素值映射到色阶 255。剪切像素会导致其余色阶在色阶 0 和 255 之间自行重新分布，从而增加了图像的总体对比度。中间的"输入"滑块可用于调整图像的灰度系数。它会移动中间调（色阶 128），并更改灰色调的强度值，但不会明显改变高光和暗调。向左移动可使整个图像变亮，它将较低（较暗）色阶向上映射到"输出"滑块之间的中点色阶；向右移动会产生相反的效果，使图像变暗。

对话框右下角有 3 个吸管，用于在图像中设置黑场、灰场和白场。当用吸管工具将某个像素的色调值转换到黑场（0）或白场（255）时，像素值的转换量会应用于图像中的所有像素，即所有的像素值都会以相同的量向上或向下转换，因此使用吸管工具可以方便地校正图像偏色。

在调整的过程中可利用"直方图"调板查看调整前后的直方图。需要注意的是，结果色阶调整的像素常会出现颜色饱和度的变化，通常是饱和度降低，色阶调整后往往需要使用"色相 / 饱和度"命令增加饱和度、降低明度。

（4）曲线。曲线调整就是使用标准的、非线性的伽玛曲线来修正图像。伽玛值为 1，则伽玛曲线为恒等曲线，它对图像没有影响。增加伽玛值（大于 1），通常会使图像整体变亮，并会增强该图像较暗区域的对比度。降低伽玛值（小于 1）通常会使图像整体变暗，并会增强该图像较亮区域的对比度。

（5）暗调 / 高光。"暗调 / 高光"命令主要用于调整由于强逆光而形成剪影的逆光照片、校正由于太接近照相机闪光灯而有些发白的局部过曝照片和高反差照片。这类照片共同的特点是大量的像素集中于高光或暗调区域，或者两者兼而有之，最能体现图像细节的中间调区域像素严重不足。

（6）亮度 / 对比度。对比度是一个用来标识图像中最亮和最暗部分之间差异程度的术语。如果图像所包含的像素强度值只分布在一个狭小的区间内（如 100 ~ 150），那么该图像的对比度就较差。相反，如果分布在一个较宽的范围内，那么该图像的对比度就比较好。

在对比度调整操作中，每个像素强度由对比度值来衡量，通过更改该值把强度值在一个更宽或更窄的范围内重新分配。增加对比度将使像素强度值扩展到一个更宽的范围，而减少对比度将使像素强度值压缩到一个更窄的范围。

"亮度 / 对比度"命令一般用于调整低反差图像，即像素色阶集中在直方图中部。

虽然"亮度／对比度"命令简单直观，但是使用不当，很容易造成色阶溢出，使图像在高光和暗调区域丢失细节。

（7）色相／饱和度。选择"图像"→"调整"→"色相／饱和度"命令，可以调整图像中特定颜色分量的色相、饱和度和亮度，或者同时调整图像中的所有颜色。"色相／饱和度"对话框如图7-42所示。

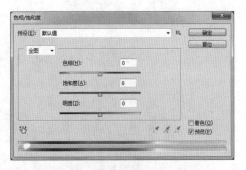

图7-42 "色相／饱和度"对话框

在"编辑"下拉列表选取要调整的颜色，或选取"全图"可以一次调整所有颜色。

在"色相／饱和度"对话框中显示有两个颜色条，每个颜色条实际上是首尾衔接的圆环，它们以各自的顺序表示色轮中的颜色。上面的颜色条显示调整前的颜色，下面的颜色条显示调整如何以全饱和状态影响所有色相。调整之后，下面圆环的颜色将取代上面圆环对应位置的颜色。

在"色相"文本框中输入一个值，或拖移色相滑块，直至出现需要的颜色。文本框中显示的值反映像素原来的颜色在色轮中旋转的度数。正值表示顺时针旋转，负值表示逆时针旋转。数值的范围可以从 –180 到 +180。

在"饱和度"文本框中输入一个值，或将饱和度滑块向右拖移增加饱和度，向左拖移减少饱和度。值的范围可以是 –100（饱和度减少的百分比，使颜色变暗）到 +100（饱和度增加的百分比）。

在"明度"文本框中输入一个值，或者向右拖移亮度滑块以增加亮度（向颜色中增加白色）或向左拖移以降低亮度（向颜色中增加黑色）。值的范围可以是 –100（黑色的百分比）到 +100（白色的百分比）。明度在全图调整状态下，用于消除图像像素之间的反差，并在 +100 和 –100 这两个极端处成为白色或黑色，彻底消除像素间的差别。在分色调整状态下，明度滑块用于减少颜色差别。但是引起相关颜色的饱和度减少，因此利用明度加亮或变暗某种颜色时，应该随时增加饱和度以保证颜色饱和度不变。

当在"编辑"下拉列表中选取个别颜色进行调整时，对话框中会在上面一个颜色条上显示 4 个色轮值（用度数表示）。它们与出现在这些颜色条之间的调整滑块相对应。两个内部的垂直滑块定义颜色范围。两个外部的三角形滑块显示了调整颜色时的羽化范围，可以使调整后的颜色平稳地融合到图像中。默认情况下，在选取颜色成分时所选的颜色范围是 30°宽，即两头都有 30°的羽化。羽化设置得太低会在图像中产生带宽。

使用对话框右下角的"吸管工具" ![吸管] 在图像中单击或拖移可以选择要调整的颜色范围。使用"添加到取样""吸管工具" ![吸管] 在图像中单击或拖移可扩展颜色范围。使用"从取样中减去"吸管工具 ![吸管] 缩小颜色范围在图像中单击或拖移。

利用"色相／饱和度"调整还可以实现对灰度图像着色或创建单色调效果。如果要对灰度图像着色，首先要通过"图像"→"模式"→"RGB 颜色"命令，将图像转换为 RGB 模式。然后打开"色相／饱和度"对话框，选择对话框中的"着色"选项。使用"色相"滑块选择一种新的颜色，使用"饱和度"和"明度"滑块，调整颜色的饱和度和明度。

（8）色彩平衡。"色彩平衡"命令用来更改图像的总体颜色混合。"色彩平衡"对话框由两部分组成："色彩平衡"和"色调平衡"。其中"色彩平衡"指图像的颜色变化，"色调平衡"指图像的明暗变化。

色彩平衡的原理非常简单，滑条两侧的颜色互为互补色，当一种颜色过多或过少时，可以通过减少或增加这种颜色达到色彩平衡，也可以通过增加或减少这种颜色的互补色实现平衡。色调平衡中的暗调、中间调、高光用来确定更改的色调范围，保持亮度用来防止图像的亮度值随颜色的更改而改变。

（9）匹配颜色。"匹配颜色"命令可以将一个图像（源图像）的颜色与另一个图像（目标图像）的特定元素的颜色相匹配，例如一个图像中人物的肤色必须与另一个图像中人物的肤色相匹配才能制作出合影的效果。

（10）替换颜色。使用"替换颜色"命令，可以选择图像中的特定颜色区域，然后用其他颜色替换。

（11）混合颜色通道。使用"通道混合器"命令，可以通过从每个颜色通道中选取它所占的百分比来创建高品质的灰度图像或高品质的棕褐色调或其他彩色图像，还可以进行用其他色彩调整工具不易实现的创意色彩调整。

"通道混合器"使用图像中现有（源）颜色通道的混合来修改目标（输出）颜色通道。颜色通道是代表图像（RGB 或 CMYK）中颜色分量的色调值的灰度图像，使用"通道混合器"，可以通过源通道向目标通道加减灰度数据。选择"图像"→"调整"→"通道混合器"命令，可以打开"通道混合器"对话框。

（12）渐变映射。"渐变映射"命令将相等的图像灰度范围映射到指定的渐变填充色，其原理是先将彩色图像的颜色去除，变成灰度图像，然后根据色阶与渐变条上颜色的对应关系，为每个色阶的像素赋予渐变条上相应的颜色。

例如，如果指定双色渐变填充，图像中的暗调映射到渐变填充的一个端点颜色，高光映射到另一个端点颜色，中间调映射到两个端点间的层次。

选择"图像"→"调整"→"渐变映射"命令，弹出"渐变映射"对话框，如图 7-43 所示。

单击"渐变映射"对话框中的渐变填充右边的三角形，选择所需的渐变填充方式。若要编辑当前显示在"渐变映射"对话框中的渐变填充，单击该渐变填充后就可在渐变编辑器中修改

默认情况下，图像的暗调、中间调和高光分别映射到渐变填充的起始（左端）颜色、中点和结束（右端）颜色。

选择对话框下方的"仿色"选项将在图像中添加随机杂色以平滑渐变填充的外观并减少带宽效果。选择"反向"选项可切换渐变填充的方向以反向渐变映射。

图 7-44 显示了原始的灰度图像和应用了"蓝、红、黄"方式的渐变映射后的效果图。

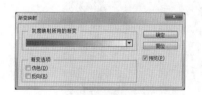

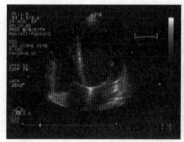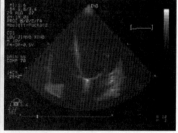

图 7-43　渐变映射调整对话框　　　　图 7-44　灰度图像和应用渐变映射后的效果图

（13）去色和反相。"去色"命令将彩色图像转换为相同颜色模式下的灰度图像。例如，它给 RGB 图像中的每个像素指定相等的红色、绿色和蓝色值，使图像表现为灰度。每个像素的明度值不改变。

"反相"命令反转图像中的颜色。在对图像进行反相时，通道中每个像素的亮度值都会转换为 256 级颜色值刻度上相反的值。例如，值为 255 的正片图像中的像素转换为 0，值为 5 的像素转换为 250。

（14）阈值。"阈值"命令可通过指定某个色阶作为阈值将灰度或彩色图像转换为高对比度的黑白图像，所有比阈值亮的像素转换为白色，而所有比阈值暗的像素转换为黑色。

选择"图像"→"调整"→"阈值"命令，打开"阈值"对话框，显示当前选区中像素亮度级的直方图。拖移直方图下面的滑块改变阈值色阶，图像将更改以反映新的阈值设置后的黑白图像效果。

阈值命令对确定图像的最亮和最暗区域也很有用，如果要识别代表性高光，可将滑块向最右端拖移直至图像变成纯黑色后，将滑块缓慢向中心拖移至一些纯白色区域出现在图像中，然后将颜色取样器置于其中一

个区域上，利用信息调板读数就可确定高光的值。识别暗调方法类似，不同的是先将滑块向最左端拖移直至图像变成纯白色，再将滑块缓慢向中心拖移直至一些纯黑色区域出现在图像中，然后将颜色取样器置于其中一个区域上进行读数。

3. 图像色调调整

图像色调调整是指对图像明暗度的调整，调整图像的色调可以使用"色阶""自动色调""自动对比度""自动颜色"和"曲线"等命令。

（1）色阶。使用"色阶"命令可以通过调整图像的明暗度来加强图像的反差效果，调整图像的色调范围和色彩平衡。该命令可以作用于整幅图像，也可以作用于图像的某一个选取范围、某一个图层或者某一个颜色通道。

像素点是图像组成的最基本单位，每个像素点具有唯一的颜色。根据色彩模型理论（如灰度模型、RGB 模型、CMYK 模型），色彩是由颜色组成分量的亮度值描述的。例如灰度模型中使用不同的灰度级来表示颜色，当色彩深度为 8 位时，将亮度划分成为 0 到 255 的 256 种梯度，也称为色阶。其中 0 表示黑色，255 表示白色，128 表示中间灰色。每个像素点具有唯一的灰度级，也称色阶、亮度或强度。

调整图像色调

打开一个图像文件，打开"通道"面板，选择"图像"→"调整"→"色阶"命令，或按【Ctrl+L】组合键，可以打开"色阶"对话框，如图 7–45 所示。

（2）"直方图"面板。如果用 X 轴表示强度标定（0 ~ 255），Y 轴表示图像中拥有某一特定强度值的像素个数，就形成了度量和说明图像的亮度特性的图表形式，即直方图。利用直方图可以进行图像分析和针对性的图像调整操作。Photoshop 中提供了专门的"直方图"调板（见图 7–46），用于显示图像的直方图信息。

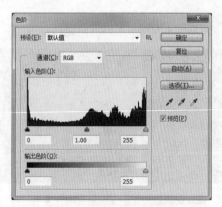

图 7–45 "色阶"对话框

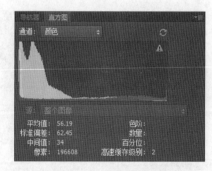

图 7–46 "直方图"面板

"直方图"面板上方显示了直方图的图形，下方为平均值等参数，其中平均值显示了当前直方图的平均值；标准偏差显示了层次值的变换幅度，该值越小，所有像素的层次分布越靠近平均值；中间值显示了层次值的中间值；像素显示了像素的总数目；色阶显示了当前光标处的强度值；数量显示了对应于当前光标色阶层次的像素数目；百分比显示了低于当前光标或选区色调的像素的累计数目，该值是以在整幅图像的总像素中所占的比例来表示的；高速缓存级别显示了图像高速缓存的设置。

直方图中的尖峰表示在某个色阶区域范围内堆积了大量的像素，预示着此区域像素反差极小，可能失去细节。调整的方法的是拓展其色阶，使反差增大，从而达到增加细节的目的。

（3）"曲线"命令。"曲线"命令可以调整图像的整个色调范围，此命令和"色阶"命令相似，但是却比"色阶"命令更精密，可以调整灰阶曲线中的任意一点。选择"图像"→"调整"→"曲线"命令，或者按【Ctrl+M】

组合键，可以打开"曲线"对话框，如图 7-47 所示。

（4）调整图像的色调。不是所有的图像都包括全部色调。比如有些图像特别亮，有些图像特别暗，还有一些图像中间调占主导地位。判断和控制图像的色调范围是调整图像的关键。根据图像的色调特征可将图像分为三类。

① 亮调图像。图像中亮调或 1/4 色调占较大比例。以亮调为主的图像，其中间调及暗调几乎不会被视觉所注意。为了强调这类图像的细微层次使之感觉不会过轻，通常可以把中间调及 3/4 色调压缩变暗，亮调图像及其调整如图 7-48 所示。

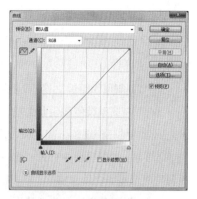

图 7-47 "曲线"对话框

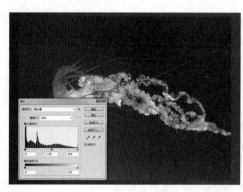
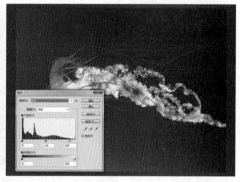

图 7-48 亮调图像及其调整

② 暗调图像。暗调图像是图像中最重要的层次，集中在较暗的区域。如果将 1/4 色调、中间调及 3/4 色调变量，可以达到改善图像暗调层次的目的，暗调图像及其调整如图 7-49 所示。

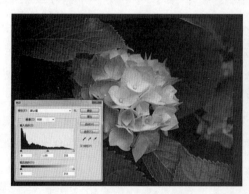
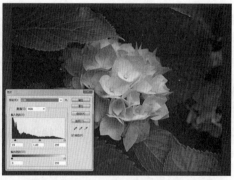

图 7-49 暗调图像及其调整

③ 中间调图像。中间调图像是指图像的色调有序地分布在从亮调到暗调的区域。如果将暗调层次略微压缩变暗，使亮调略微变亮，有利于表现中间调的层次，选择"图像"→"调整"→"色阶"命令，可以打开"色阶"对话框，在"预设"下拉菜单中可以选择相应的中间调图像调整命令，如图 7-50 所示。

（5）其他特殊色调调整。"特殊色调控制"命令可以改变图像的颜色和亮度值，还可以增强颜色和产生特殊效果。包括反相、色调均化、阈值、色调分离、去色、渐变映射等命令。这些命令通常只用于增强颜色和产生特殊效果，而不用于校正颜色。

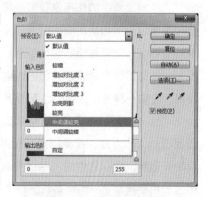

图 7-50 "色阶"对话框

4. 调整图像的注意事项

在利用 Photoshop 功能强大的工具进行增强、修复和校正图像中的颜色和色调时，需要注意以下一些事项：

（1）复制原始图像文件，应使用图像的备份进行工作，以便保留原件，以防万一需要使用原始状态的图像。

（2）在调整颜色和色调之前，使用仿制图章工具、图案图章工具、修复画笔工具和修补工具来仿制像素移去图像中的任何缺陷，如尘斑、污点和划痕。

（3）在扩展视图中打开"信息"或"直方图"面板，在评估和校正图像时，这两个面板上都会针对当前的调整显示重要的反馈信息。

（4）通过建立选区或者使用蒙版将颜色和色调调整限制在图像的一部分。

（5）使用调整图层来调整图像的色调范围和色彩平衡，而不是对图像的图层本身直接应用调整。

（6）当调整图像的颜色或色调时，某些图像信息会被扔掉，在考虑应用于图像的校正量时最好要谨慎。

（7）使用经过校准和配置的显示器。对于编辑关键图像，这是绝对必需的，否则显示器上看到的图像将与印刷时看到的有所不同。

🔵 7.3.5 修饰图像

图像的修饰与润色，是指对图像瑕疵部分的修复以及对图像局部颜色的调整，是对图像从整体到细节的艺术加工。图像的修饰包括图像的细节修饰、图像的修复、擦除以及图像的切片与变换等。Photoshop 提供了多种绘图效果的修饰工具，如模糊工具、锐化工具、图章工具等，使用这些工具可以实现许多传统绘画无法做到的修饰工作。

修饰图像（锐化、模糊和涂抹）

1. 模糊 / 锐化工具

"模糊工具"作用到图像时，可以减小作用区域像素间的颜色反差，使图像变得朦胧和柔和，起到凸显图像主体部分的作用。"模糊工具"选项栏中的"强度"数值框中的值越大，模糊效果越明显。"锐化工具"则正好相反，它通过增大相邻像素间的颜色反差来提高图像的清晰程度或聚焦程度，使图像产生清晰的效果。"锐化工具"选项栏中的"强度"数值框中的值越大，锐化效果越明显。

需要注意的是，使用"锐化工具"时，如果参数设置过大，很容易造成作用区域像素的颜色分离现象。此外，如果需要对较大范围的图像使用模糊和锐化效果时，滤镜菜单下的模糊和锐化滤镜会比这两个工具更加方便。

2. 涂抹工具

"涂抹工具"的作用是模拟手指进行涂抹绘制的效果。例如，在一幅没有干透的油画上用手指涂抹，则会在画面中沿手指运动的方向产生拖痕，这和"涂抹工具"的效果类似。"涂抹工具"的原理是提取最先单击处的颜色与鼠标拖动经过的颜色，将其融合挤压，以产生模糊的效果。使用"涂抹工具"可以沿鼠标拖动的方向涂抹图像中的像素，使图像呈现一种扭曲的效果。在 Photoshop 中，以"涂抹工具"在颜色的交接处作用，会有一种由于相邻颜色互相挤入而产生的模糊感。

"涂抹工具"选项栏与"模糊工具"和"锐化工具"选项栏类似。强度参数控制了"涂抹工具"作用在画面上的工作力度。强度越大，拖出的线条就越长，如果强度设置为 100%，则可以拖出无限长的线条，直至松开鼠标。选项栏中的"手指绘画"复选框用来控制涂抹工具所使用的颜色。选中该复选框，其作用效果相当于用手指蘸了一些前景色颜料，然后在画面上进行涂抹。

3. 仿制图章工具

"仿制图章工具"的功能是"克隆"图像中的内容到其他区域，使用"仿制图章工具"来修复照片构图时，它可以保留照片原有的边缘，不会损失部分图像。使用"仿制图章工具"时，先要按下【Alt】键，并用鼠标在图像中要复制的位置单击，然后松开【Alt】键，将光标移动到目标区域，拖动鼠标，便可以将前面用【Alt】+ 单击所定义的源内容复制到新的区域。

图像修复（修复画笔、仿制图章和图案图章）

在"图章工具"选项栏中，有一个"对齐的"复选框。选中这个复选框时，如果在复制的过程中松开鼠标，进行停顿，再次拖动复制时，复制的内容仍会与前面复制的内容保持相对的位置关系。如果取消选中，则停顿后复制的内容都将是用【Alt】键所定义的区域。

4. 图案图章工具

"图案图章工具"与"仿制图章工具"有相似之处，区别是"图案图章工具"不仅可以在图像中进行取样，还可以将 Photoshop 中自带的图案或者用户自定义的图案填充到图像中。在使用"图案图章工具"前，首先需要定义一个图案。这就需要用矩形选择工具在图像中制作一个矩形的没有羽化值的选择区域，然后选择"编辑"→"定义图案"命令将其确定为一个图案。定义好图案后，就可以用"图案图章工具"在图像内直接绘制（无须用【Alt】键定义复制内容），即可将图案一个挨一个整齐排列在图像当中。"图案图章工具"选项栏中同样有一个"对齐的"复选框，选择该选项时，无论复制过程中停顿多少次，最终的图案位置都会非常真切。而不选择该复选框时，一旦"图案图章工具"使用过程中发生停顿，再次开始时图案无法以原先的规则排列。

5. 减淡 / 加深 / 海绵工具

"减淡工具""加深工具"和"海绵工具"的作用是调节图像中的局部色调变化，调整图像色彩的明暗度和饱和度，从而对局部图像进行适当润色，使得图像效果更加完美。

"减淡工具"能表现图像中的高亮度效果，常用于调整图像特定区域的曝光度，使得区域色调协调性变亮。它类似于画素描时使用的小掸子，如果画得颜色过重，可以用它将多余的色粉掸掉，使色彩变得清亮一些。

"加深工具"的作用和"减淡工具"正好相反，使用"加深工具"可以改变图像特定区域的阴影效果，从而使得图像呈加深或者变暗显示，它会使某一部分的色彩加重。"加深工具"选项栏与"减淡工具"选项栏相同。

"海绵工具"主要用于精确地增加或减少图像的饱和度，使用它在特定的区域内涂抹，会自动根据不同图像的特点改变图像的颜色饱和度和亮度，利用"海绵工具"可以自如地调节图像的色彩效果。"海绵工具"有两种不同的工作方式，一种为加色，即增加图像的饱和度，使色彩变得更加鲜艳；另一种为去色，可以减小图像的饱和度，使画面显得暗淡一些。如果反复使用海绵的去色效果，可以使图像变成灰度。"海绵工具"的使用方法与"加深工具"和"减淡工具"类似，选择"海绵工具"，在选项栏中设置好相关参数后，按住鼠标左键进行涂抹即可。

6. 修复画笔 / 修补 / 红眼工具

"修复画笔工具"与"仿制图章工具"有相同之处，都需要在进行操作前从图像中取样。该工具可消除图像中的划痕及褶皱等瑕疵，所以常用"修复画笔工具"来校正瑕疵，使瑕疵消失在周围的图像中。与"仿制图章工具"一样，使用"修复画笔工具"可以利用图像或图案中的样本像素来绘画，使用时也先需要按【Alt】定义源区域。但是，"修复画笔工具"还可将样本像素的纹理、光照、透明度和阴影与源像素进行匹配，从而使修复后的像素不留痕迹地融入图像的其余部分。

通过使用修补工具，可以用其他区域或图案中的像素来修复选中的区域。像"修复画笔工具"一样，"修补工具"会将样本像素的纹理、光照和阴影与源像素进行匹配。选择"修补工具"后，先在图像中拖移以选择想要修复的区域，并在选项栏中选择"源"或"目标"单选按钮，然后拖移选区进行修复。如果在选项栏中选中了"源"单选按钮，则将选区边框拖移到想要从中进行取样的区域，松开鼠标按钮时，原来选中的区域被使用样本像素进行修补；如果在选项栏中选中了"目标"单选按钮，将选区边框拖移到要修补的区域，松开鼠标按钮时，新选中的区域被用样本像素进行修补。"修补工具"一般用于修复人物脸部的雀斑、痘痕等。

在用数码照相机拍摄人像时，有时会出现红眼现象，这是因为在光线较暗的环境中拍摄时，闪光灯闪光会使人眼的瞳孔瞬时放大，视网膜上的血管被反射到底片上，从而产生红眼现象。使用 Photoshop 提供的"红眼工具"可以快速地去除红眼，使用方法也非常简单，用"红眼工具"单击图像中的红眼区域即可。

7. 污点修复画笔工具

"污点修复画笔工具"的原理是将图像的纹理、光照和阴影等与所修复图像进行自动匹配。使用"污点修复画笔工具"不需要进行取样定义样本，只要确定需要修补的图像位置，然后在需要修补的位置单击并拖动鼠标，释放鼠标左键即可修复图像中的污点，这是它与"修复画笔工具"最根本的区别。"污点修复画笔工具"中具有智能化因素。使用智能化的内容识别功能可以使图像的修复更真实完美。

7.4　图层的应用

7.4.1　图层概述

图层处理功能是 Photoshop 系列软件的特色，使用图层可以创建各种图层特效，制作充满创意的作品。Photoshop 可以在一幅图像中建立多个图层，每个图层可以理解为一张透明的纸。若干图层放在一起，就像一层一层叠起来的透明的纸，每层透明的纸上都有不同的画面，在某一层纸上描画或修改时，不会影响和改变其他层纸上的图像。但是，由于图层是一层一层叠放的，当上面一层填充颜色或绘制图像时，会遮盖住它下面一层中的图像。可以通过交换图层的顺序来显示被遮盖住的图像。通过对图层的操作，可以方便快捷地修改图像，使图像编辑具有更大的灵活性。使用图层的特殊功能，可以创建很多复杂的图像效果。

默认情况下，图层中灰白相间的方格表示该区域是透明的。将图像中某部分内容删除后，该部分将变成透明，而不是显示背景色。

Photoshop 提供了"图层"面板（见图 7-51）用于图层的管理。

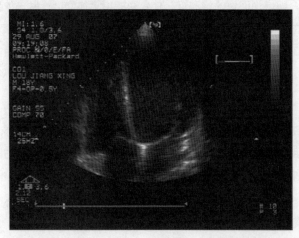
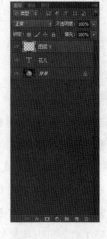

图 7-51　"图层"面板

7.4.2 图层的基本操作

1. 图层的创建、复制、删除、移动和隐藏

在"图层"面板的下方有一个"新建图层"按钮（▣），是用来建立新图层的。单击该图标，在"图层"面板中就会出现一个名为"图层 X"的空图层。

图层的基本操作

将要复制的图层拖动到"图层"面板下方的"新建图层"按钮上，就可以复制此图层，在"图层"面板上就会出现一个名为"副本"的新图层。

将图层拖动到"图层"面板下方的"垃圾桶"按钮上，可将此图层删除。

在"图层"面板中，将图层向上或向下拖移。当突出显示的线条出现在要放置图层的位置时，松开鼠标按钮，就可以实现图层顺序的调整。

在"图层"面板中，单击某个图层左侧的眼睛图标 ◉，就可以隐藏该图层中的内容，再次单击就可以恢复显示。

2. 图层的混合

在"图层"面板以及和图层有关的对话框中都有关于图层混合模式的设定。这和绘图工具的模式相同，都是用来控制当前图层和它下面的图层之间的像素的作用模式，即混合模式决定了如何根据上层和下层像素的值显示结果像素的值。

Photoshop 提供了多种图层混合模式，分成独立组（正常、溶解）、变暗组、变亮组、增强组、比较组和成分组等。每种混合模式都是基于一定的数学公式对上层像素的标准色彩值和下层像素的标准色彩值进行比较运算后得到结果像素的标准色彩值。其中标准色彩值是基于 0 到 1 之间的数。

1）独立组

（1）正常（Normal）：以实际值完全显示上层像素。

（2）溶解（Dissolve）：以实际值部分显示上层像素。从上层中随机抽取一些像素作为透明，使其可以看到下层，随着上层透明度越低，可看到的下层区域越多。如果上层完全不透明，则效果和正常不会有任何不同。

2）变暗组

（1）变暗（Darken）：B<=A: C=B；B>=A: C=A。

A 代表了上面图层像素的色彩值，B 代表下面图层像素的色彩值。该模式通过比较上下层像素后取相对较暗的像素作为输出。注意，每个不同的颜色通道的像素都是独立的进行比较，色彩值相对较小的作为输出结果。

（2）正片叠底（Multiply）：C=A*B。

该效果将两层像素的标准色彩值相乘后输出；其效果可以形容成：两个幻灯片叠加在一起然后放映，透射光需要分别通过这两个幻灯片，从而被削弱了两次。

（3）颜色加深（Color Burn）：C=1–(1–B)/A。

如果上层越暗，则下层获取的光越少；如果上层为全黑色，则下层越黑；如果上层为全白色，则根本不会影响下层。结果最亮的地方不会高于下层的像素值。

（4）线形加深（Linear Burn）：C=A+B–1。

如果上下层的像素值之和小于 255，输出结果将会是纯黑色。

3）变亮组

（1）变亮（Lighten）：B<=A: C=A；B>A: C=B。

取色彩值较大的，也就是较亮的值作为输出结果。

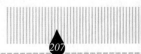

（2）滤色（Screen）：C=1-(1-A)*(1-B)。

将上下层像素的标准色彩值反相后相乘输出，输出结果比两者的像素值都要亮。其效果就如同两台投影机分别对其中一个图层进行投影后，然后投射到同一个屏幕上。

（3）颜色减淡（Color Dodge）：C=B/(1-A)。

该模式下，上层的亮度决定了下层的暴露程度。如果上层越亮，下层获取的光越多，也就是越亮。如果上层是纯黑色，也就是没有亮度，则根本不会影响下层。如果上层是纯白色，则下层全部为白色。

（4）线形减淡（Linear Dodge）：C=A+B。

将上下层的色彩值相加，结果将更亮。

4）增强组

（1）叠加（Overlay）：B<=0.5: C=2*A*B; B>0.5: C=1-2*(1-A)*(1-B)。

依据下层色彩值的不同，该模式可能是正片叠底，也可能是滤色模式。上层决定了下层中间色调偏移的强度。上层比50%灰暗，下层的中间色调将向暗调方向偏移，上层比50%灰亮，则下层的中间色调将向亮调方向偏移。

（2）强光（Hard Light）：A<=0.5: C=2*A*B; A>0.5: C=1-2*(1-A)*(1-B)。

如过上层的颜色高于50%灰，则下层越亮，反之越暗。

（3）柔光（Soft Light）：A<=0.5: C=(2*A-1)*(B-B*B)+B; A>0.5: C=(2*A-1)*(sqrt(B)-B)+B。

结果将是一个非常柔和的组合。

（4）亮光（Vivid Light）：A<=0.5: C=1-(1-B)/2*A; A>0.5: C=B/(2*(1-A))。

在高亮和阴暗处增加了对比度。可认为阴暗处应用 Color Burn 和高亮处应用 Color Dodge。

（5）线形光（Linear Light）：C=B+2*A-1。

相对于前一种模式而言，该模式增加的对比度要弱些。其类似于 Linear Burn，只不过是加深了上层的影响力。

（6）点光（Pin Light）：B<2*A-1: C=2*A-1; 2*A-1<B<2*A: C=B; B>2*A: C=2*A。

中间调几乎是不变，两边是 Darken 和 Lighten 模式的组合。

（7）实色混合（Hard Mix）：A<1-B: C=0; A>1-B: C=1。

该模式导致了最终结果仅包含6种基本颜色，每个通道值为0或255。

5）比较组

（1）差值（Difference）：C=|A-B|。

上下层色调的绝对值。该模式主要用于比较两个不同版本的图片。如果两者完全一样，则结果为全黑。

（2）排除（Exclusion）：C=A+B-2*A*B。

亮的图片区域将导致另一层的反相，很暗的区域则将导致另一层完全没有改变。

6）成分组

（1）色相（Hue）：HcScYc =HASBYB。

输出图像的色调为上层，饱和度和亮度保持为下层。对于灰色上层，结果为去色的下层。

（2）饱和度（Saturation）：HcScYc =HBSAYB。

输出图像的饱和度为上层，色调和亮度保持为下层。

（3）颜色（Color）：HcScYc =HASAYB。

输出图像的亮度为下层，色调和饱和度保持为上层。

（4）亮度（Luminosity）：HcScYc =HBSBYA。

输出图像的亮度为上层，色调和饱和度保持为下层。

3. 图层混合示例

图 7-52（a）所示为细胞的光学显微镜图像，图 7-52（b）所示为利用荧光标记的图像，为了查看荧光标记部分在细胞图像上的位置，将两张图像分别放置在"图层 0"和"图层 1"（见图 7-53）。由于变亮模式是通过比较上下层像素后取相对较亮的像素作为结果色，因此使用变亮组中的任意一个混合模式都可以得到两幅图像叠加的效果。

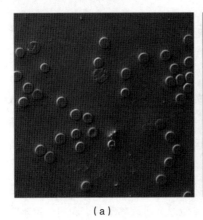

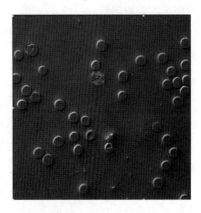

（a）　　　　　　　　　　　　　　（b）

图 7-52　图层混合模式示例文件　　　　　　　　图 7-53　图层混合模式效果图

7.4.3　变换图层

1. 图层样式

Photoshop 的"图层"菜单下的"图层样式"提供了多种图层效果，包括投影、内阴影、外发光、内发光、斜面和浮雕、光泽、颜色叠加、渐变叠加、图案叠加和描边等效果。在"图层样式"对话框（见图 7-54）中可以对这些效果进行调整，以达到所需的效果。在图层样式对话框的左侧列表中列出了各种特殊的图层效果，选中效果名称前面的复选框表示选择了该图层效果，如果需要进一步编辑该效果，可单击该名称使之黑体显示，在对话框右侧就会显示出相应的设置参数。

Photoshop 用"样式"面板（见图 7-55）来管理一些常用的图层效果的组合，单击画板中的某个样式就可以使当前图层显示出样式所包含的多重效果。

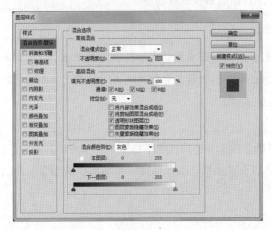
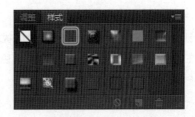

图 7-54　"图层样式"对话框　　　　　　　　　图 7-55　"样式"面板

2. 文字图层

选择"文字工具"，在图像上单击就可以直接输入位置。当输入位置后，在"图层"面板可以看到新生成了一个位置图层，在图层上由一个 T 字母，表示当前的图层是文字图层。这样的文字图层是随时可以编辑的。直接用"文字工具"单击图像上的文字，或双击"图层"面板中的文字图层，当文字处于选中状态时就可以通过"文字工具"选项栏进行修改。

此时的文字图层是以矢量图形的方式保留文字的轮廓，可以通过"缩放"按钮产生清晰的不依赖于图像分辨率的边缘效果。

如果选择"图层"→"栅格化文字"命令，可以看到"图层"面板上的文字图层上的 T 字母消失，也就是说文字图层变成了普通的像素图层，此时图层上的文字就变成了像素信息，不能再进行文字的编辑，但可以执行所有图像可执行的命令。

（1）输入文字。文字图层有两种输入文字的方式。一种是输入少量文字，称为单行文字；另一种是输入大段的文字需要自动换行，称为段落文字。单行文字是不会自动换行的，必须按【Enter】键手动换行。段落文字具备自动换行的功能，使用"文字工具"拖拉出一个适当大小的文字框，或按住【Alt】键的同时拖拉鼠标，会弹出"段落文字框大小"对话框，从而可以精确地控制文字框的大小。

（2）设置文字属性。文字输入完成后或是在文字编辑的过程中都可以设置文字的属性。文字的属性包括字符属性和段落属性。利用"字符"面板可以设定文字的字体、大小、字间距以及极限移动等。利用"段落"面板可以设置段落的排列方式，包括左对齐、由对齐、居中对齐等。

（3）变形文字。通过变形文字可以对文字进行一种弯曲变形的效果，例如扇形、拱形等。变形作用于文字图层上的所有字符，不能只作用于选中的字符。单击"文字工具"选项栏上的"变形"按钮，可以弹出"变形文字"对话框，在该对话框中可以进行样式、水平或垂直弯曲、弯曲程度以及水平或垂直扭曲变形的程度。

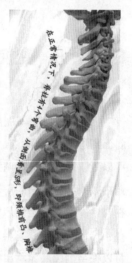

（4）路径文字。在 Photoshop 中还可以输入沿着用钢笔或形状工具创建的工作路径的边缘排列的文字（见图 7-56）。当沿着路径输入文字时，文字沿着锚点添加到路径的方向排列。在路径上输入横排文字会导致字母与基线垂直。在路径上输入直排文字会导致文字方向与基线平行。

选择"直接选择工具"或"路径选择工具"，并将它定位在文字上时，指针会变为带箭头的 I 形光标，此时可以按下鼠标沿着路径拖移文字。如果拖移时跨越到路径的另一侧就会将文字翻转到路径的另一侧。

如果移动了路径或更改了路径的形状，文字将会顺应新的路径位置或形状。

图 7-56 路径文字示例

3. 形状图层

Photoshop 中使用绘图工具绘制的形状是矢量图形，即用数学方式定义的直线和曲线，与分辨率无关。因此它们在调整大小会保持清晰的边缘。在 Photoshop 中，形状是在形状图层上绘制的。绘制的形状会自动填充当前的前景色，形状的轮廓存储在链接到图层的矢量蒙版中。

1）绘制形状

要创建新形状，首先需要选择一个形状工具，并确保在工具选项栏中单击了"形状图层"按钮 ▢。如果需要，在选项栏中单击色板，然后从"拾色器"中选取一种颜色，从而确定要绘制形状的颜色，然后用鼠标在图层上拖动就可绘制出所需的图形。

2）设置形状选项

每个形状工具都提供了特定的选项，可用选项因形状而异。单击选项栏上的下拉列表箭头可显示所选形状的选项。

（1）矩形工具的选项

① 不受限制：允许通过拖移设置矩形的宽度和高度。

② 方形：将矩形约束为正方形。

③ 固定大小：按照指定的宽（W）高（H）大小绘制固定形状。

④ 比例：按照指定的宽（W）高（H）比例绘制形状。

⑤ 从中心：从中心开始绘制形状。

⑥ 对齐像素（Photoshop）：将矩形边缘对齐像素边界。

（2）"圆角矩形工具"的选项。"圆角矩形工具"的选项和"矩形工具"的选项相同，但是多了半径的选项，该选项用于指定圆角的半径值。

（3）"椭圆形工具"的选项。"椭圆形工具"的选项和"矩形工具"的选项相同，只是方形选项变成了圆形选项，即将椭圆形状约束成圆形。

（4）多边形工具的选项：

① 边数。指定多边形的边数。

② 平滑拐角或平滑缩进。用平滑拐角或缩进渲染多边形。

③ 星形。将多边形绘制成星形。

④ 缩进边依据。该选项用于将多边形绘制为星形时，指定星形半径中被点占据的部分。如果设置为50%，则所创建的点占据星形半径总长度的一半；如果设置大于 50%，则创建的点更尖、更稀疏；如果小于50%，则创建更圆的点。

（5）"直线工具"的选项：

① 粗细。以像素为单位确定直线的宽度。

② 箭头。该选项用于为直线添加箭头。选择起点，可在直线的起点添加一个箭头；选择终点可在直线的末尾添加一个箭头。同时选择这两个选项，可在两端添加箭头。箭头的宽度值和长度值是以直线宽度的百分比指定箭头的比例，其中宽度值从 10% 到 1 000%，长度值从 10% 到 5 000%。箭头的凹度值从 −50% 到+50%，是指箭头和直线相接处的曲率。

（6）"自定义形状工具" 的选项。"自定义形状工具"的选项和"矩形工具"的选项相同，但是多了形状选项。利用形状选项可以绘制各种预设形状。

3）在图层中绘制多个形状

在 Photoshop 中，可以在一个图层上绘制多个形状。首先选择要添加形状的图层，然后选择某种图形工具，在选项栏中单击"添加到形状区域"按钮，可为现有形状或路径添加新区域；单击"从形状区域减去"按钮，可从现有形状或路径中删除重叠区域；单击"交叉形状区域"按钮，可将区域限制为新区域与现有形状或路径的交叉区域；单击"重叠形状区域除外"按钮，可从新区域和现有区域的合并区域中排除重叠区域。

4）编辑形状

形状是链接到矢量蒙版的填充图层。通过编辑形状的填充图层，可以将填充更改为其他颜色、渐变或图案。通过编辑形状的矢量蒙版可以修改形状轮廓，并对图层应用样式。

（1）改变形状的颜色。双击"图层"面板中形状图层的缩览图，然后用"拾色器"选取一种不同的颜色，即可改变形状的填充颜色。

通过"图层"→"更改图层内容组"→"渐变"命令或"图案"命令可以用图案或渐变填充形状。

（2）修改形状轮廓。在"图层"面板单击形状图层的矢量蒙版缩览图，然后使用"形状工具"更改形状。

5）使用形状建立选区

要创建新形状，首先需要选择一个形状工具，并确保在工具选项栏中单击"路径"按钮 ，在这种状态下绘制的形状是一个形状路径，在"路径"面板中可以看到增加了一个工作路径，利用该路径就可以建立形状选区。

7.5　通道和蒙版

7.5.1　通道与蒙版技术

蒙版技术和应用

通道与蒙版在 Photoshop 中具有重要的作用，通道可以用来存储不同信息类型的灰度图像，还可以用来存储选区和蒙版。蒙版则用来保存图像中的指定区域，利用通道和蒙版可以在图像中制作出多种效果，还可以制作出高品质的图像合成作品。下面将分别对通道和蒙版技术进行介绍。

1. 通道

通道的主要功能是保存图像的颜色数据，包括颜色信息和选区信息等。从概念上来讲，通道与图层类似，用户可以通过调整通道中的颜色信息来改变图像的色彩，或者可以对通道进行相应的编辑操作以调整图像或者选区信息。

1）通道的类型

通道与图像的格式和图像颜色的模式相关，颜色模式的不同决定了通道的模式和数量。下面对通道进行分类介绍。

（1）原色通道。Photoshop 中的图像都是依靠一定的颜色模式，如 RGB、CMYK 等来描述像素点的颜色。也就是说，每个像素点的颜色是由某种颜色模式中的原色信息来描述的。图像中所有像素点所包含的某一种原色信息便构成了一个原色通道。例如，RGB 图像中的红通道是图像中所有像素点的红色信息所组成的。同样，绿通道或蓝通道则是由所有像素点的绿色信息或蓝色信息组成的。

红通道、绿通道和蓝通道又称原色通道，每个原色通道只代表一种颜色的明暗变化，其色阶分布从 0 到 255。色阶值大的对应通道中较亮的部分，表示相应原色的含量高；色阶值小的对于通道中较暗的部分，表示相应原色的含量低。所有原色通道中的不同信息配比构成了图像的不同颜色变化。由此可以看出通道是记录颜色信息的灰度图像。

例如，打开一幅 RGB 模式的彩色图像，使用"颜色取样器工具"（见图 7-57）在图像上单击确定一个取样点，在"信息"面板可以看到 #1 取样点的一组数据，如图 7-58 所示。

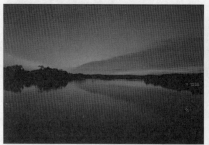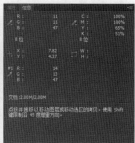

图 7-57　选择"颜色取样器工具"　　　　　　　图 7-58　颜色取样点和"信息"面板

这说明一个像素点的颜色需要 3 个不同的数据来记录。一幅图像所有像素点的 RGB 这 3 种数据分别记录在名为 R、G、B 的 3 个灰度图像上，分别称为 R、G、B 色彩通道。

利用 Photoshop 的"通道"面板可以观察这 3 个色彩通道，如图 7-59 所示。

对于有多个颜色通道的图像（如 RGB 颜色模式），利用"通道"面板菜单中的"分离通道"命令可将颜色通道拆分成单个的灰度模式图像。对于拆分得到的灰度图像还可以按照一定的规则将其组合起来。

（2）选区通道。除了原色通道外，在"通道"面板中还存在一种称之为 Alpha 的通道。Alpha 通道相当于一个 8 位的灰阶图，它使用 256 级灰度来记录图像中的透明度信息，可用于定义透明、半透明和不透明的区域。Alpha 通道主要用于将选区存储起来，以便在后期随时调出使用，如图 7-60 所示。建立选区后，选择"选择"→"存储选区"命令，可以将选区保存成 Alpha 通道，如图 7-61 所示。

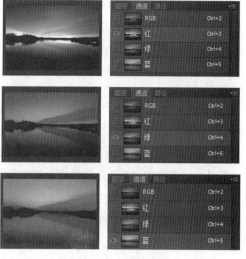

图 7-59　原色通道

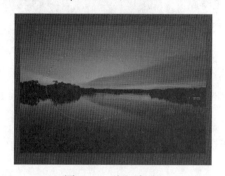

图 7-60　建立选区

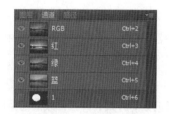

图 7-61　选区通道

选区通道中保留的就是相应选区的信息，白色代表选择，黑色代表不选择，灰色代表羽化或部分选择。对 Alpha 通道的修改就是对相应选区的修改，操作方式和蒙版的修改类似。

2）通道的作用

用户可以通过调整通道中的颜色信息来改变图像的色彩，或者可以对通道进行相应的编辑操作以调整图像或者选区信息，下面对通道的作用介绍如下。

（1）颜色调整。由于每个原色通道中分别保留着组成图像的颜色的明暗变化。例如对于 RGB 图像来说，原色通道中较亮的部分表示这种原色含量大，较暗部分表示该原色含量少。所以，当图像中存在整体的颜色偏差时，可以选择图像中相应的原色通道，并对其进行相应的校正。

（2）建立选区。通过观察各个颜色通道，使用能将兴趣区域和图像其他部分区分开来的颜色通道，右击，复制该通道，注意不要直接在颜色通道上进行修改，否则将导致图像颜色的改变。

对于产生的副本通道使用色阶命令，通过设置黑场的方式将背景变为黑色而保留兴趣区域的内容，然后拖动通道到"通道"面板下方的"载入选区"按钮，可以根据通道中灰度变化制作选区。也可以拖动原色通道和选区通道到"通道"面板下方的"载入选区"按钮，建立相应的选区。

某些情况下，用这种方法建立选区时会出现一个"选区边不可见"的警告对话框。这是因为在 Photoshop 中存在两种选区，一种就是利用蚂蚁线反映选区的范围，称为轮廓选区。另一种是由黑、灰、白连续色阶组成的选区，色阶的大小代表选择的多少，称为范围选区。对于范围选区来说，蚂蚁线将指示一条50%灰度区域的分界线，当选择区域中没有一个像素的色阶大于50%灰（128色阶）时，就会产生以上警告对话框。但是选区边不可见并不代表没有选择。

2. 蒙版

Photoshop中的蒙版（Mask）是一种特殊的图像处理方式。它的功能如同面具一样。只能通过面具中的镂空部分看到人脸，类似地，在Photoshop中可以使用蒙版来控制图像内容的选择和显示。

蒙版可以对不需要编辑的部分图像进行保护，起到隔离的作用。蒙版中白色区域的图像被完全保留，黑色区域中的图像不可见，灰色区域的图像呈半透明效果。蒙版可分为快速蒙版、图层蒙版、矢量蒙版和剪贴蒙版。下面对快速蒙版和图层蒙版进行介绍。

（1）快速蒙版。快速蒙版（Quick Mask）可以说是选择区域的另外一种表示形式。一般情况下，选择区域是以一圈闪动的虚线（蚂蚁线）来表示的。单击"快速蒙版"按钮，便可将图像由标准编辑状态转换为快速蒙版的编辑状态。

在快速蒙版编辑状态下，原先表示选择的蚂蚁线消失，图像的选中与未选中用遮罩的方式加以区分：选中部分维持原样，未选中部分被某种半透明颜色遮盖，默认为半透明红色，如图7-62所示。

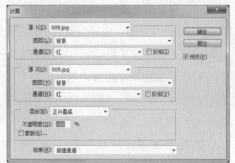

图7-62 快速蒙版示例

在快速蒙版编辑状态下，能够利用各种绘图工具修改蒙版，但是只能使用黑、白、灰系列的颜色。其中黑色和白色的工具用来修改蒙版的形状，灰色系列的工具用来修改蒙版的透明度。对蒙版的修改就相对于对选区的修改。

单击"标准编辑状态"按钮，可退出快速蒙版编辑，切换为标准编辑状态。此时，Photoshop又恢复到用蚂蚁线表示选区的方式，并把修改后的蒙版作为选区。

（2）图层蒙版。图层蒙版用来直接控制对应图层各个区域的不透明度，决定显示图像的哪些区域。图层蒙版中的黑色区域表示不透明，完全蒙住图像中的相应区域；白色区域表示透明，完全显示图像中的相应区域；灰色区域表示有一定的透明度，可以以相应的透明度显示图像中的相应区域。

7.5.2　通道与蒙版的基本操作

1. 通道的计算

通道计算是指将两个来自同一源图像或者多个源图像的通道以一定的模式进行混合，实

通道的操作和作用

质是合并通道的升级。对图像进行通道运算能得到较为特殊的选区，也可以通过调整混合模式的方法将一幅图像融合到另一幅图像中。

选择"图像"→"运算"命令，可以直接以不同的通道进行运算，从而生成一些新的选区通道，得到新的选择区域。

在如图7-63所示的"计算"对话框中，选择进行运算的通道，运算使用的混合方式以及运算结果的存储位置。其中，运算通道可以是原色通道，也可以是选区通道，还可以是图像中所有像素点折算出的灰度值；混合方式和图层混合模式基本一致。单击"好"按钮后，运算结果会以一个新的选区通道的形式出现在"通道"

图7-63 "计算"对话框

面板中。

（1）图像高光区域的选择。要计算出图像的高光区域，在"计算"对话框中，源 1 与源 2 通道都选择"灰色"通道，混合模式选择"正片叠底"，单击"好"按钮，产生 Alpha1 通道。

再次执行"计算"命令，源 1 与源 2 通道都选择 Alpha1 通道，混合模式选择"正片叠底"，单击"好"按钮，产生 Alpha2 通道，该通道中保存的就是图像的高光区域。

（2）图像暗调区域的选择。要计算出图像的暗调区域，在"计算"对话框中，源 1 与源 2 通道都选择"灰色"通道，混合模式选择"滤色"，单击"好"按钮，产生 Alpha1 通道。选择 Alpha1 通道，执行反相操作后，该通道中保存的就是图像的暗调区域。

（3）图像中间调区域的选择。要计算出图像中间调区域，在"计算"对话框中，源 1 选择"灰色"通道，源 2 选择"灰色"通道（反相），混合模式选择"正片叠底"，单击"好"按钮，产生 Alpha1 通道。选择 Alpha1 通道，调整色阶使对比度增加，该通道中保存的就是图像的中间调区域。

（4）图像变化区域选择。要计算出图像调整前后的变化区域，在"计算"对话框中，源 1 选择"背景"通道，源 2 选择"合并"通道，混合模式选择"差值"，单击"好"按钮，产生 Alpha1 通道，该通道中保存的就是图像调整前后的变化区域。

2. 蒙版操作

（1）建立图层蒙版。单击"图层"面板上的"添加图层蒙版"按钮，可以为工作图层添加蒙版，如果当前没有任何选区，则蒙版颜色为白色，完全显示图层内容；如果当前存在选区，则添加的蒙版中选区对应的区域是白色，其他部分为黑色；如果当前存在的选区有羽化边缘，则添加蒙版中羽化区域是灰色的。

也可以通过"图层"→"添加图层蒙版"命令为当前图层添加"显示全部""隐藏全部""显示选区"和"隐藏选区" 4 种方式的蒙版。

（2）编辑图层蒙版。和快速蒙版的编辑一样，可以使用黑色、白色、灰色系列颜色，利用各种绘图工具来修改蒙版形状、透明度。需要注意的是区分当前修改的是图层蒙版还是图层内容。在"图层"面板中可以编辑图层的属性，如图 7-64 所示。例如，单击"图层蒙版"按钮，图层前方会显示图层蒙版的标记，表示当前修改的是图层蒙版；单击图层缩略图图标，图层前方会显示笔的标记，表示当前修改的图层内容。

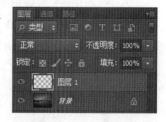

图 7-64 "图层"面板

（3）蒙版与图层的链接。默认情况下，图层缩略图和"图层蒙版"图标间有一个链接图标，表明两者具有链接关系，即移动和变形命令是同时作用于图层和蒙版的。单击"链接"图标，可以解除图层与蒙版之间的链接关系，这样就可以分别对图层和蒙版进行编辑。要恢复两者的链接关系，只要再次单击图层与图层蒙版之间的位置，链接图标会再次出现。

（4）蒙版的停用与删除。如果需要暂时关闭蒙版，可以按住【Shift】键的同时单击"图层蒙版"图标，图层蒙版上出现一个红色的叉，表示图层蒙版被暂时停用。此时图层上的所有内容都将被显示出来。

拖动蒙版图标到"图层"面板的垃圾筒中可以删除蒙版，Photoshop 会询问"要在移去之前将蒙版应用到图层吗？"选择"应用"将按照蒙版的内容对图层图像做相应的显示和透明度处理，选择"不应用"则对图层内容不产生任何影响。

7.6 路径的使用

7.6.1 建立路径

路径是 Photoshop 中的重要工具，使用路径除了可以轻松创建矢量形状，还具有很多辅助功能。路径可以转换为选区或者使用颜色填充和描边的轮廓。路径主要用于感兴趣区域的选择、绘制轨迹的定义以及与选择区域之间的转换。

路径在屏幕上表现为不活动的线条或矢量形状，主要用来帮助用户进行精确定位和调整，也可以配合创建不规则或者复杂的图像区域。在路径作为选区的存储工具时，先创建路径，然后将其转化为选区并进行存储，使用"钢笔工具"和"自由钢笔工具"均能创建路径，使用"钢笔工具"组中的其他工具可以对路径进行修改和调整，使其更符合用户的要求。

路径的使用

路径由锚点和连接锚点的线段或曲线构成，每个锚点包括两个控制手柄，用于精确调整锚点及线段的曲度，从而获得需要的边界。选择"窗口"→"路径"命令可打开"路径"面板，路径的建立、保存、复制、填充等操作，都在"路径"面板中进行。

1. 路径锚点

Photoshop 中，路径的绘制是由"钢笔工具"完成的。使用"钢笔工具"在图像窗口中单击，便可建立一个锚点，将光标移动到另一位置再次单击，生成第二个锚点，Photoshop 便会在这两个锚点间建立一条连线。根据绘制的不同方法，所建立的连线可以是直线，也可以是曲线。路径便是由锚点间的一个或多个直线段或曲线段组成。

锚点是标记路径片段的端点。在曲线段上，每个选中的锚点显示一条或两条方向线，也称控制手柄，方向线以方向点结束。方向线和方向点的位置决定曲线段的大小和形状。通过控制手柄可以改变路径中曲线的形状。根据锚点上控制手柄数目与方向的不同，可以简单地将锚点分为折线点、曲线点、拐点和连接点四类，如图 7–65 所示。

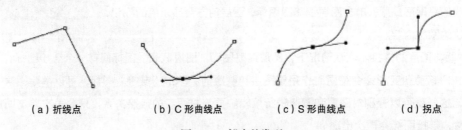

（a）折线点　　　（b）C 形曲线点　　　（c）S 形曲线点　　　（d）拐点

图 7–65　锚点的类型

（1）折线点。使用"钢笔工具"在图像窗口中单击，即可建立一个锚点，将光标移动到另一位置再次单击，生成第二个锚点与第一个锚点间便会建立一条连线，可以再建立第三个锚点、第四个锚点……，这些锚点间都会以一种折线的形式连接起来。此时所建立的锚点称为折线点，它的两边没有任何控制手柄。折线点可以起到线段的转折作用。

当建立折线点的同时，按住【Shift】键，所生成的折线将被限制在水平、竖直或 45° 角方向。当鼠标指针指向路径的起始点时，光标下方会出现一个小圆圈，表示回到了起点，在此单击就可完成一条闭合的折线路径。

（2）曲线点。如果在建立锚点时，按下鼠标左键并继续拖动，就可以在新建锚点两端拖出互相对称的两个控制手柄，并形成一段曲线路径。这时所建立的路径锚点即为曲线点，曲线点具有两个控制手柄，并且这两个控制手柄在同一条直线上，这样可以从数学上保证锚点两边的路径曲线为一条连续的光滑曲线。也就是说，路径曲线不会在锚点处出现凹凸现象。当在曲线点上移动某个手柄的方向线时，将同时调整曲线点两侧的曲线段。

（3）拐点。绘制一个曲线点后，以锚点转换工具拖动它的一个控制手柄的端点，即可将这个曲线点转变为一个拐点。拐点同样有两个控制手柄，只是两个控制手柄不在同一直线上，所以拐点两边的曲线在锚点处会出现一个转折，它所建立的连接是两端曲线的连接。当在拐点上移动方向线时，只调整与方向线同侧的曲线段。

（4）连接点。如果先绘制一个折线点，然后用鼠标再次指向这个折线点，此时光标下会出现一个斜线，按下左键并且拖动，即可拖出一个单向的控制手柄。这种只有一个控制手柄的锚点即为连接点。连接点控制手柄的方向及长度决定了下一段路径曲线的弧度变化。它通常起到折线与曲线间的连接作用，并在锚点处出现一个转折变化。

2. 路径绘制与修改

1）用"钢笔工具"绘图

（1）选择"钢笔工具"，并设置工具选项栏：要在单击线段时添加锚点或删除锚点，需选择"自动添加 / 删除"复选框；要在绘图时预览路径，需选择形状按钮旁边的反向箭头和"橡皮带"复选框。

（2）将钢笔指针定位在绘图起点处并单击，以定义第一个锚点，然后再次单击或拖移鼠标，为其他的路径段设置锚点。

（3）完成路径：要结束开放路径，按住【Ctrl】键在路径外单击；要闭合路径，将钢笔指针定位在第一个锚点上。如果放置的位置正确，光标旁将出现一个小圈。单击可闭合路径。

2）用"钢笔工具"绘制直线段

（1）将钢笔指针定位在直线段的起点并单击，定义第一个锚点。

（2）在直线段的终点再次单击，或按住【Shift】键单击将该线段的角度限制为 45 度角的倍数。然后继续单击，为其他线段设置锚点。最后一个锚点总是实心方形，表示处于选中状态。当继续添加锚点时，以前定义的锚点会变成空心方形。

3）用"钢笔工具"绘制曲线

通过沿曲线伸展的方向拖移"钢笔工具"可以创建曲线。在绘制曲线时，需遵循以下原则：

（1）在创建曲线时，总是向曲线的隆起方向拖移第一个方向点，并向相反的方向拖移第二个方向点。同时向一个方向拖移两个方向点将创建 S 形曲线。

（2）在绘制一系列平滑曲线时，一次绘制一条曲线，并将锚点置于每条曲线的起点和终点而不是曲线的顶点。

（3）要减小文件大小并减少可能出现的打印错误，需尽可能使用较少的锚点，并尽可能将它们分开放置。

3. 保存路径

新建立的路径称之为工作路径，它只是一个临时性的路径曲线，如果不及时保存，随时都有可能消失。例如取消了工作路径的选中状态后，再绘制新的路径曲线时，原先的工作路径便会丢失。

通过在"路径"面板中双击工作路径的图标，或选择"路径"面板菜单上的"存储路径"命令，均可实现对路径的存储。需要注意的是，路径的存储必须依附于图像的存储，一幅图像的路径只能在本图像中使用。即表明路径是存储在图像内部的信息，是不能单独存储在硬盘上的。

4. 复制和删除路径

使用"路径"面板菜单中的"复制路径"命令，或直接将路径曲线拖到面板下方的路径复制图标上，均可复制当前选中的路径曲线。

要删除一条路径，只需在"路径"面板上将该路径的图标拖到右下角的垃圾桶中，或使用面板菜单中的"删除路径"命令。

7.6.2 编辑路径

绘制好的路径通常不是特别精确，此时就需要对其进行编辑和调整，以达到理想的效果。要编辑路径，首先要选择路径段或者锚点，使用"路径选择工具"或者"直接选择工具"均可以进行路径选择。

1. 路径选择工具

Photoshop 软件中提供了 3 组用于绘制、编辑、设置路径的工具组，位于 Photoshop 的工具箱中。

选择"路径选择工具"，系统将会弹出隐藏的工具组，其中包含了"路径选择工具"和"直接选择工具"。

单击钢笔图标，弹出隐藏的工具组，包括了 5 个工具，从上到下分别是"钢笔工具""自由钢笔工具""添加锚点工具""删除锚点工具"和"转换点工具"。其中"钢笔工具"是最常用的路径节点定义工具，一般情况下，手工定义节点均使用此工具。"路径选择工具"和"钢笔工具"分别如图 7-66 和图 7-67 所示。

单击"矩形工具"，弹出隐藏的形状工具组，包含了 6 个工具，从上到下分别是"矩形工具""圆角矩形工具""椭圆工具""多边形工具""直线工具"和"自定形状工具"，如图 7-68 所示。

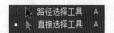 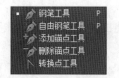 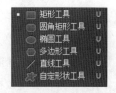

图 7-66 选择"路径选择工具"　　图 7-67 选择"钢笔工具"　　图 7-68 选择"矩形工具"

在 Photoshop 中使用形状或钢笔工具时，可以使用 3 种不同的模式进行绘制。在选定形状或钢笔工具时，可通过选择选项栏中的图标来选取一种模式。

形状模式：在单独的图层中创建形状。可以使用"形状工具"或"钢笔工具"来创建形状图层。因为可以方便地移动、对齐、分布形状图层以及调整其大小，所以形状图层非常适于为 Web 页创建图形。在 Photoshop 中，可以选择在图层中绘制多个形状。形状图层包含定义形状颜色的填充图层以及定义形状轮廓的链接矢量蒙版。形状轮廓是路径，它出现在"路径"面板中。

路径模式：在当前图层中绘制一个工作路径，可使用它来创建选区、创建矢量蒙版，或者使用颜色填充和描边以创建位图图形（与使用绘画工具非常类似）。除非存储工作路径，否则它是一个临时路径。路径出现在"路径"面板中。

填充模式：直接在图层中绘制，与绘画工具的功能非常类似。在此模式下，不会创建矢量图形。就像处理任何位图图像一样来处理绘制的形状。在此模式下不能使用钢笔工具。

2. 直接选择工具

前面提到，路径由锚点和连接锚点的线段或曲线构成，每个锚点包括两个控制手柄，用于精确调整锚点及线段的曲度，在创建路径后，这些绘制选区时的锚点和控制手柄被隐藏，不能直接看到，即使使用路径选择工具也只能在路径上看到锚点的位置。而通过"直接选择工具"可以选择路径中的锚点，并可以通过拖动这些锚点来改变路径的形状。在使用"直接选择工具"选择路径时，必须将鼠标指针放在路径线上并单击才能选中路径，此时，路径上的锚点以空心的方式显示。拖动锚点或者路径线可以重新定义路径的形状。使用"直接选择工具"在部分线段上拖动选框，被选中的锚点显示为实心，拖动路径时，只有被选中的路径会发生变化。

3．路径与选区

路径与选区的关系密不可分。绘制的路径可以方便地转换成为选区；而选区也可以很快地转换为路径曲线，并以路径的形式保存下来。因此路径是制作复杂选区的首选工具。

（1）根据路径建立选区。在"路径"面板中，选中路径曲线图标后，使用面板菜单中的"建立选区"命令可根据该路径建立相应的选区。在弹出的"建立选区"对话框中，可以指定选区的羽化数值，选择"消除锯齿"复选框；当图像窗口中已经存在一个选择区域时，还可以制定由路径建立的选区与原有选择区域间的相加、相减或相交关系。

此外，在"路径"面板中直接拖动某个路径图标到面板下方的第三个图标处，即可将绘制的路径曲线转化为一个新的选区。

（2）根据选区建立工作路径。对于制作好的选择区域，Photoshop 也可以将其转换为路径曲线，方法是使用"路径"面板菜单中的"建立工作路径"命令，弹出的对话框中只有一个关于路径平滑容差的设定，该容差的取值范围在 0.5 到 10 个像素之间，可以以 0.1 像素递增。给定的容差值越小，则生成的路径曲线中的锚点数目越多，路径上的拐点越多，曲线形状也越接近原有的选择区域；而容差越大，新生成的路径曲线中的锚点数目越少，路径越平滑，曲线形状与原选区的差别越大。

由选择区域生成的路径曲线，会以"工作路径"的名称出现在"路径"面板上，在面板上双击该图标可以存储该路径，否则在绘制新路径曲线时，这一工作路径便会被替换。

4．路径的选中与隐藏

一幅图像中可以包含多条路径曲线。如果需要对其中的某条路径做进一步的修改或操作，则必须首先选中这条路径曲线。选择一条路径的操作非常简单，只需要在路径面板中单击这一路径所对应的图标即可。此时，路径面板上的相应图标会以颜色标识，在图像窗口中则会显示出这条路径曲线的形状。

在"路径"面板上的空白区域单击可以取消对路径曲线的选择。使用"路径"面板菜单中的"关闭路径"命令，或选择"显示"→"隐藏路径"命令，也可取消路径的选取，图像中相应的路径曲线形状也被隐藏。

5．路径的填充

路径可以使用颜色或者图案进行填充，具体操作步骤是：在"路径"面板上选中一个路径曲线的图标，然后使用"路径"面板菜单中的"填充路径"命令，便可在所选路径曲线的内部填上颜色。

对于由多个子路径组成的路径曲线，如果使用"直接选择工具"选择其中一个子路径（这段子路径曲线上显示出控制锚点），则"填充路径"命令会变为"填充子路径"命令，填充结果也只出现在子路径上。

路径的填充实际上综合了将路径转化为选区与填充命令的两步操作，其效果也与两步操作分开执行的效果完全相同。所以在"填充路径"对话框中，即可设置选区的羽化值，又可选定填充的内容、不透明度以及填充的不同模式等。

6．路径的描边

路径可以像选区一样进行描边，相对于选区描边来说，路径描边可实现的效果要丰富得多。在"路径"面板中选择一条路径曲线，使用面板菜单中的"描边路径"命令，即可完成路径的描边操作。同样，对于由多个子路径组成的路径曲线中的子路径进行描边时，"路径描边"命令会变为"描边子路径"命令。

在弹出的对话框中，可以任意选择一个绘图工具，Photoshop 会用这个选定的工具沿路径的边缘均匀地绘制一条边线。对于铅笔、画笔、喷笔、橡皮等绘图工具来说，边线的颜色由当前的前景色或背景色来确定；而图章、模糊、清晰等工具则会以它们的不同作用体现在图像上。各工具的具体使用参数需事先在工具选项栏中进行设定。

7.7　Photoshop 常用滤镜介绍

本节内容通过扫描二维码进行学习。

7.8　Photoshop 自动操作

本节内容通过扫描二维码进行学习。

第 8 章　网页制作

本章以 Adobe 公司的网页制作工具 Dreamweaver CS6 为环境介绍了网页制作的基础知识以及动态网页设计的基本方法和步骤。

8.1　网页设计基础

网站是由若干网页通过联接集合而成的，因此通过浏览器看到的画面就是使用各种网页制作工具设计出来的网页，网页最终展现给用户的是存在于 HTML 页面中的内容，浏览器是用来解读这份具有一定组织格式的内容的程序。

8.1.1　HTML 语言

HTML（Hyper Text Markup Language，超文本置标语言）是一种用来表示网上信息的符号标记语言。HTML 语言内容丰富，从功能上大体可包括文本设置、列表建立、文本属性设定、超链接、图片等多媒体信息的插入、其他对象、表格、表单的操作以及框架的建立。

网页设计基础

1. HTML 语言的基本语法规则

```
<HTML>
<HEAD>
     <TITLE> 标题部分 </TITLE>
</HEAD>
<BODY>
     正文部分
</BODY>
</HTML>
```

以上是 HTML 文档的基本结构，HTML 文档整体由 <HTML> 和 </HTML> 标记组成，它主要包括 HEAD、TITLE、BODY 三个部分。文档分头部和主题两部分：<HEAD> 和 </HEAD> 标记之间的是文档的头部；<BODY> 和 </BODY> 标记之间的是文档的主体部分。<TITLE> 和 </TITLE> 标记之间的文本在网页被浏览时将显示在浏览器窗口的标题栏。头部代码主要用来为网页浏览以及网页中程序代码的执行提供准备。主体部分主要被用来在浏览器窗口的工作区显示网页内容。

HTML 语言是一种描述性语言，它使用注释标记"<!-- 注释内容 -->"来注释内容。HTML 语言忽略"空格"字符，忽略大小写。

HTML 语言就是由这样的主要标记构成的，标记的功能可以叠加，标记是一些字母或单词，并被放在尖括号内，一般是成对出现。HTML 语言标记的书写规则如下：

```
< 标记名    属性 1    属性 2    属性 3  …  >              标记的开始和一些属性
</ 标记名 >                                              标记关闭
```

2. HTML 的常用标记和属性

（1）<BODY> 标记。对 <BODY> 和 </BODY> 标记之间内容的设计是网页制作的主要工作，而对其属性的设置则是这一工作的主要内容，下面是 <BODY> 标记的一些常用属性：

Background：用来设置网页背景图案，其值是背景图像的 URL 地址，可以是相对地址，如 background="1.jpg"，也可以是绝对地址，如 background="http://go.top.net/1.jpg"。

Bgcolor：设置网页背景色彩。

Text：设置非可链接文字的色彩。

link：没有访问过的可链接文字的色彩，如 link="#0000ff"。

Alink：访问中的可链接文字的色彩。

Vlink：访问过的可链接文字的色彩。

Leftmargin：页面内容与浏览器左边的距离，单位为像素，如 Leftmargin ="100"。

Topmargin：页面内容到浏览器顶部的距离。

Bgproperties：只有一个参数 fixed，背景图像固定不动而呈现水印效果。

Onload：文档装载时的内部事件触发器，在有脚本语言时使用。

Onunload：文档卸载时的内部事件触发器，在有脚本语言时使用。

（2）<Hn> 标记。<Hn> 标记（n 可选范围：1 ~ 7）规定在网页的主体部分形式显示的标题文本。例如，<H1> 和 </H1> 表示最大号标题，<H2> 和 </H2> 次之，<H7> 和 </H7> 表示最小号标题。

（3）<OL>、<UL> 和 <DL> 标记。<OL> 标记规定在网页中显示有序列表，<UL> 标记规定在网页中显示无序列表，<OL> 和 <UL> 标记通常与 <LI> 标记配合使用。<DL> 标记规定在网页中显示自定义列表，跟 <DT>、<DD> 标记配合使用。

（4）<FONT> 字体设置标记。在 HTML 语言中，<FONT> 标记被用来说明文本显示的各种特征（如大小、字体、色彩等）。<FONT> 标记的常用的属性如下：

size：文字的大小。

color：文本的色彩。

face：文本字体。

（5）<B>、<U>、<I>、<S> 标记。<B> 标记规定文本加粗显示，<U> 标记规定文本加下画线显示，<I> 标记规定文本倾斜显示，<S> 在字符上加横线，表示删除。

（6）其他标记。HTML 语言中的标记很多，这里就不一一列出。例如，<HR> 标记可以使网页在被浏览时产生一条水平线，但不成对出现；<P> 是设置段落的标记；<DIV> 是分区显示标记；<rb> 是强制进行换行标记；<pre> 是预定格式标记，在浏览器中浏览时，按照文档中预先排好的形式显示内容。

3. 表格

创建表格是规划页面最常用的方法，事实上使用表格是对复杂页面进行布局的有效手段。HTML 语言的 <TABLE> 和 </TABLE> 标记可以在网页上构造表格，在浏览器中显示时，表格的整体外观由 <TABLE> 标记的属性决定。

<tr> 和 </tr> 标记构造表格的一行，<td> 和 </td> 标记嵌套在 <tr> 和 </tr> 标记之间，构造表格对应行上的一个单元格。

4. 图片

图像在网页设计中是必不可少的，所以网页设计师应掌握在网页中操作图像的基本方法。HTML 语言的 <img> 标记可以在网页中指定显示一幅图像。图像的大小由"width"和"heigth"属性决定。通过 URL 给出图像来源的位置，不可省略。图像在页面中的对齐方式由"align"属性决定。

5. 超链接

HTML 语言的 <a> 和 </a> 标记可以在网页中建立超链接，URL 由 "href" 属性决定。

6. 表单与表单元素

表单标记可以与服务器端的动态程序（如 ASP、ASP.NET 等）进行数据交换，也可以在客户端进行数据交互。HTML 语言的 <form> 和 </form> 标记可以在网页中创建表单。<form> 标记常用属性如下：

<select> 属性：定义选择栏。

Action 属性：规定传递数据后，服务器向客户端传送的网页。

Method 属性：规定传递数据的方式：POST 或 GET 方式，POST 适合传送大量数据，GET 适合传送少量数据。

Name 属性：设置表单的名称。

表单中的表单元素由 <input> 标记创建，表单元素的类型由 <input> 标记的 type 属性决定。常见的 type 属性及取值如下：

text：表单元素是普通文本框。

password：表单元素是密码文本框。

checkbox：表单元素是多选项（复选框）。

redio：表单元素是单选项（单选按钮）。

submit：表单元素是提交按钮。

reset：表单元素是重置按钮。

7. 框架结构

框架可以生成独立变化和滚动的窗口，从而能将一个窗口分割为若干个子窗口，在每一个子窗口中显示一个 HTML 文档。HTML 使用 <Frameset>、<Frame> 和 <noFrames> 标记来定义框架。

<Frameset></Frameset> 决定如何划分 Frame。<Frameset> 有 cols 属性和 rows 属性。使用 cols 属性，表示按列分布 Frame，使用 rows 属性，表示按行分布 Frame。

用 <Frame> 标记设定网页。<Frame> 里有 src 属性，可指定网页的路径和文件名。

使用 <noFrames> 标记可以在用户浏览器不支持框架显示时告之用户一些相关信息，以免浏览者对空白窗口画面感觉莫名其妙。<noFrames> 标记是成对使用的，在首尾标签之间的内容上告之浏览者的信息。

8. 网页元素的表现形式

网页元素包括文字、图片、音频、动画、视频。要将文字、图片、音频、动画、视频等合理地表现在网页中，就须用上面介绍的各种标记将网页元素在网页中表现出来。

8.1.2 网页制作工具简介

选择一个好的网页制作工具能加快网页设计的速度，更是制作精美网页的关键。从原理上讲，虽然直接用记事本进行手工编写也能写出网页，但是对网页制作必须具有一定的 HTML 基础，不适合于初学者，而且效率很低。随着技术的发展，各种"所见即所得"的网页编辑器应运而生，通过这些工具，可以非常轻松地制作出漂亮的网页。

网页制作工具

1. 网页编辑器

常用的网页编辑器有 FrontPage、Dreamweaver 等。FrontPage 与 Dreamweaver 都是比较知名的网页设计

软件，可称得上是网页设计中的佼佼者。用它们就可以像使用 Word 一样简单地编制出网页的框架和文字内容。

FrontPage 是微软公司推出的面向21世纪网络办公自动化时代的大型套装软件 Office 中的一个重要组件，也是 Office 注重网络与 Internet 应用的一个重要体现。FrontPage 是目前最常用的中文版网页制作工具之一，简单易学。FrontPage 占领的是中级市场，其地位犹如字处理软件中的 Word，比较重视网页的开发效率、易学易用的引导过程。

Dreamweaver 是在多媒体方面颇有建树的 Adobe 公司推出的可视化网页制作工具，它与 Flash、Fireworks 合称为网页制作三剑客，这三个软件相辅相成，是制作网页的最佳选择。其中 Dreamweaver 主要用来制作网页文件，制作出来的网页兼容性比较好，制作效率也很高。Dreamweaver 字面意思为"梦幻编织"，该软件具备丰富的设计内涵和经久不衰的设计思维，它能充分展现设计者的创意。Dreamweaver 主攻的是网页高级设计市场，所强调的是更强大的网页控制、设计能力及创意的完全发挥；Dreamweaver 在功能的完善、使用的便捷上比 FrontPage 更强；囊括了 FrontPage 的所有基本操作，并开发了许多独具特色的设计新概念，诸如行为（Behaviors）、时间线（Timeline）、资源库（Library）等，还支持层叠式样表（CSS）和动态网页效果（DHTML）。而动态 HTML 是 Dreamweaver 最令人欣赏的功能，是它的最大特色之一。

2. 静态图片处理软件

常用的制作和处理静态图片的软件有 Photoshop、Fireworks、CorelDraw 等。

Photoshop 在第 7 章中进行了详尽的介绍。Photoshop 是平面图像设计与处理软件中的佼佼者，它以强大的功能、集成度高、适用面广和操作简便而著称于世，是迄今为止世界上最流行的图像编辑软件，它已成为许多涉及图像处理行业的标准。

Fireworks 是 Adobe 公司推出的专门针对网络图形设计的工具软件，它既可以编辑 Web 图像，又可以编辑 Web 动画，制作按钮的导航条、菜单等，甚至能直接制作网页。同时具有多种传统图形制作软件的功能，而且能把位图处理和矢量处理完美结合在一起，使得网页图形设计人员再也不必在多种图形设计软件之间频繁切换。Fireworks 的实质是通过最少的步骤创建最小、质量最高的 JPEG 和 GIF 图像，是创建和生成网页图形的完全解决方案。

3. 动态图片制作软件

制作动态图片的软件有 Flash、Imageready（在 Photoshop 5.5 以上版本中即带有此软件）、Gif Animator 等。

其中 Flash 是 Adobe 公司推出的动态界面制作工具。它出色的界面动画制作能力和较小的文件容量，加上对一些脚本语言（如 JavaScript）和强大的 XML 语言的支持，使其更加适合于网络应用。Flash 以操作简单，功能强大，适于网络应用等众多优点，被广泛地用于因特网上。同时，Flash 在制作高质量的网络动画方面独树一帜，Flash 结合图片、声音、动画和先进的交互性来制作生动逼真而且有效率的网站。使设计师可以方便地集成现有网络产品，为专业设计人士提供了可充分发挥能力设计、排版和设立场景的工具。

Imageready 是 Adobe 公司在 Photoshop 中集成的一个网页图像处理软件，它最大的特点是用 Photoshop 图像文件的图层生成 GIF 动画，动画各帧的原图保存在 psd 图像文件中，修改起来很方便，还具有把图像文件生成网页背景，对图像进行优化减肥等多种功能。

8.2　Dreamweaver 创建简单页面

在前一节中介绍了 HTML 语言的基础知识，下面通过可视化网页制作工具 Dreamweaver 来介绍创建简单页面的基本过程。

Dreamweaver 创建
与修改网页

8.2.1 网页创建、修改与保存

本书所使用的 Dreamweaver 的版本为 Dreavweaver CS6，它的视图界面有 3 种：即设计视图、代码编写视图以及设计与代码编写拆分视图。一般用户通常选用设计视图。

1. 创建网页

打开 Dreavweaver 后，选择"文件"→"新建"命令，就会弹出如图 8-1 所示的"新建文档"对话框（或按快捷键【Ctrl+N】），选择想要创建的网页种类，即可创建一个网页。

2. 修改、保存网页

如果要修改已创建的网页，可以通过选择"文件"→"打开"命令（或按快捷键【Ctrl+O】）或"文件"→"打开最近的文件"命令来打开创建的网页文件，打开后就可以对其进行修改操作。当完成对网页的编辑或修改后，选择"文件"→"保存"或"另存为"命令（或通过快捷【Ctrl+S】/【Ctrl+Shift+S】），即可保存网页。

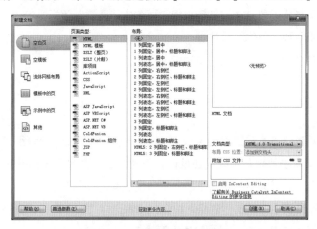

图 8-1 "新建文档"对话框

8.2.2 文本

文本是网页的基本元素，对文本的编辑是制作网页的基本操作。在网页中录入文字，可采用键盘录入、剪贴板粘贴和插入文件等方法。在代码视图中，一对 HTML 标记 <p> 和 </p> 之间为一个段落，而 HTML 标记
 为另起一行。

在 Dreamweaver 中有 3 个设置文本格式的窗口：①选择"格式"命令，选择其中一种对文本格式的设置命令。②选择需要设置内容右击，可以对文本格式做相应设置。③选择"窗口"命令，选择列表中的"属性"命令，调出"属性"面板，如图 8-2 所示。选择文本，就可以看到文本在"属性"面板中的相应属性。

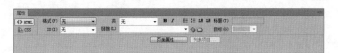

图 8-2 文本"属性"面板

1. 格式

将光标移至需设置段落样式的段落中，然后在"属性"面板的"格式"框选定所需要的段落样式。标题 1 -

6 对应的字体为"默认字体"，字号为 6 – 1，字形为加粗；"预先格式化"是将文本的真实的格式显示。优点是半角空格也能显示，缺点是不能自动换行。

2. 字体、大小

改变文字字体或大小，首先应将需要改变的文字选中，然后更改"属性"面板"字体"或"大小"框中的设置。其中，"字体"框中显示的是字体组合。字体组合是由一种或多种字体组合而成的，中间用逗号分隔。浏览器多页时，先按组合的第一种字体显示。如果系统中没有该字体，则按第二种字体显示，并依此类推。

3. 颜色

改变整个页面的文本颜色的方法：单击"网页属性"按钮后，在"网页属性"对话框上，更改"文本"旁的颜色框中的颜色。

改变局部文本的颜色的方法：在设计视图中，选中需改变颜色的文字，在"属性"面板上更改"文本颜色"框中的颜色。

4. 对齐、加粗、斜体

将光标移至需设置段落样式的段落中，然后根据需要单击"属性"面板中的"左对齐""居中对齐""右对齐""两端对齐""加粗"和"斜体"按钮。

对文本的其他操作，将在后续内容中进一步讲解。

8.2.3 表格

页面布局是进行网页设计最基本最重要的工作之一，用于网页布局设计的常用工具是表格。合理布局表格，会使网页更具个性特点，又便于管理和修改。在设计页面时，往往要利用表格来定位页面元素。使用表格可以导入表格化数据，设计页面分栏，定位页面上的文本和图像等。

在"插入"工具栏的布局页中，单击"表格"按钮；或者选择"插入"→"表格"命令，弹出"表格"对话框，如图 8-3 所示。具体设置如下：

（1）在行数和列数域，输入表格的行数和列数。

（2）在表格宽度域，以像素数或浏览器窗口的百分数指定表格的宽度。

（3）在边框粗细域，输入表格线的像素宽度。如不需显示表格线，即输入 0。

（4）在单元格边距和间距域，输入表格与边框和表格单元之间的像素数。

（5）单击"确定"按钮，即可插入如图 8-4 所示的三行三列的表格，可以看出，整个表格由三行组成，每行上有三个单元格。

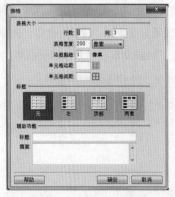

图 8-3 "表格"对话框

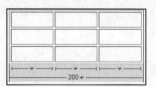

图 8-4 三行三列的表格

右侧二维码：表格、图像和超链接

将鼠标指针移动到建立的表格上，选择表格后可以在"属性"面板中修改表格的属性，也可在表格上右击，在弹出菜单中选择"表格"→"选择表格"命令，接下来就可以对表格进行插入行、插入列、删除行等操作。下面为表格的一些常用操作。

1. 在表格内添加元素

在表格中，可以添加文本和图像，而方法与在网页其他位置插入的方法相同。表格中还可以嵌套表格，嵌套表格就是在单元格中插入表格。由于常用表格控制网页元素的布局，因此嵌套表格应用很普遍。

2. 增、删行列

增加行、列：光标移入表格后，选择"修改"→"表格"→"插入行"命令，则在光标所在单元格的上方插入一行；如选择"插入列"命令，则在光标所在单元格的左侧插入一列；如选择"插入行或列"命令，则弹出"插入行或列"对话框，设定需插入的行或列数，以及插入的位置后，单击"确定"按钮，即可插入所需的行或列。

删除行、列：将光标移入需删除的行或列中，或者选定需删除的行或列，然后选择"修改"→"表格"→"删除行"（或"删除列"）命令即可。

3. 拆分、合并单元格

合并单元格：将需合并的单元格选定，然后选择"修改"→"表格"→"合并单元格"命令，或者单击"属性"面板下部的"合并单元格"按钮，即可合并所选的单元格。

拆分单元格：将光标移入需拆分的单元格中，选择"修改"→"表格"→"拆分单元格"命令（或单击"属性"面板下部的"拆分单元格为行或列"按钮），在"拆分单元格"对话框上设定拆分的要求，然后单击"确定"按钮即可。

4. 利用表格布局页面

选择"窗口"→"属性"命令，调出"属性"面板，如图 8-5 所示，可以直接设置单元格格式。

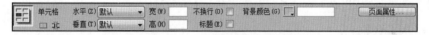

图 8-5　切换布局视图

8.2.4　图像

如果在文档的适当位置上放置一些图像，这些图像是文本的说明及解释，不仅可以使文本清晰易读，而且使得文档更加具有吸引力。

用于存储图像的通用图形文件格式有几十种，如 GIF、JPG、PNG、BMP 等。在网页中插入何种格式的图像，应该根据需要选择。

1. 在网页中插入图像的具体步骤

（1）把插入点置于设计视图中要插入图像的位置，然后选择"插入"→"图像"命令；或者单击"插入"工具栏中常用页上的"图像"按钮。

（2）在弹出的对话框中，选择一个文件，最后单击"确定"按钮。当把一幅图像插入 Dreamweaver 文档时，Dreamweaver 在 HTML 中自动产生对该图像文件的引用。要确保这种引用正确，该图像文件必须位于当前站点之内，否则，Dreamweaver 会询问是否要把该文件复制到当前站点内的文件夹中。

2. 设置图像属性

选择插入的图像后，就可以在"属性"面板中设置图像属性，如图 8-6 所示为所选图像的"属性"面板。

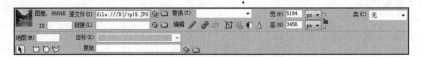

图 8-6　设置图像属性

下面为图像常用属性的设置：

（1）给图像描边：选中一个图像，假设边框设置为 4，就给图像加了 4 个像素的边框。

（2）设置图文混排：选中图片，在属性面板中设置对齐方式为左对齐或者右对齐等。

（3）给图像增加提示：选中一个图像，在"属性"面板的替代下拉列表框输入提示文字。在浏览器中，当指向这个图片时，就会出现文字提示。

（4）创建图像地图：选中目标图像，然后单击"属性"面板中"热点工具"□○♡中的任何一种方式，用"热点工具"在图片中画出热点区域，在"属性"面板中输入链接地址，选择目标窗口打开方式。这样，当浏览网页时，单击一个图像的不同部分，即可以链接到一个新的网页，也可以在当前窗口打开。

（5）设置图像边距：选中一个图片，在"属性"面板中给垂直边距和水平边距输入数值。设置图像边距可以使图像和表格边框产生一个边距，也会和相邻的文字或者其他图片产生一个边距。有时设置边距为一个非 0 的数值可以起到美观的作用，但如果需要页面更为紧凑，则输入数值 0。

8.2.5　超链接

超链接作为网页的一部分，它是一种允许同其他网页或站点之间进行链接的元素。各个网页链接在一起后，才能真正构成一个网站。用户才能访问到自己喜好的相关资料、电影、游戏、新闻等。所谓的超链接，是指从一个网页指向一个目标的连接关系，这个目标可以是另一个网页，也可以是相同网页上的不同位置，还可以是一个图片，一个电子邮件地址，一个文件，甚至是一个应用程序。

1. 文本、图像超链接

选中作为超级链接源的文本或图像，在"属性"面板的"链接"框中填入超链接目标的 URL 或通过"浏览"按钮选择。

2. 电子邮件超链接

选取需要创建链接的文本或图像，单击"插入"工具栏"常用"页中的"电子邮件链接"按钮，输入邮件地址，如图 8-7 所示，或者在"属性"面板中的链接栏中输入 mailto: 邮件地址。

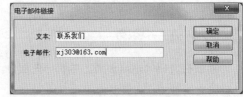

图 8-7　电子邮件超链接

3. 锚点超链接

使用"锚"可以链接到文档中的指定位置。下面是创建锚点超链接的步骤：

（1）创建锚点：将光标移至需插入的锚点处，单击"插入"工具栏"常用"页上的"命名锚记"按钮，在"命名锚记"对话框的"锚记名称"框中，输入锚点名，然后单击"确定"按钮。

（2）创建超链接：选中超链接源，在"属性"面板的"链接"框中输入锚点名（前面加"#"号）即可。

4. 导航超链接

（1）使用指向文件图标链接文档：选中图像或文字，将"属性"面板的"链接"域右边的"指向文件"

图标拖动到站点窗口的文档中。这种方法方便快捷，推荐使用。

（2）使用"属性"面板：选中示例中的图像或文字，单击"属性"面板中的"浏览文件"图标。再选中一个文件，单击"确定"按钮。

（3）从打开文档的选取中创建链接：选中文字，按【Shift】键，拖动后出现"指向文件"图标，把"指向文件"图标拖向目标文件，就会建立链接。

8.2.6 其他对象

除了以上基本对象外，还有很多其他对象，下面对其他几种常用对象进行简单介绍。

1. 插入网页修改日期

将光标移至需插入网页修改日期处，选择"插入"→"日期"命令，或者单击"插入"工具栏"常用"页上的"日期"按钮。弹出"插入日期"对话框，如图 8-8 所示，然后选择或设定以下各项，单击"确定"按钮，所需的日期即插入网页中。

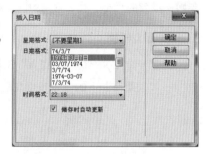

图 8-8　"插入日期"对话框

（1）星期格式：选定所需的星期格式，可不插入星期。

（2）日期格式：选定所需的日期格式。

（3）时间格式：选定所需的时间格式，可不插入时间。

（4）"保存时自动更新"复选框：选中后，每次保存网页时自动更新日期。

2. 插入水平条

将光标移至需插入水平线处，选择"插入"→"HTML"→"水平线"命令，或者单击"插入"工具栏"HTML"页上的"水平线"按钮，水平线即插入网页中。

设置水平线属性：选中水平线，然后在"属性"面板上设置。

设置水平线的颜色：单击"属性"面板右侧的笔状"快速标签编辑器"按钮，然后在打开的标签上直接编写 HTML 标记，即在 <hr> 标记中增加"color="#XXXXXX""。其中"XXXXXX"中每 2 位 16 进制数顺序表示 RGB 三原色的颜色号，例如，FF0088 表示淡红色。

3. 插入文件头标签

在"插入"工具栏"HTML"页上的"文件头"页上有 6 个按钮："Meta""关键字""描述""刷新""基础"和"链接"，将光标移至需插入处，单击这 6 个按钮的任一个，都将在相应处插出对应标签。

其中 Meta 是一个记录当前页面重要信息的头部标签，如编码、作者、版权、关键字等，这些信息可以为服务器提供参考信息。

4. 插入符号

将光标移至需插入符号处，选择"插入"→"HTML"→"特殊字符"次级菜单中相应的菜单命令，可以插入一些特殊符号。

5. 插入多媒体

将光标移至需插入多媒体处，单击"插入"工具栏"常用"页的"媒体"中的任一项，或者 HTML 页中的"脚本"中的任一项，就可以在相应处插入想要的多媒体元素。

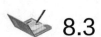

8.3 高级页面元素的使用

在设计网页时，要想使页面布局整齐、美观，就必须掌握高级页面元素的使用。本节主要讲述框架、表单、行为、CSS 样式表 4 个方面的相关知识。

高级元素应用

▶ 8.3.1 框架

前面介绍了利用表格可以进行网站页面的布局，还有一种更方便的工具，就是使用框架。框架的作用是把浏览器窗口划分为若干个区域，每个区域可以分别显示不同的网页内容。框架由两个主要部分组成，它们是框架集和单个框架。框架集是在一个文档内定义一组框架结构的 HTML 网页；框架集定义了网页显示的框架数、框架的大小、载入框架的网页源和其他可定义的属性等等。单个框架是指在网页上定义的一个区域。

1. 建立框架

新建一个空文档，在"插入"工具栏的"布局"页中选择"HTML"→"框架"命令，也可通过选择"修改"→"框架集"下的命令来建立框架。图 8-9 所示是选择"下方及左侧嵌套"的命令。

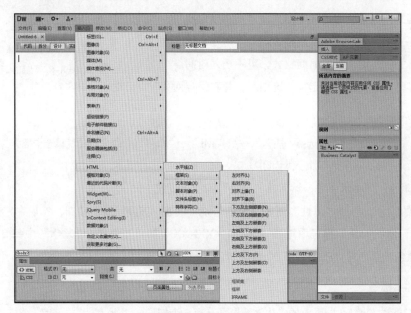

图 8-9 建立框架

2. 框架的属性

在设置好框架的整体布局后，还可以对每一框架的具体属性进行设置，先选择"窗口"→"属性"和"窗口"→"框架"命令调出"属性"面板和"框架"面板，在"框架"面板中单击需设置属性的框架，则"属性"面板中将显示选择的框架属性，如图 8-10 所示。也可以在"框架"面板上选中整个框架组后，即显示整个框架的属性。

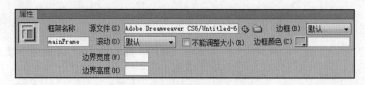

图 8-10 框架的"属性"面板

（1）框架名称：leftFrame 就是左框架的意思，可以重新按需要命名，只要不以数字开头即可，也不能用 top 这样的某些保留字。

（2）边框：可以设置在浏览器中是否显示当前框架的边框，大多浏览器默认显示边框。

（3）边框颜色：选择的颜色会应用到和本框架接触的所有的边框，并且会重写框架集已经安排的边框颜色。

（4）边界宽度与高度：用于指定框架边框左右或上下和内容之间的空间。

（5）滚动：指定在浏览器中本框架是否显示滚动条，其中"是"表示不论本框架中内容显示器默认窗口是否完全显示，即不论内容多少，浏览器始终显示滚动条；"自动"根据内容的多少在需要时显示，否则就不显示，这个比较常用，既能满足需要又能保持页面的同一性。"默认"则取决于用户浏览器的设置。

（6）不能调整大小：在浏览器中用户是否可以用鼠标拖动框架，一般为了整体效果，选择不能调整大小。

（7）源文件：指定一个在本框架中显示的源文件。

3. 编辑框架

（1）选取框架。选择"窗口"→"框架"命令，在弹出的"框架"面板上可进行框架选择。

（2）拆分框架。在"框架"面板上选中需拆分的框架后，先用鼠标选定边框，然后按【Alt】键，再拖动鼠标即可，或使用"修改"→"框架集"的次级菜单拆分框架。

（3）与框架有关的链接。在框架网页中设置超链接，需设定链接对象在哪个子窗口中显示，也就是需在"属性"面板的"目标"框中，选定子窗口的名称。

8.3.2 表单

使用表单可以收集来自用户的信息，进而将信息保存到后台数据库中，是网站管理者与浏览者之间沟通的桥梁。在 Dreamweaver 中可以创建各种各样的表单，表单中可以包含各种对象，如文本域、按钮、列表等。表单有两个重要组成部分：其一是描述表单的 HTML 源代码，其二是用于处理用户在表单域中输入的信息的服务器端应用程序或客户端脚本，如 CGI、ASP 等。

1. 创建表单

在网页中要添加表单对象，首先必须创建表单。表单在浏览网页中属于不可见元素。在 Dreamweaver 中插入一个表单后，当页面处于"设计"视图时，用红色的虚轮廓线指示表单。如果没有看到此轮廓线，请检查是否选中了"查看"→"可视化助理"→"隐藏所有"命令。

将插入点放在希望表单出现的位置，选择"插入"→"表单"→"表单"命令，或选择"插入"工具栏"表单"页中的"表单"按钮，如图 8-11 所示。

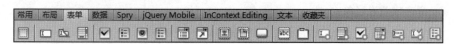

图 8-11　表单对象

2. 表单属性

选中表单，在"属性"面板上可以设置表单的各项属性，如图 8-12 所示。

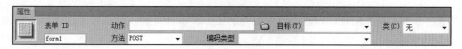

图 8-12　表单属性

（1）表单名。给表单命名之后可以用脚本语言（JavaScript 或 VBScript）对其进行控制。

（2）动作。指定处理表单信息的服务器端应用程序，输入 URL 或者 Mailto 地址，或单击"文件夹"按钮，找到应用程序（或直接输入应用程序路径）。

（3）方法。将表单数据传输到服务器的方法，表单"方法"有 POST 方法和 GET 方法：

POST 方法在消息正文中发送表单值，并向服务器发送 POST 请求。

GET 方法把表单值添加给 URL，并向服务器发送 GET 请求。因为 URL 被限定在 8 192 个字符之内，所以不能对长表单使用 GET 方法（浏览器默认方法）。

（4）目标。如果命名的窗口尚未打开，则打开一个具有该名称的新窗口。目标值有：

_blank：在未命名的新窗口中打开目标文档。

_parent：在显示当前文档的窗口的父窗口中打开目标文档。

_self：在提交表单所使用的窗口中打开目标文档。

_top：在当前窗口的窗体内打开目标文档。此值可用于确保目标文档占用整个窗口，即使原始文档显示在框架中。

3. 表单对象

在 Dreamweaver 中，表单输入类型称为表单对象。Dreamweaver 表单可以包含标准对象，如文本域、按钮、图像域、复选框、单选按钮组、列表 / 菜单、文件域及隐藏域等。可以通过选择"插入"→"表单"命令来插入表单对象，或者通过图 8-12 中的"表单"对象按钮来插入表单对象，这些对象按钮说明如下：

（1）隐藏域。允许设计者存储信息（如表单主题），这些信息与用户无关，但却是应用程序在处理表单时所需要的。

（2）文本区域。接受任何类型的文本、字母或数字。输入的文本可显示为单行、多行、黑点或星号（用于密码保护）。

（3）复选框。在一组选项中可以选择多个选项。

（4）单选按钮、单选按钮组。单个选项按钮或在一组选项中一次只能选择一项的选项。

（5）列表 / 菜单。提供一组选项，让用户从中选择一项或多项，该对象可以是弹出菜单，这种菜单仅在用户单击时才显示出来，且仅能从中选择一项，也可以是列表框，选项总是显示在可滚动列表中，且可以从中选择多项。

（6）跳转菜单。插入跳转菜单，这种菜单上的每一选项都链接着一个文件，从中选择某一项，将跳转到被链接的网页。

（7）图像域。可以用来替换提交按钮。

（8）文件域。允许用户在自己的硬盘上浏览文件，并作为表单数据上传。

（9）按钮。提交或重设表单。

8.3.3 行为

行为是用来动态响应用户操作、改变当前页面效果或是执行特定任务的一种方法。行为可以附加到整个文档，还可以附加到链接、图像、表单元素或其他 HTML 元素中的任何一种，用户可以为每个事件指定多个动作。

行为由对象、事件和动作构成，对象是产生行为的主体，事件是触发动态效果的条件，动作是最终产生的动态效果。

1. 内置行为

选择"窗口"→"行为"命令即可打开"行为"面板，Dreamweaver 内置的基本行为如图 8-13 所示。

（1）交换图像：通过更改 IMG 标签的 SRC 属性，将一个图像和另一个图像进行交换。

（2）弹出信息：显示一个信息框，给用户一个提示信息，不能为用户提供选择。

（3）恢复交换图像：将最后一组交换的图像恢复为它们以前的源文件。

（4）打开浏览器窗口：在一个新的窗口中打开 URL，可以指定新窗口的属性。

（5）拖动层：允许访问者拖动层。

（6）控制 Shockwave 或 Flash：控制播放、停止、返回，直接跳转到第几帧。

（7）播放声音：可以实现网页中播放声音效果。

（8）改变属性：允许动态地改变对象属性，如图像的大小等。

（9）显示 – 隐藏层：创建或编辑弹出菜单。

（10）检查插件：检查网页是否安装了某个必需的插件，如 Flash 网页。

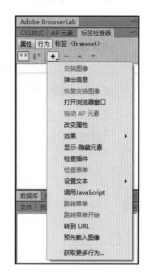

（11）检查浏览器：检查浏览器的版本，以便跳到不同的页面。

（12）检查表单：检查指定文本域的内容以确保用户输入了正确的数据类型。

（13）设置导航栏图像：设置鼠标翻转图像的导航菜单。

（14）设置文本：设置层文本、状态栏文本、文本域文字、框架文本等。

（15）调用 JavaScript：允许调用相应的 JavaScript 脚本，以实现相应的动作。 图 8-13　基本行为

（16）跳转菜单：行为主要是用于编辑跳转菜单，跳转菜单是文档中的弹出菜单。

（17）跳转菜单开始：根据菜单所选择的索引转到 URL。

（18）转到 URL：可以指定当前浏览器窗口或者指定的框架窗口载入指定的页面。

（19）隐藏弹出式菜单：只在应用"显示弹出菜单"行为之后使用。

（20）预先载入图像：使图像载入浏览器缓存，防止当图像出现时由于下载导致延迟。

（21）显示事件：选择不同版本的浏览器支持的事件将不同。

（22）获取更多行为：通过 http://www.adobe.com/cn/products/dreamweaver.html 网站获取更多行为。

2. "行为"面板

"行为"面板如图 8-14 所示，从左到右依次为显示设置事件、显示所有有事件、添加行为、删除事件、增加事件值、降低事件值。

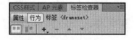

若要为某一元素附加行为请执行以下操作：

图 8-14　"行为"面板

（1）在页上选择一个元素，例如一个图像或一个链接。若要将行为附加到整个页，则在"文档"窗口底部左侧的标签选择器中单击 <body> 标签。

（2）选择"窗口"→"行为"命令，打开"行为"面板。

（3）单击加号（+）按钮并从"动作"弹出菜单中选择一个动作，菜单中灰色显示的动作不可选择，原因可能是当前文档中缺少某个所需的对象。

（4）当选择某个动作时，将出现一个对话框，显示该动作的参数和说明，为该动作输入参数，然后单击"确定"按钮。

触发该动作的默认事件显示在"事件"栏中。如果这不是需要的触发事件，则要从"事件"弹出菜单中选择另一个事件。

8.3.4　CSS 样式表

CSS 是 Cascading Style Sheets，即层叠样式表单的简称。网页制作一般离不开 CSS 技术，采用 CSS 可以有效地对页面的布局、字体、颜色、背景和其他效果实现更加精确的控制。使用 CSS 不仅可以做出美观工整的网页，还能给网页添加许多神奇的效果。为了统一万维网上各网站和网页中的样式，方便各种浏览器解释样式，万维网标准委员会（W3C）把样式表分为外部样式表、嵌入式样式表和内联样式表 3 种。

创建新的 CSS 样式的操作是：

选择"窗口"→"CSS 样式"命令，打开"CSS 样式"面板，将插入点放在文档中，如图 8-15 所示。

图 8-15 面板右下角区域中的按钮从左到右依次为附加 CSS 样式、新建 CSS 样式、编辑 CSS 样式、删除 CSS 样式。

"新建 CSS 样式"对话框如图 8-16 所示。

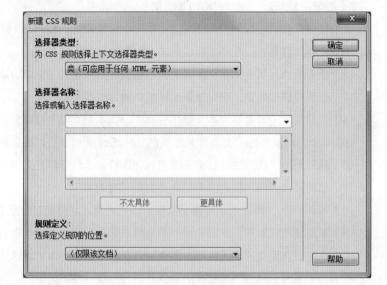

图 8-15　"CSS 样式"面板　　　　　　　　图 8-16　"新建 CSS 样式"对话框

在图 8-16 中定义要创建的 CSS 样式的类型，即选择器类型，有如下 3 种：

（1）类：可创建作为 class 属性应用于文本范围或文本块的自定义样式，它可应用于任何标签。注意：类名称必须以句点开头，但可以包含任何字母和数字组合。

（2）标签：可重定义特定 HTML 标签的默认格式。

（3）高级：为具体某个标签组合或所有包含特定 Id 属性的标签定义格式。弹出式菜单中提供的选择器包括 a:active、a:hover、a:link 和 a:visited。

然后在"规则定义"项中可选择：

（1）新建样式表文件：用于创建外部样式表。

（2）仅对该文档：在当前文档中嵌入样式（这里选择此项）。

单击"确定"按钮后，将弹出如图 8-17 所示的对话框，即可在其中具体设定式样的各种属性和格式。

其实，创建 CSS 样式表的过程，就是对各种 CSS 属性的设置过程，所以了解和掌握属性设置非常重要。在 Dreamweaver 的 CSS 样式里包含了 W3C 规范定义的所有 CSS 的属性，把这些属性分为类型、背景、区块、方框、边框、列表、定位、扩展 8 个部分。

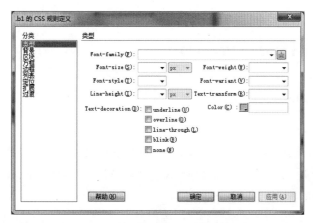

图 8-17　式样定义属性对话框

 8.4　动态网页设计

动态网页是与静态网页相对应的，它是采用动态网站技术生成的网页。用 HTML 和 CSS 已经能够编写非常漂亮的静态网页，但是这些网页缺乏和用户的在线交互。所以，这一节能将介绍以 ASP 为服务端语言的动态网页设计。

8.4.1　服务端语言

要想设计动态网页，实现用户互动功能，就必须学习服务端语言。服务端语言有很多，如 ASP、ASP.NET、JSP、PHP 等。

1. ASP 及其内置对象

ASP（Active Server Page，活动服务器网页）是微软开发的用以代替最初的 CGI 脚本语言程序的一种应用，内嵌于 IIS 中，它可以与数据库和其他程序进行交互，是一种简单、方便的编程工具。它所有的程序都在服务器端执行，包括所有嵌在普通 HTML 文档中的脚本程序，当程序执行完毕后，服务器仅将执行的结果返回给客户端浏览器，这样也就减轻了客户端浏览器的负担，大大提高了交互的速度。图 8-18 说明了 ASP 程序的执行过程。

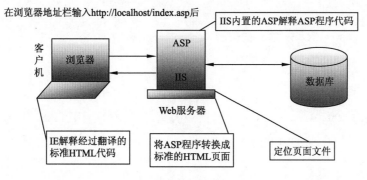

图 8-18　ASP 执行过程

一个简单的 ASP 网页示例代码如下：

```
<html>
<head>
  <title> 这是一个简单的 ASP 示例 </title>
</head>
<body>
  <p><%= "Hello world!" %></p>
</body>
</html>
```

在上面这个 ASP 网页代码示例中，除了 <%= " Hello world!" %> 这段代码外，其他部分和一个普通的 HTML 网页完全一样。这里的 <% … %> 表示里面的代码是 ASP 代码，"<%="表示需要输出 ASP 代码的结果，而 " Hello world!"（不含双引号）就是输出的结果。

（1）ASP 基础语法。一个 ASP 文件和 HTML 文件很相似，都包含有 HTML 的标签，不同的是 ASP 文件中还包含有服务器端的脚本代码。在 ASP 文件中，用 "<%" 来标志服务器端脚本的开始，用 "%>" 标志服务器端脚本的结束。

在 ASP 代码中，还可用 Response.Write 显示输出结果，见下面的示例代码：

```
<html>
  <head>
    <title>ASP 输出语法 </title>
  </head>
  <body>
    <% Response.Write("Hello world!") %>
  </body>
</html>
```

在 ASP 里还可定义并输出一个变量，例如：

```
<%
    Dim vName
    vName="hello"
    Response.Write(vName)
%>
```

（2）ASP 脚本语言设定。ASP 的默认编辑语言为 VBScript，同时 ASP 还支持 JavaScript 语言编写或两种语言同时出现在网页代码中。可以在 IIS 设置中设置默认语言，如没有特殊要求，ASP 代码都是使用 VBScript 来编写，因为 VBScript 是编写 ASP 最合适的脚本语言。

在 ASP 网页中，可以设定 ASP 网页所用的脚本语言，示例代码如下：

```
<%@ language="javascript" %>
<html>
<head>
  <title> 设定 ASP 的脚本语言 </title>
</head>
<body>
  <%
    var d=new Date()
    Response.Write(d)
  %>
</body>
</html>
```

<%@ language ="javascript"%> 这句代码表示该 ASP 文件所用的脚本语言是 JavaScript，这句代码必须写在 ASP 文件的开头。由于 VBScript 是 ASP 的默认脚本语言，所以在 ASP 文件中不写 <%@ language="VBScript" %> 也可以，ASP 会自动将 <% %> 之间的脚本当做 VBScript 来解释和处理。

（3）ASP 内置对象。ASP 提供内建对象，使用户更容易收集通过浏览器请求发送的信息、响应客户端浏览器的请求以及存储用户信息。表 8-1 对每个对象及其用途进行了简要说明，具体用法可参看后续内容提及的示例。

表 8-1   ASP 内置对象

对　象	作　用
Application	使给定应用程序的所有用户共享信息
Request	访问任何用 HTTP 请求传递的信息，包括从 HTML 表格用 POST 方法或 GET 方法传递的参数以及 cookie 和用户认证。Request 对象能够访问发送给服务器的二进制数据，如上传的文件
Response	控制发送给用户的信息，包括直接发送信息给浏览器、重定向浏览器到另一个 URL 或设置 cookie 的值
Server	提供对服务器上的方法和属性进行访问。最常用的方法是创建 ActiveX 组件的实例（Server.CreateObject）。其他方法用于将 URL 或 HTML 编码成字符串，将虚拟路径映射到物理路径以及设置脚本的超时期限等
Session	存储特定的用户会话所需的信息。当用户在应用程序的页之间跳转时，存储在 Session 对象中的变量不会清除；而用户在应用程序中访问页时，这些变量始终存在。也可以使用 Session 方法显式地结束一个会话和设置空闲会话的超时期限
ObjectContext	提交或撤销由 ASP 脚本初始化的事务

2. ASP.NET 简介

ASP.NET 技术来源自微软的 .NET 技术，它与 ASP 技术有些关系，然而又不是简单的继承，可以说 ASP.NET 是一种新的技术，但 ASP.NET 的语法在很大程度上与 ASP 兼容，同时它还提供一种新的编程模型和结构，可生成伸缩性和稳定性更好的应用程序，并提供更好的安全保护。可以通过在现有 ASP 应用程序中逐渐添加 ASP.NET 功能，随时增强 ASP 应用程序的功能。

ASP.NET 完全基于模块与组件，具有更好的可扩展性与可定制性，数据处理方面更是引入了许多新技术，正是这些具有革新意义的新特性，让 ASP.NET 远远超越了 ASP，同时也提供给 Web 开发人员更好的灵活性，有效缩短了 Web 应用程序的开发周期。ASP.NET 与 Windows 操作系统的服务器版本（如 Windows 2000 Server/Advanced Server）的完美组合，为中小型乃至企业级的 Web 商业模型提供了一个更为稳定、高效、安全的运行环境。

3. JSP 简介

JSP（Java Server Pages）由 Sun Microsystems 公司倡导、许多公司参与建立的一种动态网页技术标准。它的特点是完全面向对象、完全的平台无关和完全的安全可靠。JSP 技术的设计目的是使得构造基于 Web 的应用程序更加容易和快捷，而这些应用程序能够与各种 Web 服务器、应用服务器、浏览器和开发工具共同工作。

在传统的网页 HTML 文件（如 *.htm、*.html）中加入 Java 程序片段和 JSP 标记就构成了 JSP 网页（*.jsp）。

JSP 具有在 HTML 代码中混合某种程序代码、由语言引擎解释执行程序代码的能力。在 JSP 环境下，HTML 代码主要负责描述信息的显示样式，而程序代码则用来描述处理逻辑。普通的 HTML 页面只依赖于 Web 服务器，而 JSP 页面需要附加语言引擎分析和执行程序代码。程序代码的执行结果被重新嵌入到 HTML 代码中，然后一起发送给客户端的浏览器。JSP 是面向 Web 服务器的技术，客户端浏览器不需要任何附加的软件支持。

JSP 使用的是 Java 语言，在 JSP 下，代码被编译成 Servlet 并由 Java 虚拟机执行，这种编译操作仅在对 JSP 页面的第一次请求时发生。执行 JSP 代码需要在服务器上安装 JSP 引擎。执行页面时，JSP 页面被转换成 Java 源文件，然后又被编译成 class 文件，即 Servlet。

JSP 中的 Java 代码均在服务器端执行。因此，在浏览器中使用 "查看源文件" 命令是无法看到 JSP 源代码的，只能看到 HTML 代码。

4．PHP 简介

PHP（Hyper text Preprocessor，超文本预处理程序）是一种可以内嵌在 HTML 里的脚本语言，是目前应用也很广泛的 Web 编程语言之一，可以构架在 Linux 操作系统和 Apache HTTP Server 上，Linux + Apache HTTP Server + PHP 日益成为网站和 Web 编程人员的首选，因为三者都是开源和免费的，架设网站成本低廉。

PHP 能够用在所有的主流操作系统上，使用 PHP，可以自由地选择操作系统和 Web 服务器。同时，还可以在开发时选择使用面对过程和面对对象，或者两者混合的方式来开发。

8.4.2 客户端脚本语言

前面介绍的是在服务器端执行的语言，但有时为了更好地实现与客户端用户的交互，避免客户端的请求频繁产生到服务器的回调，有必要在网页中支持客户端代码，由客户端机器实现某些计算和处理，下面学习 VBScript 和 JavaScript 两种常用的客户端脚本语言。

1．JavaScript 简介

JavaScript 是一种解释性的，嵌入到 HTML 代码中的基于对象的脚本编程语言。JavaScript 主要是基于客户端运行的，用户点击带有 JavaScript 的网页，网页中的 JavaScript 就传到浏览器，由浏览器对其进行解释和执行处理。

先来看一个最简单的例子，代码如下：

```
<html>
<head>
  <title> 一个最简单的 Javascript 示例 </title>
</head>
<body>
  <script type="text/javascript">
    document.write("Hello world!");
  </script>
</body>
</html>
```

像 VBScript 一样，JavaScript 也使用 HTML 的 <script> 标签。上例中 type 属性的值表示插入 <script></script> 之间的代码是 JavaScript 语句，使用了 document.write，这是 JavaScript 中比较常用的语句，表示输出文本，上面例子的输出结果为 "Hello world!"。

JavaScript 程序可以放在 HTML 网页的 <head></head> 或 <body></body> 里，也可以放在外部的 .js 文件中。如果某个 JavaScript 的程序被多个 HTML 网页使用，最好的方法是将这个 JavaScript 程序放到一个扩展名为 .js 的文本文件里。这样可以提高 JavaScript 的复用度，减少代码维护的负担，不必将相同的 JavaScript 代码复制到多个 HTML 网页中，将来一旦多处网页程序有所修改，也只要修改这一处的 .js 文件即可，不用再修改每个用到该 JavaScript 程序的 HTML 文件。在 HTML 里引用外部文件的 JavaScript 应在 head 中写上 "<script src=" 文件名 "></script>" 语句，其中 src 的值就是 JavaScript 所在文件的文件路径和文件名称。示例代码如下：

```
<html>
<head>
  <script src="../js/common.js"></script>
</head>
<body>
```

```
</body>
  </html>
```

上面示例中的 common.js 就是一个文本文件，其位置在当前网页所在文件夹的上级文件夹中的 js 文件夹下，其内容是：

```
function clickme()
{
alert("You clicked me!");
}
```

像很多其他编程语言一样，JavaScript 也是用文本格式编写，由语句、语句块和注释构成。语句块是由一些相互有关联的语句构成的语句集合。在一条语句中，可以使用变量、字符串和数字以及表达式。

（1）语句。一个 Javascript 程序就是一个语句的集合。一条 JavaScript 语句相当于一条完整的句子。JavaScript 语句将表达式用某种方式组合起来，得以完成某项任务。一条语句包含一个或多个表达式、关键词和运算符。一般来说，一条语句的所有内容写在同一行内，但也可以写成多行。此外，多条语句也可以通过用分号（;）分隔，写在同一行内。

（2）语句块。通常来说，用 {} 括起来的一组 JavaScript 语句称为语句块。语句块通常可以看作是一条单独的语句。也就是说，在很多地方，语句块可以作为一条单语句被其他 JavaScript 代码调用，但是以 for 和 while 开头的循环语句例外。

（3）注释。为了程序的可读性，以及便于在日后代码修改和维护时，更好地理解代码，可以在 JavaScript 程序中为代码编写注释。在 JavaScript 语言中，用两个斜杠（//）来表示单行注释。多行注释则用 /* 开始，用 */ 结束。

（4）表达式。JavaScript 表达式相当于 JavaScript 语言中的一个短语，这个短语可以判断或者产生一个值，这个值可以是任何一种合法的 JavaScript 类型，如数字、字符串、对象等，最简单的表达式是字符。

（5）赋值和等于。JavaScript 语言中使用等号（=）表示变量赋值，等号左边的值可以是变量、数组元素、对象属性，等号右边的值可以是任何类型的值，包括表达式。

2. VBScript 简介

VBScript 也是一种脚本语言，可用于微软 IE 浏览器的客户端脚本和微软 IIS（Internet Information Service）的服务器端脚本。VBScript 是微软编程语言 Visual Basic 家族中的一个成员。

一个简单的 VBScript 例子：

```
<html>
<head>
  <title>一个简单的 VBScript 代码示例</title>
</head>
<body>
  <script type="text/vbscript">
    MsgBox("Hello world!")
  </script>
</body>
</html>
```

上面代码运行后，将会看到一个内容为 "Hello world!" 的消息框。

在网页中插入 VBScript 语句，应使用标签 <script>，标签 <script> 有属性 type，"type="text/vbscript" " 表示插入 <script></script> 中的代码是 VBScript 语句。有时在 <script> 中也可使用 "language="vbscript"" 这样的形式，目前这两种方法都可以表示 <script></script> 里的代码是 VBScript，但不推荐使用。VBScript 程序可以写在网页的 <head></head> 或 <body></body> 中，如下例所示：

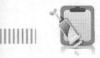

```
<html>
<head>
  <title>VBScript 代码放在 head 和 body 中 </title>
  <script type ="text/vbscript">
    MsgBox("VBScript 代码在 head 中 ")
  </script>
</head>
<body>
    <p> 一个消息框在此行文字之前显示，另一个消息框在此行文字显示之后弹出。</p>
  <script type="text/vbscript">
      MsgBox("VBScript 代码在 body 中 ")
    </script>
  </body>
</html>
```

VBScript 脚本虽然可以放在网页的 body 或 head 中，但最好尽可能将所有的脚本代码放在 head 里，以使所有脚本代码集中放置，而且可以确保调用脚本代码之前，所有的脚本代码都已经被读取并解码。

8.4.3　ASP 运行环境配置

ASP 是基于服务器端的对象模型，通过 ASP 对象提供的方法和属性可以对服务器端的数据进行操作，基于 ASP 的网页必须在支持 ASP 的网络空间下才能运行，这可以在本机上安装 IIS 满足环境要求。

1. 安装 IIS

下面以 Windows 7 系统为例说明安装 IIS 的过程：

（1）单击 Windows 7 的"开始"按钮，打开"控制面板"窗口，单击"打开或关闭 Windows 功能"超链接，如图 8–19 所示。

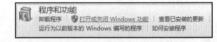

图 8–19　打开或关闭 Windows 功能

（2）出现安装 Windows 功能的选项菜单，注意选择的项目，手动选择需要的功能，如图 8–20 所示。

（3）安装完成后，再次进入控制面板，选择管理工具，双击"Internet(IIS) 管理器"选项，进入 IIS 设置，如图 8–21 所示。

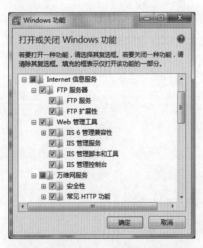

图 8–20　Windows 功能的选项菜单

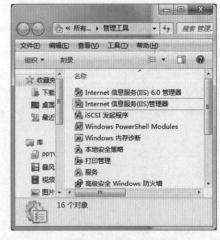

图 8–21　控制面板的管理工具界面

（4）单击图 8–21 中"Internet 信息服务 (IIS) 管理器"进入"Internet 信息服务（IIS）管理器"窗口，如图 8–22 所示。

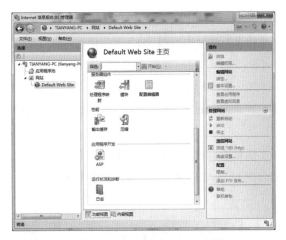

图 8-22　"Internet 信息服务 (IIS) 管理器"窗口

接下来可以将设计完成的网站复制到 IIS 的默认 Web 发布目录中，在默认网站属性的文档项添加主页的名称（如 index.asp），如果网络具有名称解析系统 DNS，则访问者只要在浏览器地址栏中输入计算机名或 http://localhost 就可以访问站点；如果网络不具有名称解析系统，访问者必须输入计算机的数字 IP 地址。

2. 设置虚拟目录

在实际的网站内容发布中，如果不希望将内容发布到默认的 Web 发布目录，人们往往把 asp 文件放在其他磁盘分区中，例如在 E 盘根文件夹下添加一个文件夹 myweb，要运行 myweb 文件夹中的 asp 文件，就要把 myweb 文件夹设置为虚拟目录。基本步骤如下：

（1）选中默认网站（Default Web Site），右击弹出快捷菜单，选择"添加虚拟目录"命令，弹出"添加虚拟目录"对话框。

（2）在弹出的"添加虚拟目录"对话框中的"别名"文本框中输入 myweb，然后单击"物理路径"浏览按钮后选择 D 盘中的文件夹 myweb，再单击"确定"按钮。可以单击"编辑权限"按钮，设置所要访问主页权限。

假定将名为 index.asp 的文件放在 myweb 文件夹中，则在浏览器地址栏中输入以下网址就可以打开它：http://localhost/myweb/index.asp。

8.4.4　ASP 动态数据网页程序设计

ASP 是服务器端的脚本执行环境，可用来产生和执行动态的高性能的 Web 服务器程序。 当用户使用浏览器请求 ASP 主页时，Web 服务器首先响应请求，调用 ASP 引擎来执行 ASP 文件，并解释其中的脚本语言（JavaScript、VBScript），通过数据库连接，由数据库访问组件 ADO（ActiveX Data Objects）完成数据库操作，最后 ASP 生成包含有数据查询结果的 HTML 页面返回用户端浏览器显示出来。

1. ASP 访问数据库

在互联网上的网站中随处可见留言板、讨论组、网上投票、网上调查、聊天室等功能模块，这些程序都是利用 ASP（当然还有其他形式的动态网页语言）与数据库技术结合而实现的。在动态数据网页程序设计中可以使用很多动态网页语言与数据库连接，这里只讲述通过 ASP 技术访问 Access 数据库来设计动态网页。

网页应用程序访问各种各样的数据源所使用的方法是 OLE DB，OLE DB 介于 ODBC（开放式数据库连接标准）层和应用程序之间。在 ASP 页面中，ADO 是位于 ODBC 和 OLEDB 之上的高性能数据库操作接口，提供了开放的数据操作对象模型，ADO 调用首先被送到 OLE DB，然后送到 ODBC 层，OLE DB 是一套组件对象模型（COM）接口。一般情况下的网页使用 ADO 作为访问数据库的默认组件，允许开发人员使用任何语言和统一的编程模式操作各种与 ODBC 和 OLEDB 兼容的数据库，如 Access、FoxPro、SQL Server、Oracle 等。ADO 主要含有 3 种对象：Connection、Recordset、Command，其中 Connection 负责打开或连接数据库，Recordset 负责存取数据表，Command 负责对数据库执行 SQL 查询命令或执行存储过程（Stored Procedure）。

此外，依靠这 3 个对象还不能存取数据库，还必须具有数据库存取的驱动程序：OLE DB 驱动程序或 ODBC 驱动程序。利用含有 ADO 对象的 ASP 页面访问数据库的流程如图 8-23 所示。

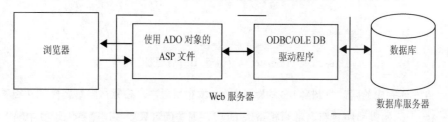

图 8-23　ASP 页面利用 ADO 对象访问数据库

由图 8-23 可知，ADO 对象必须与各种驱动程序结合才能存取各种类型的数据库，不同的数据库需要不同的驱动程序。要利用 ADO 访问 Access 数据库，首先要验证机器上是否安装了 Access 驱动程序，可通过如下的方法验证：查看"控制面板"→"管理工具"→"数据源（ODBC）"→"驱动程序"选项卡中是否含有"Microsoft Access Driver（*.mdb）"。

使用 ASP 通过 ADO 访问数据库，主要需要如下几个步骤：

（1）确定数据源（DSN）。可以通过建立系统 DSN 来完成。创建和配置 ODBC 数据源的方法如下：依次选择"控制面板"→"管理工具"→"数据源（ODBC）"→"系统 DSN"→"添加"命令，在"创建新数据源"对话框中选择所需要的 DSN 驱动程序后单击"完成"按钮，在新出现的对话框中的"数据源名"文本框中输入"数据源名称"然后单击"选择"按钮，在对话框中选取相应的服务器和数据库，最后单击"确定"按钮。

假设这里选择 DSN 所用的驱动程序是 Microsoft Access Driver(*.dbm)，数据源为 dbname，数据库名称为 sample.mdb，数据库没有用户名和密码。

（2）创建 ADO 对象。使用 Server.CreateObject 建立 ADO 对象实例。例如下面两条语句建立了一个连接实例 conn 和一个记录集实例 rs：

```
Set conn=Server.CreateObject("ADODB.Connection")
Set rs=Server.CreateObject("ADODB.RecordSet")
```

（3）建立与数据库的连接。使用 ADO 的 Connection 对象的 Open 方法可以建立与特定数据库的连接，使用的语句及其语法格式为：

```
Connection 连接实例 .Open " 数据库名称 ", "UserID", "Password"
```

Open 方法有 3 个参数选项，分别为目标数据库的名称、登录用户名和密码。数据库名称一项指定将要连接的具体数据库，如果已经成功建立了该数据库的 DSN，就可以直接使用"DSN= 对应数据库的 DSN 名称"作为第 1 个参数。另外 2 个参数：登录用户名和密码口令为可选项，如果用户在建立数据库 DSN 时已经设定了用户名和密码，则可省略这 2 个参数项。因此，基于上面的假设，可以使用如下语句确定与 Access 数据库的连接：

```
conn.Open "DSN=dbname"
```

从上面可以看出，这种方法必须在 Web 服务器上人工配置 DSN，增加了系统发布的难度与不便，因此，常常采用 ASP 利用 Driver 直接连接数据库的方法，表 8-2 展示了这种方法连接几种典型数据文件或数据库的语句格式与示例。

表 8-2　ASP 直接指定数据源的方法

数 据 库		ASP 语 句
Excel	格式	Driver={Microsoft Excel Driver (*.xls)};dbq= 包含路径的 Excel 文件名
	示例	conn.Open "Driver={Microsoft Excel Driver (*.xls)}; dbq=e:\myweb\select\sample.xls"
Access	格式	Driver= {Microsoft Access Driver (*.mdb)};dbq= 包含路径的 Access 数据库文件名 ;UID= 用户名 ;PWD= 密码
	示例	conn.Open "Driver={Microsoft Access Driver (*.mdb)}; dbq="e:\myweb\select\sample.mdb"
SQL Server	格式	Driver={SQL Server};Server= 服务器名或 IP 地址 ;Database= 数据库名 ;UID= 用户名 ;PWD= 密码
	示例	conn.Open "Driver={SQL Server};Server=sql_server2000; Database=sample;UID=sa;PWD="

另外，还可以直接通过 OLE DB 建立连接，例如：

连接 SQLServer：

```
conn.Open "Provider=SQLOLEDB;server=127.0.0.1;database=sample;uid=sa;pwd="
```

连接 Access：

```
conn.Open "Provider=microsoft.jet.oledb.4.0;data source= " & Server.MapPath
          ("/select/sample.mdb") & ";user id=;password=;"
```

（4）指定 SQL 命令。当连接了数据库后就可以对数据库进行操作，如查询、删除、更新等，这些操作都是通过 SQL 命令来完成的，然后将返回的结果集储存到 Recordset 的对象实例中。格式为：

```
rs.Open SQL, 连接实例 Conn, CursorType, LockType
```

SQL：可以是计算 Command 对象的变量名、SQL 语句、表名、存储过程等。

Conn：有效的 Connection 对象实例。

CursorType：游标类型，有 4 种选择，可以使用代号或者变量表示。变量及代号如表 8-3 所示。

表 8-3　CursorType 变量及代号

变 量	代 号	说 明
AdOpenForwardOnly	0	只读，当前数据记录只能向下移动
AdOpenKeyset	1	可读 / 写，当前数据记录可自由移动
AdOpenOptimistic	2	可读 / 写，当前数据记录可自由移动，多人共享数据库时可看到其他用户新增的数据记录
AdOpenStatic	3	只读，当前数据记录可自由移动

Locktype：锁定类型，也有 4 种选择，变量及代号如表 8-4 所示。

表 8-4　LockType 变量及代号

变 量	代 号	说 明
AdLockReadOnly	1	只读，不能改变数据
AdLockPessimistic	2	保守式锁定，编辑记录时立即锁定
AdLockOptimistic	3	开放式锁定，在执行 Update 操作时锁定
AdLockBatchOptimistic	4	开放式批量更新，用于批量更新模式，而非立即更新

（5）Recordset 对象的使用。使用 Recordset 对象提供的方法和属性，完成 SQL 结果集的处理，并按照 HTML 的语法结构和特点组成嵌有记录集数据的 HTML 元素显示结果。

利用 Recordset 对象的方法和属性可精确地控制记录指针的行为，提高用户检查和更新结果的能力。Recordset 对象保持查询返回的记录的位置，允许用户一次一项记录逐步扫描结果。数据库指针可以在一组记录中定位到特定的项。

被创建的 Recordset 对象实例就是一个数据游标（游标是存储在内存中的类似记录和字段的数组的东西），可以想象 ADO 产生的 Recordset 就像一个电子表格，它有一行一行的记录，在任何时候都有一行是它的当前行，而 Recordset 的字段是用 Recordset 的 Field 集合表示的。表 8-5 列出了所创建的 Recordset 对象的一些属性和方法。

表 8-5　Recordset 对象的一些属性和方法

Recordset 对象	说　　明
rs.Fields.Count	Recordset 对象的字段总数
rs.RecordCount	游标中的数据记录总数
rs(i).Name	当前记录第 i 个字段的名称，i 由 0 到 rs.Fields.Count–1
rs(i)	当前记录第 i 个字段的数据，i 由 0 到 rs.Fields.Count–1
rs（"字段名称"）	当前记录对应名称字段的数据
rs.BOF	记录指针是否指向记录集开始（逻辑值）
rs.EOF	记录指针是否指向记录集末尾（逻辑值）
rs.MoveNext	将指针移到下一条记录
rs.MovePrev	将指针移到上一条记录
rs.MoveFirst	将指标移到第一条记录
rs.MoveLast	将指标移到最后一条记录
rs.GetRows	将记录集放在一个二维数组中，第二下标为记录，第一下标为字段
rs.Addnew	增加一条空记录
rs.Delete	删除当前记录或记录组
rs.Update	更新当前所做的修改

（6）关闭 Recordsets 结果集和数据库。在完成对数据库数据的查询和输出之后，一定不要忘记关闭打开的对象。关闭已打开的对象不仅能够释放出更多的服务器资源，而且可以断开与数据库已建立的连接，从而有效地增强服务器和数据库对多用户的支持。可以使用对象的 Close 方法关闭对象，将其从内存中清除。例如：

```
rs.Close
conn.Close
```

2. ASP 访问数据库实例

通过 ASP 访问数据库过程的学习，读者应该基本掌握如何存取数据库及其数据，下面以 Access 为数据库对象介绍这些具体应用的例子。

实例 1–test1.asp：查询并显示数据库中的记录

```
<%
    Set cn=Server.CreateObject("ADODB.Connection")
    Set rs=Server.CreateObject("ADODB.Recordset")
    connstr="Driver={Microsoft Access Driver (*.mdb)};" & _
            "dbq=e:\myweb\db\sample.mdb"
    cn.Open connstr
    StrSql="select * from student where 性别='男'"
    rs.Open StrSql,cn
```

```
%>
学号: <% =rs(" 学号 ") %><p>
姓名: <% =rs(" 姓名 ") %><p>
出生日期: <% =rs(" 出生日期 ") %><p>
家庭住址: <% =rs(" 家庭住址 ") %><p>
<%
    rs.close
    Set rs=nothing
    cn.Close
%>
```

在浏览器地址栏中输入 http://localhost/myweb/test1.asp 并按【Enter】键将显示 sample.mdb 数据库中的 student 表内的第一个男学生的基本信息。

实例 2–test2.asp：利用循环显示记录集中符合条件的所有记录

上面示例只能显示第一个学生的信息，如果需要显示所有学生的信息，则要利用 while 循环语句修改程序，修改结果如下：

```
<%
    Set cn=Server.CreateObject("ADODB.Connection")
    Set rs=Server.CreateObject("ADODB.Recordset")
    connstr="Driver={Microsoft Access Driver (*.mdb)};" & _
            "dbq=e:\myweb\db\sample.mdb"
    cn.Open connstr
    StrSql="select * from student where 性别 =' 男 '"
    rs.Open StrSql, cn
%>
<% while not rs.eof %>
    学号: <% =rs(" 学号 ") %><p>
    姓名: <% =rs(" 姓名 ") %><p>
    出生日期: <% =rs(" 出生日期 ") %><p>
    家庭住址: <% =rs(" 家庭住址 ") %>
    <hr>
    <p>
<%
    rs.movenext
    wend
    rs.close
    Set rs=nothing
    cn.Close
%>
```

实例 3–test3.asp：将所有记录的数据以表格形式显示

如果需要将 test2.asp 中显示的数据按标准的如图 8–24 所示的表格形式展示，则需要将数据嵌入到 HTML 的表格代码中，修改结果如下：

学号	姓名	出生日期	家庭住址

图 8–24　test3.asp 表格显示

```
<%
    Set cn=Server.CreateObject("ADODB.Connection")
    Set rs=Server.CreateObject("ADODB.Recordset")
    connstr="Driver={Microsoft Access Driver (*.mdb)};" & _
            "dbq=e:\myweb\db\sample.mdb"
```

 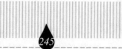

```
cn.Open connstr
StrSql="select * from student where 性别 =' 男 '"
rs.Open StrSql,cn
%>
<table width="829" height="90" border="2" cellpadding="0" cellspacing= "0">
<tr>
  <td width="140"><div align="center"> 学号 </div></td>
  <td width="108"><div align="center"> 姓名 </div></td>
  <td width="129"><div align="center"> 出生日期 </div></td>
  <td width="440"><div align="center"> 家庭住址 </div></td>
</tr>
<% while not rs.eof %>
  <tr>
    <td><div align="center"><% =rs(" 学号 ") %></div></td>
    <td><div align="center"><% =rs(" 姓名 ") %></div></td>
    <td><div align="center"><% =rs(" 出生日期 ") %></div></td>
    <td><div align="left"><% =rs(" 家庭住址 ") %></div></td>
  </tr>
<%
    rs.movenext
    wend
  %>
</table>
<%
 rs.close
 Set rs=nothing
 cn.Close
 %>
```

 ## 8.5 网站建设

本节内容通过扫描二维码进行学习。

第9章 医学信息系统基础

在一个完全数字化的医院里,医生对病人了解的程度可能是空前的,这种了解必须依赖于计算机信息系统。因此用信息论的观点去认识医学科学,利用信息系统辅助医疗行为和开展医学研究有其独特的意义。本章将围绕医学信息系统,介绍相关信息技术的基本概念及基本系统。

9.1 医学信息系统概述

医学信息系统的建设与应用综合反映了一个国家卫生工作状况和医疗服务水平,也是计算机技术、信息处理技术、网络通信技术、现代企业管理等现代科学技术综合应用能力的反映。我国已经建设了中央、省、市地三级公共卫生信息系统,省市县的许多大中型医院已经建设了全院的医院管理信息系统,而省市级的大型医院在完成医院信息系统的建设后,已进入了临床信息系统建设的阶段,全面提升公共卫生信息处理能力和医疗卫生服务水平。

9.1.1 信息系统相关概念

信息系统作为一门实践性很强的应用科学,在不断被应用和实践的过程中,逐渐形成了完整的理论和技术体系,其应用范围遍及社会的各个领域。

信息系统包含信息处理系统和信息传输系统两大部分。信息处理系统负责对数据进行加工处理,以得到人们预先期待的结果。信息传输系统负责把信息从一地传输到另外一地,传输的过程中不会改变信息本身的内容。信息系统具有开放性,隶属于某一上级系统,实现多目标,内部各要素之间相互联系、相互作用,其发展与信息处理技术的进步密切相关等特点。

信息技术以计算机科学技术为核心,综合了一系列相关技术体系,包含各种软硬件技术、存储技术、通信技术等。下面将概括性地介绍在医学信息系统构建和医学信息处理分析方面的部分技术方法。

信息系统基础

1. 医学信息系统的体系结构与计算机网络、数字通信技术

建设医学信息系统始于对医学信息系统体系结构的理解和选择,它亦是实现医学信息系统的整体性、科学性和安全性的重要基础。

(1)信息系统的体系结构与计算机网络结构选择。实现医学信息处理的计算机系统可以有不同的逻辑结构,称为医学信息系统的体系结构。如果只考虑医学信息系统的逻辑结构,可以把系统子程序模块分为两大类,一类是面向用户的专用系统程序,另一类是面向医学信息系统的公共子系统。体系结构的组成就是确定如何安排这些子系统,使系统的性能优化。实际应用有3种结构:

① 集中式体系结构。这种结构是大型机的整体式体系结构,有极高的信息处理整体能力。该结构把系统的逻辑模块以子程序形式组合在单一系统主程序中,因此它的系统安全性、效率和稳定性都很好,但系统的灵活性和可扩充性比较差。

② 分散式体系结构。分散式应用程序的体系结构是医院信息计算机管理建设发展历史过程的中间产物。

这种系统基本是手工作业的计算机化。

③ 分布式体系结构。建立在宽带局域网技术、高性能微机服务器技术和大型分布式数据库技术之上的信息系统体系结构，称之为组合式系统。现代医学信息系统体系结构基本上是组合式的。这种结构是按照用户的需求和若干系统优化的原则，把系统划分成物理上和结构上相对独立的子系统；它们有健壮的系统特性，但在逻辑上又属于同一个大系统，在宽带网、高性能服务器和一体化软件平台的支持下，可使子系统之间实现无缝的数据交换和功能调用。随着医院业务发展的需求和信息服务内容的增减，只需增减子系统模块来修改系统，而不会影响原系统的运行。在软件的层次结构上，系统程序采用三层结构。三层应用的原则是将应用逻辑封装或划分在对象当中，并将对象放置于专用的服务器上，然后从专用服务器上接受来自客户端的请求并进行处理，通过组件方式还能实现有效的重用等。

目前大型综合医院的医院信息系统的体系结构都支持 Internet/Intranet 网络环境下的分布式应用；采用客户 / 中间件 / 服务器（Client/Middleware/Server）体系结构与浏览器 / 服务器（Browser/Server）体系结构相结合的先进网络计算模式，分布式计算采用公共对象请求代理体系结构（CORBA）标准。

（2）医学信息系统的通信、网络基础。数据通信技术和计算机网络技术是构筑信息系统底层硬件平台和网络管理平台的技术基础。光纤宽带网成为医学信息系统的网络主干，数字交换技术是医学信息系统局域网的基础，卫星、无线通信是远程医疗的主要通信方式，移动通信技术则成为床前医生工作站的首选。

局域网的组网选型，网络管理和网络安全平台的选择将在通信技术的支持下保证医学信息系统的规模、数据处理能力、数据交换能力、数据安全性等主要的信息系统的性能指标。图 9-1 展现了医院信息系统和其他医学信息系统的典型网络结构，这是以星形拓扑为基础的分层复合型结构。它是一个企业级的 Intranet，通过防火墙外连城域网（或 Internet）。在局域网中，可选择千兆光纤为主干，用千兆交换机和百兆交换机分别做主交换机和部门级交换机。在 Intranet 企业级局域网上采用 TCP/IP 的网络协议，从而使得局域网也具有互联网的通信能力；此外还采用了 WWW 服务器、Web 浏览器、标准 TCP/IP 网络和 HTML 等多种 Internet 技术，使之可运行 WWW 软件、用 E-mail 作邮件通信、利用网络开异地远程会议等；实现和互联网无缝连接，发布医院的网站和其他网上信息。

2. 数据库技术

医学信息系统一般多选择大型、分布式数据库管理系统，如 Oracle、SQL Server 等著名的关系数据库管理系统。在数据仓库技术支撑下的医学信息系统中，数据挖掘和联机分析处理技术实现了门诊、住院、急诊等主题，以及库房、核算、财务、人事等领域的数据分析、趋势预测应用。下面对数据仓库、数据挖掘和联机分析处理技术作简要介绍。

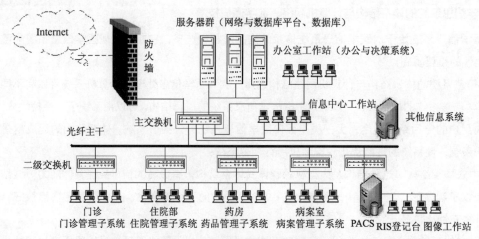

图 9-1　医学信息系统网络示意图

（1）数据仓库（Data Warehouse, DW）。数据仓库把整个组织的各种数据（地理位置、格式和通信要求）全部集成在一起，并把当前使用的业务信息分离出来，保证关键任务的 OLTP 应用的安全性和完整性，同时可以访问各种各样的数据库。数据仓库是由软、硬件技术组成的环境，它把各种数据库（源数据库）集成为一个统一的数据仓库（目标数据库），并且把各种数据转换成面向主题的格式，能从异构的数据源中定期抽取、转换和集成所需的数据，便于最终用户访问并能从历史的角度进行分析，最后做出决策。

（2）数据挖掘（Data Mining, DM）。数据挖掘是从大型数据库或数据仓库中发现并提取隐藏在其中的信息的一种技术。数据挖掘是知识发现研究在数据库系统中的延伸，它涉及数据库、人工智能、机器学习和统计分析等多种技术。

（3）数据库联机事务分析（On-Line Analytical Processing, OLAP）。联机分析处理技术是以超大规模数据库或数据仓库为基础对数据进行多维化和预测综合分析，构建面向分析的多维数据模型，再使用多维分析方法从多个不同的角度对多维数据进行分析、比较，找出它们之间的内在联系。

数据仓库从历史的角度组织和存储数据，能集成地进行数据分析，用于支持经营管理和临床的决策支持过程。并且克服了传统数据库的数据组织性差，利用率低的缺点。另一方面，在数据仓库基础上挖掘的知识通常以图表、可视化、类自然语言等形式表示出来，并通过评价、筛选和验证，把有意义的知识放到知识库中，随着时间的推移将积累更多的知识。

3. 医学信息系统的安全性和保密性

国际标准化组织（ISO）将计算机安全定义为："为数据处理系统建立和采取的技术和管理的安全保护。保护计算机硬件、软件数据不因偶然和恶意的原因而遭到破坏、更改和泄露"。因此，"计算机网络系统安全"的定义是："保护计算机网络系统中的硬件、软件及其数据不受偶然或者恶意原因而遭到破坏、更改、泄露，保障系统连续可靠地正常运行，网络服务不中断。"

计算机安全的内容应包括两方面，即物理安全和逻辑安全。物理安全指系统设备及相关设施受到物理保护，免于系统破坏、信息丢失等。逻辑安全包括信息的完整性、保密性和可用性。完整性指信息不会被非授权修改及信息保持一致性等；保密性指仅在授权情况下高级别信息可以流向低级别的客体与主体；可用性指合法用户的正常请求能及时、正确、安全地得到服务或回应。

系统安全的基本对策，涉及社会生活的方方面面，从使用防火墙、防病毒、信息加密、身份确认与授权等技术，到企业的规章制度；从网络安全教育和国家的法律政策，直至采用必要的实时监控手段、应用检查安全漏洞的仿真系统和制定灵活有效的安全策略及应变措施，加强网络安全的审计与管理等。其中以下 4 点是基础：①防火墙、防病毒和门户管理；②电源保护、静电防护和防雷系统；③数据库备份与数据恢复；④建立信息网络安全管理制度。

9.1.2 医学信息系统

随着社会的进步，医学科学和信息技术的发展，人民大众日益关注卫生环境、疾病预防、医疗服务和自身健康水平，需要运用医学信息处理技术解决这些与自身生存密切相关的医学问题，而围绕卫生健康服务的各类信息系统也就应运而生。

1. 医学信息系统

按照信息系统的定义，医学信息系统就是进行与医学相关业务的信息系统。当今医疗卫生活动不仅仅局限于医院，医疗活动的概念已经从医院延伸拓展到社区卫生保健。区域卫生信息化系统连接着上至卫计委下至社区卫生服务中心、社会保障数据中心、

医学信息系统及特点

各个医院的医院信息系统；构成了庞大的、全民的医疗卫生计算机网络体系。因此，医学信息系统从广义上来讲，应该包含公共卫生、医疗服务和卫生管理三大类信息系统，而每大类系统在其应用领域内又可分为若干相关子信息系统，如图9-2所示。

一个完整的数字化医院拥有许多与医疗相关的信息系统，其中医院信息系统（Hospital Information System，HIS）是其他医学信息系统的基础，它作为其他医学信息系统的资料源，给予了医疗活动的服务支持和目标实施；而其他医学信息系统则是医院信息系统的外延。本章将分别介绍其中的医院信息系统、医学影像信息处理系统和公共卫生信息系统。

2. 医学信息系统的特点

医学信息系统有8个特点：①医学信息的数量大，复杂性高；②医学信息的应用面广，影响大；③医学信息的标准化程度低；④医学信息的处理难度大；⑤医学信息的私密性强，涉及个人、家庭、民族、地方甚至国家的相关信息；⑥医学信息的连续性、时效性显著；⑦医学信息系统的市场化、商品化产品少；⑧医学信息系统的开发技术难度大、周期长、投入多、维护难。

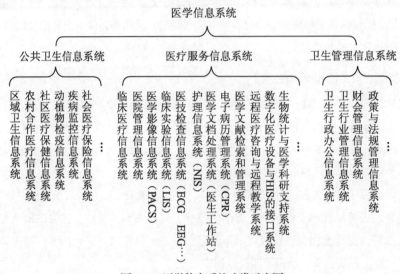

图9-2　医学信息系统分类示意图

9.1.3　医学信息学相关标准

随着信息技术的发展，以互联网为依托的健康教育、医疗信息查询、电子健康档案、电子处方、远程医疗和康复等多种形式的医疗健康服务改变着传统医疗服务模式。为解决不同系统之间、不同部门之间的信息交换与共享，发挥互联互通的效力，就需要一套统一的标准。医疗信息标准化对于医疗信息化发展是至关重要。

1. HL7

HL7（Health Level Seven，健康信息交换第七层协议）组织成立于1987年，是一家非营利性质的医疗卫生信息领域的国际性标准组织，已经拥有50多个工作组和20多个地区性分会国际性组织，主要从事卫生保健环境临床和管理电子数据交换的标准开发，其任务是"为临床医疗护理数据的交换、管理、整合提供标准，特别是创造灵活且高效的方法、标准、指导原则和相关的服务，以实现在不同的卫生信息系统之间的互操作。"HL7中国筹委会（HL7 China）于2000年初建立。

HL7标准是HL7组织参考国际标准组织ISO，采用开放式系统互联OSI的通信模式研究开发，并获得美国国家标准局ANSI批准应用于医院、社区医疗、保险公司等医疗领域及医用仪器设备间电子数据信息传输

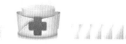

的标准。

　　HL7 标准是一个基于国际标准化组织 ISO 所公布的网络开放系统互连模型 OSI 第七层（应用层）的医学信息交换协议。HL7 标准汇集了不同厂商用来设计应用软件间接口的标准格式，它允许各个医疗机构不同的应用系统间，进行一些重要资料的沟通。HL7 标准是医疗保健领域和医疗机构间进行电子数据交换的标准，让各医疗信息系统间的信息交换变得更加简单畅通。其工作原理见图 9-3 所示。

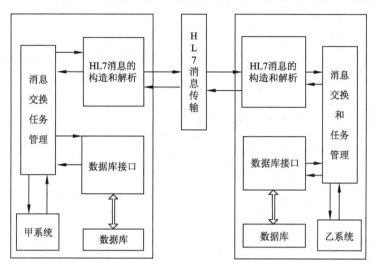

图 9-3　HL7 工作原理

2. DICOM

　　在医学影像信息学的发展和研究过程中，由于医疗设备生产厂商的不同，造成与各种设备有关的医学图像存储格式、传输方式千差万别，使得医学影像及其相关信息在不同系统、不同应用之间的信息交换受到严重阻碍。

　　为此，美国放射学会（American College of Radiology，ACR）和全美电子厂商联合会（National Electrical Manufactures Association，NEMA）在参考了其他相关国际标准的基础上，于 1985 年制定了 ACR-NEMA1.0 标准，以规范医学图像及其相关信息的交换，随后在 1993 年推出 DICOM 3.0，很多厂商和医院把 DICOM 3.0 作为其医学图像设备的标准配置和选购设备时的必要条件。DICOM 标准解决了不同的地点、不同设备制造商、不同国家等复杂的网络环境下的医学图像存储和传输的问题。目前国际上普遍采用 DICOM 与 HL7 相关的方式进行集成。

　　DICOM（Digital Imaging Communications in Medical，医学数字成像和通信）标准中涵盖了医学数字图像的采集、归档、通信、显示及查询等几乎所有信息交换的协议；以开放互联的架构和面向对象的方法定义了一套包含各种类型的医学诊断图像及其相关的分析、报告等信息的对象集；定义了用于信息传递、交换的服务类与命令集，以及消息的标准响应；详述了唯一标识各类信息对象的技术；提供了应用于网络环境（OSI 或 TCP/IP）的服务支持；结构化地定义了制造厂商的兼容性声明等。

　　DICOM 标准的推出与实现，大大简化了医学影像信息交换的实现，推动了远程放射学系统、图像管理与通信系统（PACS）的研究与发展，并且由于 DICOM 的开放性与互联性，使得与其他医学应用系统（HIS、RIS 等）的集成成为可能。

3. CDA

　　CDA（Clinical Document Architecture，临床文档架构）是 HL7 组织发布的临床文档交流的标准，它是一种以文档交换为目的，指定文档结构和语义的文档标记标准和临床资料交换标准。

CDA 标准支持在不同系统中交换不同复杂度的可读性文档，提供独立于传输和储存机制的病患医疗记录标准。CDA 采用 XML 编码，并且可在 HL7 消息中传输，CDA 文件内容示例如图 9-4 所示。

```xml
<RegistrationEvent classCode="REG" moodCode="EVN">
    <realmCode code="CN"/>
    <typeId root="2.16.840.1.113883.21" extension="PRPA_RM101301UV02"/>
    <templateId root="1.3.6.1.4.1.19376.1.5.3.1" extension="PRPA_MT000101UV01"/>
    <id root="唯一标识ID" extension="唯一标识"/>
    <statusCode code="active" codeSystem="2.16.840.1.113883.5.14"/>
    <effectiveTime meta_id="HR42.02.002" value="建档时间"/>
    <activityTime literal="上报日期" meta_id="HR99.01.162"/>
    <confidentialityCode code="N" codeSystem="2.16.840.1.113883.5.25"/>
    <languageCode code="zh-CN"/>
    <author typeCode="AUT">
        <assignedAuthor classCode="ASSIGNED">
            <id root="唯一标识ID" extension="唯一标识"/>
            <code code="HR22.01.005" codeSystem="codeSystem.Role"/>
            <assignedPerson classCode="PSN" determinerCode="INSTANCE">
                <name literal="建档人员姓名" use="ALL"/>
                <playerOrScoper>player</playerOrScoper>
                <assignedPersonIdent classCode="IDENT">
                    <id root="HR99.01.006" extension="建档人员代码"/>
                    <playerOrScoperRole>playerRole</playerOrScoperRole>
                </assignedPersonIdent>
            </assignedPerson>
            <representedOrganization classCode="ORG" determinerCode="INSTANCE">
                <id root="HR99.01.008" extension="建档机构代码"/>
                <playerOrScoper>scoper</playerOrScoper>
            </representedOrganization>
        </assignedAuthor>
    </author>
</RegistrationEvent>
```

图 9-4　CDA 文件示例

4. IHE

1998 年，北美放射学会 RSNA（Radiological Society of North America）与医疗保健保障信息管理系统学会 HIMSS（Healthcare Information and Management Systems Society）联合发起 IHE（Integrating the Healthcare Enterprise，医疗保健信息集成）项目，旨在通过规范 HL7 与 DICOM 等标准，来解决医院医疗环境中信息化建设各子系统间的无缝集成，从而实现完全无障碍的数据信息交流共享。IHE 框架是标工作流程的标准，是一个执行框架，它定义的是已有标准的使用，从而使医疗信息系统、放射信息系统和医学图像管理系统等不同系统之间进行无缝的连接。

图 9-5 是某医院信息系统框架，它是以电子病历系统为核心，HIS（医院管理信息系统）和 EMR（电子病历系统）无缝整合，外围辅助 HIS、LIS、PACS、PEIS 等系统，构建以临床信息化为中心，以财务、管理为导向的数字化医院系统架构设计。

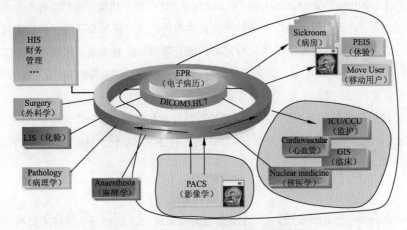

图 9-5　IHE 标准下的某医院信息系统框架

9.2 医院信息系统

医院信息系统是我国在卫生信息化建设中发展最快、普及程度最广的一个领域。目前国内县市级以上城市的大中型医院大多数都具有了规模不一、程度不同的医院信息系统。因此，医学生有必要学习和掌握医院信息系统的组成及使用，以适应未来数字化医的发展。

9.2.1 医院信息系统概述

医院是对大众或特定人群进行治病防病的场所，备有一定的病床设施、医务人员和必要的设备，通过医务人员的集体协作，对住院或门诊病人实施科学和正确诊疗的医疗事业机构。医院的任务是"以医疗为中心，在提高医疗质量的基础上保证教学和科研任务的完成，并不断提高教学质量和科研水平……"。在现代化医院中医院信息系统是不可缺少的基础设施与支持环境，它除了包括管理信息系统的企业管理功能外，还要支持以患者信息为中心的整个医疗、教学、科研活动。

1. 医院信息系统的定义和特征

按照 2002 年我国卫生部公布的《医院信息系统基本功能规范》，医院信息系统是指利用计算机软硬件技术和网络通信技术等现代化手段，对医院及其所属各部门的人流、物流、财流进行综合管理，对在医疗活动各阶段产生的数据进行采集、存储、处理、提取、传输、汇总，加工形成各种信息，从而为医院的整体运行提供全面的自动化管理及各种服务的信息系统。

医院信息系统是医院信息管理的技术平台和数据集中管理者，它把医院业务流程和管理产生的信息，以数据的方式提炼集中到计算机系统之中（见图9-6），真正实现了信息的共享和实时性。因此，基于计算机网络的医院信息系统可以实现以病人为中心的临床信息管理和应用以及医院管理信息的分析和应用。基于医院业务和管理的特殊性，它又分为"医院管理信息系统"和"临床信息系统"。

（1）医院管理信息系统（Hospital Management Information System，HMIS）。管理信息系统（Management Information System，MIS）是特指用于管理目的，由计算机网络及数据库系统支撑的人机系统。医院管理信息系统的主要目标是支持医院的行政管理与事务处理业务，减轻事务处理人员的劳动强度，辅助医院管理，辅助高层领导决策，提高医院的工作效率，使医院能够以少的投入获得更好的社会效益与经济效益，如财务系统、人事系统、住院病人管理系统、药品库存管理系统等都属于 HMIS 的范围。

（2）临床信息系统（Clinical Information System，CIS）。医疗是医院的基本任务，临床的诊断过程实质上也是信息的收集、加工与决策的过程。医生经过直接的问诊、观察与检查，利用仪器设备从病人身上获取检验信息，而后综合分析，得出疾病诊断的结论。临床信息系统的主要目标是支持医院医护人员的临床活动，收集和处理病人的临床医疗信息，丰富和积累临床医学知识，并提供临床咨询、辅助诊疗、辅助临床决策，提高医护人员的工作效率，为病人提供更多、更快、更好的服务。因此，医嘱处理系统、病人床边系统、医生工作站系统、护士工作站系统、实验室系统、药物咨询系统等都属于 CIS 范围。

此外，一些为专科部门开发的信息管理系统，如电子病历系统（Electronic Patient Record，EPR）、图像存储及传输系统（Picture Archiving and Communication System，PACS）、实验室信息系统（Laboratory Information System，LIS）和临床医疗服务密切相关，是数字化医院的基础设施与支持环境的重要环节，亦可归属于 CIS 范围。

2. 医院信息系统的数据流与特点

以计算机网络为基础的 HIS 把医院业务流程和管理产生的信息，以数据的方式提炼集中到计算机系统之中，真正实现信息的共享和实时性，并实现以病人为中心的临床信息管理和应用、医院管理信息的分析和应用。图9-6是HIS的数据流图，它展现了医院的业务部门和管理部门是如何产生信息，并在医疗、物资、财务三大数据流中实现交互。医院的业务管理和行政管理部门的职责是在医院业务进程中进行信息采集、信息处理分析和管理决策。

（1）医院信息层次结构的双塔模型。医院信息系统由医院管理信息系统和临床医疗信息系统两大系统交合组成，按照双塔模型（见图9-7），医院的业务系统产生的大量数据既面向临床业务部门，也面向管理业务部门。这些数据在基础数据源中交织依存；在业务系统层和知识管理层中，为两类部门交叉调用和共享，按需要归类；在决策支持层，从这两类数据中提取信息和提升知识就各为其主。医院信息层次结构图也是医院信息系统设计的概念模型。

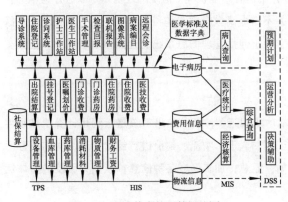

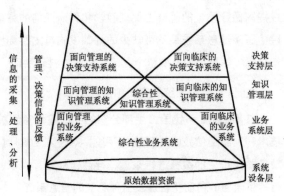

图9-6　医院信息管理数据流图　　　　　图9-7　医院信息系统信息的双塔结构

（2）医院信息系统的特点。现代医院规模庞大、关系复杂、对临床信息和管理信息的高度共享和响应时间要求高，因此，以计算机网络为基础的HIS具有以下特点：

① 技术支持：计算机、计算机网络（与通信）技术是HIS的硬件支撑；网络管理系统、数据库技术与数据库系统是HIS的软件环境。

② 支持联机事务处理：医院中的信息流是伴随着各式各样窗口业务处理过程发生的，这些窗口业务处理可能是医院人、财、物的行政管理业务，也可能是有关门、急诊病人、住院病人的医疗事务；而HIS的分系统、子系统的划分和设计要支持这些日常的、大量的前台事务处理。

③ 支持管理部门的信息汇总与分析：医院的科室担负着繁重的管理任务，随着科室管理工作的日趋科学化，会越来越多地依赖于它们从基层收集来的基本数据进行汇总、统计与分析，用来评价他们所管理的基层部门与个人的工作情况，据此做出计划，督促执行，产生报告和做出决定。计算机化的信息系统要支持中层科室的数据收集、综合、汇总、分析报告与存储的工作。

④ 医疗信息的复杂性与标准化：病人的信息是以多种数据类型表达的，不仅有文字与数据，还需要图形、图表、影像等；它处理的数据对象既有结构化数据，也有半结构化或非结构化数据；甚至有些数据及结构会较多地受到人工干预和社会因素的影响。解决医疗信息复杂问题的关键是实现医疗信息标准化。

⑤ 信息的安全性与保密性：病人医疗记录是一种拥有法律效力的文件，它不仅在医疗纠纷案件中，而且在许多其他的法律程序中均会发挥重要作用，同时还经常涉及病人的隐私。有关人事的、财务的，乃至病人的医疗信息均有严格的保密性要求。

⑥ HIS的生命性：HIS是医院现实的业务经营和管理以及改革方案在信息系统中的映射，当医院的HIS建成后，它对医院的经营、管理及其改革就起着促进的作用；但与此同时，信息系统的不足和缺陷就会在新的实际环境及各部门新的协同需求中突现出来；信息系统又面临新的矛盾，需要作新的改进。HIS对医院实

际系统的这种依存关系，正是 HIS 生命性的具体体现。只有当医院业务发展到了相对饱和与稳定的阶段，HIS 的稳定期才会出现。

9.2.2　医院信息系统的组成

根据《医院信息系统基本功能规范》，医院系统整体一般可以划分为五大部分的分系统，每一分系统又可分成若干子系统，子系统还可划分成若干功能模块。各子系统间、模块间随时进行频繁的数据传输和处理，共同支持 HIS 的功能实现，HIS 的总体结构如图 9-8 所示。由于 HIS 是一个非常庞大、复杂的信息系统；它以数据库为核心，通过网络，连接医院所有业务部门和管理部门，完成了对病人个体诊治过程的数据采集、处理、传输和存储的工作；实现对医护人员的临床决策支持和临床管理决策支持；实现了管理部门的数据采集、分析、归档和报表。下面介绍涉及门急诊管理系统中部分子系统的部分功能。

医学信息系统的组成

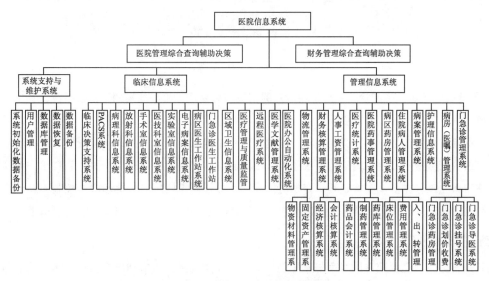

图 9-8　医院 HIS 总体结构图

1. 临床诊疗部分

临床诊疗部分主要以病人信息为核心，将整个病人诊疗过程作为主线，医院中所有科室沿此主线展开工作。随着病人每一步的诊疗活动，信息系统采集并处理与病人诊疗有关的各种诊疗数据与信息。整个诊疗活动主要由各种与诊疗有关的工作站来完成，并将这部分临床信息进行整理、处理、汇总、统计、分析等。此部分包括：门诊医生工作站、住院医生工作站、护士工作站、临床检验系统、输血管理系统、医学影像系统、手术室麻醉系统等。

（1）医生工作站。医生工作站是辅助医生诊治工作的信息平台。门诊医生工作站（见图 9-9）主要功能是：①提供病人基本信息、诊疗信息（病史、症状、体征、检查、诊断、治疗等）和费用信息；②辅助医生开医嘱、处方、技诊申请的处理，支持完成各项医疗记录的录入、审核、确认、打印、签字生效；③可自动划价收费，支持对医保、公费、自费等费用管理；④自动向各有关部门传送检查、处方、手术、转诊、出院等相关信息，并自动接收各有关部门传来的检查结果和反馈信息；⑤提供对药品字典、诊疗项目、既往病历的查询。

对门诊医生工作站，要求能迅速、准确完成上述功能，对故障的应急处理应在 5 ~ 10 min 内解决。对住院医生工作站，还要求对床位、出入院、转科、费用等信息予以管理。

（2）护士工作站。护士工作站分系统是协助病房护士对住院患者完成日常的护理工作的计算机应用程序。

其主要任务是协助护士核对并处理医生下达的长期和临时医嘱，对医嘱执行情况进行管理，同时协助护士完成护理及病区床位管理等日常工作。其基本功能有：①分配病床、登记打印资料，报领耗材。②医嘱处理，核对医嘱、打印执行医嘱。③护理管理，护理计划、护理记录、护士排班、质量控制。④费用管理，住院费用清单、退费、催费通知。⑤病人资料及医学、护理知识查询。

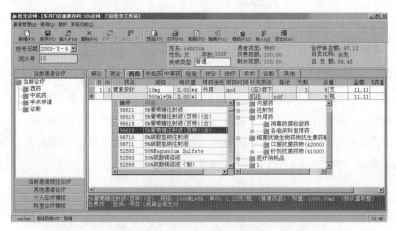

图 9-9　医生工作站示意图

（3）临床检验系统。临床检验系统是用于检验相关信息处理过程和结果的计算机系统，其主要功能有：①预约检查时间，打印预约单，提供预约查询。②接收检验申请，包括患者信息、检验信息、医生信息、送检日期，确保检验单号的唯一性，避免差错。同时提供手工录入功能。③标本检验查核。④检验结果处理，检验结果可由仪器数据接口自动输出或手工录入，提示正常值和既往结果对比，核查后打印，可通过网络及时反馈到临床医生工作站。⑤支持定期审查检验质量，生成质量控制报表，提示质量控制问题。⑥统计查询功能，支持检验报告、数量、费用的各种统计功能，支持对单个病人、单项检查等多种查询功能。

2. 药品管理部分

药品管理部分主要包括药品的管理与临床使用。在医院中药品从入库到出库，直到病人的使用，是一个比较复杂的流程，它贯穿于病人的整个诊疗活动中。这部分主要处理的是与药品有关的所有数据与信息。其中一部分是基本部分，包括药库、药房及发药管理；而另一部分是临床部分，包括合理用药的各种审核及用药咨询与服务。例如，门诊药房发药与配药模块，它主要完成对处方的配药、发药、退药等业务操作及对工作量统计的处理，如图 9-10 所示。

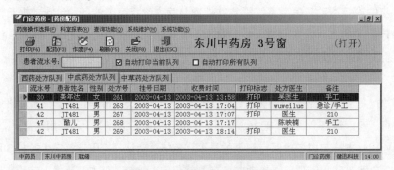

图 9-10　配药窗口工作界面

3. 经济管理部分

经济管理部分属于医院信息系统中的最基本部分，它与医院中所有发生费用的部门有关，处理整个医院各有关部门产生的费用数据，并将这些数据整理、汇总、传输到各自的相关部门，供各级部门分析、使用，并为医院的财务与经济收支情况服务。包括门急诊挂号，门急诊划价收费，住院病人入、出、转、住院收费，物资、设备，财务与经济核算等。例如，门急诊挂号子系统的主要功能是完成门诊患者挂号信息的登记以及相关的报表统计与查询的工作。它包括预约挂号、现场挂号和分诊等流程。其主要子功能有：①建立诊类、科室、时间、号类、医生名单、医疗保险机构名称等工作环境参数和字典。②支持医保、公费、自费等多种身份病人挂号，支持现金、刷卡、记账等多种付费方式，支持预约、窗口、电话、网上等多种挂号形式，支持病人选医生，支持退号、退费，支持自动生成挂号信息，打印挂号单，支持建立、回收、注销门诊病历，如图 9-11 所示。③对挂号患者进行分诊处理。④支持按病人、按号别、按医生、按科别进行查询；具有各种收费核算功能，对病人和科室的各种统计功能。

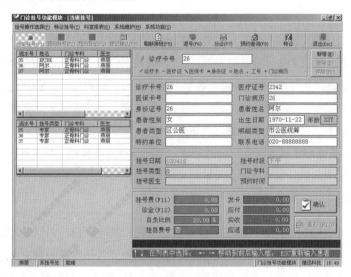

图 9-11　门诊挂号系统工作界面

4. 综合管理与统计分析部分

综合管理与统计分析部分主要包括病案的统计分析、管理，并将医院中的所有数据汇总、分析、综合处理供领导决策使用，包括：病案管理、医疗统计、院长综合查询与分析、病人咨询服务。

5. 外部接口部分

随着社会的发展及各项改革的进行，医院信息系统已不是一个独立存在的系统，它必须考虑与社会上相关系统互连问题。因此，这部分提供了医院信息系统与医疗保险系统、社区医疗系统、远程医疗咨询系统等接口。

9.2.3　医院信息系统的开发

1. 建设医院信息系统的流程

建设 HIS 一般都必须经过几个基本的阶段：准备项目计划书；选择软件及软件供应商、硬件及网络集成商和合作伙伴；需求分析；系统设计与软件客户化；数据准备与装入；系统测试；用户培训、系统上线与维护。

（1）准备项目计划书。项目计划书是 HIS 实施过程中第一个最重要的文件。它勾画了医院要建设的 HIS 总轮廓。通常是委托一家咨询公司完成一份项目计划书的标书，该标书的内容为医院准备建设 HIS 系统的动机和全面、具体、细致的需求。然后将标书发给参加竞标的厂商，在收到各厂商的计划书后，进行认真的评价，决定最终执行方案。

（2）选择软硬件的集成商、供应商和合作伙伴，通常委托有资质的咨询公司或特别的专家小组进行方案评估。

（3）需求分析。首先通过对目标医院使用者的访问、调查，详细了解用户的流程与需求，最后形成文档：《项目结构》文档、《目标范围说明书》文档、《用户需求说明书》文档、初步的《用户界面说明书》文档、《测试战略》文档、《测试规范与通过标准》文档。

（4）系统设计与软件客户化。设计阶段要做的工作：a. 把用户的需求变成技术上可实现的步骤；b. 完善用户界面演示程序，让用户完全接受系统的界面形式；c. 制订《客户沟通计划》，收集和控制用户需求；d. 完成《功能规格说明书》的签署并冻结；e. 初步完成《测试规格》文档；f. 风险评估。要完成的文档：《用户界面说明书》《概念设计》《逻辑设计》《物理设计》《功能规格说明书》《测试计划和时间表》《测试规格》文档和大部分的《测试用例》文档、《项目时间表》。

（5）数据准备与装入。数据准备是指将医院的基础数据按照系统的要求统一、规范、格式化的表达出来，并录入系统基础数据库。这些是系统赖以正常运作的基础。

（6）系统测试。在系统测试阶段要做的工作：a. 代码错误修改；b. 进行 ALPHA 测试、BETA 测试和 RELEASE 测试；c. 继续保持与客户 / 用户的紧密联系，控制用户的期望值；d. 编写联机帮助和用户使用手册；e. 进行用户培训和项目验收；f. 风险评估。要完成的文档：《用户操作手册》《实施维护手册》《测试报告》《验收报告》《联机帮助》。阶段到达标准后进行审核。

（7）用户培训。供应商应该有事先安排好的计划，专门的教师与教材，要准备设备完善的培训教室和环境。对用户的培训可以为对医院计算机技术人员的培训和对最终用户的培训。

2. 门诊管理系统设计实例

HIS 以数据库为核心，通过网络，连接医院所有的业务部门和管理部门，完成对病人个体诊治过程的数据采集、处理、传输和存储的工作；实现对医护人员的临床决策支持和临床管理决策支持；实现管理部门的数据采集、分析、归档和报表。下面以门诊管理系统为例，介绍实现复杂系统设计分析的步骤和方法。

医院的门诊工作，是医院业务的重要组成部分，是医院服务的主要窗口。虽然各医院的管理模式有所区别，但门诊业务流程基本相似。病人就诊的第一步是身份登记，系统一般用发放诊疗卡的方法把卡内号码作为病人在医院的唯一标识。身份登记后进行挂号，等候医生诊治。医生为病人诊病时询问病人病情、体检、诊断、开具门诊医嘱等，病人前往收费处交费，按照医嘱完成检查、检验、治疗和手术等诊疗过程。这一业务流程可归纳为图 9-12 所示。

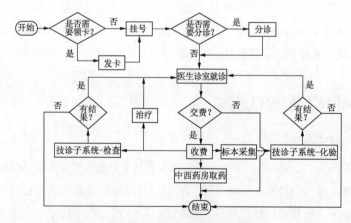

图 9-12　门诊业务流程示意图

门诊业务的特点是：①接诊病人多，就诊时间短，病人高峰期集中；并且病人种类繁多，要求能够处理各种公费、特约、医疗保险、托管等各种类型病人，能够根据相关政策进行处理。一般三甲医院日门诊量都在几千人次。②门诊就诊环节多，并且要求在短时间内完成。③门急诊要求每天 24 小时不间断提供服务，对系统安全性的要求非常高。④门诊医生变换频繁，要求系统能提供对病人病情和诊治过程的跟踪功能，同时也要求系统操作简便，有利于进行大规模的用户培训。因此，要求信息系统具有：①实用性，对门诊业务中涉及的多个业务环节进行全程管理。②能够迅速提供完整的临床信息服务。③系统可靠、稳定、安全。

（1）门诊系统业务流程及功能分析。信息系统是业务系统的逻辑映射，分析、明确系统的业务流程是系统功能分析的基础工作。可以把病人就诊过程分解为（发卡）挂号分诊、诊室叫号接诊、收费、发药、标本处理等 5 个环节（子系统）。以下只简述前 2 个环节。

① 门诊挂号、分诊流程图示分析。挂号流程如图 9-13 所示，挂号后系统根据医院的规则自动进行分诊，在必要时还可临时调整，分诊流程如图 9-14 所示。

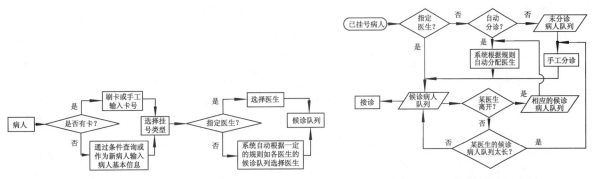

图 9-13　挂号流程示意图　　　　　　　　图 9-14　挂号分诊流程示意图

② 接诊。医生在医生诊室接诊，首先应登录系统，系统判断该医生是否已在当天的门诊医生出诊排班计划表中？确认后，医生在候诊队列中选择头名病人，提醒病人进入医生诊室就诊，同时对已叫号但还未进入诊室的病人再次进行提醒。病人进入诊室后就开始就诊过程。医生诊病后输入处方、检验、检查、治疗等各种申请单，书写病历。如果是复诊病人，系统中应存有检查检验结果或影像照片，医生要根据各种医学证据下诊断，这个过程是通过调用医生工作站的功能实现。

③ 门诊收费。病人就诊后，就前往收费处交纳应付费用。收费系统的功能有：收费——通过刷卡或输入卡号或流水号获得病人信息，如果在系统中已存在诊疗通知书，则系统自动把未交费的记账明细项目显示出来，并计算病人应自付费用和可记账费用。如果不存在新的费用记账则可进行收费，打印收据和记账小条。同时根据中西药房的发药情况和医院的特殊要求分配窗口，并向病人提示窗口号。系统可根据病人或医院的要求支持分单打印。还应根据公费医疗管理的规定和医疗保险的要求，计算病人的自付金额和应记账金额。退费——当病人要求退药、病人药物过敏、药品库存不足或其他原因发生退账时，允许作废收据，退回费用。报表及查询——根据收费情况生成收费员日报表和科室统计报表，日报表包括日期、收据数量、人次数、各种费别的金额、总金额、现金金额、支票金额和退费情况，科室统计报表包括本收费处在一定期间内的所有收费情况。允许收费员查询收费、西药、中成药、中草药、检验项目、检查项目、治疗项目信息。

④ 药房发药。病人缴费后，药房可自动（或手动）打印电子处方单（或称为发药单），药剂员配完药后通过屏幕显示的方式提醒病人前来取药。病人取药时，药剂员把配好的药品与病人提供的诊疗通知书核对无误后把药品交给病人，完成发药工作，同时相应的病人信息在屏幕上消失。

⑤ 标本采集。在医生诊室生成的电子检验单信息，包括申请科别、申请医生及申请日期、诊断、检验科别、标本类别、标本量、检验明细项目及次数等，经缴费确认后，在门诊标本提取处将电子验单的内容打印标签或条形码，然后提取患者的标本，将标签或条形码粘贴在标本容器上，交检验科室进行检验处理。检验科室读取标本容器上的条形码或标签，找到与标本对应的电子验单，对标本进行检测、检验。此外，门诊医生可在系统上查询电子验单的信息及检验结果。给病人指定时间去索取检验结果报告。

（2）系统的数据结构设计。信息系统以数据库为核心，面对3个基本要求：海量的数据存储、准确快速的数据检索和查找、安全高效的数据维护。这些都依赖于数据库数据结构的合理设计。门诊管理系统考虑到上述要求，共设置了10个主要的数据表：病人信息、挂号排班信息、挂号信息、检验申请单、检查－治疗－手术申请单、西药处方表、中成药处方表、中草药处方表、收据表、工作量统计等。根据需求分析，表9-1仅列出病人信息的数据表结构。

表9-1　病人信息表

字　段　名	类　型	解　释	字　段　名	类　型	解　释
PatientID	int	患者ID	Profession	int	职业
PersonnelID	char(18)	身份证	NativePlace	char(20)	籍贯
FullNam	char(30)	名称	HomeAddress	char(80)	家庭住址
Sex	smallint	性别	HomeZip	char(l0)	家庭邮编
BirthDate	datetime	出生日期	HomePhone	char(20)	家庭电话
MedialCertificateIID	char(18)	医疗证号	Emall	char(30)	电子信箱
PatientType	int	患者类型	BloodType	char(20)	血型
PatientComPany	int	特约单位	Marrlage	tinyint	婚姻状况
PayProportion	decimal(6,4)	自付比例	Natlonallty	char(l0)	国籍
RegisterPayProportion	decimal(6,4)	挂号自付比例	Race	char(l0)	民族
DiagnosticPayProportion	decimal(6,4)	诊金自付比例	ContactName	char(30)	联系人姓名
IPPayProportion	decimal(6,4)	住院自付比例	ContactPhone	char(20)	联系人电话
PatientCardID	char(20)	就诊卡号			

病人信息指的是来就诊的患者的基本信息，包括患者的ID号、身份证号、家庭住址等属于患者基本情况的、相对固定的数据，不包含患者的诊治数据、检验数据等。这些数据显然在病人第一次挂号时就应该登记录入。

显然数据表的划分以独立对象为单位，同表的数据分类目标基本一致。如病人信息数据表，主要是姓名、出生日期、婚姻状况、联系人电话等有关患者与医院交互的基本信息，但不包含患者的诊治信息；此表数据结构是病人基本情况，可面对所有科室。这样的数据结构既完整、准确记录了对象的分类目标意义下的属性（数据），又便于系统建立索引、查找关系，减少数据冗余。因此科学地划分数据表，建立数据结构是系统设计的基础工作。

（3）门诊挂号子模块设计实例。针对门诊管理信息系统的系统设计，以门诊挂号子模块为例，在上述介绍的数据库基础上，展开数据库设计到界面设计、代码实现的全过程。这一部分的工作主要是将图9-13、图9-14表达的流程变成代码，考虑到读者尚未学习程序设计，省略了这一部分。

 ## 9.3　医学影像信息处理系统

医学影像存储与传输系统（Picture Archiving and Communication System，PACS）是利用计算机和网络技术对医学影像进行数字化处理的系统。它主要解决医学影像的采集和数字化，图像的存储和管理，数字化医学图像的高速传输，图像的数字化处理和重现，图像信息与其他信息的集成5个方面的问题。

9.3.1　医学影像系统概述

自1895年，德国科学家伦琴发现了具有高能量的X射线后，1896年德国西门子公司研制了第一支X射线球管。在20世纪初开发了常规X射线机，并用于医疗诊断，之后出现了体层装置、影像增强器、连续摄影、录像记录系统等，直至 20 世纪 60 年代末期形成了放射诊断和放射学（Radiology）。随后伴随物理检测技术的发展，医学影像诊断医疗仪器经历了 X 射线机、超声成像、人体断层摄影成像、磁共振成像和计算机 X 射线摄影成像以及正电子发射成像技术的 5 个发展阶段。目前临床使用的医学影像诊断设备有：超声诊断仪器、计算机断层扫描机、磁共振成像设备、数字减影设备、计算机 X 射线摄影设备、正电子成像设备。

在传统的模拟医学影像体系中，由于采用传统的胶片图像管理模式，保存胶片需要很大的存放空间，常规的 X 射线摄影照片需要暗室冲洗、显影、定影等一系列操作环节耗时、耗财、耗人力资源，而且不便于存储和传输，无法实现实时异地会诊，无法有效利用影像资源来辅助临床医生进行诊断。20 世纪 80 年代初，欧美等一些发达国家在完成医院管理信息系统的建设的同时提出了 PACS 概念，于 80 年代中期逐步转向医疗服务系统的建设研究。进入 20 世纪 90 年代后，开始实施临床信息系统、PACS 系统的建设和应用。我国的 PACS 系统是在 90 年代中期开始进行研究和小规模投入使用，在十几年当中，经历了单机工作站、单一科室网络系统、全院企业级应用到面向区域的集成系统发展过程；从简单实现手工操作的计算机化同步，演变为追求不同功能或部门业务流程之间的无缝集成和实时互操作，从单纯数据采集显示，转向综合信息应用。目前国内的一些大型医院已经建设了放射科内的或院内的 PACS 系统局域网，并尝试院际之间的技术平台连接。

PACS 的前身是远程放射医学（Teleradiology）。最简单的远程放射医学系统包括图像传送工作站，传输网和图像接收工作站。病人的各种医学图像数据经压缩数据、网络传送，被图像接收工作站接收并保存起来，由异地医学专家利用其进行远程诊断。但由于以往各个厂商生产的医学影像设备没有统一的通信标准、存储格式，导致医学图像设备之间的互连过程复杂，严重制约了资源共享和有效利用。

医疗仪器公司生产的大型影像检查设备都配有支持 DICOM 标准的通信模块或工作站，而各类 IT 公司开发的影像系统都生产支持 DICOM 标准的影像处理、显示、存储系统。现阶段除了医疗影像设备的接口标准统一之外，在硬件设备方面，图像显示设备向高、精、尖专业化方向发展；存储技术与存储设备容量向着超大容量发展，从磁带发展为光盘塔、光盘库，并加入磁盘阵列；随着网络通信带宽的增加，多媒体等新技术将融入 PACS 系统，利用声音，视频等多媒体手段记录诊断数据及增强医生之间的沟通。经过二十几年的发展，PACS 已经从简单的几台放射影像设备之间的图像存储与通信，扩展至医院所有影像设备乃至不同医院影像之间的相互操作。

PACS 的主要作用有：连接不同的影像设备（CT、MR、XRAY、超声、核医学等）；存储与管理图像；图像的调用与后处理。虽然不同的 PACS 在组织与结构上可以有很大的差别，但都必须具有上述 3 种的功能作用。无论是大型、中型或小型 PACS，不外乎都是由医学图像获取、大容量数据存储及数据库管理、图像显示和处理以及用于传输影像的网络等多个部分组成。按规模和应用功能 PACS 系统可分为以下 3 类：

（1）全规模 PACS（full–service PACS）：涵盖全放射科或医学影像学科范围，包括所有医学成像设备、有独立的影像存储及管理子系统、足够量的图像显示和硬胶片拷贝输出设备，以及临床影像浏览、会诊系统和远程放射学服务。

（2）数字化 PACS（digital PACS）：包括常规 X– 线影像以外的所有数字影像设备（如 CT、MRI、DSA 等），常规 X 线影像可经胶片数字化仪（film digitizer）进入 PACS。具备独立的影像存储及管理子系统和必要的软、硬拷贝输出设备。

（3）小型 PACS（mini–PACS）：局限于单一医学影像部门或影像子专业单元范围内，在医学影像学科内部分地实现影像的数字化传输、存储和图像显示功能。

具备医学数字影像传输（DICOM）标准的完全遵从性，是现代 PACS 不可或缺的基本特征。近年的文献中提出了"第二代 PACS"（Hospital integrated PACS，Hi–PACS）的概念，其基本定义即指包括了模块化结构、开放性架构、DICOM 标准、整合医院信息系统 / 放射信息系统（HIS/RIS）等特征的 full-service PACS 范畴。未来的 PACS 系统将以本地区、跨地区的广域网为基础，形成区域 PACS 网络，实现全社会医学影像的资源共享。

9.3.2　PACS 系统的组成

一个 PACS 系统主要包括有图像采集、传输存储、处理、显示以及打印的功能。其硬件主要有接口设备、存储设备、主机、网络设备和显示系统。软件的功能包括通信、数据库管理、存储管理、任务调度、错误处理和网络监控等，如图 9–15 所示。

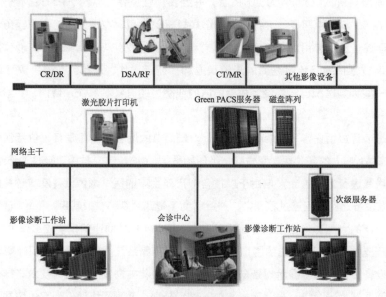

图 9–15　PACS 系统构成示意图

1. 图像的采集子系统

图像采集设备是 PACS 系统的前级设备，采集的图像质量决定了 PACS 系统实际使用的价值。临床采集的图像有两种类型：一种是静态图像，如胸部的 X 光照片；二是动态图像，为一段或多段连续的图像序列，如心脏超声可以采集一个或多个心动周期的图像。对于不同的医学影像源，使用不同的成像设备和成像技术。实际应用的一些医学影像设备有：

（1）X 射线摄像系统。医学 X 射线摄像系统是采用 X 射线源获取医学影像的设备，主要有胶片 X 射光机、计算机成像 X 射线机（CR）、数字 X 射线机（DR）、断层扫描 X 射线机（CT）和血管数字减影（DSA）设备。这些设备在临床医学中获取的一些医学影像如图 9–16 所示。

（2）核磁共振摄像系统。医学核磁共振摄像系统是利用核磁共振技术成像的设备。这种设备产生的强磁场与人体成像部位集体组织的原子核相互作用，机体组织的原子核及其所处的生理条件在磁场的作用下产生共振，改变所在位置的磁场强度而生成图像。核磁共振成像技术减少了 CT 机对人体组织细胞的损害，但又可以测出机体病变前的微小生理变化。由核磁共振影像设备获取的医学图像如图 9–17 所示。

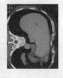

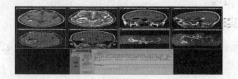

图 9–16　X 光片、DSA 影像、CT 影像　　　　图 9–17　核磁共振成像技术获取脑部的影像

（3）超声成像设备。医学超声成像系统是利用超声波技术成像的设备。这种成像技术应用了超声波的反射、折射、衰减等物理特性。设备将超声波发射到体内并在组织中传播，当病理组织的声抗与正常组织有差异时，产生回声信号，被设备接收并构成一幅二维切面声像图。临床中应用的常用设备有 A 型、M 型、B 型和 C 型超声诊断设备。图 9-18 是 B 型超声诊断仪获取的医学影像。

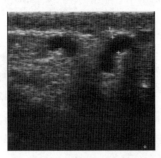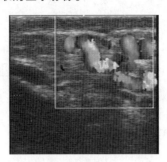

图 9-18 超声成像技术获取的前列腺影像

（4）正电子发射计算机断层成像设备（Positron Emission Computed Tomography，PET）。正电子发射计算机断层成像是现代核素脏器显影检查技术的一种新型仪器设备。用于检查人体组织器官功能性的改变。它的显像技术分别采用了医用回旋加速器、热室和 PET 扫描仪等。它将极其微量的正电子核素示踪剂注射到人体内，然后采用特殊的体外测量装置探测这些正电子核素在体内的分布情况，通过计算机断层显像方法显示人的大脑、心脏及人体其他主要器官的结构和代谢功能状况。PET 是目前唯一可在活体上显示生物分子代谢、受体及神经介质活动的新型影像技术，是一种代谢功能显像，能在分子水平上反映人体的生理或病理变化。现已广泛用于多种疾病的诊断与鉴别诊断、病情判断、疗效评价、脏器功能研究和新药开发等方面。

2. 影像传输存储管理系统

图像的传输存储过程是将采集到的图像按一定的格式、一定的组织原则存储到物理存储介质上，然后按需求通过网络传输到各影像工作站或其他用户系统。图像传输存储管理系统就是实现对这一过程的操作。通常图像可以使用的存储格式为 TIF、TGA、GIF、PCX、BMP、AVI、MPEG、JPEG、DICOM。为了保证医学图像能完全还原为原图式样，同时又有较高速的传输速率，对图像必须采用无失真压缩。目前几种实用压缩标准为 ISO（国际标准化组织）和 ITU（国际电信联盟）制定的 JPEG、H.261 以及 MPEG 等。

常用的存储介质有：①硬磁盘——用于临时存储采集的图像或显示的图像，在图像采集工作站上或者专门的图像服务器上皆配备该设备。②光盘存储器——即 CD-R 盘片，一张盘片存储量可达到 650 MB 或更大，多张光盘可组成光盘塔、光盘阵，以实现大量数据的存储。③流磁带（库）。

3. 影像工作站

影像工作站主要完成的功能有病案准备、病案选择、图像的处理、文件编制、病案介绍。根据实际应用需求出发，影像工作站可分为影像诊断工作站、影像后处理工作站和影像浏览工作站。为了保证影像诊断的视觉效果，要求影像工作站的显示分辨率为 1 024×1 024 的 1 KB 视窗或 4 096×4 096 的 4 KB 视窗。影像工作站上的图像后处理主要包括图像放大缩小、灰度增强、锐度调整、开窗以及漫游等，图像面积、周长、灰度等的测量，如图 9-19 所示。

4. 影像拷贝输出系统

影像拷贝输出系统主要是生成规范的、包括图像的诊断报告单。图像打印时用户可以选择 1～4 幅图像，呈方阵排列，如果配备彩色激光或喷墨打印机则可打印基本满足医学需要的报告单。同时影像硬拷贝输出实现将各种医学图像文件通过 DICOM 网络打印输出到医用胶片或医用打印纸。

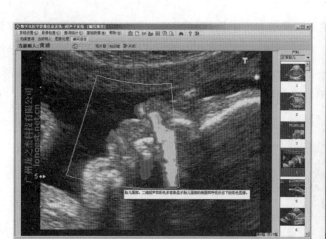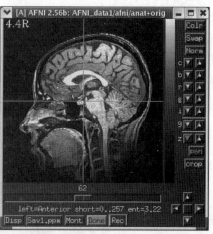

图 9-19　影像工作站的浏览与测量处理图示

9.3.3　放射信息系统的作用与建立

放射科信息系统（Radiology Information System，RIS）是管理放射科内所有患者资料和科室日常工作的综合管理信息系统。RIS 系统的建立，对现代医院的放射检查过程实现了规范管理，从而提高放射检查工作的效率，充分发挥设备作用，以利于提高经济效益；而且还可以提高放射医生的工作质量，提高检查的准确性，对提高医院整体的医疗质量和效益有着非常重要的作用。

1. 放射科的工作流程与 RIS 系统的作用

放射科的医疗诊断工作过程分为拍片获得图像和通过医生读片并做出诊断的两个阶段。拍片阶段包括了病人的检查预约、检查流程的登记与管理、各种操作记录的生成、检查费用的记录与审核、图像的洗印与登记。而医生读片阶段包括阅片分析、书写初步报告、病例讨论、报告审核、报告归档、随诊过程等。这个过程主要是放射科影像医生判断疾病的过程。

围绕这一诊断过程，放射科产生了一系列的管理过程以协助放射科医生完成医疗诊断。这些管理过程包括检查科室的管理、经济管理、检查报告处理、检查工作数、工作质量管理。因此，放射科室 RIS 系统的主要作用就是帮助放射科的技术人员和医生处理在医疗诊断的两个阶段中所需要的大量信息，以提高检查的工作效率、减少差错、方便医生获得信息。

按照目前放射科实际的临床工作过程，可以形成"检查申请、检查科室预约与安排、检查与诊断、书写报告、报告传送归档"的 RIS 工作流程。详细如下所述：医生在医生工作站上根据病人情况填写检查申请，然后由病人通过计算机网络在 RIS 系统预约或直接在报到登记处进行检查预约。在指定的预约时间，RIS 系统自动将病人基本信息以及历史影像资料预存到检验设备的联网工作站，病人进入拍片检查。检查完毕，所有检查信息将反馈给 RIS 系统，影像文件自动存储在 PACS 系统内，可根据需要为病人打印影像胶片；同时病人影像信息传输到影像诊断工作站，放射科医生开始读片并在计算机系统中书写检查报告。对于一些特殊的病例，还需要进行讨论以形成书写报告。最后形成可发送给临床医生的最终报告，并将诊断报告存储于 RIS 系统的数据库中。门诊与住院部的医生工作站可以通过计算机网络调阅病人的检查影像与诊断报告。

2. RIS 的组成与功能简介

根据放射科的工作流程及内容，RIS 系统应具有预约、登录、检查安排、诊断报告、查询检索、统计分析、系统管理等功能。因此，RIS 系统应包含以下几部分模块，如图 9-20 所示。而系统的逻辑功能归类组合为申请预约与登记、检查报告处理两大子功能。对应形成两大子系统。

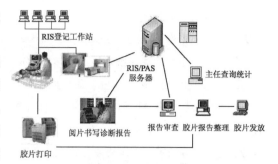

图 9-20　RIS 系统结构图示

（1）申请预约与登记子系统。该部分的主要功能是提供申请的录入与预约，检查登记与确认，计价等功能。系统可以接受病房或门诊送来的检查申请，也可以支持直接录入的功能，系统根据这些申请和实现准备好的安排表做出检查日程安排并通知申请病房。当病人来做检查时，系统对检查的项目内容进行确认登记。这些登记数据是以后医生书写报告、进行计价的基础。系统利用每天登记数据生成检查登记单，完成放射检查数量的统计。

（2）检查报告处理子系统。提供报告的书写、修改、打印和浏览等功能。系统提供了各种检查模板、词库以提高医生书写报告的效率和质量。放射科的随诊工作是提高医生诊断水平的一种重要手段。每过一段时间，放射科将先前做过的诊断的病历进行回顾，将放射科的诊断和手术诊断、病理诊断和出院诊断进行对比，同时结合读片，使医生能够更加全面地掌握影像和疾病的联系。随诊工作的主要作用就是提供病历及其他检查报告的阅读工具。

RIS 系统不仅仅可以采集病人信息和形成诊断报告，而且可以把这些信息充分利用分析并加以深化。使病人信息、疾病诊断、图像信息、教学、科研等资源得到积淀和升华。通过科室 RIS 系统的建立，提升科室的管理水平，培养有素质的技术队伍，优化工作流程和方便病人，有利于医、教、研的综合发展。

9.4　公共卫生信息系统

我国卫生信息化工作划分为公共卫生和医疗服务两个领域的信息化。医疗服务信息化是以患者信息为中心的信息化。公共卫生信息化所关注的是整体人群的信息、人群健康状态变化、健康相关行为、健康影响因素以及措施干预效果等信息，需要研究的是如何发现影响健康的危害因素以及居民行为对健康的影响等问题。

随着社会经济的发展和生活水平的提高，人们期望高质量的生活和健康长寿，越来越关注绿色环境、卫生保健和疾病预防的问题。为了建立健全的突发公共卫生事件应急机制、疾病预防控制体系、医疗救治体系和卫生执法监督体系，就必须在全国范围内建立完备无阻隔的公共卫生信息平台，因此，公共卫生信息系统的建设与应用必然成为国家公共卫生建设的重要关键环节。本节将介绍公共卫生信息系统以及一些相关的外延信息系统，如社会医疗保险系统、社区卫生服务系统。

公共卫生信息系统

9.4.1　公共卫生信息系统概述

公共卫生是组织社会共同努力改善环境卫生条件，控制传染病和其他疾病流行，培养良好的卫生习惯和文明的生活方式，提供医疗卫生服务，达到预防疾病、促进大众身体健康的一门科学。它涵盖了疾病预防、健康促进、提高生命质量等所有和公共健康有关的内容。它是以群体为中心的社区医学，具有以人为本，以全体人群为对象，以社区为基础，以政策为手段，以健康促进为先导的特点，进而演变为一种社会管理职能。而公共卫生信息系统则是服务于公共卫生系统的信息平台。

中国公共卫生系统主要由各级医疗行政部门、医院、疾病预防与控制机构、卫生监督机构组成。相对应的，国家公共卫生信息系统主要实现对这些机构所涉及的各种信息进行规划和管理。由于公共卫生服务面向对象的群体性与覆盖涉及领域的广泛性，所以，我国公共卫生信息系统的层次管理特征必然是面向社会的以国家、省地市、县医疗卫生行政部门系统逐级归属为主纵向脉络，各级横向包括疾病监测、卫生监督、医疗救治3大主要子系统。

国家公共卫生信息系统建设的总体目标是综合运用计算机技术、网络技术和通信技术，构建覆盖各级卫生行政部门、疾病预防控制中心、卫生监督中心、各级各类医疗卫生机构的高效、快捷、通畅的信息网络系统，网络触角延伸到城市社区和农村卫生室；加强法制和标准化建设，规范和完善公共卫生信息的收集、整理、分析，提高信息质量；建立中央、省、市三级疫情和突发公共卫生事件预警和应急指挥系统平台，提高公共卫生管理、医疗救治、科学决策、以及突发公共卫生事件的应急指挥能力。

围绕国家公共卫生信息系统建设的总体目标，公共卫生信息系统建设的目标是在国家卫生信息网建设项目基础上，进一步拓展网络覆盖面。依托国家公用数据网，完善预防、保健机构的网络功能。在有条件的农村地区，逐步将网络延伸到乡镇，在城市地区，实现预防、保健机构之间和与卫生行政、医疗机构之间互联互通，资源共享。加强公共卫生领域信息资源的收集、开发和利用。制定公共卫生信息收集、传输和利用的标准和规范，建立和完善国家和地区公共卫生资源、健康与疾病、预防服务、妇幼保健数据库，通过公共卫生信息网站，向社会和居民提供信息咨询、健康教育等服务，不断扩大信息资源利用程度，充分发挥公共卫生信息资源的价值。

9.4.2 公共卫生信息系统的结构

1. 国家公共卫生信息系统的总体架构

根据国家公共卫生信息系统建设的总目标，国家公共卫生信息系统纵向网络建设是形成 "五级网络、三级平台"。五级网络就是依托国家公用数据网，综合运用计算机技术、网络技术和通信技术，建立连接乡镇、县（区）、地（市）、省、国家五级卫生行政部门和医疗卫生机构的双向信息传输网络，形成国家公共卫生信息虚拟专网；三级平台就是在地（市）、省、国家建立三级公共卫生信息网络平台实现纵向到底。其总体架构如图9-21所示。

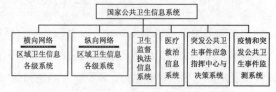

图9-21 国家公共卫生信息系统结构图示

2. 一般公共卫生信息系统的结构

任何一级的公共卫生信息系统都是面向其各级卫生行政部门、专业服务机构，以管理、分析、决策、应急指挥为主的系统，公共卫生信息包括的内容如图9-22所示，它囊括了疾病监测的信息、卫生监督的信息，以及响应事件产生的相关决策控制及处理信息。因此，公共卫生信息系统必须具备管理公共卫生信息资源、管理公共卫生服务、实施卫生监督和疾病预防控制管理、处理突发公共事件、进行公共卫生决策分析和发布公共卫生信息等功能。它的系统结构如图9-23所示。

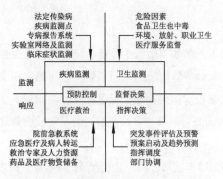

图9-22 公共卫生信息包含内容

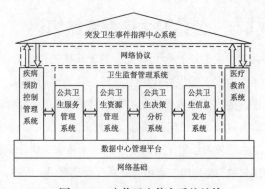

图9-23 公共卫生信息系统结构

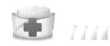

其中，每个子系统按照业务需求，实现不同的功能。

（1）公共卫生资源管理系统。公共卫生资源管理系统的主要目标是：采集区内各种卫生资源的信息，并形成动态维护机制，建立公共卫生资源信息库，为公共卫生管理和突发事件应急处置提供基础数据。本系统需要从各方面采集数据，形成如下几个方面的资源信息：财务统计信息、医疗机构信息、医务人员信息、医疗设备信息、床位分布信息、手术室分布信息、药品储备信息、采供血信息等。需要建立动态的信息报送或数据采集机制，保证公共卫生资源信息的及时性和准确性。

（2）数据中心管理平台系统。建立一个统一的数据管理平台来完成公共卫生数据的采集、交换、存储、加工。把分散在各基层医疗机构应用系统里的数据，按需集中到区卫生局，对其进行统一的数据处理、信息整合和管理，以满足不同层次的应用系统的需要。数据中心管理平台应当包括如下功能：数据采集、数据处理、数据服务、数据中心控制。

（3）公共卫生信息发布系统。通过建立公共卫生信息发布系统，做到公共卫生信息公开、透明。

（4）公共卫生决策分析系统。完成卫生信息的统计分析，生成决策支持方案，辅助决策部门领导最终形成指导政策等。

系统通过数据中心管理平台，从各相关数据源系统采集数据，同时实现这些系统之间的数据交换，主要数据源是分布在相关机构的业务系统，包括：疾控中心、卫生监督所、所属层级的各级医院、各社区卫生服务中心和服务站、预防中心、妇幼保健所、牙防所、血站、医疗救护站等单位，同时还需要和本层级卫生系统以外的单位交换数据，包括：上级卫生局及相关上级卫生机构、人口与计生委、公安局（人口与户籍的相关信息）、建委系统（地理信息）等。利用上述采集得到的数据，建立本层级公共卫生数据中心，由数据中心管理平台统一管理，实现统一的数据存储和管理、数据处理和加工以及对外的数据服务。数据中心内部按照业务分类，需建立类别不同的集成数据库，即公共卫生资源数据库、居民健康档案库、疾病控制数据库、卫生监督数据库、医疗业务数据库和卫生服务数据库。基于本层级公共卫生数据中心，建立面向本层级公共卫生监督管理的应用系统，包括公共卫生资源管理系统、公共卫生服务管理系统、卫生监督管理系统、疾病预防控制管理系统、应急处置及指挥系统、医疗救治系统、公共卫生决策分析系统和公共卫生信息发布系统。

9.4.3 公共卫生与医疗保障体系

1. 医疗保障体系与社会医疗保险

医疗保障体系就是国家和社会针对国家现今的状况，依法制定的有关疾病的防治、治疗等保护公民生命和权利不受侵犯的各项的总和，它包括的内容涉及医疗设施、医保人才、医保资金、疫病控制、妇幼保健、健康教育、卫生监督方面。尤其当国家经济增长速度减慢，人口老龄化，疾病谱的改变和高新医药技术涌现，就可能使得医疗费用不断增长。为了遏制增长过快的医疗开支，政府需要完善的社会医疗保险政策来处理和平衡医疗费用的开支计划，以保障人们能享受到公平合理的医疗与健康保健服务。

社会医疗保险（Social Medical Insurance）是指根据法律、法规向法定范围内的劳动者及其供养的亲属提供预防和治疗疾病的全部或部分费用，保障其基本医疗需求的社会保险项目。社会医疗保险是一种社会经济行为，由特定的组织机构（如医疗社会保险局）通过某种带强制性的规范或自愿缔结的契约，制定一系列政策、规定，在一定区域的社会群体中筹集医疗、保健资金，并为该群体的每一成员在发生医疗风险时，提供医疗服务，并公平分担因疾病而招致的经济风险。

我国目前的医疗保障制度架构是以城镇职工基本医疗保险制度模式为社会医疗保险的主体，同时针对基本医疗保险的制度缺陷，发展了各种形式的补充医疗保险和商业医疗保险，并针对弱势群体建立了相应的医疗救助制度。

医疗保障是一项复杂的系统工程，涉及社会生活的各个领域。为了确保医疗保障体系能健康合理地运转，需要针对医疗保障的运行特点，确定一套全面、科学的评价指标，对参保情况、基金的收缴、管理和使用、医疗机构的服务和医药市场公平性与可及性、个人负担比例、医疗保险基金的使用效率、医疗卫生资源的配置、健康改善与医疗保障的关系等进行深度研究和评价。因此，必须建立医疗保障管理信息系统来支撑医疗保障体系的运作和实施对医疗保障制度的评价分析。

2. 医疗保险信息管理系统

医疗保险信息管理系统（Medical Insurance of Management Information System，MIMIS）是指利用计算机、网络通信技术对医疗保险信息进行采集、传输、存储、处理，从而为医疗保险提供全面的、自动化管理的信息系统。其宗旨是建立在国家劳动部开发的核心平台基础之上，系统代码及数据库指标、社会保障卡（CPU 卡）严格按照劳动部的统一规定执行。

医疗保险信息管理系统主要由单位申报子系统、医保业务子系统、医保结算子系统、医保财务子系统、统计监测子系统、用户查询子系统、定点医院管理子系统、定点药店管理子系统组成，实现如下基本功能：

（1）单位申报子系统。该子系统相对独立，发到各参保单位使用，支持多险种选择申报。

（2）医保业务子系统。主要包括参保信息管理、基金征缴管理、医保账户管理、医保 IC 卡管理子系统、医保审核报销、医疗机构管理、系统维护、通信管理、系统维护等。

（3）医保结算管理子系统。完成定点医疗机构与管理中心间医疗费用的联机结算管理；定点医疗机构用户的权限、口令的管理；定点医疗机构与管理中心联机结算职工医保费用；职工医保消费结算单据的审核记账。

（4）医保财务管理子系统。从业务系统中提取数据，根据业务系统中的数据，自动制作财务凭证；可以由用户自行设定和修改财务报表格式；可以自由定义财务报表，反映保险基金的收支状况；实现与银行的自动对账功能；支持机关内部财务管理。

（5）定点医院及药店管理子系统格。完成投保职工在定点医院和定点药店持 IC 卡就医、购药的政策管理和费用结算管理，同时支持自费患者的费用结算管理。

（6）统计监测子系统。汇总统计医保各部门的业务工作量；提供对医保各部门业务操作的稽核功能；分类别汇总统计参保职工的医疗消费数据；提供丰富完备的医保统计指标数据库，为管理机构的科学决策提供依据；提供丰富美观的图表模板，显示查询统计的结果；查询统计条件和报表格式可由用户自由定义；可完成各分中心报表数据的统计汇总。

（7）用户查询子系统。提供医保政策查询，单位缴费情况查询，个人账户查询，个人医疗费用查询。支持多种查询方式，如多媒体客户终端查询、电话语音（传真）查询、Internet 浏览器在线查询等多种方式。

9.4.4　公共卫生与社区卫生服务系统

随着卫生信息化的发展，公共卫生与医疗服务两者之间的联系越来越紧密。疾病监测工作，需要从医院信息系统中自动获取数据；而临床医生也需要掌握公共卫生事态变化情况和使用流行病学方法，研究临床治疗和疾病预防的业务。而社区卫生服务作为医疗服务的外延，纳入了公共卫生服务的统辖领域。

1. 社区卫生服务的有关概念

社区是指若干社会群体（家庭、氏族）或社会组织（机关、团体）聚集在某一地域里所形成的、生活上相互关联的大集体。世界卫生组织曾提出一个代表性的社区，其面积大约在 500 ~ 5000 平方千米之间，人口在 10 万 ~ 30 万人之间。在我国则一般认为社区是指城市里的街道、居委会或农村的乡镇、村。一个社区由 6 个基本要素构成，即人群地域、生活服务设施、特有的生活方式、文化背景和认同意识、一定的生活制度和管理机构。

社区卫生（Community Healthy Care）是一个广义的概念，包含有社区医疗和社区保健两部分。美国的医学协会（Institute of Medicine）对社区卫生的定义是：为病人提供整合的便利的医疗保健服务；医生的责任是满足绝大部分个人的医疗需求，与病人保持长久的关系，在家庭和社区的具体背景下工作。

社区卫生医疗服务具有"预防、保健、医疗；康复、健康教育、计划生育"六位一体的功能。在完善医疗保障制度的建设中，加快社区卫生服务体系的建设至关重要。合理的医疗卫生服务体系应该是双层或三层机制。小病、常见病在以全科医生为主体的社区医院就诊，大病、重病在大医院就医。社区医院的医疗成本较低，患者能够得到比较及时和实惠的服务。

2. 社区卫生服务需考虑的问题

（1）建立并维护如下分类档案：a. 包括人口学资料、健康状况（包括家族病史、过敏史、医疗需求、既往史、目前亚健康状态等）、行为危险因素、健康简单体检的居民健康基础档案；由此生成社区的家庭健康档案和社区健康档案。b. 已婚育龄妇女专项档案。c. 60 岁以上老人专项档案。d. 残疾人专项档案。e. 精神疾患专项档案。f. 高血压患者专项档案。g. 儿童专项系统档案。h. 孕、产妇系统管理专项档案。

（2）为了促进社区卫生服务事业的发展，首先应当大力培养全科医生队伍，使其成为社区医疗服务的主力军；第二，鼓励医生或医生团体在社区开办诊所，诊所或医院既可以是新设立的，也可以是由区级（一、二级）医院改造的；第三，支持民间资本进入社区医疗服务领域，并鼓励社会对社区医疗服务的捐助；第四，将社区医疗服务纳入基本医疗保障制度，将社区医院或诊所视同定点医院。

（3）建立社区卫生服务信息系统，为医疗与公共卫生服务的信息共享提供基础信息源。

3. 社区卫生信息系统

（1）社区卫生信息系统（Community Health Information System，CHIS）是以计算机、网络技术、医学和公共卫生学知识为基础，以居民为中心，对社区医疗、保健信息进行采集、加工、存储、共享，并提出决策支持的管理系统。

（2）社区卫生服务内容包括预防、保健、医疗、康复、健康教育和计划生育指导的业务，因而也是实现建立居民"电子健康记录"的起点。社区卫生服务机构作为公共卫生服务网络的基础，也是卫生相关信息的重要采集源头，因此，建立健全社区卫生信息系统不仅有助于完善和规范社区卫生服务的功能、提高社区卫生服务质量、推动社区卫生服务体系的深入发展，而且有助于促进卫生信息系统的整体进展、加快卫生信息化建设步伐。

（3）社区卫生服务信息系统要注意的问题：① 社区卫生服务信息系统要突出"以人为本"，以居民健康档案为重点，涵盖公民基础健康档案以及预防免疫、就诊记录、健康检查记录、计划生育等方面的健康档案信息，逐步实现"多档合一"，体现预防为主的方针，实现健康档案与临床信息的一体化。② 社区卫生服务信息系统建设要突出网络化，以城市为单位统一规划、分步实施、集中管理。③ 社区卫生服务信息系统软件设计开发中，要做好与防疫、妇幼、计划生育等主管部门的协调，使用符合各项业务功能需要的统一软件。

4. 社区卫生信息系统组成和实现功能

社区卫生信息系统由健康档案基础信息模块、健康专项档案信息管理模块、儿童保健信息管理模块、孕产妇系统信息管理模块、预防信息管理模块、康复功能模块、全科诊疗模块、药品药局管理模块、数据传输模块、数据报表管理模块、系统用户信息管理模块组成。各模块分别实现如下功能。

（1）健康档案基础信息模块功能。本子系统由微机、档案室和业务科室使用和维护，主要任务是对社区内居民的健康档案编码、录入、修改、删除等进行管理，并提供一系列的查询和统计功能。完成社区居民健康档案的建立（增）；相关信息的修改、删除。

（2）健康专项档案信息管理模块功能。该模块是实现育龄妇女专项档案、老年人专项档案、口腔卫生保健专项档案和眼睛保健专项档案信息管理的录入、修改、删除、查询维护，统计分析及打印。

（3）儿童保健信息管理模块功能。本模块由微机、档案室和儿保业务科室使用和维护，主要任务是对儿童的四、二、一体检、儿童营养评价等进行管理，并提供一系列查询和统计功能。完成社区儿童的四、二、一体检、营养评价信息的录入（增）；相关信息的修改、删除。

（4）孕产妇系统信息管理模块功能。该模块主要对孕产妇基本信息（包括产前检查、产后访视）、新生儿体检信息、体弱儿信息、双胎统计、异常产妇、孕妇贫血等信息维护和管理。

（5）预防信息管理模块功能。对管辖区内的适龄儿童和长期居住的外地婴幼儿，建立健全免疫接种档案。及时对 0～7 岁儿童按计划免疫程序算出应接种日期并通知。对儿童计划免疫接种以及接种疫苗后发生异常反应的信息做好记录。能够随时查询和统计儿童计划免疫接种的各种情况及药品使用情况。

（6）康复模块功能。康复主要是实现精神疾患专项档案、残疾人专项档案、高血压患者专项档案的录入、修改、删除、查询维护，统计分析及打印。

（7）全科诊疗模块功能。该模块主要完成社区医疗服务的功能：① 挂号，输入社区居民的挂号信息。② 医生诊疗（医生工作站），包括药品、治疗、检查和手术等各类处方内容，在录入药品处方时，需录入每种药品的单次用量和使用次数，后台自动产生配药的总数，并显示药品的库存信息，当库存不足时，应给予提示，不允许录入。视患者的一次就诊是否结束，可置挂号单状态为挂起或诊毕。如果患者需要住院，医生向住院处为此病人提出住院申请。③ 划价收费，确认医生工作站传来的处方信息，可选择某一门诊患者后，浏览其明细费用，并分现金、支票、记账等方式收费，按收费项目大类套打收费发票。如果没有设门诊医生工作站，可按医生所开的处方进行录入，在确认打印发票前可进行删除和修改。④ 对病案进行统计，完善录入门诊及住院部的病案信息。部分病案首页信息在病人办入院时已经输入，调出即可，需使用 ICD9 或 ICD10 编码对首页中的疾病及手术进行编码。⑤ 家庭病床概述。社区家庭病床管理主要实现建立家庭病床、家庭病床入床、家庭病床巡诊医生工作站、家庭病床家庭护理护士工作站、家庭病床病志、家庭病床病志病案管理、家庭病床出床管理、家庭病床转诊管理、家庭病床综合统计分析等的录入、删除、修改、打印、维护。

（8）药品药局管理模块功能。药品药局管理是对药品购进入库、药品出库、药品定价调价、药品库存管理、药品口令权限设置以及药品使用情况分析等进行管理，产生统计报表。类同于医院的药房药库管理功能。

（9）数据传输模块功能。数据共享主要实现转入转出、数据上传、双向转诊、报表上传等功能。其中，转入和转出实现随社区间居民的移动完成健康档案的转移；报表上传实现社区卫生服务站或社区卫生服务中心报表传输上报到相关上级卫生局。

（10）数据报表管理模块功能。该模块实现生成社区人口状况分析统计表（分年龄人口构成、分性别人口构成等）、社区主要亚健康状态及保健治疗统计表、社区主要疾病统计表、社区主要死因疾病统计表、儿童系统管理报表、孕产妇年报表、儿童计划免疫报表、全科诊疗报表。

（11）系统用户信息管理模块功能。该模块功能包括：对本系统的初始数据、字典代码向数据库进行初始化，如将原有系统的数据转入本系统；对系统中所用的代码进行日常的维护工作；对系统的用户和操作员的级别、权限和口令进行设置和管理；对系统运行过程中产生的数据进行备份。

5. 社区医疗信息的特点

（1）社区医疗和医院临床医疗相类似，它的信息系统所包含的医疗信息类型与中心医院和专科医院相似，但种类单纯、数量减少、技术层面低。

（2）由于社区医疗的患者随时存在与中心医院和专科医院的双向转诊问题，所以对患者的医疗信息流通需求更迫切，对区域性的社区卫生信息网需求更迫切。

（3）由于社区医疗主要面向常见病、多发病，治疗内容较为简单、规范，更容易实现和推广电子病历。

随着计算机的发展、社区医疗服务的深入，社区卫生信息系统会更丰富、功能会更完善。

 # 9.5　医学大数据与精准医学

随着信息技术的快速发展，强大的数据存储，计算平台，及移动互联网技术在生物医学领域中的广泛应用，使得生物医学数据大量爆发及快速数字化。此外，各种健康可穿戴设备的出现，可以方便获得血压、心率、体重，血糖，心电图等的监测值，信息的获取速度已从原来的按"天"计算，发展到了按"小时"，按"秒"计算。数据的扩展速度和覆盖范围是前所未有的，但数据的格式五花八门，数据的来源也纷繁复杂。通过对医学大数据的整合和分析，势将对提高医疗质量，强化患者安全，降低风险，降低医疗成本等方面发挥巨大的作用。

9.5.1　医学大数据

生物医学大数据广泛涉及人类健康相关的各个领域：临床医疗、公共卫生、医药研发、医疗市场与费用、个体行为与情绪、人类遗传学与组学、社会人口学、环境、健康网络与媒体数据（见表 9-2）。医学大数据的应用经历着"数据→信息→知识→行动"的过程。医学大数据技术在医疗卫生行业发挥着巨大的作用，正快速有效地提升医疗效率和医疗效果。

表 9-2　生物医学大数据的主要来源

数据来源	具体类型
临床医疗	电子病历、医学影像、医疗设备监测等
公共卫生	疾病与死亡登记、公共卫生监测、电子健康档案、食品销售、营养标签等
医药研发	临床试验、药物研发、医疗设备研发等
医疗市场与费用	医疗服务费用、医疗设备销售记录、药店销售记录、医疗保险等
个体行为与情绪	实时视频、个体行为、健身记录、体力活动记录、缺勤记录、传感器等
人类遗传学与组学	基因组学、转录组学、蛋白质组学、代谢组学等
社会人口学	性别、年龄、婚姻状况、经济收入等
环境	环境、污染、犯罪、交通等
健康网络与媒体	健康网站、通讯运营商、微博、微信、论坛等

1. 在临床辅助决策中的应用

大数据可用于临床决策，精准地分析患者的体征、治疗费用和疗效数据，可避免过度治疗、避免副作用较为明显的治疗。通过进一步比较各种治疗措施的效果，医生可更好地确定最具效价比的治疗措施，可提醒医生避免出错，如药品不良反应、过度使用抗生素等，帮助医生降低医疗风险。

2. 在医疗科研领域中的应用

临床大数据也可用于研究危险因素与疾病之间的因果关系、效应或相关性，为科研工作提供强有力的数据支持。如 Ursum 等在 18658 例类风湿关节炎患者中分析血清转换和年龄与自身抗体的炎症效应。该研究表明抗环瓜氨酸肽抗体比类风湿因子对于类风湿关节炎的评估更为可靠。

3. 在健康监测中的应用

随着传感器科技的进步，许多高血压、糖尿病、心脏病等慢性病患者在家中测量的血压、血糖、血氧、吐气流量、体重、心律与心电图等数据都可以传回医院或健康管理中心，提供医疗人员作为诊断参考，从而为居民提供个性化健康事务管理服务。

4. 在药品研究中的应用

在药品研究方面，可以避免临床试验法、药物副作用报告分析法等传统方法存在的样本数小、采样分布有限等问题，可以从海量的患者数据中挖掘到与某种药物相关的不良反应，由于样本数大，采样分布广，故其所获得结果更具有说服力。此外，医药公司能够通过用药大数据分析公众疾病药品需求趋势，确定更为有效率的投入产出比，从而合理配置有限研发资源。

5. 为疾病防控提供参考依据

利用覆盖全国的电子病历数据及社区居民的医疗数据进行分析，可用于流行病、慢性病调查、趋势分析和预警，可以为进一步制定防治、干预计划提供有力的参考依据。通过提供准确、及时的公众健康咨询，提高公众健康风险意识、降低疾病风险。

目前，借助医学大数据的研究已经有很多重要成果，包括群体层面的疾病预防及诊疗体系的评价、特定疾病的机制阐释以及个体患者的疾病诊疗决策支持。未来，疾病预防及诊疗的新模式中涵盖临床数据、多种组学数据、环境暴露、日常生活习惯、地理位置信息、社交媒体及其他多种与个体健康和疾病状态相关的多维度数据，为大家提供高度个体化的预防及诊疗方案。

9.5.2 精准医学

随着二代、三代测序技术的突飞猛进，人类对于基础的分子生物学规律的认识日渐加深，对于人类疾病与健康的认识也逐步产生革命性的变化。全基因组、全外显子组、转录组、蛋白质组、DNA甲基化、微生物组等一系列组学数据即将成为临床诊断与治疗的重要依据。这些组学数据的基本特点是数据量庞大、结构复杂、分析难度大。这些生物医学大数据的广泛应用是实现传统医学模式向"精准医学"转变的必要前提和核心动力。

精准医学（Precision Medicine）就是应用现代遗传技术、分子影像技术、生物信息技术，结合患者生活环境和临床数据，实现精准的疾病分类和诊断，制定具有个性化的疾病预防和诊疗方案，包括对风险的精确预测，疾病精确诊断，疾病精确分类，药物精确应用，疗效精确评估，疗后精确预测等，如图9-24所示。

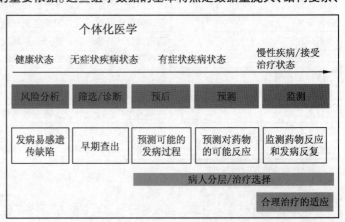

图9-24 基于医学大数据的精准医学

1. 美国

2011年，美国国家科学院研究理事会（NRC）发布了题为"迈向精准医学：构建生物医学研究知识网络和新的疾病分类体系"的报告，首次提出精准医学概念。2015年，美国开始启动精准医学研究计划，为了促进精准医学的发展，美国国立卫生研究院（NIH）在2015财年、2016财年预算中将精准医学作为重点领域进行资助，首先进行100万人基因组测序，与美国生物库中的数据信息联合形成大型研发资源库，作为全面加速生物医学研发计划的一部分，助力开发新一代药物；启动了肿瘤基因组图谱二期计划，进一步加大肿瘤机制研究和肿瘤治疗个体化药物研发的"精准"性。

2. 欧盟

2012 年，英国宣布对患有癌症及罕见疾病的十万英国人进行全基因组测序，旨在根据基因组学和临床数据为患者制定个性化疗法。英国技术战略委员会在 2014 年建立了"精准医学孵化器"，帮助英国在该领域加快创新步伐；牛津大学已投入约 1.5 亿英镑，成立精准癌症医学研究所。

法国 2012 年就在"投资未来计划"国家计划中，出资 1 亿欧元资助个体化医疗项目。2016 年 6 月，法国政府宣布投资 6.7 亿欧元启动基因组和个体化医疗项目：法国基因组医疗 2025（France Genomic Medicine 2025）。该项目以提高国家医疗诊断和疾病预防能力为整体目标，预计在全国范围内建立 12 个基因测序平台，2 个国家数据中心。

2014 年 3 月，欧盟发布创新药物 2 期计划战略研究议程（IMI2），其主题是实现精准医疗，即正确的时机向正确的病人提供正确的预防治疗措施。IMI2 将带来新的工具、方法及预防和治疗方案，促进个体化医疗的发展。

3. 日本

日本在 2011 年实施的 FANTOM 计划第五阶段中投入 1 亿美元开展功能基因组研究。在 2014 科技创新计划中将"定制医学／基因组医学"列为重点关注领域之一。在 2015 年建立疾病的全基因组数据库，识别日本人的标准基因序列及有助于疾病预后的基因，并利用基因数据对抗癫痫剂的副作用进行预测性诊断。至 2020-2030 年大幅度改善终身性疾病（糖尿病、中风、心脏病）的干预效果；建立对癌变可能性及抗癌药物的治疗效果或副作用的预测性诊断方法；开展针对抑郁症和痴呆症的临床研究；开发诊断和治疗神经肌肉疾病的诊断和治疗方法。

4. 中国

2015 年 2 月，习近平总书记批示科技部和国家卫生计生委，要求成立中国精准医疗战略专家组；3 月，科技部召开了首次精准医学战略专家会议，会议提出了中国精准医疗计划。会议指出，到 2030 年前，我国将在精准医疗领域投入 600 亿元，其中，中央财政支出 200 亿元，企业和地方财政配套 400 亿元。

2015 年 6 月，我国香港理工大学的癌症基因组的大数据分析取得重大突破，通过建立一个创新的大数据分析平台，分析基因之间的相互作用，揭示在癌症中基因网络的失控机制。

这项研究确立了一个创新的结构性基因共同表现分析平台，揭示癌症发病机理，并发展以核磷蛋白导向的治疗策略。共同表现分析发现了基因网络上的失控机制，加深对癌症生物学的了解，有助于确定治疗的新方向。

2016 年 3 月 17 日发布了《中华人民共和国国民经济和社会发展第十三个五年规划纲要》全文，在第二十三章支持战略性新兴产业发展规划中，生物技术、精准医疗名列其中。2016 年 6 月 25 日，国家科技管理信息系统公共服务平台发布《关于对国家重点研发计划"精准医学研究"2016 年度项目安排进行公示的通知》，将 61 个精准医学方面的重点项目信息进行公示。

中国"精准医疗"计划将以大数据为基础，以基因测序为工具，旨在为特殊疾病和特定病人研究出更具有针对性的治疗方法。中国科学院 2016 年启动重点部署项目"中国人群精准医学研究计划"，将针对一些重要的慢性病的遗传信号开展疾病风险和药物反应的预警和干预研究，也将为今后全民普惠精准医疗奠定基础。该计划由中科院北京基因组研究所牵头、多个院所参加，将在 4 年内完成 4000 名志愿者的 DNA 样本和多种表现型数据的采集，并对其中 2000 人进行深入的精准医学研究，包括全基因组序列分析，建立基因组健康档案，针对一些重要慢性病的遗传信号开展疾病风险和药物反应的预警和干预研究。

第 10 章　程序设计基础

在前面章节中，学习了计算机硬件的组成、学习了各种软件的设计思想、原理和使用方法，也认识到在计算机上进行的任何工作都是由程序完成的。

在多数院校，会有一门继《大学计算机基础》后称为《程序设计》的课程，这门课程会引导学生学习程序设计的方法。在本章中，我们要介绍程序设计的概念、程序是如何在计算机上运行的；设计程序时会要用到算法，什么是算法？算法在程序设计中有什么作用？还要介绍常用的程序设计语言和方法。这样做的目的是让学生理解、掌握用计算机解决实际问题的思路，培养包括计算思维思想在内的多元思维方式、动手解决问题的能力。

 ## 10.1　程序设计的概念

从一般意义来说，程序（Program）是完成某项任务的一系列步骤的总和，通常是用某种程序设计语言编写出来的动作序列，它表达了人的系统性思维，它是一系列逐一执行的操作。打个比方，一台晚会的节目单（按某种语言书写）就是一个程序，用于（能读懂此种语言的人）使用节目单指导整台晚会每个节目的出场顺序，顾名思义，节目是按照事先确定好的顺序进行演出的。计算机听不懂人类的自然语言，所以需要用特定的语言与人交流，即平时说的 C/Java/Delphi/ 汇编等都是计算机的编程语言。因此程序是用某种计算机能理解并执行的计算机语言来描述解决某一问题的方法和步骤，是一系列指令（Instruction）的集合，是计算机所能够执行的最基本的操作的集合。

程序与程序设计

计算机能直接执行的语言称机器语言，机器语言就是机器指令形成的语言，是用二进制编码，机器可直接执行。人类编写的程序（不管是用高级语言还是用汇编语言编写的）最终都会生成计算机能识别的二进制数据，这样计算机就能完成程序中的指令。

软件和程序并不是同一个概念。程序随计算机而产生，自从有计算机就有程序。而软件则相当于程序和程序相关的文档资料的总和，它是程序变为独立商品（产品）后的产物，通俗地说，软件＝程序＋文档。而描述（编制）程序的工作就是程序设计，同程序和软件的关系一样，程序设计（Programming）和软件开发（Software Development）也是两个意义相近，但又有区别的概念。软件开发包括需求文档、设计概要、详细设计、编码、测试、发布，而程序设计则主要是指程序代码的编写，是软件开发的一部分。但从程序设计教学来说，主张更广义地去理解程序设计，也就是说理解"程序设计"的概念时，要站在"软件开发"的角度做事。

广义上的程序设计并不是简单的编写程序代码，而是反映了利用计算机解决问题的全过程。使用计算机解决实际问题，通常是先要对问题进行分析并建立数学模型或提出对数据处理的需求，然后进行算法设计，并用某一种程序设计语言编写程序，最后调试程序，使之运行后能产生预期的结果，这个过程称为程序设计。通俗地说，程序设计＝算法＋数据结构（用什么样的数据类型表达问题）＋方法＋工具。

在整个程序设计的过程中，要涉及算法的设计、数据结构的设计、方法的设计和设计工具的选择。

具体要经过以下 4 个基本步骤：

（1）分析问题，确定数学模型或方法。要用计算机解决实际问题，首先要对解决的问题进行详细分析，弄清楚问题的要求，包括需要输入什么数据、要得到什么结果、最后应输出什么。即弄清要计算机"做什么"。

然后把实际问题简化，用数学语言来描述它，这称为建立数学模型。建立数学模型后，需选择计算方法，即选择用计算机求解该数学模型的近似方法。不同的数学模型，往往要进行一定的近似处理。对于非数值计算则要考虑对数据处理的需求和方法等问题。

（2）设计算法，画出流程图。弄清楚要计算机"做什么"后，就要明确要计算机"怎么做"，即设计算法（Algorithm）。也就是把问题的数学模型或处理需求转化为计算机解题的步骤。解决一个问题，可能有多种算法。这时，应该通过分析、比较，挑选一种最优的算法。算法设计后，要用流程图把算法形象地表示出来。

（3）选择编程工具，按算法编写程序。当确定了解决问题的算法后，还必须将该算法用某种程序设计语言编写成程序，这个过程称为编码（Coding）。最初的计算机是直接使用二进制机器指令代码来编写程序，后来出现了汇编语言，现在一般采用高级语言编写程序。但无论程序是用什么语言开发的，最终被计算机执行前都必须被翻译为机器指令形式，计算机只能够执行二进制指令。

（4）调试程序，分析输出结果。编写完成的程序，不一定完全符合实际问题的要求，还必须在计算机上运行这个程序，排除程序中可能的错误，才能得到结果。这个过程称为调试（Debugging）。即使是经过调试的程序，在使用一段时间后，仍然会被发现尚有错误或不足之处。这就需要对程序做进一步的修改，使之更加完善。

在以上解题步骤中，第（2）步是核心。在程序设计或软件开发中，关键是如何设计出一个解决问题的算法。因此在编写程序之前，首先要分析问题，形成自己的算法。对程序设计的初学者来说，可以先借鉴别人设计好的算法来解决问题，多思考，多实践，编程多了，自然会自己设计算法。

算法的优劣直接反映出解题思想和方法的好坏。一个好的算法可以很快（在很短的时间）解决问题，而一个一般的算法可能需要很长时间才能解决问题，甚至不能或不能按期解决问题。所以算法是程序设计中的核心。解决问题的算法不是仅从程序设计课程中学习到，它是一种方法、或是一种思想，需要从各个知识领域中学习，从已经具备的知识中总结。

10.2　算法

由于程序的动作序列包含了对数据的存取访问和运算，对数据合理描述、组织、存放和读取，关系到程序的正确和高效运行。

算法（Algorithm）是求解特定问题的一组有限的操作序列，为解决问题而采用的方法和步骤，是解题方案的准确而完善的描述。它定义了良好的计算过程，它取一个或一组值作为输入，并产生出一个或一组值作为输出。算法在描述中，无论是形成解题思路还是编写程序，都是在实施某种算法，不同的是，解题思路是推理的实现，编写程序是操作的实现。在计算机科学中，算法要用程序设计语言实现。算法的质量直接影响程序运行的效率，算法是程序设计的基础。

算法

10.2.1　算法的概念

算法的概念由来已久。计算机诞生之前，算法一直是属于数学的范畴，主要就是寻找解决特定问题所需要的一组操作序列。一个著名的例子就是古希腊数学家欧几里得（Euclid）所发现的求两个正整数 m 和 n 的最大公约数问题。根据欧几里德提供的方法，问题可以通过反复执行以下 3 步操作来求解。

第 1 步：比较 m 和 n 这两个数，将 m 设置为较大的数，n 为较小的数。

第 2 步：m 除以 n，得到余数 r。

第3步：若 r 等于 0，则 n 就是最大公约数，否则将 n 赋值给 m，r 赋值给 n，返回到第2步。

这就是算法，在小学算术中称为辗转相除法。

还可以将算法看作是一种工具，用来解决一个具有良好规格说明的计算问题。有关该问题的表述可以用通用的语言，来规定所需的输入／输出关系。

例如，假设需要将一列数按非降顺序进行排序。

输入：由 n 个数构成的一个序列 $<a_1, a_2, \cdots, a_n>$。
输出：对输入序列的一个排列（重排）$<a_1, a_2, \cdots, a_n>$，使得 $a_1 \leq a_2 \leq \cdots \leq a_n$。

自古以来，人们为解决各种数学问题创造过许多算法。我国古代数学中蕴涵着更为丰富的算法内容和思想，割圆术、秦九韶算法等都是很典型的算法。计算机的诞生，使古老的算法又重新充满了活力。多次重复执行简单的预定操作，刚好能够发挥计算机的特长。随着计算机应用的扩大，算法的应用早已超出了数学的范畴，成为解决数值计算问题和非数值计算问题的普遍方法。

下面再看一个非数值计算方面的例子。有9枚铜币，其中有1枚略轻的是假币，用一台没有砝码的天平将假币找出来，应如何找？

第1步：将9枚铜币平均分成3组，将其中两组放在天平的两边。如果天平平衡，则假币必定在另外一组。如果天平不平衡，则假币必定在较轻的一组。

第2步：将有假币的一组金币中，取出两枚铜币，分别放在天平的两边。如果天平平衡，则假币必定是剩余的。如果天平不平衡，则假币必定在较轻的一边。

这一算法的特点是，称一次去掉一半铜币，把搜索范围缩小一半。当然，本例还有多种解法。

10.2.2 算法的特性

算法具有5个基本特性：输入、输出、有穷性、确定性和有效性。

（1）输入和输出（Input and Output）。算法具有零个或多个输入。输入是指在执行算法时从外界获得数据，如在判断某数是否为素数的算法中，必须要先获得被判断的数，输入参数是必要的。而计算 5! 的算法，或输出一个随机数序列，这样的算法不需要任何参数，因此算法的输入可以是零个。算法至少有一个或多个输出，算法一定需要输出，设计算法的目的是解决问题，要看到问题是否被解决，总要得到有关信息，故没有输出的算法是没有意义的。输出的形式可以是返回一个或多个值，通过计算机屏幕显示，也可以把计算结果写入到文件中。例如，判断一个数是否为素数的算法中，总要得到最后的判断结果。

算法的特性与评价

（2）有穷性（Finiteness）。根据图灵理论，只要能够被分解为有限步骤的问题就可以被计算机执行。这里有两层意思，一是算法必须是有限步骤，第二是能够将这些步骤设计为计算机所执行的程序。反过来，如果一个问题不能被有效地分解为有限的步骤，那就是说问题的解决方案是计算机所不能实现的。因此算法中执行的步骤总是有限次数的，不能无止境地执行下去，不能出现无限循环，并且每一个步骤在可接受的时间内完成。例如，计算圆周率 π 的值，可用如下公式：

$$\frac{\pi}{4} = 1 - \frac{1}{3} + \frac{1}{5} - \frac{1}{7} + \cdots$$

这个多项式的项数是无穷的，因此，它是一个计算方法，不是算法。要计算 π 的值，只能取有限个项数。例如精确到第5位，那么，这个计算就是有限次的，因而才能称得上算法。如果有某个算法，计算机需要算上若干年才会结束，虽然在数学上是有穷的，但在实际中也没有任何意义。

（3）确定性（Definiteness）。算法中的每一步操作都必须具有确切的含义，不能有二义性。算法在一定条件下只有一条执行路径，相同的输入只能有唯一的输出结果。例如，算法中如此描述"把 *m* 乘以一个数，将结果放入 sum 中"，这是不确定的，不知道将 *m* 与哪个数相乘。

（4）有效性（Effectiveness）。算法中的每一步操作必须是可执行的，每一步能够通过有限次执行完成，并应能得到一个明确的结果。例如，在算法中有 *m* 除以 *n* 的操作步骤，若此时 *n* 为 0，则此操作在程序中是不能被有效地执行的，应修改此算法，增加判断 *n* 是否为 0 的步骤，若 *n* 为 0 则给出提示信息，否则进行除法操作。有效性意味着算法可以转换为程序上机运行，并得到正确的结果。

10.2.3 算法的评价

针对某个问题的算法在很多情况下不是唯一的，对于同一个问题可以有多种解决问题的算法，一个算法又可能由若干个不同的程序实现。在算法设计中，只强调算法的特性是不够的。一个算法除了满足上面的 4 个特性之外，还应该有一个质量问题。在不同算法中有好有差，对于特定的问题、特定的条件，通过比较总会得到相对满意的算法，设计高质量算法是设计高质量程序的基本前提。

1. 算法评价标准

如何评价算法的质量呢？不同时期、不同环境、不同情况其评价标准可能不同，但一些基本评价标准是相同的。目前，评价算法质量有 4 个基本标准：

（1）正确性。一个好的算法必须保证运行结果正确，在输入、输出和加工处理无歧义性，能正确反映问题的需求，能够得到问题的正确答案。算法的正确性不能靠主观臆断，必须经过严格验证，一般不能说绝对正确，只能说正确性高低。目前程序正确性很难给出严格的数学证明，程序正确性证明尚处于研究阶段。一般算法的"正确"性大体分为以下四个层次：

算法的设计与描述

① 算法程序没有语法错误。

② 算法程序对于合法的输入数据能够产生满足要求的输出结果。

③ 算法程序对于非法的输入数据能够得出满足规格说明的结果。

④ 算法程序对于精心选择的甚至刁难的测试数据都有满足要求的输出结果。

第一层的要求最低，仅仅要求没有语法错误，但这样往往不会是一个好的算法。第四层要求太高，不可能逐一验证所有的输入都得到正确的结果。要证明一个复杂算法在所有层次上都是正确的，几乎不可能。一般把第三层次作为一个算法正确性的标准。

（2）可读性。一个好算法应有良好的可读性，便于阅读、理解和交流。好的可读性有助于保证好的正确性。可读性是评判算法好坏的重要标准。可读性不好，晦涩难懂的算法往往隐含错误，不易被发现，也难于调试和修改。科学、规范的程序设计方法（如结构化方法和面向对象方法）可提高算法的可读性。

（3）通用性。一个好算法要尽可能通用，可适用一类问题的求解。算法是可复制的，在相同的输入下多次执行要有相同的输出。例如，设计求解一元二次方程 $2x^2+3x+1=0$ 的算法，该算法应设计成求解一元二次方程 $ax^2+bx+c=0$ 的算法。

（4）高效率。效率包括时间和空间两个方面。一个好的算法应执行速度快、运行时间短、占用内存少。效率和可读性往往是矛盾的，可读性要优先于效率。目前，在计算机速度比较快、内存容量比较大的情况下，高效率已处于次要地位。

2. 算法效率的度量

通常算法效率的度量分为时间度量和空间度量。

（1）时间度量。算法的执行时间需要依据该算法编制的程序在计算机上运行时所消耗的时间来度量。执行时间的度量要确定问题规模大小和算法一次执行中"主要操作的次数"。问题的"规模"是指算法的数据输入量，如：数据对象中有 n 个元素（算法执行时 n 的值是确定的，如 $n=500$ ）， n 是问题的规模。主要操作是指决定算法执行时间的操作，如赋值操作、比较操作等（其余操作可以忽略不计）。例如，排序算法中，比较运算是主要操作，根据算法执行路线，计算在规模为 n 的条件下比较操作执行的次数。

算法执行时间大致等于计算机执行一种主要操作(如赋值、比较等)所需的平均时间与问题规模的乘积。因为执行一种主要操作所需的平均时间随机器而异，它是由所使用机器的软硬件环境决定的，与算法无关，所以只须讨论影响算法执行时间的另一因素——算法中进行"主要操作"的执行次数。通常把算法中进行主要操作的次数的多少称为算法的时间复杂度，它是一个算法执行时间的相对度量。

当算法简单时，复杂度容易计算，当算法比较复杂时，复杂度的计算就相对困难。实际上，一般也没必要计算出算法的精确复杂度，只要大致计算出相应的数量级即可。

若解决问题的规模为 n ，那么算法的时间复杂度就是问题规模 n 的一个函数 $f(n)$ ，是该算法的时间耗费，假定时间复杂度记作 $T(n)$（ Time Complexity ）。

$$T(n)=O(f(n))$$

它表示随着问题规模 n 的增大，算法的执行时间的增长率与 $f(n)$ 的增长率相同，可将时间复杂度表示为 $O(n)$ 。一般情况下，随着 n 的增大， $T(n)$ 增长最慢的算法为最优算法。

算法的复杂度采用数量级表示后，将给计算复杂度带来很大的方便，这时只须分析影响一个算法的主要部分即可，不必对每一步进行分析。同时对主要部分的分析也可简化，只须分析循环内简单操作的次数即可。例如，下面 C 程序的时间复杂度为 $O(n^2)$:

```
void select_sort(int *x, int n)
{
    int i,j, min, t;
    for(i=0;i<n-1; i++)                   /* 要选择的次数：0~n-2 共 n-1 次 */
    {
        min=i;                            /* 假设当前下标为 i 的数最小，比较后再调整 */
        for(j=i+1; j<n; j++)              /* 循环找出最小的数的下标是哪个 */
            if(*(x+j)<*(x+min))
                min=j;                    /* 如果后面的数比前面的小，则记下它的下标 */
        if(min!= i)                       /* 如果 min 在循环中改变了，就需要交换数据 */
        {
            t=*(x+i);
            *(x+i)=*(x+min);
            *(x+min)=t;
        }
    }
}
```

根据算法执行的路线，计算在规模为 n 的条件下比较操作执行的次数，从算法中可以看出，选中第一个最小值结点执行了 $n-1$ 次比较操作。选中第二个最小值结点执行了 $n-2$ 次比较操作。依次类推，选中第 $n-1$ 个最小值结点执行了 1 次比较操作。第 n 个结点无须再比较。由此，统计比较操作执行的次数为：

$$1+2+\cdots+(n-2)+(n-1) = n^2/2-n/2$$

上式可见，该算法的主要操作是比较次数，比较次数与问题规模参数 n 有关，整个算法需要（ $n^2/2-n/2$ ）次比较。指出算法的时间复杂度只要指出与 n 相关的数量级，所以该算法的时间复杂度 $O(n^2)$ 。

按数量级递增顺序，常见的几种时间复杂度有 $O(1)$ 、 $O(\log(n))$ 、 $O(n)$ 、 $O(n\log(n))$ 、 $O(n^2)$ 、 $O(n^3)$ 、 $O(2^n)$ 。

常见的算法时间复杂度如表 10-1 所示。

表 10-1 常见的算法时间复杂度

执行次数的函数	阶	非正式术语	执行次数的函数	阶	非正式术语
36	$O(1)$	常数阶	$8\log 2n+20$	$O(\log(n))$	对数阶
$2n+5$	$O(n)$	线性阶	$n^3+2n^3+3n=5$	$O(n^3)$	立方阶
$7n^2+3n+1$	$O(n^2)$	平方阶	2^n	$O(2^n)$	指数阶

图 10-1 给出了各种具有代表性的时间复杂度 $O(n)$ 与问题规模 n 的变化关系。从图中可以看到，当 $O(n)$ 为线性阶、对数阶、平方阶函数或它们的乘积时，算法的时间复杂度随问题规模的变化是可以接受的，当 $O(n)$ 为指数阶时，算法的时间复杂度随问题规模的增大大幅增加，是不可以接受的，这种算法称为无效算法。

常见的时间复杂度所耗费的时间从小到大依次是 $O(1)$ $<O(\log(n))<O(n)<O(n\log(n))<O(n^2)< O(n^3)<O(2^n)$。

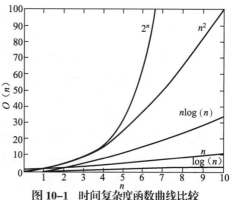

图 10-1 时间复杂度函数曲线比较

一个算法的时间复杂度除了与问题的规模有关外，还与输入数据的次序有关，输入的次序不同，算法的复杂度也不同，所以当分析算法的复杂度时，还要考虑到最好、最坏和平均复杂度。

（2）空间度量。空间复杂度（Space Complexity）是对一个算法在运行过程中临时占用存储空间大小的量度。一个算法的实现所占用的存储空间，大致包括 3 个方面：一是存储算法本身所占用的存储空间；二是算法中的输入 / 输出数据所占用的存储空间；三是算法在运行过程中临时占用的存储空间。存储算法本身所占用的存储空间与算法书写的长度有关，算法越长，占用的存储空间越多。算法中输入 / 输出数据所占用的存储空间是由要解决的问题所决定的，它不随算法的改变而改变。算法在运行过程中临时占用的存储空间随算法的不同而改变，有的算法只需要占用少量的临时工作单元，与待解决问题的规模无关，有的算法需要占用的临时工作单元，与待解决问题的规模有关，即随问题规模的增大而增大。因此，通常把算法在执行过程中临时占用的存储空间定义为算法的空间复杂度。

算法的空间复杂度比较容易计算，它包括局部变量所占用的存储空间和系统为实现递归（如果采用递归算法）所占用的堆栈这两个部分。算法的空间复杂度也用数量级的形式给出：

$$S(n)=O(f(n))$$

其中 n 为问题的规模。

3. 如何设计一个算法

为了使计算机具有解决某类问题的能力，就必须告诉它解决的是什么问题，解决的方法、步骤和过程是什么。因此利用计算机求解问题的程序设计有如下几个步骤：

（1）理解问题：充分研究、认识和确定问题，包括有什么数据，输出什么结果，用什么运算，应遵循什么样的规则等。

（2）设计算法：根据问题寻找求解问题的途径、方法、步骤与过程，并表示成算法。

（3）编写程序：选择合适的程序设计语言进行编程并进行程序正确性调试。

（4）运行程序：在计算机系统上执行程序，必要时输入数据，最终得到结果。

其中设计算法时必须要考虑各种可能情况，必须每一步都能在计算机上执行，必须在有限步内输出结果。

10.2.4 算法的描述

算法被设计出来后，就需要对这个算法进行描述。在计算机领域，算法的描述主要就是为了能够将算法的步骤变成能够用程序设计语言所实现的表示方式。

描述算法就是使用某种描述工具表示算法的过程，描述算法有多种不同的工具，例如前面介绍的欧几里得算法，就是用自然语言描述的，其优点是通俗易懂，但它不够直观，描述不够简洁，且容易产生二义性，自然语言表示是按照步骤的标号顺序执行的，因此当一个算法中循环和分支较多时很难清晰地表示出来，自然语言表示的算法不便翻译成计算机程序设计语言。在实际应用中，常用传统的流程图、结构化流程图、伪代码、PAD图等工具来描述算法。本小节只介绍传统的流程图。

1. 用传统的流程图描述算法

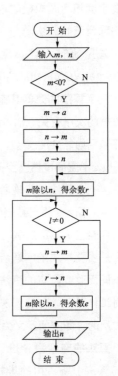

流程图（Flow Chart）亦称框图。传统的流程图是用一些几何框图、流程线和文字说明表示各种类型的操作。一般用矩形框表示进行某种处理，有一个入口，一个出口。用菱形框表示判断，有一个入口，两个出口。在框内写上简明的文字或符号表示具体的操作，用带箭头的流向线表示操作的先后顺序。

流程图是人们交流算法设计的一种工具，不是输入给计算机的。只要逻辑正确，人们都能看得懂即可，一般是由上而下按执行顺序画下来。

例如，用传统流程图来描述欧几里得算法，如图10-2所示。

传统流程图的主要优点是直观性强，让人感到流程的描述清晰简洁，容易表达分支结构，它不依赖于任何具体的计算机和计算机程序设计语言，从而有利于不同环境和程序设计，初学者容易掌握。缺点是对流程线的使用没有严格限制，如毫无限制地使流程任意转来转去，将使流程图变得毫无规律，难以阅读，这种算法的结构不好。为了提高算法可读性和可维护性，必须限制无规则的转移，使算法结构规范化。需要注意的是，流程图仅仅描述了算法，计算机无法识别和执行用流程图表示的算法，还必须用某种计算机语言编写程序后，计算机运行程序才能得到所需的结果。

表10-2列出了流程图的基本符号及其含义。

图10-2 欧几里得算法的流程图

表10-2 流程图的基本符号及其含义

图形符号	名 称	含 义
	起止框	表示算法的开始或结束
	输入/输出框	表示输入/输出操作
	处理框	表示处理或运算的功能
	判断框	用来根据给定的条件是否满足决定执行两条路径中的某一路径
	流线	表示程序执行的路径、箭头代表方向
	连接符	表示算法注射的出口连接点或入口连接点，同一对出口与入口的连接符内，必须标以相同的数字或字母

2. 程序的3种基本结构

随着计算机的发展，编制的程序越来越复杂。一个复杂程序多达成千上万条语句，而且程序的流向也很复杂，常常用无条件转向语句去实现复杂的逻辑判断功能。因而造成质量差、可靠性很难保证、程序也不易阅读、维护困难。20 世纪 60 年代末期，国际上出现了所谓"软件危机"。

为了解决这一问题，就出现了结构化程序设计，它的基本思想是自顶向下和逐步细化的设计方法，将一个复杂的任务按照功能进行拆分，并逐层细化到便于理解和描述的程序，最终形成由若干独立模块组成的树状层次结构。就像玩积木游戏，只要有几种简单类型的结构，就可以构成任意复杂的程序。这样可以使程序设计规范化，便于用工程的方法来进行软件生产。基于这样的思想，1966 年意大利的 Bohm 和 Jacopini 提出了组成结构化算法的 3 种基本结构，即顺序结构、选择结构和循环结构，任何程序都可以由顺序、选择、循环三种基本结构构造。

（1）顺序结构。顺序结构是程序中最基本、最常见的结构。在顺序结构程序中，计算机严格按照语句排列的先后顺序逐条地依次执行，即程序从第一条语句开始，依次执行下面的语句直到最后一条语句为止，如图 10-3 所示。其中 A 块和 B 块分别代表某些操作，先执行 A 块然后再执行 B 块。

（2）选择结构。在日常生活和工作中，常常需要对一些给定的条件进行分析、比较和判断，并根据判断结果采取不同的操作。计算机最重要的特点之一就是具有逻辑判断能力，它能根据不同的逻辑条件转向不同的程序，这些不同的转向就构成了选择结构。

选择结构根据条件满足或不满足而去执行不同的程序块。在图 10-4 中，当条件 P 满足时执行 A 程序块，否则执行 B 程序块。

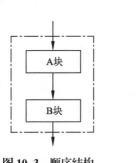

图 10-3　顺序结构

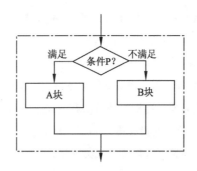

图 10-4　选择结构

（3）循环结构。在处理实际问题的过程中，往往需要重复某些相同的步骤，即对一段程序进行重复的操作。实现重复操作的程序，称为循环结构程序。循环结构亦称重复结构，是指重复执行某些操作，重复执行的部分称为循环体。循环结构分当型循环和直到型循环两种，分别如图 10-5（a）和图 10-5（b）所示。当型循环先判断条件是否满足，当条件 P 满足时反复执行 A 程序块，每执行一次测试一次 P，直到 P 不满足为止，跳出循环体执行它下面的基本结构。直到型循环先执行一次循环体，再判断条件 P 是否满足，如果不满足则反复执行循环体，直到 P 满足为止。

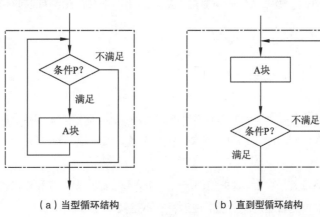

（a）当型循环结构　　　　　　（b）直到型循环结构

图 10-5　循环结构

两种循环结构的区别在于：当型循环结构是先判断条件，后执行循环体，而直到型循环结构则是先执行，后判断。直到型循环至少执行一次循环体，而当型循环有可能一次也不执行循环体。

3种基本程序结构具有如下共同特点：

① 只有一个入口。

② 只有一个出口。

③ 结构中无死语句，即结构内的每一部分都有机会被执行。

④ 结构中无死循环。

结构化定理表明，任何一个复杂问题的程序，都可以用以上3种基本结构组成。有单入口单出口性质的基本结构之间形成顺序执行关系，使不同基本结构之间的接口关系简单，相互依赖性少，从而呈现出清晰的结构。

10.2.5 算法示例

前面介绍了算法的一些基本知识，下面再对在程序设计中经常用到的几种算法进行简单介绍，不要求写出程序，主要在于理解算法的基本思想。

1. 迭代算法

迭代算法是用计算机处理问题的一种基本方法。它利用计算机运算速度快、适合做重复性操作的特点，让计算机对一组指令（或一定步骤）进行重复执行，在每次执行这组指令（或这些步骤）时，都从变量的原值推出它的一个新值。

利用迭代算法处理问题，需要做好以下3个方面的工作：

常用高级算法

（1）确定迭代变量。在能够用迭代算法处理的问题中，至少具有一个间接或间接地不断由旧值递推出新值的变量，这个变量就是迭代变量。

（2）建立迭代关系式。所谓迭代关系式，指如何从变量的前一个值推出其下一个值的公式（或关系）。迭代关系式的建立是处理迭代问题的关键，通常能够使用递推或倒推的方法来完成。

（3）对迭代过程进行控制。在什么时候结束迭代过程？这是编写迭代程序必须考虑的问题。不能让迭代过程无休止地重复执行下去。迭代过程的控制通常可分为两种情况：一种是所需的迭代次数是个确定的值，能够计算出来；另一种是所需的迭代次数无法确定。对于前一种情况，能够建立一个固定次数的循环来实现对迭代过程的控制；对于后一种情况，需要进一步分析出用来结束迭代过程的条件。

在数学中，迭代经常被用来进行数值计算，例如求方程的解，不断用变量原来的值递推求新的值的过程。在此讨论求若干个数之和或乘积的问题。

累加与累乘问题是最典型、最基本的一类算法，实际应用中很多问题都可以归结为累加与累乘问题。先看累加问题。

累加的数学递推式为：

$$S_0 = 0$$
$$S_i = S_{i-1}+X_i \ (i = 1, \ 2, \ 3, \ \cdots)$$

其含义是第 i 次的累加和 S 等于第 $i-1$ 次时的累加和 S 加上第 i 次时的累加项 X。从循环的角度讲，即是本次循环的 S 值等于上一次循环时的 S 值加上本次循环的 X 值，这可用下列语句来实现：

$$S=S+X$$

显然，上述语句重复执行若干次后，S 的值即若干个数之和。这个语句在程序设计语言中称为赋值语句，其作用是将右边表达式的值传送给左边的变量。注意，它不是数学上的等式。

再看累乘问题，其数学递推式为：

$$P_0 = 1$$
$$P_i = P_{i-1} \times X_i \ (i = 1, 2, 3, \cdots)$$

其含义是第 i 次的累乘积 P 等于第 $i-1$ 次时的累乘积 P 乘以第 i 次时的累乘项 X。从循环的角度讲，即是本次循环的 P 值等于上一次循环时的 P 值乘以本次循环的 X 值，可用下列赋值语句来实现：

P=P*X

显然，上述赋值语句重复执行若干次后，P 的值即若干个数之积。

递推问题常用迭代方法来处理，即赋值语句 S=S+X 或 P=P*X 循环执行若干次。

2. 穷举算法

穷举法又称枚举法，它的基本思路是对众多可能解，通过多重循环一一列举出该问题所有可能的解，并在逐一列举的过程中，检验每个可能的解是否是问题的真正解，若是，就采用这个解，否则抛弃它。穷举的计算量是相当大的，但对于计算机来说，做起来很容易。穷举算法是一种重要的算法设计策略，可以说是计算机解题的一大特点。

采用穷举法解题的基本思想：

（1）明确问题要求，确定枚举对象，用合适类型的变量表示枚举对象。

（2）明确枚举对象的取值范围。

（3）根据题目要求，写出有关的条件表达式。这里条件表达式可以是数学表达式、关系表达式或逻辑表达式。

（4）使用循环语句枚举出可能的解，在循环体内验证各种条件表达式是否满足。

（5）根据问题背景，优化程序，以便缩小搜索范围，减少程序运行时间。

例如：从 1 ~ 10 中找出所有是 3 倍数的数。用流程图描述解决此数学问题的算法如图 10-6 所示。

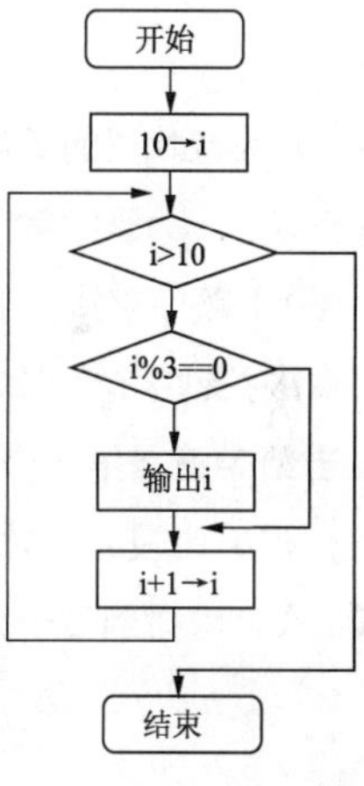

再如：求方程 $x+2y+5z=100$ 的正整数解。这是一个不定方程，没有唯一的解。这类问题无法使用解析法求解，只能将所有可能的 x、y、z 值逐个去试，看是否满足上面的方程，如满足，则求得一组解，程序可以采用穷举法。使用穷举法的关键是正确确定穷举范围。如果穷举的范围过大，则将降低程序运行的效率。分析方程可知，x 的可能取值为 0 ~ 100，y 的可能取值为 0 ~ 50，z 的可能取值为 0 ~ 20。据此可以恰当地确定穷举范围。在具体的一种程序设计语言中，可以使用三重循环结构来实现。

实际上，在 x、y、z 中任意两个变量的值确定以后，可以直接求出第 3 个变量的值，从而可用两重循环来实现。为提高程序的执行效率，尽量减少循环次数，y 和 z 由循环变量控制，由 y 和 z 确定 x。

```
开始
10→i
i>10
i%3==0
输出i
i+1→i
结束
```

图 10-6 "3 的倍数"流程图

3. 排序算法

在计算机进行大量数据处理，特别是检索时，对数据进行排序则是必需的操作。排序在计算机科学中应用十分普遍。

所谓排序（Sort），就是将一组数据元素按照某个关键字递增或递减的次序排列起来。关键字是数据元素中某个数据项的值，用它可以唯一标识一个数据元素，如考生的考号、学生的学号等。

设待排序的一组数据元素为（R_1, R_2, $\cdots$, R_n），其相应的关键字分别为（K_1, K_2, $\cdots$, K_n），若确定

一个新的排列 $p(1)$，$p(2)$，$\cdots$，$p(n)$，使其相应的关键字满足如下的递增（或递减）关系：

$$K_{p(1)} \leqslant K_{p(2)} \leqslant \cdots \leqslant K_{p(n)} \text{ 或 } K_{p(1)} \geqslant K_{p(2)} \geqslant \cdots \geqslant K_{p(n)}$$

则上述数据元素表成为一个按其关键字线性有序的序列 $\{R_{p(1)}, R_{p(2)}, \cdots, R_{p(n)}\}$，这样的运算过程称为排序。

排序有许多方法，下面仅介绍选择排序（Selection Sort）。为操作方便起见，数据元素的存储结构采用顺序结构。且不失一般性，所有的排序方法均按照关键字递增排列。

选择排序法的实现过程是：首先找出表中关键字最小的元素，将其与第一个元素进行交换，然后，再在其余元素中找出关键字最小的元素，将其与第二个元素进行交换。依此类推，直到将表中所有关键字按由小到大的顺序排列好为止。

设待排序数据元素的关键字为（75，67，56，89，97，45，40，59，94），每一趟排序后的序列状态如图 10-7 所示。

```
初始状态：[75  67  56  89  97  45  40  59  94]
第1趟：   [40][67  56  89  97  45  75  59  94]
第2趟：   [40  45][56  89  97  67  75  59  94]
第3趟：   [40  45  56][89  97  67  75  59  94]
第4趟：   [40  45  56  59][97  67  75  89  94]
第5趟：   [40  45  56  59  67][97  75  89  94]
第6趟：   [40  45  56  59  67  75][97  89  94]
第7趟：   [40  45  56  59  67  75  89][97  94]
第8趟：   [40  45  56  59  67  75  89  94][97]
```

图 10-7 选择排序法

4. 查找算法

查找是根据给定的某个值，在查找表中确定一个其关键字等于给定值的数据元素，若表中存在这样的数据元素，称此查找是成功的。若表中不存在关键字等于给定值的数据元素，称此查找是不成功的。用计算机查找首先要将原始数据整理成线性表，并按照一定的存储结构存储到计算机中去，然后设计相应算法进行查找。

作为查找对象的表所具有的存储结构不同，其查找方法一般也不同，但无论哪一种方法，其查找过程都是用给定值与关键字按照一定的次序进行比较的过程，比较次数的多少就是相应算法的时间复杂度，它是衡量一个查找算法优劣的重要指标。对于一个查找算法的时间复杂度，既可以采用数量级的形式来表示，也可以采用平均查找长度（Average Search Length，ASL）来表示。平均查找长度是在查找成功的情况下的平均比较次数。平均查找长度的计算公式为：

$$ASL = \sum_{i=1}^{n} p_i c_i$$

其中，n 为查找表的长度，即表中所含元素的个数；p_i 为查找第 i 个元素的概率，若不特别声明，则认为是等概率查找；c_i 为查找第 i 个元素所需要的比较次数。

（1）顺序查找。顺序查找是最常用的查找方法，其查找过程为：从第一个元素起，逐个将给定值与数据元素的关键字进行比较，若某个元素的关键字与给定值相等，则认为查找是成功的，否则，查找失败。

当给定值是第一个元素时，只要进行一次比较，则 $T(n)=O(1)$，这是最好的情况。给定值是最后一个元素时，需要比较 n 次才能成功，则 $T(n)=O(n)$，这是最坏的情况。当查找的数据元素是第 i 个元素时，需要比较 i 次，考虑到每个元素都有相同的查找概率时，则查找成功的平均查找长度为：

$$ASL = \frac{1}{n} \sum_{i=1}^{n} i = \frac{n+1}{2}$$

此时时间复杂度也为 $O(n)$。当顺序表中没有待查元素时，则表明查找失败，需要比较 $n+1$ 次，即时间复杂度也为 $O(n)$。

（2）折半查找。作为折半查找的表必须是顺序存储的有序表，即表采用顺序结构存储，表中的元素按关键字值递增（或递减）排列。

假设表中的关键字值递增排列，则折半查找的实现方法是：首先取整个有序表的中间元素 A_m 的关键字同给定值 x 比较，若相等，则查找成功；否则，若 A_m 的关键字小于 x，则说明待查元素只可能落在表的后半部分中，接着只要在表的后半部分子表中查找即可；若 A_m 的关键字大于 x，则说明待查元素只可能落在表的前半部分中，接着只要在表的前半部分子表中查找即可。这样，经过一次关键字的比较，就缩小一半的查找空间，重复进行下去，直到找到关键字为 x 的元素，或者表中没有待查元素（此时查找区间为空）为止。

折半查找的优点是查找速度快，缺点是查找前要先对表进行排序，并且表只能采用顺序结构存储。

10.3 程序设计语言

程序设计语言即用于书写计算机程序的语言。语言的基础是一组记号和一组规则。根据规则由记号构成的记号串的总体就是语言。程序设计语言有 3 个方面的因素，即语法、语义和语用。语法表示程序的结构或形式，亦即表示构成语言的各个记号之间的组合规律，语法定义语言的各种要素间的形式关系，给出了语言中各种合法语句的结构描述，但不涉及这些记号的特定含义，也不涉及使用者。语义指定一条合法语句的含义。对程序设计语言来说，语义描述了计算机执行一个程序时所表现的行为，表示程序的含义，但不涉及使用者。语用表示程序与使用者的关系，涉及语言使用者的各方面的内容。

10.3.1 程序设计语言的分类

按程序员与计算机对话的复杂程度，将程序设计语言分为低级语言和高级语言两类。高级程序设计语言（也称高级语言）的出现使得计算机程序设计语言不再过度地倚赖某种特定的机器或环境。这是因为高级语言在不同的平台上会被编译成不同的机器语言，而不是直接被机器执行。最早出现的编程语言之一 FORTRAN 的一个主要目标，就是实现平台独立。低级语言与特定的机器有关、功效高，但使用复杂、烦琐、费时、易出差错。低级语言又包括机器语言和汇编语言。

程序设计语言的
分类和特征

1. 机器语言

计算机所能直接接受的只能是二进制信息，即由 0 和 1 构成的代码，因此最初的计算机指令都是用二进制形式表示的。机器语言（Machine Language）就是以计算机能直接识别的 0 或 1 二进制代码组成的一系列指令，每条指令实质上是一组二进制数。送入计算机后，存放在存储器中，运行后，一条一条指令从存储器中取出，经过译码，使计算机内各部件根据指令的要求完成规定的操作。

用机器语言编写的程序称机器语言程序。它是计算机唯一可直接理解的语言，但由于机器指令是烦琐冗长的二进制代码，所以利用机器语言编写程序，要求程序设计人员熟记计算机的全部指令，工作量大、容易出错又不容易修改，同时机器语言面向机器，用机器直接提供的地址码、操作码语义，各种计算机系统的机器指令不一定相同，所编制的程序只适用于特定的计算机系统。因此，利用机器语言编写程序对非计算机专业人员是比较困难的。为此，人们研究了一种汇编语言。

2. 汇编语言

由于机器语言编写程序困难很大，出现了用符号来表示二进制指令代码的符号语言，称为汇编语言（Assembly Language）。汇编语言用容易记忆的英文单词缩写代替约定的指令，例如用 MOV 表示数据的传送指令，用 ADD 表示加法指令，SUB 表示减法指令等。汇编语言的出现使得程序的编写方便了许多，并且编写的程序便于检查和修改。用汇编语言编写的程序，称为汇编语言源程序，常简称为汇编语言程序。下面是一个 80x86 汇编语言程序实例和对应的机器语言程序。

```
汇编语言程序              机器语言程序
0100  MOV DL, 01        0100  B201
0102  MOV AH, 02        0102  B402
0104  INT 21            0104  CD21
```

0106 INT 20   0106 CD20

计算机只能够执行机器语言表示的指令系统，因此利用汇编语言编写的程序，必须经过翻译，转化为机器语言代码才能在计算机上运行，这个过程是通过一个翻译程序自动完成的。将汇编语言程序翻译成机器语言程序的程序通常称为汇编程序。翻译的过程，叫做汇编。

汇编语言仍然是面向机器的程序设计语言，与具体的计算机硬件有着密切的关系，汇编语言指令与机器语言指令基本上是一一对应的，利用汇编语言编写程序必须对计算机的硬件资源有一定的了解，如计算机系统的累加器、各种寄存器、存储单元等。汇编程序一般比较冗长、复杂、容易出错。因此，汇编程序的编写、阅读对非计算机专业人员来说，依然存在着较大的障碍。为了克服这些不足之处，人们进一步研制出了高级语言。

3. 高级语言

高级语言（Higher-level Language）是用更接近自然语言和数学表达式的一种语言，它由表达不同意义的"关键字"和"表达式"按照一定的语法语义规则组成，不依赖具体机器。用高级语言编写的程序易读易记，也便于修改、调试，大大提高了编制程序的效率，也大大提高了程序的通用性，便于推广交流，从而极大地推动了计算机的普及应用。

高级语言主要是相对于汇编语言而言，它并不是特指某一种具体的语言，而是包括了很多编程语言，如目前流行的 VB、VC、Java、C++、C#、PHP 等，这些语言的语法、命令格式都各不相同。

用高级语言编写的程序叫做源程序（Source Program）。源程序必须经过"翻译"处理，成为计算机能够识别的机器指令，计算机才能执行。这种"翻译"，通常有两种做法，即解释方式和编译方式。

（1）解释方式。解释方式是通过解释程序（Interpreter）对源程序进行逐句翻译，翻译一句执行一句，翻译过程中并不生成可执行文件。这和平时的"同声翻译"的过程差不多，问题是如果需要重新执行这个程序的话，就必须重新翻译。因为解释程序每次翻译的语句少，所以对计算机的硬件环境如内存储器要求不高，特别是早期的计算机硬件资源较少的背景下，解释系统被广泛使用。当然，因为是逐句翻译，两条语句执行之间需要等待翻译过程，因此程序运行速度较慢，同时系统一般不提供任何程序分析和代码优化。这种系统有特定的时代印记，现在主要使用在一些专用系统中。

（2）编译方式。编译方式是利用编译程序（Compiler）把高级语言源程序文件翻译成用机器指令表示的目标程序（Object Program）文件，再将目标程序文件通过连接程序生成可执行文件，最后运行可执行文件，得到计算结果，整个过程可以用图 10-8 表示。生成的可执行文件就可以脱离翻译程序单独执行。

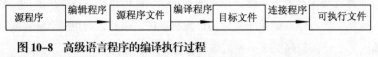

图 10-8　高级语言程序的编译执行过程

编译系统由于可进行代码优化（有的编译程序可做多次优化），目标码效率很高，是目前高级语言实现的主要方式。常见的程序设计语言，如 C/C++、FORTRAN 等都是编译型语言。用这些语言编写的源程序，都需要进行编译、连接，才能生成可执行程序。

编译程序是一个十分复杂的程序，将源程序编译生成目标程序，要做一系列的工作。图 10-9 反映了编译程序的工作过程，其各个功能模块的作用如下：

① 词法分析器。它对字符串形式的源程序代码进行扫描，按语言的词法规则识别出各类单词，并将它们转换为机内表示形式。词法分析器又称扫描器。

② 语法分析器。它的作用是对单词进行语法分析，按该语言语法规则分析出一个个语法单位，如表达式、语句等。

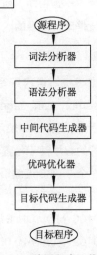

图 10-9　编译程序工作过程

③ 中间代码生成器。它将由语法分析获得的语法单位转换成某种中间代码。高级语言不像汇编语言那样和机器语言具有一一对应的关系，因此很难一步把它们翻译成机器指令序列，通常先将其翻译成中间码，再将中间代码序列翻译成最终的目标代码。采用中间代码的好处是可以在中间码上进行代码优化。

④ 代码优化器。它的作用是对中间代码进行优化，以便最后生成的目标代码在运行速度、存储空间等方面具有更高的质量。

⑤ 目标代码生成器。它的作用是将优化后的中间代码转换为最终的目标程序。

不难理解的是，在上述翻译过程中，编译程序只能够发现程序中的语法错误，而不能发现算法设计中的错误。前者属于语言范畴，而后者则属于逻辑问题。解决程序的逻辑问题是程序设计者的任务。

随着高级语言的发展，出现了高级语言各自的集成化开发环境（Integrated Development Environment，IDE）。所谓集成化开发环境，就是将源程序文件的编辑、翻译（解释或编译）、连接、运行及调试等操作集成在一个环境中，各种操作设计成菜单命令。除了关于程序执行的主要操作命令外，还设计了关于文件操作的命令（如文件打开、保存、关闭等）、程序调试命令（如分步操作、跟踪、环境设置等）等，这样就方便了程序的编写、调试和运行。

● 10.3.2　高级语言的基本特征

高级语言自 20 世纪 50 年代问世以来，种类繁多，虽然每种语言都是针对不同的应用背景设计的，都具有自己的特点，但是高级语言都有共同的基本特征。

1. 数据类型

数据是程序的处理对象，其重要特征是数据类型。数据的类型确定了该数据的形式、取值范围以及所能参与的运算。也就是说，数据类型不同，它的取值形式、范围以及在计算机中的存储方式是不同的，同样能参与的运算也是不同的。例如，整数 475 与字符"475"是两种不同类型的数据，它们的存储方式和参与的运算也是不同的。

各种高级语言都提供了丰富的数据类型，这些数据类型可以分为两大类：简单类型和构造类型。其中简单类型一般有整型、实型、字符型类型等，构造类型有数组类型、指针、集合类型、记录类型、文件类型等。

具体到不同的高级语言，所提供的数据类型是不同的，数据类型越丰富，该语言的数据表达能力越强。例如，C 和 Pascal 语言的指针类型，为建立动态数据结构提供了方便，FORTRAN 的双精度型、复数型数据提高了其数值计算能力。

2. 运算与表达式

在计算机高级程序语言中，为了表达数据，要设计常量、变量等，并把常量、变量、函数等用于表达式中，这类似于初等数学中的概念。实际上，各种计算机语言已将初等数学中的这些对象引入到其中了。

（1）常量。常量就是固定的值。在高级语言中常量是有类型的，不同类型的常量有严格的表示方式。即便是同一类型的常量，在不同的高级语言中，表示方法也可能不同。

（2）变量。程序中定义一个变量，在编译该程序时编译系统为该变量分配相应的存储单元，即一个变量名对应一个存储单元。

在高级语言中用变量名的方式对存储单元进行访问，这些访问包括从存储单元中读数、向存储单元中存数、把存储单元的数据输出等。不同的高级语言，对变量名的规定、对变量的定义方式都有各自的语法规定，在使用某种高级语言编写程序时，要严格按照该高级语言的语法规定定义变量。变量一般都要先定义，后使用。

（3）表达式。表达式就是把常量、变量和其他形式的数据用运算符连接起来的式子。高级语言中的运算符分为以下几种：

算术运算符：加、减、乘、除、乘方。

关系运算符：大于、小于、等于、大于等于、小于等于、不等于。

逻辑运算符：与、或、非。

字符运算符：字符连接。

在高级语言中，根据表达式结果类型不同，表达式分可为算术表达式、关系表达式、逻辑表达式和字符表达式，其中算术表达式的结果是算术量，关系表达式和逻辑表达式的结果是逻辑量，字符表达式的结果是字符量。各种运算符有不同的优先级别。在设计程序时，必须严格按照所使用程序设计语言的语法规定书写表达式，确保编译系统所识别的表达式与实际表达式一致。

3. 语句

一个程序的主体是由语句组成的，语句是构成程序的基本单位，语句决定了如何对数据进行处理。在高级程序语言中，语句分两大类：可执行语句和说明语句。

可执行语句是指那些在执行时，要完成特定的操作（或动作），并且在可执行程序中构成执行序列的语句。例如，赋值语句、流程控制语句、输入/输出语句都是可执行语句。

说明语句也称为非执行语句，不是程序执行序列的部分。它们只是用来描述某些对象（如数据、子程序等）的特征，将这些有关的信息通知编译系统，使编译系统在编译源程序时，按照所给的信息对对象作相应的处理。

（1）赋值语句。赋值语句是高级语言中使用最频繁的数据处理语句，其功能是完成数据的运算和存储。程序设计需要进行某种运算时，通常是将该运算通过一个表达式表示出来，交给计算机来完成，运算的结果存储到计算机的存储单元中，以备后面的数据处理使用，在高级语言中使用赋值语句实现上述过程。赋值语句的一般格式为：

变量名 赋值号 表达式

在赋值语句中，变量名代表计算机的存储单元，表达式表示所进行的运算，不同的高级语言，赋值号的形式不同，通常使用数学中的"="作为赋值号。切勿将赋值号理解为数学上的等号，赋值实际上是代表一种传送（Move）操作。例如，C语言中的语句"x=x+1;"表示读出变量x存储单元中的数据，然后加1，再将运算的结果存入变量x存储单元中。

（2）输入/输出语句。输入/输出语句在某些高级语言中有定义，有的则没有，如C语言，是通过输入和输出函数来完成的。

输入语句也是程序设计中经常使用的语句，用来从外围设备获得数据处理中所需要的数据。通过设置输入语句，程序在运行过程中需要数据时，系统从指定的外设中读取数据，因此在输入语句中要说明输入什么数据、用什么格式输入、使用什么设备输入。

输出语句是程序设计中不可缺少的语句。只有通过输出语句，系统将才会把计算机存储单元中的数据按照指定的格式输出到指定的输出设备上，因此在输出语句中同样要说明输出什么数据、用什么格式输出、使用什么设备输出。

（3）程序的控制结构语句。在高级语言中，使用顺序结构、选择结构和循环结构3种结构化的控制结构。不同的高级语言使用不同形式的语句结构来实现这3种控制结构。

① 顺序结构。顺序结构是按照语句的先后顺序，依次执行语句。实现顺序控制结构不需要特殊的控制语句，只需按照算法的顺序依次以高级语言语句的形式描述为程序即可。

② 选择结构。选择结构是根据给定的条件，决定语句的执行顺序。当条件成立时，执行一种操作；当条

件不成立时，执行另一种操作。各种高级语言都提供了多种完成选择结构的语句。如 C 语言的 if…else 语句是其中的一种。

③ 循环结构。循环结构控制重复执行一条或多条语句。与选择结构相同，各种高级语言中都提供了多种实现循环结构的语句，而且其基本功能相同，只是语句格式有细微差别。

4. 子程序、函数与过程

子程序、函数和过程从某种意义上说，应该是同一概念，只是在不同的高级语言中提法不同，它们都是高级语言中提供的实现模块化程序设计和简化程序代码的途径，通常一个子程序、一个函数或一个过程用来完成一个特定的功能，它们可以被主程序模块或其他程序模块调用，有些高级语言中还允许它们自己调用自己（递归调用）。例如，在 Visual Basic、FORTRAN 语言中用子程序、函数来实现模块化设计；在 C 语言中用函数实现模块化设计；在 Pascal 语言中用过程、函数来实现模块化设计。不同的高级语言中子程序、函数和过程的结构形式有一定的差异，但它们基本思想是相同的，编写的方法也基本相同。基本思路是：定义子程序、函数或过程；定义主调模块和被调模块之间的参数及参数传递方式；在主调模块中正确调用被调用模块。

▶ 10.3.3　常用高级语言

计算机能直接识别的语言是机器语言，但机器语言用二进制代码表示机器指令，且跟具体的计算机结构有关，所以程序直观性差、通用性不强。所以一般应用人员都学习利用一种高级语言来编写程序。

1. 传统高级语言

（1）FORTRAN 语言。FORTRAN 是 Formula Translation 的缩写，意为"公式翻译"，在科学计算领域有着十分广泛的应用。FORTRAN 语言于 1954 年被提出，1956 年得以实现。它作为世界上第一个被正式推广使用的高级语言，使得编写程序更为方便容易，促进了计算机的应用和普及。

常用高级语言

FORTRAN 语言问世以来，经过不断发展，先后形成了许多不同版本，如 FORTRAN 66、FORTRAN 77 等。1991 年经 ISO 和 ANSI 双重批准公布了新的 FORTRAN 国际标准 FORTRAN 90，它对 FORTRAN 77 主要扩充了自由的书写格式、模块化机制、派生类型、类型参数化、指针和递归等。尔后，出现了基于 FORTRAN 90 标准的集成开发环境，如 Microsoft 公司的 Fortran PowerStation、Compaq 公司的 Visual FORTRAN 等。FORTRAN 语言的发展使这门古老的语言焕发出新的活力。如今的 FORTRAN 语言不仅保持着擅长于科学计算的优势，而且还可以像 Visual C++、Visual Basic 一样开发出基于图形用户界面的应用程序。

（2）BASIC 语言。1964 年诞生的 BASIC 语言是较早出现且至今仍有较大影响的语言之一。BASIC 是 Beginner's All-purpose Symbolic Instruction Code 的缩写，其含义是"初学者通用符号指令代码"。BASIC 简单易学，程序容易理解，特别适合初学者学习。BASIC 语言也经历了各种版本，如 Quick BASIC、Turbo BASIC、True BASIC 等。

1991 年，微软公司推出了 Visual Basic 1.0，这是一个基于对象的开发工具，采用可视化界面设计和事件驱动的编程机制，允许程序员在一个所见即所得的图形界面中迅速完成开发任务。1998 年发布的 Visual Basic 6.0 是传统 Visual Basic 中功能最全、应用最广的一个版本。伴随着 .NET 平台的问世，Visual Basic .NET 又以一个全新的面目出现。

（3）Pascal 语言。1968 年，瑞士的 N. Wirth 教授设计完成了 Pascal 语言，为纪念计算机先驱 Blaise Pascal 而命名，1971 年正式发表。Pascal 语言最初是为系统地教授程序设计而设计的。与以往的编程语言相比，Pascal 在程序设计目标上强调结构化程序设计方法，现在的结构化程序设计思想的起源应归功于它。所以 Pascal 语言是一种结构化程序设计语言，特别适合于教学。

（4）C 语言。1972 年，C 语言在美国贝尔实验室问世。最初的 C 语言只是为描述和实现 UNIX 操作系统而设计的，后来美国国家标准化协会（ANSI）和国际标准化组织（ISO）对其进行了发展和扩充。因为 C 语言既有高级语言的优点，又有接近汇编语言的效率，是集汇编语言和高级语言的优点于一身的程序设计语言。

到了 20 世纪 80 年代，贝尔实验室在 C 语言的基础上推出了 C++ 程序设计语言，成为广泛使用的面向对象语言的代表。它既可用来编写系统软件，也可用来编写应用软件。

C/C++ 具有很大灵活性，但这是以开发效率为代价的。一般来说，相同的功能，C/C++ 开发周期要比其他语言长。人们一直在寻找一种可以在功能和开发效率之间达到更好平衡的语言。好的替代语言应该能对现存和潜在平台上的开发提供更高效率，可以方便地与现存应用结合，并且在必要时可以使用底层代码。针对这种需求，微软推出了一种称为 C # 的开发语言。C # 在更高层次上重新实现了 C/C++，是一种先进的、面向对象的语言，通过 C # 可以让开发人员快速建立基于微软网络平台的应用，并且提供大量的开发工具和服务。

（5）COBOL 语言。COBOL 的全称是 Common Business-Oriented Language，意即通用商业语言。COBOL 按层次结构来描述数据，完全适合现实数据处理的数据结构。它重视数据项和输入 / 输出记录的处理，对具有大量数据的文件提供了简单的处理方式。COBOL 主要面向数据处理。但由于数据库系统的广泛应用，现在已经很少使用 COBOL 来编写管理程序了。

2. 网络编程语言

（1）Java 语言。随着 Internet 应用的发展，1995 年 5 月 Java 正式问世，一些著名的计算机公司纷纷购买了 Java 语言的使用权，随之出现了大量用 Java 编写的软件产品，受到工业界的重视与好评。

Java 的基本结构与 C++ 极为相似，但却简单得多。它充分吸取了 C++ 语言的优点，采用了程序员所熟悉的 C 和 C++ 语言的许多语法，同时又去掉了 C 语言中指针、内存申请和释放等影响程序健壮性的部分。Java 语言具有安全、跨平台、面向对象、简单、适用于网络等显著特点，Java 语言已经成为流行的网络编程语言。

（2）脚本语言（Scripting Language）。在 Internet 应用中，有大量的脚本语言，它不能独立运行，通常是嵌入到 HTML 文本中，且是解释执行的。脚本语言的出现，使得信息和用户之间不再只是一种显示和浏览的关系，而是具备了一种实时的、动态的、交互式的表达能力。它使得原先静态的 HTML 页面，被可提供动态、实时信息的 Web 页面所代替，这些页面可以对客户的输入操作做出反应，并动态地在客户端完成页面内容的更新。

脚本（程序）分为服务器端脚本和客户端脚本。两者的主要区别是服务器端脚本在 Web 服务器上执行，由服务器根据脚本的执行结果生成相应的 HTML 页面并发送到客户端浏览器中并显示。而客户端脚本由浏览器进行解释执行。用于客户端脚本的脚本语言有 JavaScript、VBScript 等，用于服务器脚本的脚本语言有 JavaScript、VBScript、Perl、PHP 等。

VBScript 是 Visual Basic 的简化版本，编程方法和 Visual Basic 基本相同，VBScript 去掉了 Visual Basic 中使用的大多数关键字，从而大大地简化了 Visual Basic 的语法，使得这种脚本语言更加易学易用。此外，由于 VBScript 是一种脚本语言而不是编程语言，所以也就没有编程语言所具有的读写文件和访问系统的功能，这使得 VBScript 的安全性大为提高。

下面是一个加入了 VBScript 程序代码的简单页面文件：

```
<HTML>
<HEAD>
```

```
<TITLE> 在 Html 文档中嵌入 VBScript</TITLE>
<SCRIPT FOR="MyButton" EVENT="onClick" LANGUAGE="VBScript">
MsgBox(" 大学计算机基础 ")
</SCRIPT>
</HEAD>
<BODY>
<H4> 一个简单网页 </H4><HR>
<FORM NAME="Form1">
    <INPUT TYPE="Button" NAME="MyButton" VALUE=" 单击此处 ">
</FORM>
</BODY>
</HTML>
```

使用 Internet Explorer 浏览器（简称 IE）可以看到页面效果如图 10-10 所示。如果单击页面上的按钮，可看到 VBScript 的运行结果，即一个对话框中显示"大学计算机基础"。

结果虽然比较简单，然而这段代码实际上作了许多操作。当 IE 读取页面时，找到 <Script> 标记，识别出 VBScript 代码并保存代码。单击按钮时，IE 使按钮与代码连接，并运行该过程。单击按钮时，IE 查找并运行相应的事件过程。

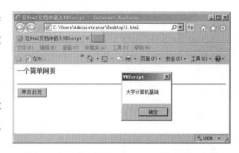

图 10-10　加入了 VBScript 代码的页面

JavaScript 语言的基本结构形式与 Java、C/C++ 等十分类似。它们的不同在于：

① Java、C/C++ 等语言都是编译执行的，而 JavaScript 程序则是通过逐行解释来执行的。

② JavaScript 是一种基于对象的语言，它本身内置了一些基本的对象。这样利用 JavaScript 语言编制的程序就可以直接使用这些对象来完成相应的功能，而不需要再由自己来创建这些类。

③ JavaScript 是基于事件驱动的语言，当事件发生时，JavaScript 就会作出反应，具体的反应方式由用户编程决定。

④ JavaScript 是一种具有良好安全性的编程语言，它只能通过浏览器来实现信息的浏览和动态交互，而不允许访问用户硬盘或将数据保存到服务器上，同样它也不能从其他文件获取信息。

⑤ JavaScript 程序是平台无关的，它依赖于浏览器本身，而与操作系统无关。

JavaScript 语言与 Java 语言在命名、结构和语言上很相似，但却是两个公司开发的不同的两个产品。Java 是由 Sun 公司推出的面向对象的多用途程序设计语言，其功能强大、高效，而且还具有一些独特的优点，所以一经推出就得到迅速发展，成为一门重要的 Internet 编程语言。而 JavaScript 是 Netscape 公司的产品，是为了扩展 Netscape Navigator 的功能而开发的一种可以嵌入 Web 页面中的解释性语言。它的开发环境简单，不需要 Java 编译器，而是直接运行在 Web 浏览器中，因而深受 Web 设计者的喜爱。下面来对这两种语言作个比较：

① JavaScript 是基于对象的，它本身提供了非常丰富的内部对象供程序员选择使用。而 Java 是面向对象的，对象必须从类中创建。

② JavaScript 是解释执行的，其程序代码不需经过编译，当使用浏览器浏览该网页时，浏览器将对该网页中的 JavaScript 源代码解释并执行。Java 程序是编译后以类的形式存放在服务器上，浏览器下载到这样的类，用 Java 虚拟机去执行它。

③ JavaScript 程序不需要特殊的开发环境，由于它只是作为网页的一部分嵌入到 HTML 文档中，所以编辑 JavaScript 程序只要在一般的文本编辑器中即可。Java 程序的编辑、编译需要使用专门的开发工具，如

JDK（Java Development Kit）、Visual J++ 等。

④ 在 HTML 文档中，两种编程语言的标识不同。JavaScript 程序使用 <Script>…</Script> 标记来标识，而 Java 程序则使用 <Applet>…</Applet> 标记来标识。

下面是一个在 HTML 文档中嵌入 JavaScript 的例子：

```
<HTML>
    <HEAD>
    <TITLE>在 Html 文档中嵌入 JavaScript</TITLE>
    </HEAD>
<BODY>
    <BR>
    <H5 Align="center">这是 Html 文档的内容！</H5>
    <SCRIPT Language="JavaScript">
     document.write("<CENTER><FONT Size=2>这是 JavaScript 输出的内容！</FONT> </
CENTER>");
    </SCRIPT>
    </BODY>
</HTML>
```

页面效果如图 10–11 所示。

从本例中可以看到，通过使用 <SCRIPT Language= JavaScript"> 和 </SCRIPT> 标签把 JavaScript 脚本语言的代码嵌入到 HTML 文件之中，而且可以嵌入到 HTML 文件的任何地方。本例中使用了 document 对象，它代表当前的 HTML 文档，它的 write 方法是用来向 HTML 文档输送 HTML 代码。

要注意的是，JavaScript 的每一语句后都必须跟一个分号，而且 JavaScript 是区分大小写的。

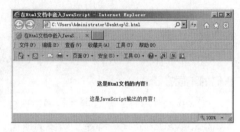

图 10–11　加入了 JavaScript 代码的页面

3. 科学计算语言

20 世纪 80 年代，出现了科学计算语言，MATLAB 是其中比较优秀的一种。MATLAB 是 MATrix LABoratory（矩阵实验室）的缩写，它自从 1984 年由美国 MathWorks 公司推出以来，经过不断改进和发展，现已成为国际公认的优秀的工程应用开发环境。MATLAB 功能强大、简单易学、编程效率高，深受广大科技工作者的欢迎。

MATLAB 以矩阵作为数据操作的基本单位，这使得矩阵运算变得非常简捷、方便、高效。MATLAB 还提供了十分丰富的函数，能完成数值计算、符号计算、绘制图形等功能，而且 MATLAB 具有传统编程语言的特征，能很方便地实现程序控制。MATLAB 还提供很多工具箱。功能性工具箱扩充了其符号计算功能和可视建模仿真功能，学科性工具箱专业性比较强，可以直接利用这些工具箱进行相关领域的科学研究。

 ## 10.4　程序设计方法

随着计算机技术的不断发展，人们对程序设计方法的研究也在不断深入。早期程序设计的好坏常以运行速度快、占用内存少为主要标准，然而在计算机的运算速度大大提高，存储容量不断扩大的情况下，程序具有良好的结构成为第一要求，一个结构良好的程序虽然在效率上不一定最好，但结构清晰，易于阅读和理解，便于验证其正确性。这对传统的程序设计方法提出了严重的挑战，从而促使了程序设计方法的进步。

程序设计方法

10.4.1　结构化程序设计

在 20 世纪 60 年代,曾出现过严重软件危机,由软件错误而引起的信息丢失、系统报废事件屡有发生。为此,1968 年,荷兰学者 E. W. Dijkstra 提出了程序设计中常用的 GOTO 语句的三大危害:破坏了程序的静动一致性;程序不易测试;限制了代码优化。此举引起了软件界长达数年的论战,并由此产生了结构化程序设计方法,同时诞生了基于这一设计方法的程序设计语言 Pascal。结构化程序设计(Structured Programming)是进行以模块功能和处理过程设计为主的详细设计的基本原则。它的主要观点是采用自顶向下、逐步求精的程序设计方法;使用三种基本控制结构构造程序,任何程序都可由顺序、选择、循环 3 种基本控制结构构造,是以模块化设计为中心,将待开发的软件系统划分为若干个相互独立的模块,这样使完成每一个模块的工作变单纯而明确,为设计一些较大的软件打下了良好的基础。

由瑞士计算机科学家 N. Wirth 开发的 Pascal,一经推出,它的简洁明了以及丰富的数据结构和控制结构,为程序员提供了极大的方便性与灵活性,因此很受欢迎。

结构化程序设计(Structured Programming)自提出以来,经受了实践的检验,同时也在实践中不断发展和完善,成为软件开发的重要方法。用这种方法设计的程序结构清晰,易于阅读和理解,便于调试和维护。

概括起来,结构化程序设计方法具有以下特点:

(1)自顶向下、逐步求精。首先把一个复杂问题分解成若干个相互独立的子问题,然后对每个子问题再做进一步分解,如此重复,直到每个问题都容易解决为止。

(2)模块化。模块化是结构化程序的重要原则。整个程序是由分层次的功能模块组成,模块之间通过接口传递信息,使得功能模块具有良好的独立性和层次性。这样更加有利于系统开发与维护。

(3)结构化。任何程序均以 3 种基本控制结构(顺序、选择和循环)实现,采用单入口、单出口的控制结构,避免了使用无条件转移 GOTO 等非结构化语句引起程序结构混乱的问题。从而保证程序具有良好的结构,有利于检验程序的正确性。

任何程序都可由顺序、选择、重复 3 种基本控制结构构造。

(1)用顺序方式对过程分解,确定各部分的执行顺序。

(2)用选择方式对过程分解,确定某个部分的执行条件。

(3)用循环方式对过程分解,确定某个部分进行重复的开始和结束的条件。

(4)对处理过程仍然模糊的部分反复使用以上分解方法,最终可将所有细节确定下来。

结构化程序设计的过程就是将问题求解由抽象逐步具体化的过程。这种方法符合人们解决复杂问题的普遍规律,可以显著提高程序设计的质量和效率。

结构化设计语言主要有 C、FORTRAN、PASCAL、Ada、BASIC。

10.4.2　面向对象程序设计

将结构化思想引入程序设计,有效地降低了软件开发的复杂性,使得 20 世纪 60 年代后期出现的软件危机获得初步缓解。但是,结构化程序设计方法仍然存在两个需要解决的问题:

(1)结构化程序设计基于求解过程来组织程序流程,程序设计的主要工作就是用不同的功能模块来描述求解过程,这种基于功能的设计方法难以适应程序中功能的变化,功能的变化往往就意味着程序的重新设计。

(2)在结构化程序设计中,以对数据进行操作的过程作为程序的主体,而被操作的数据处于实现功能的从属地位,即数据和施于数据的操作是独立设计的,每个功能模块可以随意修改未加封装的数据,使得数据的安全性难以得到保障。而且当数据结构改变时,所有相关的处理过程都要进行相应的修改,程序的可重用性差。

由于上述缺陷已不能满足现代化软件开发的要求，软件开发呼唤程序设计方法新的变革，于是面向对象程序设计（Object-Oriented Programming，OOP）方法便应运而生。

1967年挪威计算中心的Kisten Nygaard和Ole Johan Dahl开发了Simula67语言，它提供了比子程序更高一级的抽象和封装，引入了数据抽象和类的概念，它被认为是第一个面向对象语言。在它的影响下，面向对象语言得到迅速发展。用面向对象的方法解决问题，不是将问题分解为过程，而是将问题分解为对象，以对象作为程序的主体。对象有自己的数据（属性），也有作用于数据的操作（方法），将对象的属性和方法封装成一个基本逻辑单元，供程序设计时使用。对象之间的相互作用通过消息传递来实现。用类来描述具有相同属性特征的一组对象，利用继承实现类与类之间的数据和方法的共享。

下面介绍面向对象程序设计的一些重要概念。

（1）对象。现实世界中客观存在的事物称作对象（Object），它可以是有形的，如一个人、一辆汽车、一座大楼等，也可以是无形的，如一场足球比赛、一次演出、一项计划等。任何对象都具有各自的特征（属性）和行为（方法）。例如一个人有姓名、性别、身高、肤色等特征，也具有行走、说话、上网等动作行为。

面向对象程序设计中的对象是现实世界中的客观事物在程序设计中的具体体现，它也具有自己的特征和行为。对象的特征用数据来表示，称为属性（Property）。对象的行为用程序代码来实现，称为对象的方法（Method）。总之，任何对象都是由属性和方法组成的。

（2）类。人们在认知客观世界时，采用抽象的方法把具有共同性质的事物划分为一类。类（Class）是具有相同属性和行为的一组对象的集合，或者说，类是指对一组具有相同特征和行为的对象的抽象描述，任何对象都是某个类的实例（Instance）。例如，汽车是一个类，而每一辆具体的汽车是该类的一个对象或实例。

类为属于该类的全部对象提供了统一的抽象描述。在程序设计过程中，通常有很多相似的对象，它们具有相同的属性、响应相同的消息、具有相同的方法。对每个这样的对象单独进行定义是很浪费的，因此将相似的对象分组形成一个类，每个这样的对象被称为类的一个实例，一个类中的所有对象共享一个公共的定义，尽管它们对属性所赋予的值不同。例如，所有的雇员构成雇员类，所有的客户构成客户类等。

（3）消息。一个系统由若干个对象组成，各个对象之间通过消息（Message）相互联系、相互作用。消息是一个对象要求另一个对象实施某项操作的请求。发送者发送消息，在一条消息中，需要包含消息的接收者和要求接收者执行某项操作的请求，接收者通过调用相应的方法响应消息，这个过程被不断地重复，从而驱动整个程序的运行。

（4）封装。封装（Encapsulation）是指把对象的数据（属性）和操作数据的过程（方法）结合在一起，构成独立的单元，它的内部信息对外界是隐蔽的，不允许外界直接存取对象的属性，只能通过使用类提供的外部接口对该对象实施各项操作，保证了程序中数据的安全性。

（5）继承。继承（Inheritance）是面向对象方法为了提高软件开发效率而采取的重要措施，它是指子类可以拥有父类的属性和行为。继承提高了程序代码的复用性，定义子类时不必重复定义那些已在父类中定义的属性和行为。比如，学生是一个父类，研究生、本科生则是它的子类。在子类研究生中，不但有学生的全部属性，如姓名、出生年月、性别，而且还有自己的属性，如学位、导师、研究方向等。

（6）多态性。多态性（Polymorphism）是指同一名字的方法产生了多个不同的动作行为，也就是不同的对象收到相同的消息时产生不同的行为方式。例如，"上课"是师生类具有的动作行为，"响铃"消息发出以后，老师和学生都要"上课"，但老师是"讲课"，而学生是"听课"。将多态的概念应用于对象程序设计，增强了程序对客观世界的模拟性，不但为软件的结构设计提供了灵活性，还减少了信息冗余，提高了软件的可扩展性。

总之，面向对象程序设计用类、对象的概念直接对客观世界进行模拟，客观世界中存在的事物、事物所具有的属性、事物间的联系均可以在面向对象程序设计语言中找到相应的机制，面向对象程序设计方法采用这种方式是合理的，它符合人们认识事物的规律，改善了程序的可读性，使人机交互更加贴近自然语言，这与传统程序设计方法相比，是一个很大的进步。

10.4.3 可视化程序设计

传统的编程方法使用的是面向过程、按顺序进行的机制，其缺点是程序员始终要关心什么时候发生了什么事情，应用程序的界面都需要程序员编写语句来实现，对于图形界面的应用程序，只有在程序运行时才能看到效果，一旦不满意，还需要修改程序，因而使得开发工作非常烦琐。

可视化程序设计是一种全新的程序设计方法，可视化程序设计主要是指编译环境的可视化，程序设计人员利用开发环境本身提供的各种可视化的控件、方法和属性等，像搭积木一样构造出应用程序的各种界面。

可视化程序设计有以下特点：

可视化程序设计以"所见即所得"的编程思想为原则，力图实现编程工作的可视化，即程序设计、调整与结果的呈现可同步。

可视化编程是与传统的编程方式相比较而言的，这时的可视指的是减少文本语句的输入，仅通过直观的操作方式即可完成用户界面的设计工作。

目前主流的可视化程序设计环境的特点主要表现在两个方面：一是基于面向对象的思想，引入控件的概念和事件驱动，二是程序开发过程一般遵循以下步骤，即先进行界面的绘制工作，再基于事件编写程序代码，以响应鼠标和键盘的各种动作。

目前，能进行可视化程序设计的语言很多，比较常用的有微软公司的 Visual Basic（VB）、Visual C++等。以 VB 为例，其工具箱中提供了大量的界面元素（在 VB 中称为控件对象），如窗体（Form）、命令按钮（Command Button）、标签（Label）、文本框（Text Box）、单选按钮（Radio Button）、复选框（Check Box）等，在设计应用程序界面时，只需利用鼠标把这些控件对象拖动到窗体的适当位置，再设置它们的属性，就可以设计出所需的应用程序界面。界面设计不需要编写大量代码，底层的一些程序代码由 VB 自动生成或修改。图 10-12 显示的就是用 VB 设计的一个程序界面。界面中有 3 个标签对象，分别提示两个加数和所求得的和，有 3 个文本框对象，分别用于输入两个加数和输出所求得的和，有 2 个命令按钮，分别用于求和和退出窗体，当单击（Click）事件发生时，相应的过程代码被执行，完成程序功能。

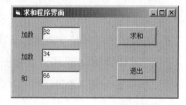

图 10-12 用 VB 设计程序界面

就现代程序设计而言，界面设计占了整个程序设计的很大部分工作，这是因为程序需要通过界面和用户实现交互，这种交互都是基于 GUI（图形用户界面）的，因此可视化程序设计就成为今天程序设计的主流。不过距离实现真正的"可视化"，还有许多路要走。

参 考 文 献

[1] 龚沛曾，杨志强. 大学计算机基础 [M]. 5 版. 北京：高等教育出版社，2009.

[2] 马斌荣，杨长兴. 医学计算机应用基础 [M]. 北京：高等教育出版社，2009.

[3] 刘卫国，杨长兴. 大学计算机基础 [M]. 2 版. 北京：高等教育出版社，2010.

[4] 汤子瀛，等. 计算机操作系统 [M]. 3 版. 西安：西安电子科技大学出版社，2007.

[5] 邹赛德. 计算机应用基础 [M]. 4 版. 北京：人民卫生出版社，2008.

[6] 王世伟，周怡. 医学信息系统教程 [M]. 北京：中国铁道出版社，2006.

[7] 王世伟. 医学计算机与信息技术应用基础 [M]. 北京：清华大学出版社，2008.

[8] 金新政，陈敏. 医院信息系统 [M]. 北京：科学出版社，2004.

[9] 刘燕，邹赛德. 对医学生计算机教育的思考 [J]. 中国高等医学教育，2006(4).

[10] 冯博琴. 对于计算思维能力培养"落地"问题的探讨 [J]. 中国大学教学，2012(9):8-11.

[11] 龚沛曾，杨志强. 大学计算机基础教学中的计算思维培养 [J]. 中国大学教学，2012(5)：51-54.

[12] 夏秦，冯博琴，陈文革，等. 浅析"大学计算机基础"课程中的案例设计 [J]. 中国大学教学，2009(9)：41-44.

[13] 杨长兴. 引入计算思维的医学类计算机基础系列课程教学 [J]. 计算机教育，2014(5)：10-13.

[14] 姚志洪. 医院信息系统理论与实践 [M]. 北京：高等教育出版社，2014.

[15] 董建成. 医学信息学概论 [M]. 北京：人民卫生出版社，2010.

[16] 周宏灏. 个体化医学向精准医疗迈进，国际精准医学与未来健康前沿研讨会暨全国第三届药物基因组学学术大会，2015.

[17] 王波，吕筠，李立明. 生物医学大数据：现状与展望 [J]. 中华流行病学杂志，2014, 35 (6) :617-620.

[18] 乔岩，王伟. 大数据在医疗领域的应用 [J]. 健康管理，2014 (7) :48-49.

[19] 郭晓明，周明江. 大数据分析在医疗行业的应用初探 [J]. 中国数字医学，2015 (08):84-85+111.

[20] 王元卓，靳小龙，程学旗. 网络大数据：现状与展望 [J]. 计算机学报，2013，36 (6)：1125-1138.